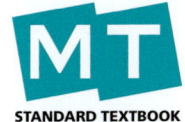

STANDARD TEXTBOOK
標準臨床検査学

シリーズ監修

矢冨　裕
東京大学大学院教授・臨床病態検査医学

横田浩充
慶應義塾大学病院・臨床検査技術室室長

血液検査学

編集

矢冨　裕
東京大学大学院教授・臨床病態検査医学

通山　薫
川崎医科大学教授・検査診断学

執筆（執筆順）

矢冨　裕
東京大学大学院教授・臨床病態検査医学

通山　薫
川崎医科大学教授・検査診断学

東田修二
東京医科歯科大学大学院教授・臨床検査医学

近藤　弘
関西医療大学教授・保健医療学部

東　克巳
杏林大学大学院教授・保健学研究科

張替秀郎
東北大学大学院教授・血液・免疫病学

和田秀穂
川崎医科大学教授・血液内科学

佐藤金夫
山梨大学医学部・臨床検査医学

髙宮　脩
長浜バイオ大学教授・臨床検査学

医学書院

標準臨床検査学
血液検査学

発　　　行	2012年 4 月15日　第 1 版第 1 刷Ⓒ
	2021年11月 1 日　第 1 版第 8 刷

シリーズ監修　矢冨　裕・横田浩充
編　　　集　矢冨　裕・通山　薫
発　行　者　株式会社　医学書院
　　　　　　代表取締役　金原　俊
　　　　　　〒113-8719　東京都文京区本郷 1-28-23
　　　　　　電話　03-3817-5600(社内案内)
印刷・製本　三報社印刷

本書の複製権・翻訳権・上映権・譲渡権・貸与権・公衆送信権(送信可能化権を含む)は株式会社医学書院が保有します．

ISBN978-4-260-01509-7

本書を無断で複製する行為(複写，スキャン，デジタルデータ化など)は，「私的使用のための複製」など著作権法上の限られた例外を除き禁じられています．大学，病院，診療所，企業などにおいて，業務上使用する目的(診療，研究活動を含む)で上記の行為を行うことは，その使用範囲が内部的であっても，私的使用には該当せず，違法です．また私的使用に該当する場合であっても，代行業者等の第三者に依頼して上記の行為を行うことは違法となります．

JCOPY 〈出版者著作権管理機構　委託出版物〉
本書の無断複製は著作権法上での例外を除き禁じられています．複製される場合は，そのつど事前に，出版者著作権管理機構(電話 03-5244-5088，FAX 03-5244-5089，info@jcopy.or.jp)の許諾を得てください．

＊「標準臨床検査学」は株式会社医学書院の登録商標です．

刊行のことば

「標準臨床検査学」シリーズは，「臨床検査技師講座」(1972年発刊)，「新臨床検査技師講座」(1983年発刊)，さらには「臨床検査技術学」(1997年発刊)という医学書院の臨床検査技師のための教科書の歴史を踏まえ，新しい時代に即した形で刷新したものである．

臨床検査は患者の診断，治療効果の判定になくてはならないものであり，医療の根幹をなす．この臨床検査は20世紀の後半以降，医学研究，生命科学研究の爆発的進歩と歩調を合わせる形で，大きく進歩した．そして臨床検査の項目・件数が大きく増加し，内容も高度かつ専門的になるにつれ，病院には，臨床検査の専門部署である検査部門が誕生し，臨床検査技師が誕生した．臨床検査の中央化と真の専門家による実践というこの体制が，わが国の医療の発展に大きく貢献したこと，そして，今後も同じであることは明らかである．

このような発展めざましい臨床検査の担い手となることを目指す方々のための教科書となることを目指し，新たなシリーズを企画した．発刊にあたっては，(1) 臨床検査の実践において必要な概念，理論，技術を俯瞰できる，(2) 今後の臨床検査技師に必要とされる知識，検査技術の基礎となる医学知識などを過不足なく盛り込む，(3) 最新の国家試験出題基準の内容をすべて網羅することを念頭に置いた．しかしながら国家試験合格のみを最終目的とはせず，実際の臨床現場において医療チームの重要な一員として活躍できるような臨床検査技師，研究マインドが持てるような臨床検査技師になっていただけることを願って，より体系だった深い内容となることも目指している．また，若い方々が興味を持って学習を継続できるように，レイアウトや記載方法も工夫した．

本書で学んだ臨床検査技師が，臨床検査の現場で活躍されることを願うものである．

2012年春

矢冨　裕
横田浩充

序

　本書で扱う血液学的検査は，大きく血液細胞（血球）の検査と血栓・止血関連の検査に分けることができる．血球の検査には，形態学的検査，計数学的検査，免疫学的検査，染色体・遺伝子検査などがあり，実に多彩である．レーベンフックの発明による顕微鏡やエールリッヒが発展させた染色技術に基づいた古典的な形態学から，20世紀後半以降に爆発的に進歩した分子細胞生物学に密接に関連した最新の手法・技術が含まれる．これらの検査を駆使することによって，疾患診断，病型分類，最適な治療法選択，予後推定がなされているわけであるが，その意義・重要性は，従来のFAB分類からWHO分類に進化した造血器腫瘍の診断の進歩とそれに伴う分子標的療法のめざましい発展を見れば明らかである．また，血栓・止血関連検査には，凝血学的検査，生化学的検査，免疫学的検査，場合によっては細胞応答を検知する血小板機能検査などが含まれ，やはりこれまた実に多彩かつ先進性に富む．これらの検査を駆使することにより，生体の止血能・血栓形成を評価するわけであるが，昔から重要であった出血性疾患に加え，近年益々重要性を増す血栓症の診断に必須のものとなっている．

　本書は，多彩かつ先進性あふれる血液検査学に興味を持って取り組んでいただけるように，専門の先生がたに書き下ろしていただいた．ぜひ臨床血液学の進歩を支える血液検査学(Laboratory Hematology)の魅力を実感していただきたい．

　標準臨床検査学シリーズが目指しているように，本書においても，最新の国家試験出題基準の内容を網羅することを念頭に置き，また，新しい検査の情報も取り入れるように心がけた．医学の進歩とともに，新しい有用な臨床検査がどんどん診療現場に導入されており，臨床検査技師の学ぶことも増えていく一方であるが，血液検査学には，特にこれがあてはまると感じる．本書で学習いただき，冒頭に記述した血液検査学の魅力を実感できるようになっていただければ，編者のこの上ない喜びである．

2012年3月

矢冨　裕
通山　薫

目次

カラー図譜 ……………………………………… xiii

総論

第1章 血液の基礎知識 ……………… 矢冨 裕 1

- **A** はじめに ……………………………………… 1
- **B** 血液とは ……………………………………… 2
  - 1 血液の成分と性状 …………………………… 2
  - 2 血漿と血清の区別 …………………………… 3
- **C** 血液検査学の魅力 …………………………… 3

第2章 血球の動態と機能 ……… 通山 薫 5

- **A** 血球の産生と崩壊 …………………………… 6
  - 1 胎生期造血と血球の産生部位の変動 ………… 6
  - 2 血球の分化と成熟 …………………………… 7
- **B** 赤血球 ……………………………………… 11
  - 1 赤血球の形態と機能 ………………………… 11
  - 2 赤血球の産生と成熟過程 …………………… 15
  - 3 ヘモグロビンの生合成 ……………………… 16
  - 4 赤血球の崩壊とヘモグロビンの分解 ………… 17
  - 5 異常な溶血に伴う変化 ……………………… 17
  - 6 鉄代謝 ……………………………………… 18
  - 7 DNA合成とビタミンB_{12},葉酸代謝 ……… 18
- **C** 白血球 ……………………………………… 18
  - 1 白血球の形態と機能 ………………………… 18
  - 2 白血球の産生と成熟過程 …………………… 21
  - 3 好中球の細胞回転と寿命 …………………… 23
- **D** 血小板 ……………………………………… 23
  - 1 血小板の形態と機能 ………………………… 23
  - 2 血小板産生過程 ……………………………… 25

第3章 造血器腫瘍 ……………… 東田修二 27

- **A** 造血器腫瘍のWHO分類 …………………… 28
  - 1 造血器腫瘍とは何か ………………………… 28
  - 2 WHO分類の概略 …………………………… 28
- **B** 造血器腫瘍の成因 …………………………… 28
  - 1 遺伝子の異常 ………………………………… 28
  - 2 腫瘍幹細胞 …………………………………… 29

第4章 血栓形成機構 ……………… 矢冨 裕 32

- **A** はじめに ……………………………………… 32
- **B** 止血機構とその破綻としての出血傾向 ……… 33
  - 1 出血傾向とは ………………………………… 33
  - 2 止血機構 ……………………………………… 33
  - 3 止血機構の破綻としての出血傾向 …………… 33
  - 4 出血傾向への対応と治療 …………………… 33
- **C** 一次止血の中心である血小板，
  二次止血の中心である血液凝固 ……………… 35
  - 1 一次止血の中心を担う血小板 ……………… 35
  - 2 血液凝固反応 ………………………………… 36
  - 3 線溶機構 ……………………………………… 36
- **D** 病的血栓形成 ………………………………… 37
  - 1 動脈血栓症 …………………………………… 37
  - 2 静脈血栓症 …………………………………… 37
  - 3 血栓性素因 …………………………………… 38
- **E** まとめ ………………………………………… 38

各論1

第5章 血球計数に関する検査

…………………………………… 近藤 弘 39

- **A** 採血 …………………………………………… 40
  - 1 採血部位 ……………………………………… 40
  - 2 採血前の確認 ………………………………… 40
  - 3 静脈採血法 …………………………………… 41
  - 4 採血後の処理 ………………………………… 44
- **B** 末梢血液検査 ………………………………… 45
  - 1 ヘモグロビン濃度 …………………………… 45
  - 2 ヘマトクリット値 …………………………… 47

3　血球計算板と顕微鏡による
　　　　血球算定（視算法）……………… 50
　　4　赤血球数算定（視算法）…………… 52
　　5　赤血球指数（赤血球恒数）………… 54
　　6　赤血球直径の計測………………… 55
　　7　白血球数算定（視算法）…………… 56
　　8　血小板数算定（視算法）…………… 57
　　9　網赤血球数算定（視算法）………… 59
　　10　好酸球数算定（視算法）…………… 62
　　11　自動血球計数……………………… 63
C　骨髄検査…………………………………… 66
　　1　骨髄穿刺…………………………… 66
　　2　骨髄穿刺液の有核細胞数と巨核球数……… 67
　　3　健常成人の骨髄像………………… 68

第6章　血球形態に関する検査
　　　　　　　　　　　　東　克巳　69

A　はじめに………………………………… 69
B　血液塗抹標本作製……………………… 70
　　1　器具………………………………… 70
　　2　検体………………………………… 70
　　3　操作法（右利きの場合の説明）…… 70
　　4　標本のできあがり………………… 72
C　染色法−普通染色……………………… 72
　　1　染色原理…………………………… 73
　　2　器具………………………………… 74
　　3　試薬調整…………………………… 74
　　4　操作法……………………………… 74
　　5　染色の注意点……………………… 75
D　特殊染色………………………………… 75
　　1　ペルオキシダーゼ染色…………… 75
　　2　好中球アルカリホスファターゼ染色
　　　（朝長法：ICSH 標準法）…………… 77
　　3　エステラーゼ染色………………… 78
　　4　PAS 染色…………………………… 80
　　5　鉄染色（ベルリン青法，プルシアン青法）…… 81
E　血液細胞形態の観察…………………… 82
　　1　血球の分化・増殖………………… 83
　　2　血球観察の手順…………………… 83
　　3　各血球観察の基本と判定………… 84

第7章　細胞表面マーカー検査
　　　　　　　　　　　　東　克巳　94

A　はじめに………………………………… 94
B　測定原理………………………………… 95
　　1　流路系……………………………… 96
　　2　光学系……………………………… 96
　　3　情報処理系………………………… 96
　　4　ソーティング系…………………… 98
C　染色手技………………………………… 98
　　1　準備………………………………… 98
　　2　測定方法…………………………… 98
　　3　解析………………………………… 98
D　検査の応用……………………………… 98
　　1　造血器悪性腫瘍診断への応用…… 99
　　2　寛解期の経過観察………………… 101
　　3　リンパ節生検における病型分類…… 102
　　4　血液疾患・その他における FCM の応用…… 102

第8章　染色体・遺伝子検査　…東田修二　104

A　染色体・遺伝子検査の意義…………… 104
B　染色体・遺伝子検査の種類…………… 105
　　1　染色体検査〔G-分染法，Giemsa（ギムザ）
　　　分染法〕……………………………… 105
　　2　FISH 法…………………………… 106
　　3　PCR 法……………………………… 107
　　4　定性 RT-PCR 法…………………… 107
　　5　定量 RT-PCR 法…………………… 108
　　6　サザンブロット法………………… 108
　　7　直接塩基配列決定法……………… 110
C　造血器腫瘍の診断における染色体・
　　遺伝子検査……………………………… 110
D　造血器腫瘍の治療効果の判定における
　　染色体・遺伝子検査…………………… 111
E　先天性の血液疾患の遺伝子検査……… 112
　　1　先天性溶血性貧血………………… 112
　　2　血小板機能異常症………………… 112
　　3　先天性血液凝固異常症…………… 112
　　4　先天性血栓性疾患………………… 112
F　検体の取り扱い，精度管理，標準化…… 113

第9章 鉄代謝 ……張替秀郎　114

- A　はじめに …………………………………… 114
- B　鉄代謝機構 ………………………………… 114
  - 1　鉄代謝の特徴 …………………………… 114
  - 2　鉄の吸収形態 …………………………… 115
  - 3　鉄の循環機構 …………………………… 116
- C　鉄代謝のバイオマーカー ………………… 116
- D　鉄関連貧血と鉄過剰症 …………………… 117
  - 1　鉄欠乏性貧血 …………………………… 117
  - 2　炎症に伴う貧血 ………………………… 118
  - 3　鉄過剰症 ………………………………… 118
- E　まとめ ……………………………………… 119

第10章 溶血に関する検査 ……和田秀穂　120

- A　はじめに …………………………………… 121
- B　溶血性貧血の診断 ………………………… 121
  - 1　赤血球形態異常 ………………………… 123
  - 2　抗赤血球自己抗体 ……………………… 123
  - 3　赤血球食塩水浸透圧抵抗試験 ………… 124
  - 4　自己溶血試験 …………………………… 127
  - 5　ヘモグロビン異常の検出 ……………… 129
  - 6　砂糖水試験（ショ糖溶血試験） ……… 129
  - 7　Ham試験（酸性化血清試験） ………… 130
- C　まとめ ……………………………………… 131

第11章 赤血球沈降速度 ……近藤 弘　133

- A　はじめに …………………………………… 133
- B　ウエスターグレン法 ……………………… 134

第12章 血小板・血管の検査
……佐藤金夫　136

- A　血小板の検査 ……………………………… 137
  - 1　血小板数 ………………………………… 137
  - 2　出血時間 ………………………………… 137
  - 3　血餅収縮（退縮能） …………………… 140
  - 4　血小板凝集能 …………………………… 141
  - 5　血小板粘着能（血小板停滞率） ……… 146
  - 6　血小板放出能 …………………………… 147
  - 7　βトロンボグロブリン，血小板第4因子 … 148
  - 8　抗血小板抗体 …………………………… 148
- B　血管の検査 ………………………………… 149
  - 1　毛細血管抵抗試験 ……………………… 149

第13章 凝固・線溶の検査 ……髙宮 脩　151

- A　はじめに …………………………………… 152
  - 1　採血と血漿の分離 ……………………… 152
- B　凝固検査 …………………………………… 153
  - 1　プロトロンビン時間 …………………… 153
  - 2　活性化部分トロンボプラスチン時間 … 156
  - 3　補正試験（交差混合試験） …………… 157
  - 4　カルシウム再加時間 …………………… 158
  - 5　トロンビン時間 ………………………… 158
  - 6　フィブリノゲン量 ……………………… 159
  - 7　複合凝固因子の検査 …………………… 160
  - 8　凝固因子定量 …………………………… 161
  - 9　第XIII因子 ……………………………… 163
  - 10　フォン・ウィルブランド因子 ………… 164
- C　線溶検査 …………………………………… 165
  - 1　プラスミノゲン ………………………… 165
  - 2　フィブリノゲン/フィブリン分解産物 … 166
  - 3　D-ダイマー …………………………… 168
- D　凝固・線溶阻害因子 ……………………… 168
  - 1　アンチトロンビン ……………………… 168
  - 2　プロテインC …………………………… 170
  - 3　プロテインS …………………………… 172
  - 4　プラスミンインヒビター ……………… 173
  - 5　ループスアンチコアグラント ………… 174
  - 6　抗第VIII因子抗体 ……………………… 175
- E　凝固・線溶分子マーカー ………………… 176
  - 1　可溶性フィブリンモノマー複合体 …… 176
  - 2　トロンビン・アンチトロンビン複合体 … 177
  - 3　プロトロンビンフラグメント1+2 …… 178
  - 4　プラスミン・プラスミンインヒビター複合体 …………………………………… 178
  - 5　組織プラスミノゲンアクチベータ・プラスミノゲンアクチベータインヒビター複合体 ………………………… 178

各論 2

第14章 赤血球系疾患の検査結果の評価・解釈 ……通山 薫　181

- A 貧血 …… 182
  1. 貧血の定義 …… 182
  2. 貧血の臨床症状と病歴上の注意点 …… 182
  3. 貧血の分類 …… 182
  4. 赤血球の産生低下による貧血 …… 183
  5. 赤血球の成熟障害による貧血 …… 185
  6. 赤血球の破壊・喪失の亢進による貧血 …… 188
- B 赤血球自体の異常 …… 189
  1. 赤血球膜の先天異常 …… 189
  2. 赤血球酵素の先天異常 …… 190
  3. ヘモグロビンの異常 …… 190
  4. 発作性夜間ヘモグロビン尿症 …… 191
- C 赤血球以外の異常 …… 192
  1. 免疫学的要因 …… 192
  2. 機械的要因 …… 194
  3. 病原体 …… 195
  4. 慢性疾患に伴う貧血（続発性貧血，二次性貧血，症候性貧血） …… 195
  5. 赤血球恒数に基づく貧血の分類 …… 196
- D 赤血球増加症 …… 198
  1. 赤血球増加症の定義 …… 198
  2. 赤血球増加症の臨床症状 …… 198
  3. 赤血球増加症の分類 …… 198

第15章 白血球系疾患の検査結果の評価・解釈 ……通山 薫　200

- A 白血球増加症 …… 200
  1. 疾患概念 …… 200
  2. 白血球増加症の分類 …… 200
- B 白血球減少症 …… 202
  1. 疾患概念 …… 202
  2. 白血球減少症の分類 …… 203
- C 白血球機能異常症 …… 204
  1. 疾患概念 …… 204
  2. 白血球機能異常症の分類 …… 204
- D 白血球形態異常 …… 205
  1. 疾患概念 …… 205
  2. 白血球形態異常の分類 …… 205
- E リンパ球の異常 …… 207
  1. 伝染性単核球症と異型リンパ球 …… 207
  2. 異常リンパ球または病的リンパ球 …… 207

第16章 造血器腫瘍の検査結果の評価・解釈 ……東田修二　208

- A 造血器腫瘍に対する検査の進め方 …… 208
  1. 初診時の検査 …… 208
  2. 診断と病期を確定するための検査 …… 209
  3. 治療効果の評価のための検査 …… 209
- B 白血病 …… 209
  1. 急性白血病 …… 209
  2. 慢性骨髄性白血病 …… 211
  3. 慢性リンパ性白血病 …… 212
  4. 成人T細胞白血病/リンパ腫 …… 214
  5. ヘアリー細胞白血病（有毛細胞白血病） …… 215
  6. 慢性骨髄単球性白血病 …… 215
- C 骨髄増殖性腫瘍 …… 216
  1. 真性赤血球増加症 …… 216
  2. 本態性血小板血症 …… 216
  3. 原発性骨髄線維症 …… 217
- D 骨髄異形成症候群 …… 218
- E 悪性リンパ腫 …… 219
- F 骨髄腫および類縁疾患 …… 221
  1. 多発性骨髄腫 …… 221
  2. 原発性マクログロブリン血症 …… 223

第17章 出血性疾患の検査結果の評価・解釈 ……矢冨 裕　225

- A はじめに …… 226
- B 臨床情報（検査前の情報）の重要性 …… 227
  1. 病歴 …… 227
  2. 出血のパターンによる鑑別 …… 227
- C スクリーニング検査の重要性 …… 227
- D 出血性疾患概論 …… 228
- E 血管異常による出血性疾患 …… 228
  1. アレルギー性紫斑病 …… 228
  2. 遺伝性出血性毛細血管拡張症 …… 229

- F　血小板減少症 ……………………………… 229
  - 1　血小板数の偽低値に注意 ………………… 230
  - 2　特発性血小板減少性紫斑病 ……………… 230
  - 3　血栓性血小板減少性紫斑病 ……………… 232
  - 4　その他の血小板減少症 …………………… 233
- G　血小板機能低下症 …………………………… 233
  - 1　先天性血小板機能異常症 ………………… 234
  - 2　後天性血小板機能低下症 ………………… 234
- H　先天性凝固異常 ……………………………… 235
  - 1　血友病 ……………………………………… 235
  - 2　フォン・ウィルブランド病 ……………… 236
- I　後天性凝固異常 ……………………………… 236
  - 1　播種性血管内凝固 ………………………… 237
  - 2　ビタミンK欠乏症 ………………………… 238
  - 3　凝固因子インヒビター（循環抗凝固因子）… 238
  - 4　重症肝障害 ………………………………… 238
- J　線溶亢進 ……………………………………… 238

第18章　血栓性疾患の検査結果の評価・解釈 …………… 矢冨　裕　240

- A　はじめに ……………………………………… 240
- B　血栓症の検査 ………………………………… 241
- C　血栓性素因の認識の重要性 ………………… 241
- D　先天性血栓性素因 …………………………… 242
  - 1　アンチトロンビン欠損症 ………………… 242
  - 2　プロテインC欠損症 ……………………… 243
  - 3　プロテインS欠損症 ……………………… 243
- E　後天性血栓性素因 …………………………… 244
  - 1　抗リン脂質抗体症候群 …………………… 244

和文索引 …………………………………………… 247
欧文索引 …………………………………………… 252

カラー図譜

HE染色：ヘマトキシリン・エオジン染色，MG染色：メイ・グリュンワルド・ギムザ染色．

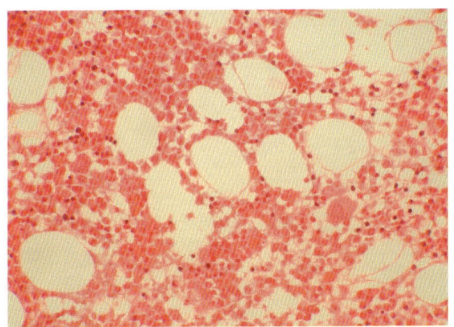

図1 正常な骨髄（HE染色，100倍）

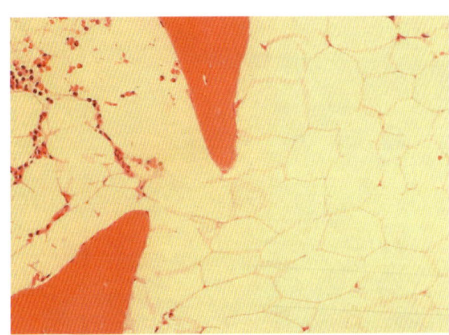

図2 再生不良性貧血患者の骨髄（HE染色，100倍）

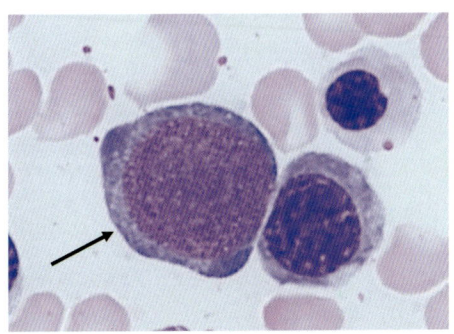

図3 前赤芽球（MG染色）

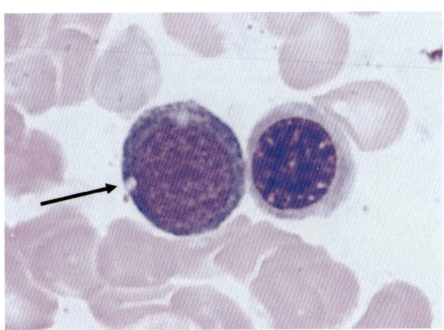

図4 好塩基性赤芽球と多染性赤芽球（MG染色）

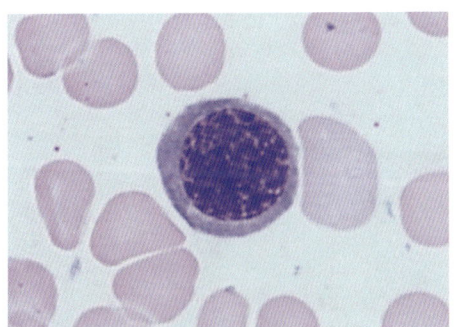

図5 多染性赤芽球（MG染色）

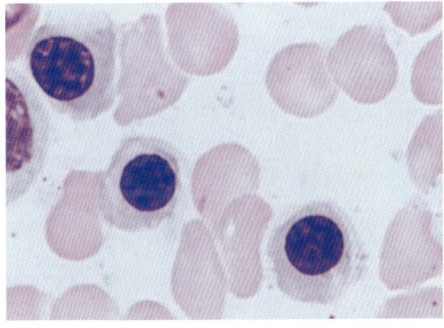

図6 正染性赤芽球（MG染色）

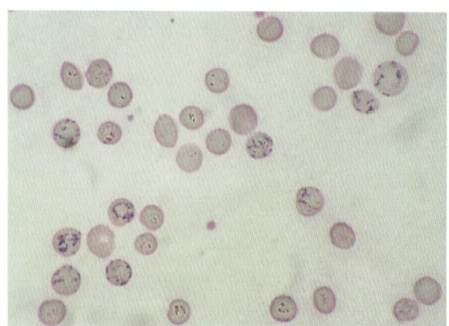

図7 網赤血球（ブリリアントクリシル青染色）

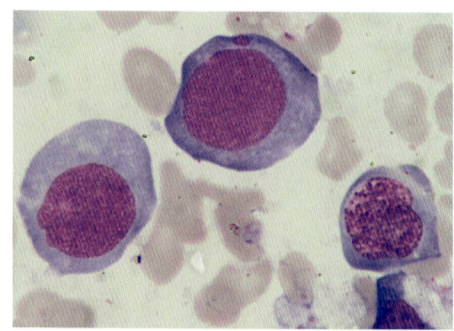

図8 巨赤芽球（MG染色）

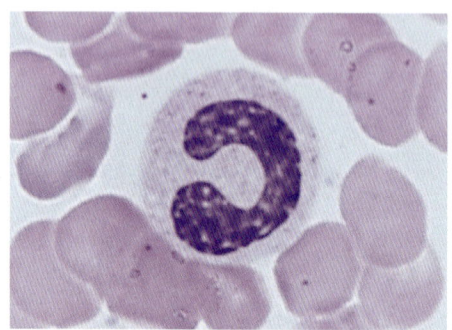

図9 桿状核好中球（MG染色）

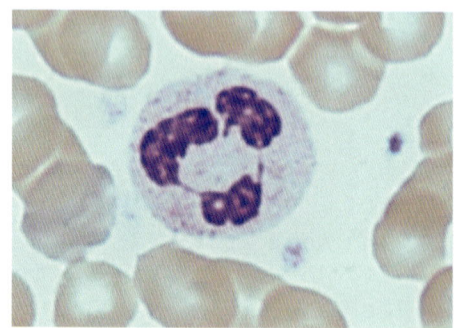

図10 分葉核好中球（MG染色）

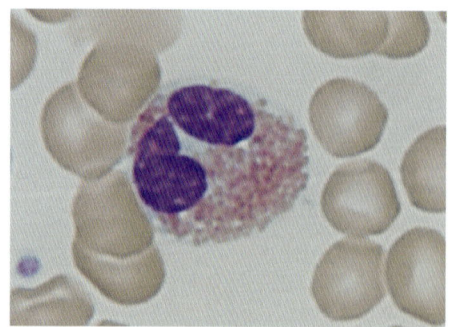

図11 好酸球（MG染色）

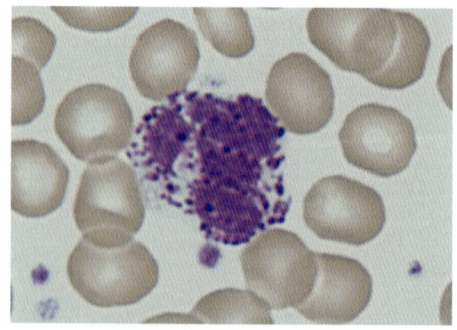

図12 好塩基球（MG染色）

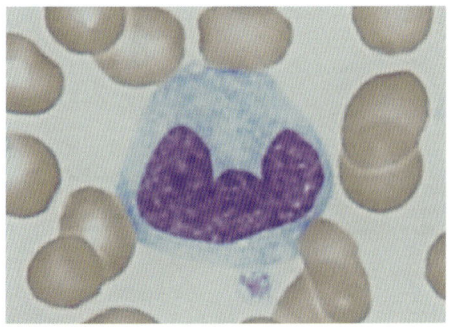

図13　単球(MG染色)

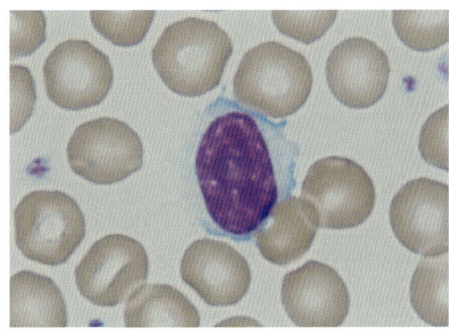

図14　リンパ球(MG染色)

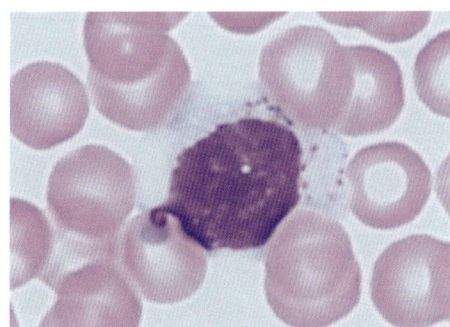

図15　顆粒リンパ球(MG染色)

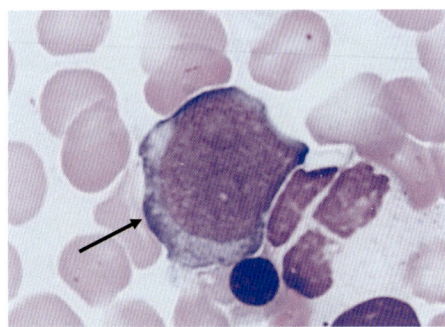

図16　骨髄芽球(MG染色)

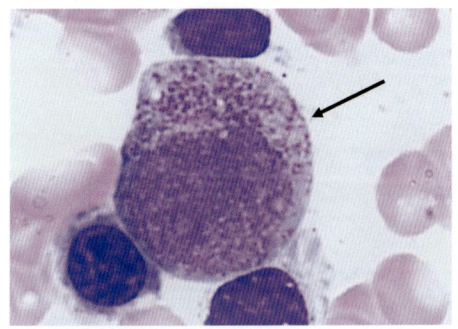

図17　前骨髄球(MG染色)

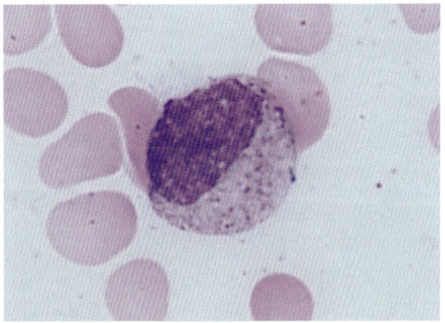

図18　骨髄球(MG染色)

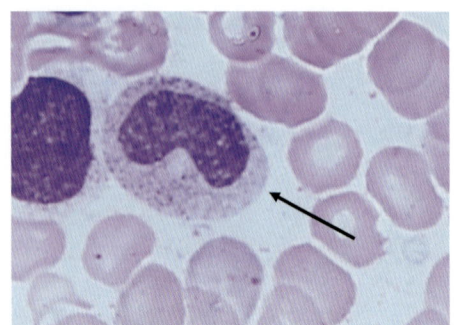

図19 後骨髄球(MG染色)

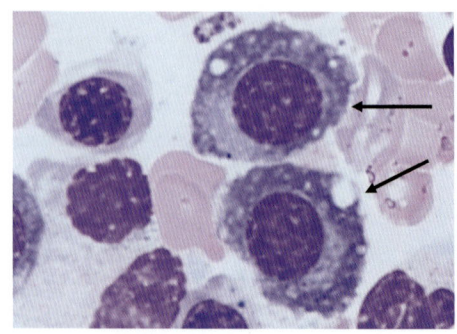

図20 形質細胞(MG染色)

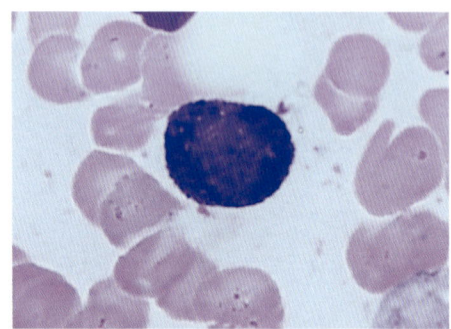

図21 肥満細胞(MG染色)

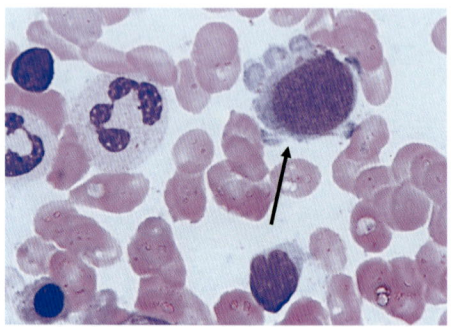

図22 巨核芽球(MG染色)

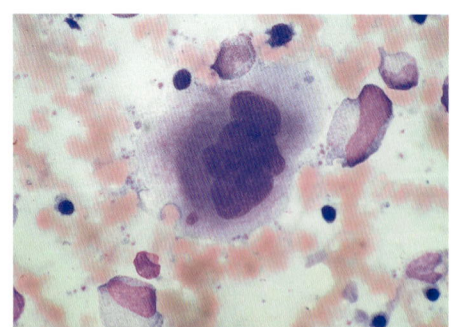

図23 成熟巨核球(MG染色)

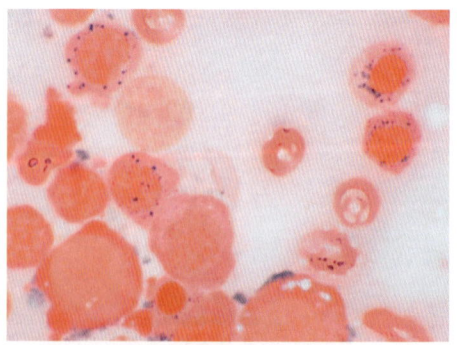

図24 環状鉄芽球(鉄染色)
鉄染色陽性顆粒が核周囲を取り巻くように散在している.

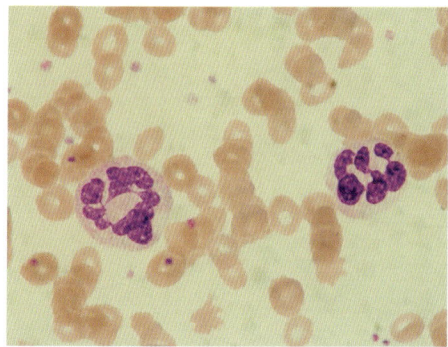

図25 巨赤芽球性貧血のときにみられる異常血液細胞（MG染色）—核過分葉好中球

核が6分葉以上に分かれている．

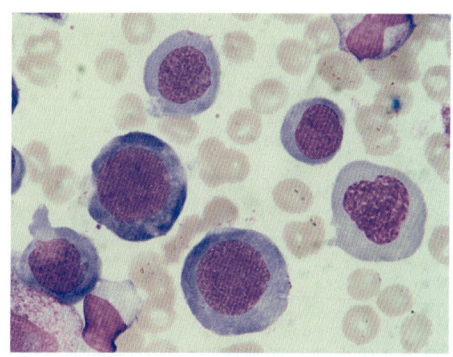

図26 巨赤芽球性貧血のときにみられる異常血液細胞（MG染色）—巨赤芽球

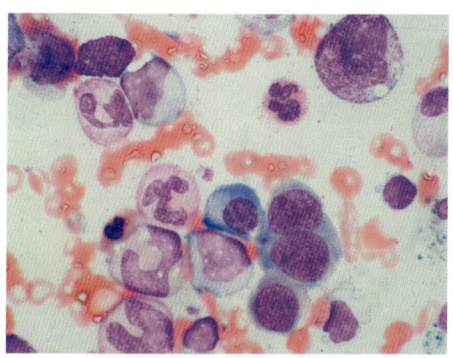

図27 巨赤芽球性貧血のときにみられる異常血液細胞（MG染色）—巨大な好中球系細胞

巨大後骨髄球・巨大桿状核球・巨大成熟好中球がみられる．

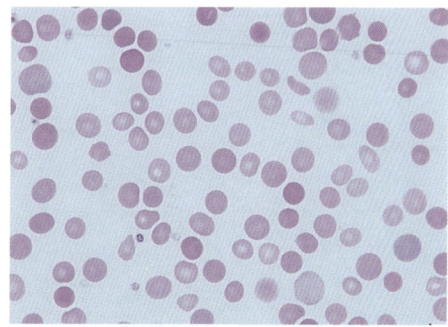

図28 赤血球の形態異常—球状赤血球（MG染色）

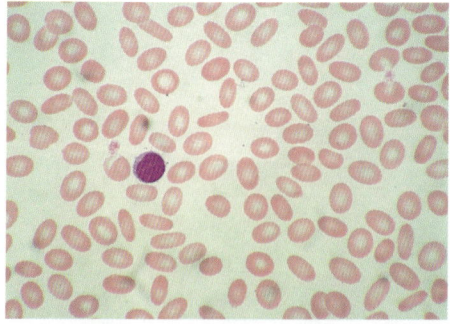

図29 赤血球の形態異常—楕円赤血球（MG染色）

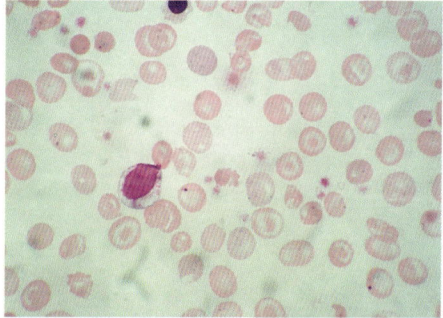

図30 赤血球の形態異常—標的赤血球（MG染色）

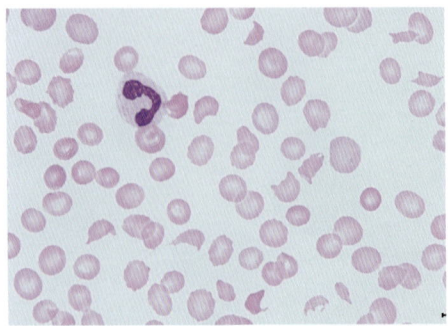

図 31 赤血球の形態異常―破砕赤血球（DIC症例）（MG 染色）

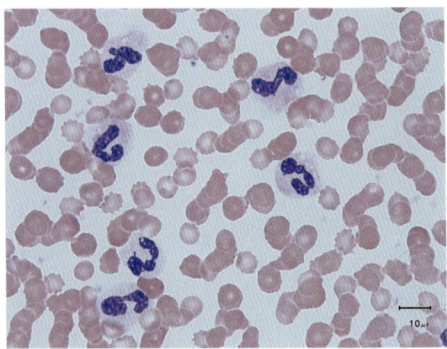

図 32 好中球増加症（末梢血，MG 染色）
桿状核球と分葉核球が主に増加している．本症例では白血球数 24,000/μL で，そのうち 85% を成熟好中球が占めていた．

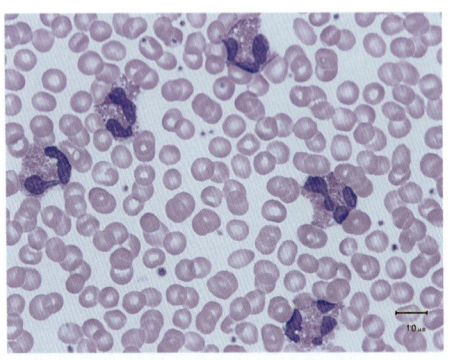

図 33 特発性好酸球増加症候群（末梢血，MG 染色）
本症例では白血球数 25,100/μL で，そのうち 75% を成熟好酸球が占めていた．

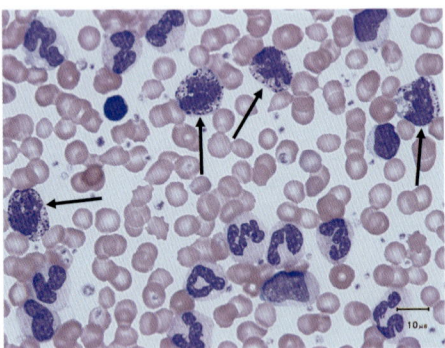

図 34 慢性骨髄性白血病慢性期における好塩基球増加（末梢血，MG 染色）
著明な白血球増加の所見であるが，好塩基球が 4 個みられる．

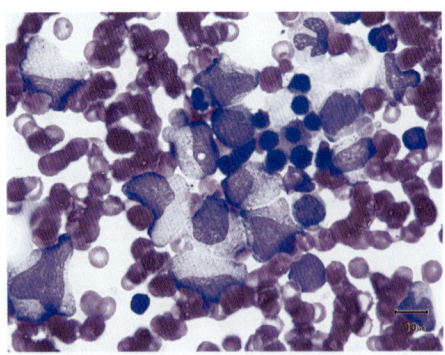

図 35 無顆粒球症（骨髄，MG 染色）
骨髄球系の幼若細胞がみられるが，成熟好中球は少ない．今後回復すると予想される．一方，赤芽球系には異常ない．

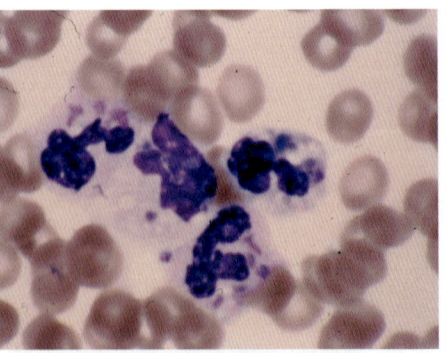

図 36 チェディアック・東症候群の末梢血にみられた異常好中球（MG 染色）
異常な顆粒をもつ好中球が集簇している．

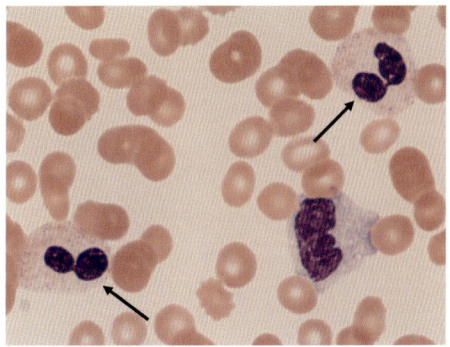

図37　家族性ペルゲル核異常症にみられた成熟好中球（MG染色）
2個の好中球はいずれもサングラス様の2核に分葉しているが，核クロマチンは濃縮・成熟している（矢印）．同視野にみえる単球には特に異常はみられない．

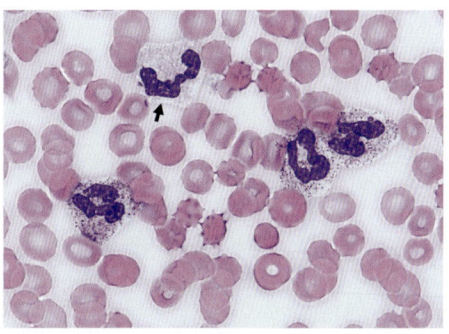

図38　好中球の中毒顆粒（MG染色）
顕著な顆粒を有する好中球が3個みえる．ほぼ正常な顆粒の好中球（短矢印）と比較してほしい．

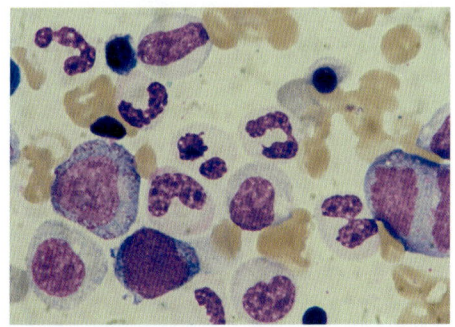

図39　無顆粒（脱顆粒）好中球（MG染色）
大部分の好中球において顆粒が脱落している．ペルゲル核異常好中球もみられる．

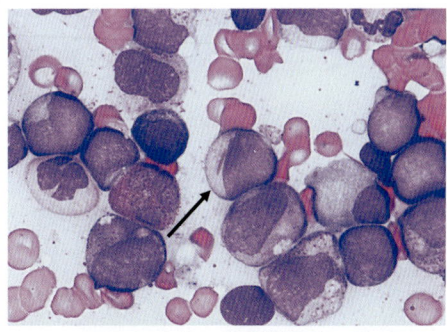

図40　アウエル小体を有する白血病芽球（MG染色）
急性骨髄性白血病（M2）症例．

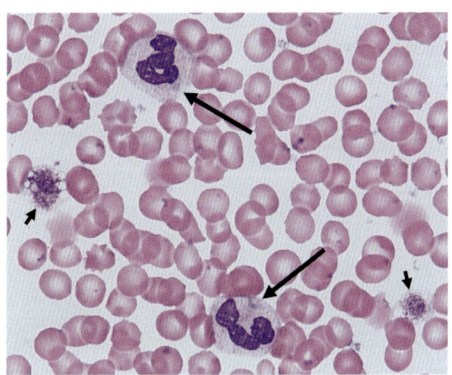

図41　デーレ小体様封入体（MG染色）
メイ・ヘグリン異常の症例で，好中球細胞質内にある淡青色の斑紋がデーレ小体様の封入体である（長矢印）．巨大血小板もみられる（短矢印）．

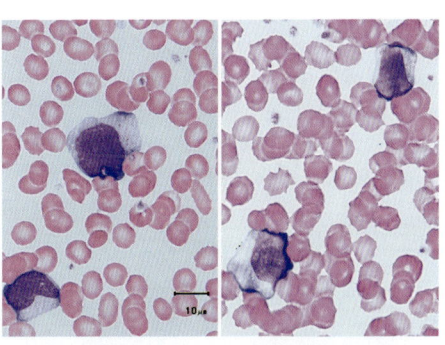

図42　異型リンパ球（MG染色）
伝染性単核球症例で，同一標本の別の視野である．いずれも異型リンパ球であるが，形態的に多様性がある．

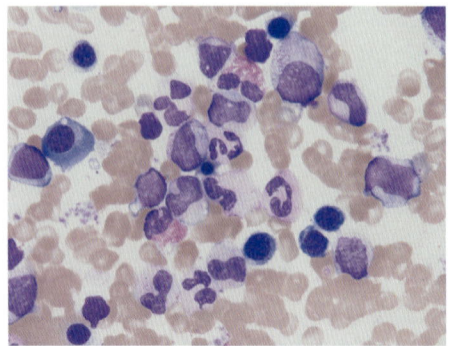

図43　正常な骨髄像（MG染色）
顆粒球系細胞（M）と赤芽球系細胞（E）の各成熟段階がみられる．M/E比の基準範囲は約2～3である．

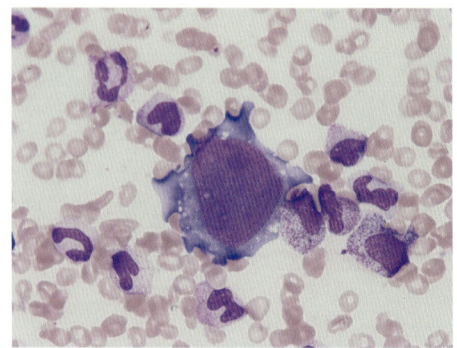

図44　ヒトパルボウイルスB19感染による赤芽球癆（骨髄，MG染色）
ヒトパルボウイルスB19が赤芽球系前駆細胞に感染し，少数の巨大前赤芽球となる．感染した赤芽球前駆細胞は破壊されるため，成熟赤芽球はほとんど認められない．

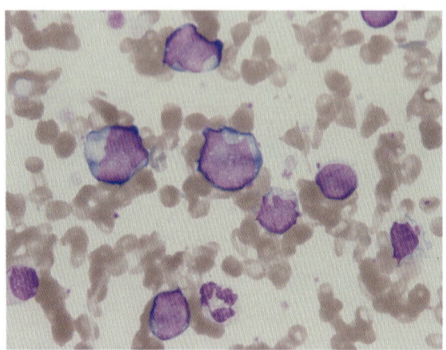

図45　急性骨髄性白血病　最未分化型（FAB分類 AML-M0）（骨髄，MG染色）
中型から大型，核網繊細，核小体を有する芽球がみられる．

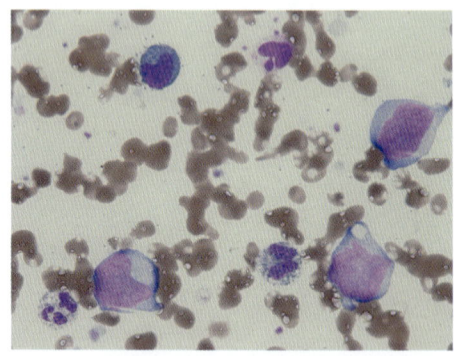

図46　急性骨髄性白血病　最未分化型（FAB分類 AML-M0）（骨髄，ペルオキシダーゼ染色，後染色はMG染色）
図45と同一症例．細胞化学染色ではペルオキシダーゼ染色陽性芽球は3%未満であるが，フローサイトメトリーや免疫組織染色でミエロペルオキシダーゼが陽性を示す．

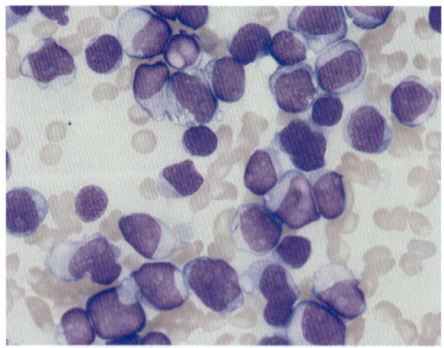

図47　急性骨髄性白血病　未分化型（FAB分類 AML-M1）（骨髄，MG染色）
中型から大型，核網繊細な芽球が大部分を占める．一部の芽球に，アウエル小体がみられる．

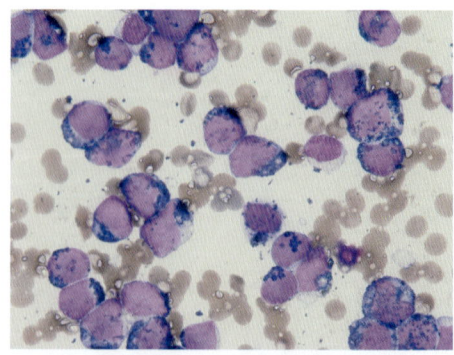

図48　急性骨髄性白血病　未分化型（FAB分類 AML-M1）（骨髄，ペルオキシダーゼ染色，後染色はMG染色）
図47と同一症例．大部分の芽球がペルオキシダーゼ染色陽性を示す．芽球の3%以上が陽性であれば，急性骨髄性白血病と診断される．

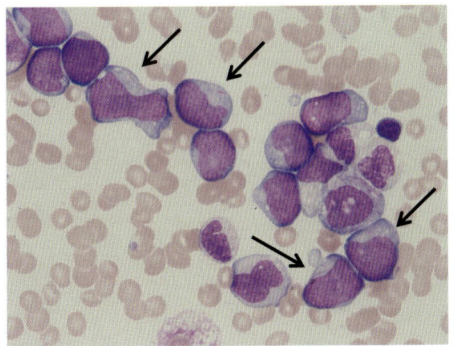

図49 急性骨髄性白血病 分化型（FAB分類 AML-M2）（骨髄，MG染色）
芽球の比率は30％以上であるが，前骨髄球以降の分化傾向を示す．一部の細胞にアウエル小体を認める（矢印）．t(8；21)(q22；q22)の染色体転座，RUNX1-RUNX1T1(AML1/ETO)の融合遺伝子がみられた症例である．

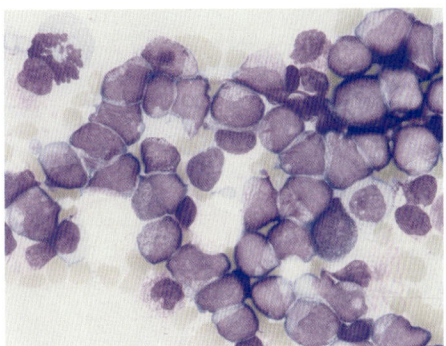

図50 急性前骨髄球性白血病F（FAB分類 AML-M3）（骨髄，MG染色）
微細ないし粗大な顆粒を有する異常な前骨髄球で占められる．多数のアウエル小体をもつファゴット細胞が特徴である．

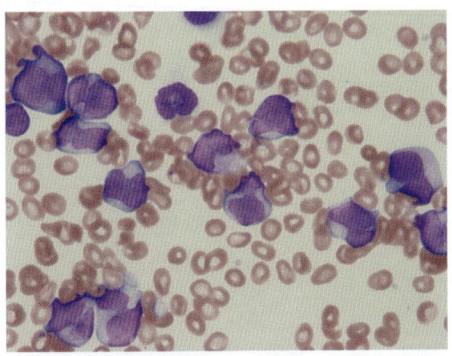

図51 急性前骨髄球性白血病（FAB分類 AML-M3 variant）（骨髄，MG染色）
核が大きくくびれて，顆粒の乏しい前骨髄球様細胞で占められる．一部の細胞は微細な顆粒を有する．

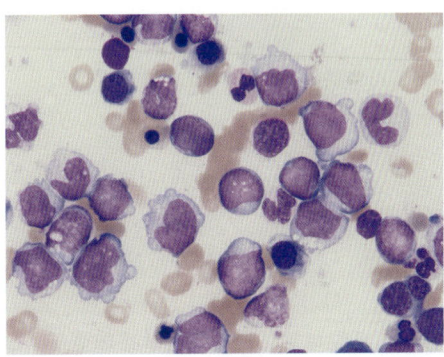

図52 急性骨髄単球性白血病（FAB分類 AML-M4）（骨髄，MG染色）
中型でN/C比大きく，核網繊細な芽球の増加を認める．顆粒球系細胞と単球系細胞への分化傾向も示す．

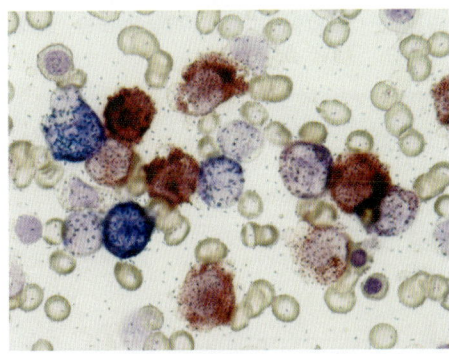

図53 急性骨髄単球性白血病（FAB分類 AML-M4）（骨髄，エステラーゼ二重染色）
図52と同一症例．単球系細胞がα-ナフチルブチレートエステラーゼ（非特異的エステラーゼ）で茶褐色に，顆粒球系細胞はナフトールAS-Dクロロアセテートエステラーゼ（特異的エステラーゼ）で青色に染色され，両系統が混在していることがわかる．

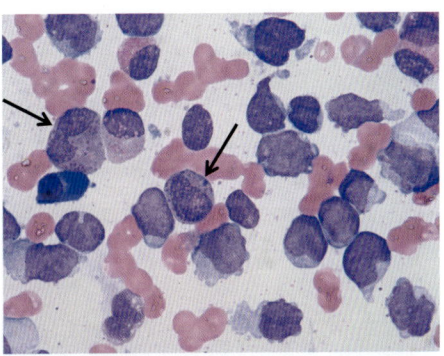

図54 好酸球増加を伴う急性骨髄単球性白血病（FAB分類 AML-M4Eo）（骨髄，MG染色）
核網繊細な芽球と，細胞質の広い単球系細胞の増加を認める．同時に好酸球の増加もみられる．また一部の好酸球は塩基性の強い顆粒を有する異常好酸球である（矢印）．

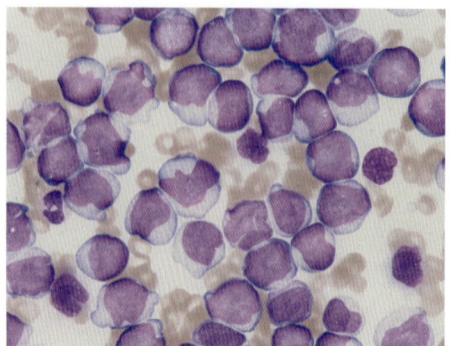

図 55 急性単球性白血病 単芽球型（FAB分類 AML-M5a）（骨髄, MG染色）
大型で細胞質の広い単芽球の増加（80％以上）を認める．微細な顆粒を有するものもある．

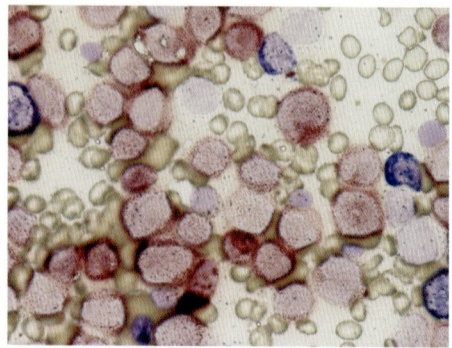

図 56 急性単球性白血病 単芽球型（FAB分類 AML-M5a）（骨髄, エステラーゼ二重染色）
図 55 と同一症例．単球系細胞が α-ナフチルブチレートエステラーゼ（非特異的エステラーゼ）で茶褐色に，顆粒球系細胞はナフトール AS-D クロロアセテートエステラーゼ（特異的エステラーゼ）で青色に染色される．この症例では，茶褐色に染色された単球系細胞が大多数を占める．

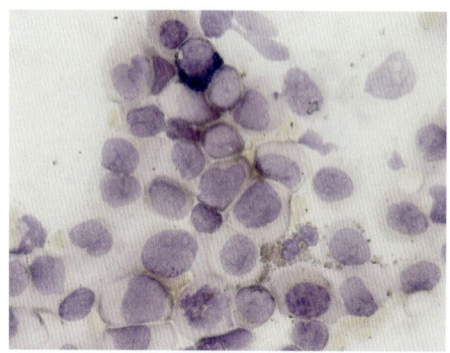

図 57 急性単球性白血病 単芽球型（FAB分類 AML-M5a）（骨髄, エステラーゼ二重染色 フッ化ナトリウム阻害あり）
図 55 と同一症例．茶褐色に染色されていた単球系細胞がフッ化ナトリウムにより染色性を阻害されており，単球系細胞であることが証明される．

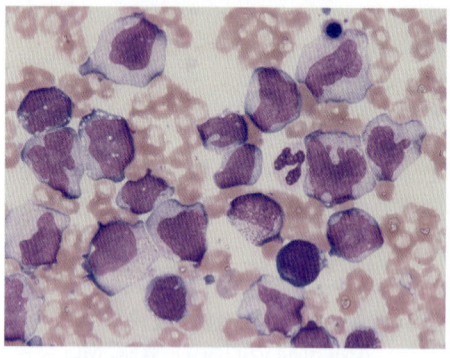

図 58 急性単球性白血病 単球型（FAB分類 AML-M5b）（骨髄, MG染色）
単芽球のほかに大型で細胞質広く，微細な顆粒を有し，分化傾向を示す単球系細胞（前単球, 単球）の増加を認める（80％以上）．

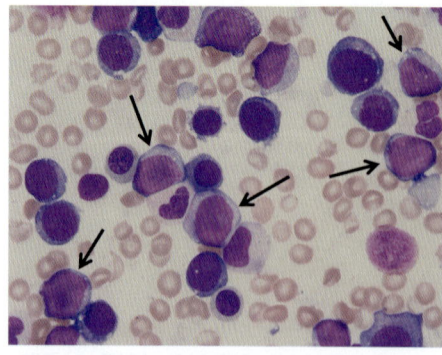

図 59 赤白血病（FAB分類 AML-M6）（骨髄, MG染色）
赤芽球（50％以上）と骨髄芽球（赤芽球以外の細胞のうち 20 ないし 30％以上を占める；矢印）の増加を認める．赤芽球系細胞はしばしば巨赤芽球様変化を示す．

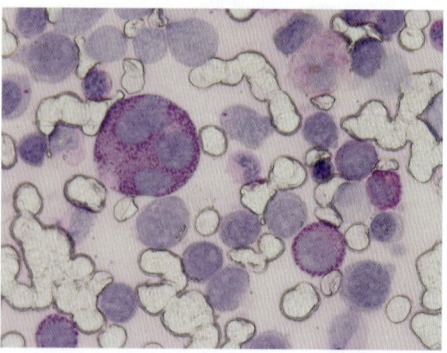

図 60 赤白血病（FAB分類 AML-M6）（骨髄, PAS染色）
図 59 と同一症例．赤白血病にみられる赤芽球はしばしば粗大顆粒状に PAS 染色陽性となる．

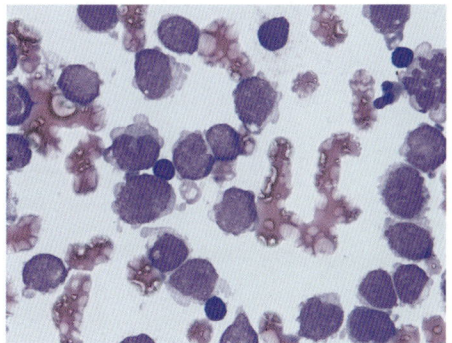

図61 急性巨核芽球性白血病（FAB分類 AML-M7）（骨髄，MG染色）

中型で核網繊細な芽球の増加を認める．細胞辺縁に突起がみられる．細胞化学染色のペルオキシダーゼ染色は陰性である．電顕の血小板ペルオキシダーゼ染色陽性，フローサイトメトリーや免疫組織染色で血小板マーカー（CD41，CD61）陽性で診断される．

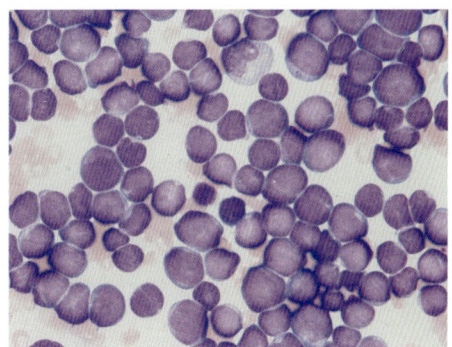

図62 急性リンパ性白血病（FAB分類 ALL）（骨髄，MG染色）

小型から中型で，細胞質狭くN/C比は大，核網繊細な芽球が大部分を占める．本症例はフローサイトメトリーや免疫組織染色でCD10，CD19陽性のB細胞性の形質を示した．ほかにCD3陽性でT細胞の形質を示す急性リンパ性白血病もある．

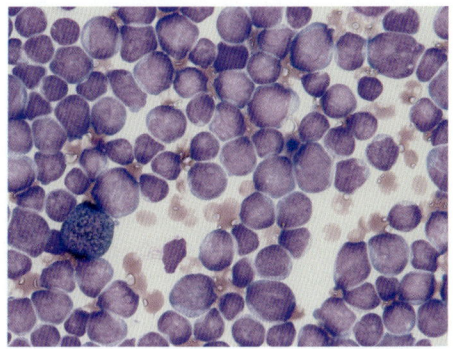

図63 急性リンパ性白血病（FAB分類 ALL）（骨髄，ペルオキシダーゼ染色，後染色はMG染色）

図62と同一症例．青緑色のペルオキシダーゼ染色陽性細胞は骨髄球．その他の細胞のほとんどはペルオキシダーゼ染色陰性芽球である．

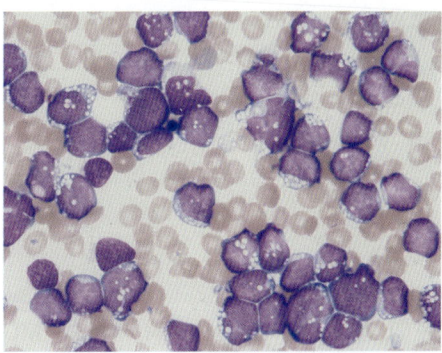

図64 急性リンパ性白血病 バーキット型（骨髄，MG染色）

中型から大型で，細胞質の塩基性強く，空胞が顕著である．FAB分類では急性リンパ性白血病（ALL）のL3である．

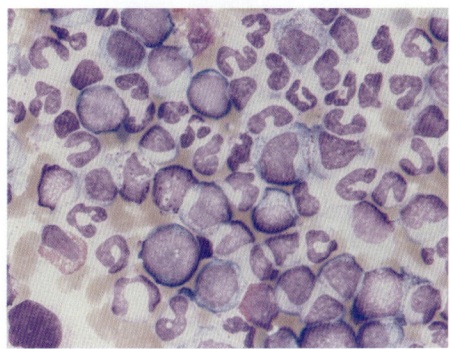

図65 慢性骨髄性白血病の慢性期（骨髄，MG染色）

白血球数は著増，骨髄芽球から分葉核好中球の各成熟段階の顆粒球を認め，白血病裂孔はない．また好塩基球，好酸球の増加もみられる．

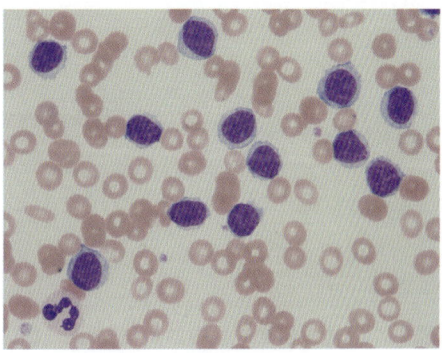

図66 慢性リンパ性白血病（末梢血，MG染色）

白血球数は増加し，円形または類円形で小型の成熟リンパ球が大部分を占める．本症例はフローサイトメトリーや免疫組織染色でCD19，CD20陽性で，B細胞の形質を示した．

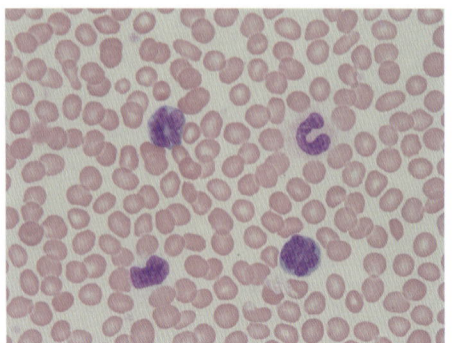

図67　成人T細胞白血病（末梢血，MG染色）
花弁様の核を有するリンパ球が特徴的である．フローサイトメトリーや免疫組織染色でCD4陽性のヘルパーT細胞の形質を示す．HTLV-Ⅰ抗体が陽性である．

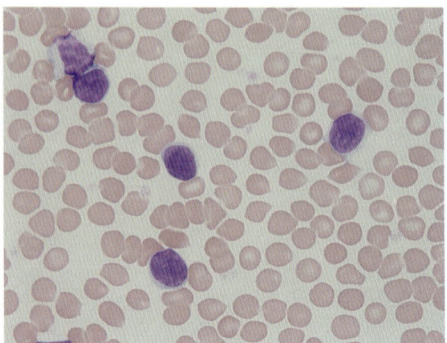

図68　セザリー症候群（末梢血，MG染色）
皺状，脳回状の核を有するリンパ球が特徴的である．フローサイトメトリーや免疫組織染色でATLL同様にCD4陽性のヘルパーT細胞の形質を示すが，HTLV-Ⅰ抗体は陰性である．

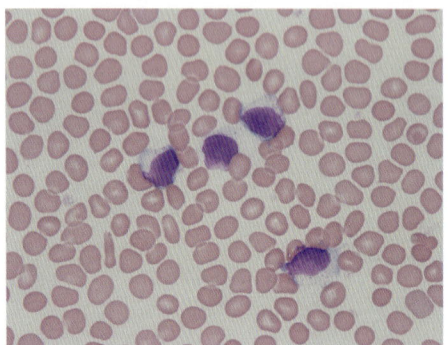

図69　顆粒リンパ球性白血病（末梢血，MG染色）
細胞質に3個以上のアズール顆粒を有するリンパ球の増加を認める．末梢血液にて顆粒リンパ球2,000/μL以上の状態が6か月以上持続的する．

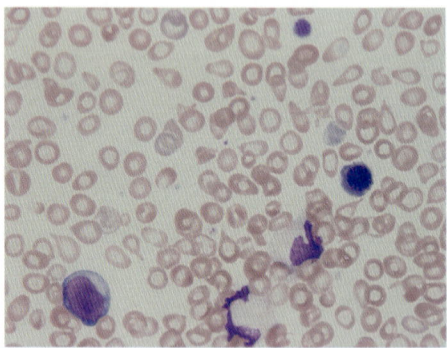

図70　原発性骨髄線維症（末梢血，MG染色）
涙滴赤血球，赤芽球，骨髄芽球がみられる．骨髄の線維化により，造血は脾や肝などの髄外で行われる．

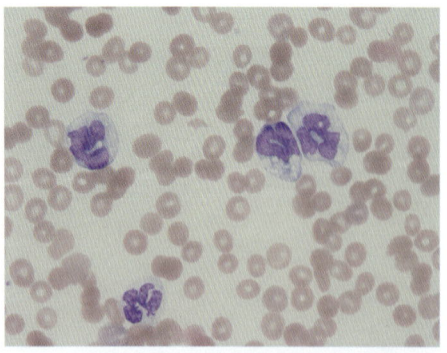

図71　慢性骨髄単球性白血病（末梢血，MG染色）
成熟単球の増加を認める．末梢血液にて成熟単球1,000/μL以上の状態が3か月以上持続する．

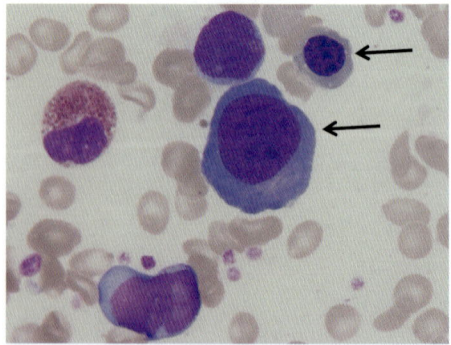

図72　巨赤芽球様変化（骨髄，MG染色）
核DNA合成障害により巨赤芽球様変化を示す（矢印，ビタミンB_{12}や葉酸の欠乏はない）．骨髄異形成症候群にみられる異形成の1つ．

カラー図譜　xxvii

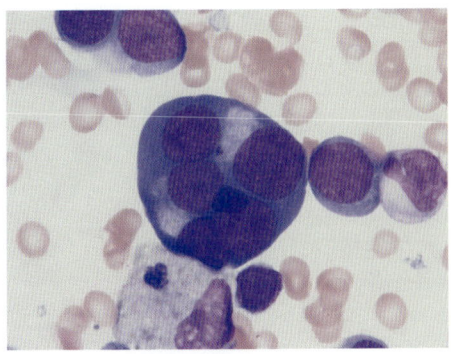

図73　多核赤芽球（骨髄，MG染色）
5核の多核赤芽球で巨赤芽球様変化を伴っている．骨髄異形成症候群にみられる異形成の1つ．

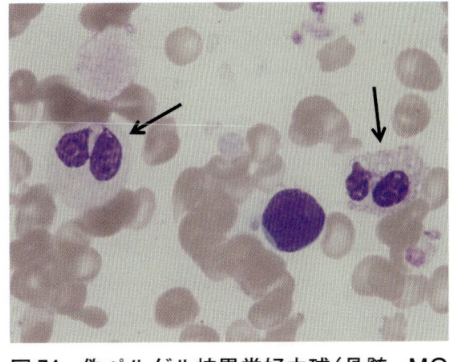

図74　偽ペルゲル核異常好中球（骨髄，MG染色）
家族性偽ペルゲル核異常に酷似した形態異常（矢印）で，骨髄異形成症候群にみられる異形成の1つ．

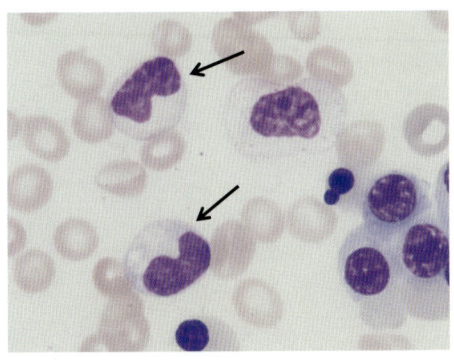

図75　脱顆粒好中球（骨髄，MG染色）
骨髄異形成症候群にみられる異形成の1つ．

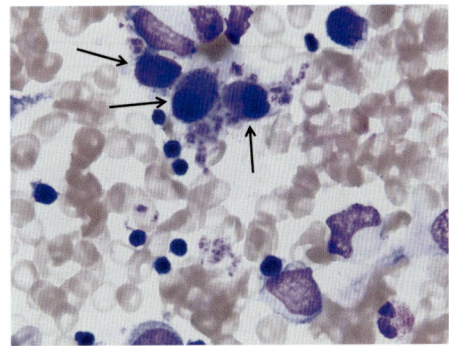

図76　微小巨核球（骨髄，MG染色）
大きさは前骨髄球以下とされている．骨髄異形成症候群にみられる異形成の1つ．

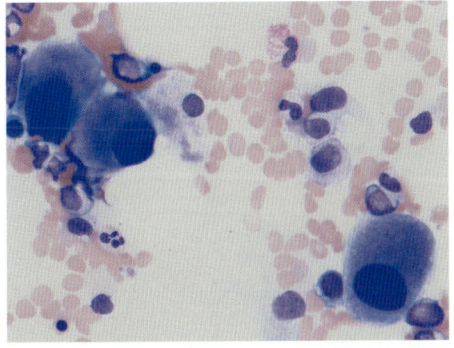

図77　単核巨核球（骨髄，MG染色）
5番染色体長腕の欠失〔del（5）〕を有する病型では，単核の巨核球がみられるのが特徴である．

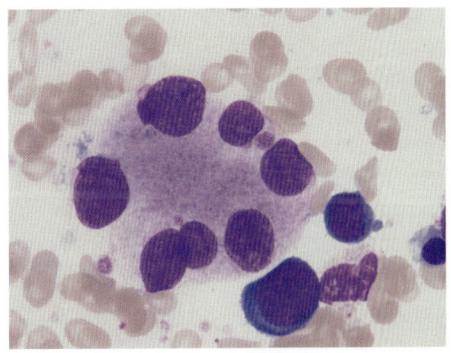

図78　分離多核巨核球（骨髄，MG染色）
正常巨核球の核は核糸で互いにつながっているが，このように分離した核を示す巨核球は骨髄異形成症候群にみられる異形成の1つである．

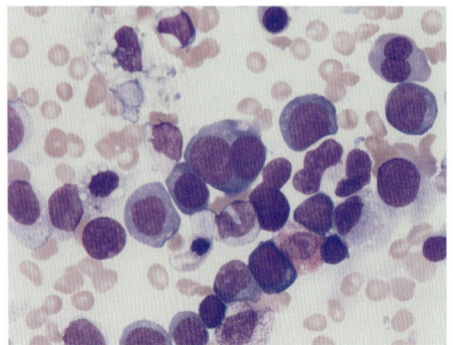

図79　多血球系異形成を伴う不応性貧血（骨髄異形成症候群）（骨髄，MG染色）
赤芽球系細胞に巨赤芽球様変化や多核赤芽球を認める．

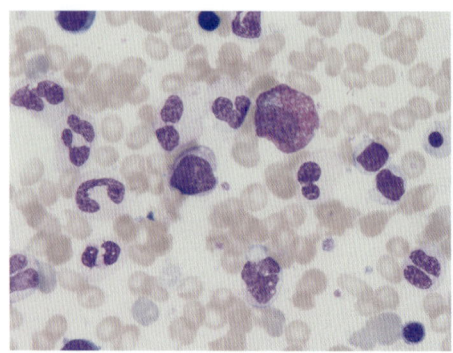

図80　多血球系異形成を伴う不応性貧血（骨髄異形成症候群）（骨髄，MG染色）
好中球の偽ペルゲル核異常や脱顆粒を認める．

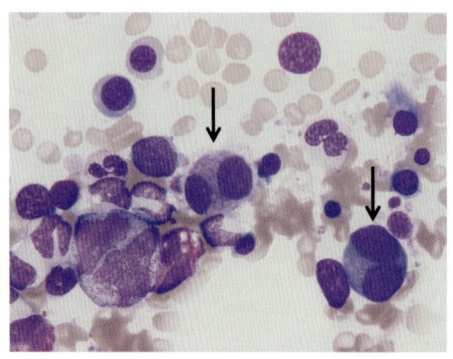

図81　多血球系異形成を伴う不応性貧血（骨髄異形成症候群）（骨髄，MG染色）
分離2核の微小巨核球を認める．

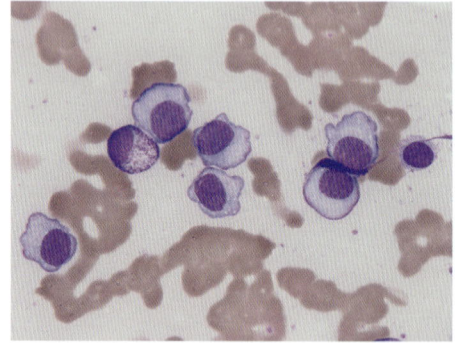

図82　多発性骨髄腫（骨髄，MG染色）
核は偏在し，細胞質は好塩基性で，細胞質の辺縁が赤みを帯びる形質細胞の増加を認める．本症例はIgA産生型である．

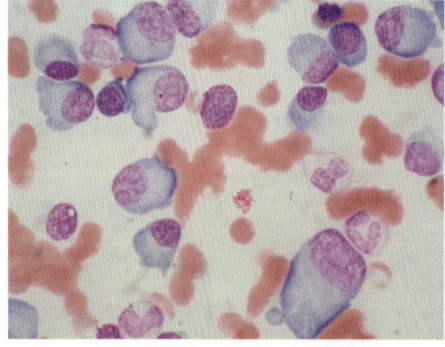

図83　多発性骨髄腫（骨髄，MG染色）
核は偏在し核周明庭がみられ，細胞質が好塩基性の形質細胞の増加を認める．本症例はIgG産生型である．

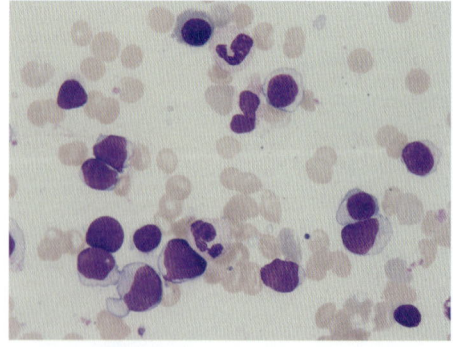

図84　原発性マクログロブリン血症（骨髄，MG染色）
正常リンパ球に類似しているが，細胞質辺縁が一部不整なリンパ球の増加を認める．本症例はモノクローナルなIgMを産生する．

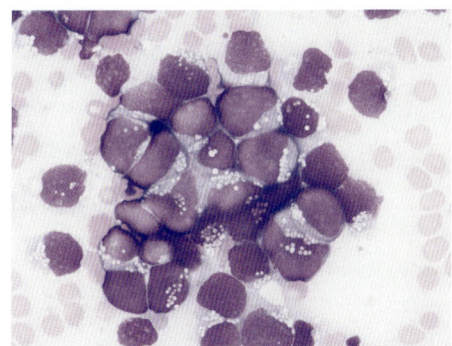

図85 神経芽腫骨髄転移（骨髄，MG染色）
小児悪性腫瘍の中では白血病，脳腫瘍に次いで多い．細胞間の境界が不明瞭な点が血液細胞と異なる．

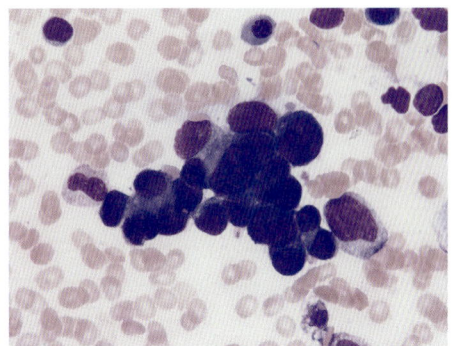

図86 胃癌の骨髄転移（骨髄癌腫症）（骨髄，MG染色）
細胞間の境界不明瞭で，細胞同士が集積する特徴を示す．

【図版提供】
通山　薫（編著）
常名政弘（東京大学医学部附属病院検査部）
図36は横浜市立大学医学部小児科教室および臨床検査医学教室より提供を受けた．
図37は岡山県臨床衛生検査技師会サーベイ資料である．

総論

第1章 血液の基礎知識

学習のポイント

❶ 血液学は，血液中の細胞成分（血球）と，主に血小板と血漿中の凝固蛋白質が有機的に関与する血栓・止血を対象とし，血液学が扱う血液疾患は，血球，つまり，白血球・赤血球・血小板の異常と出血性疾患・血栓性疾患である．

❷ 血液疾患の診断に必要な臨床検査は独特かつ多彩な手法を必要とし，血液検査学，または，検査血液学という学問を構築している．

❸ すべての血球は，骨髄の造血幹細胞から分化・成熟した後，末梢血に出現する．血液は肉眼的に赤く見えるが，これは赤血球に含まれるヘモグロビン（血色素）に由来する．

❹ 血漿には，蛋白質（凝固因子，アルブミン，グロブリン，酵素，ホルモンなど），脂質，糖質，電解質などの種々の重要な成分が溶存している．凝固した血液を遠心したあとの上清である血清は，凝血した後の液体成分であるため，基本的にはフィブリノゲンなどの凝固因子は消費されて著減している．

❺ 血液検査は先進性にあふれ，他領域の検査の先駆けになってきた面がある一方，標準品作成の困難さなどの理由もあり，検査・診断技術の標準化・統一性の面において課題が多い．

A はじめに

血液は，全身の血管系を循環しながら，体の機能を維持するうえで，きわめて重要な役割を果たしている．医学の学問体系の中で，血液学（hematology）という領域が確立されており，これは，文字通り，血液を扱う学問である．しかし，血液のすべてを扱うわけでなく，細胞成分（血球）と，主に血小板と血漿中の凝固蛋白質が有機的に関与する血栓・止血を対象とする．この血液学が扱う対象の異常が血液疾患であり，具体的には血球，つまり白血球・赤血球・血小板の異常と，出血性疾患・血栓性疾患となる．すべての疾患においてそうであるが，血液疾患の診断において，臨床検査は特に重要である．さらには，血液疾患の診断に必要な臨床検査は，独特かつ多彩な手法を必要とする部分が多く，血液検査学，または，検査血液学（laboratory hematology）という学問を構築している．

本書では，臨床検査技師が必要とする血液学，血液疾患の基礎を押さえつつ，進歩著しい血液検査学を解説する．本章では，血液学が扱う体液としての血液のエッセンスを記述するが，上述の理由から，血液学の範疇をやや逸脱する部分もある．

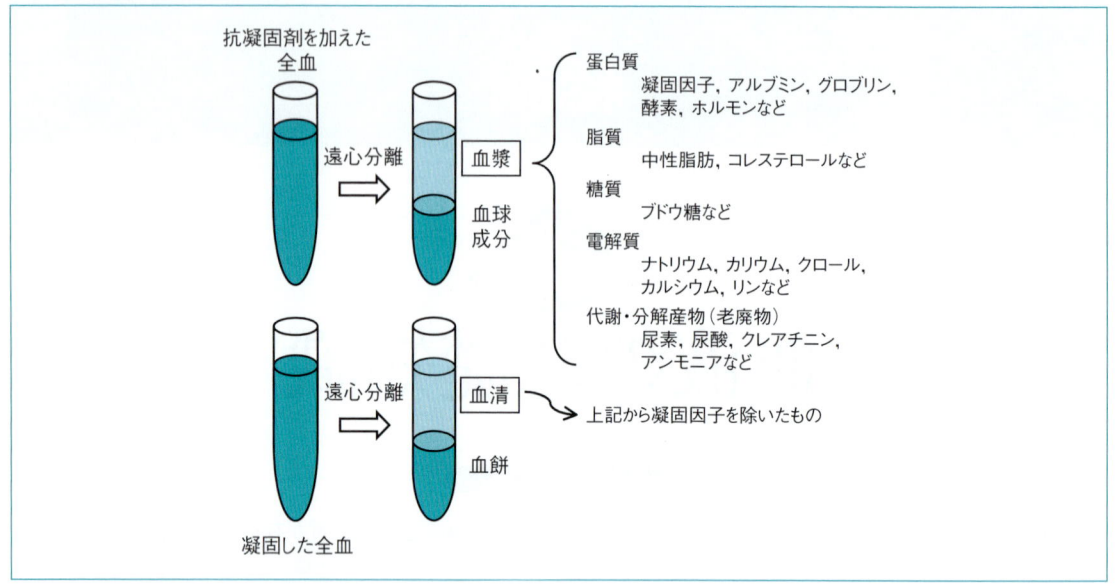

図1 血液の成分
血液が凝固する際に凝固因子は消費されるので，血清には凝固因子が存在しない．なお試験管内の血漿は，抗凝固剤の影響により生体内の血漿成分と完全には同じではない．

B 血液とは

1. 血液の成分と性状（図1）

血液は，有形成分つまり血液細胞（血球）と，無形成分つまり液体成分の血漿から構成され，この両者は，遠心操作で分離することができる．血球には，赤血球，白血球，血小板という3種類の系統の血液細胞（血球）があり，骨髄の造血幹細胞から分化・成熟した後，末梢血に出現する．血液は肉眼的に赤く見えるが，これは赤血球に含まれるヘモグロビン（血色素）に由来する．一方，血漿には，蛋白質（凝固因子，アルブミン，グロブリン，酵素，ホルモンなど），脂質，糖質，電解質などの種々の重要な成分が溶存しており，全身に送られる．また，各組織で生じた代謝・分解産物（老廃物）も溶け込んでおり，排泄臓器まで運ばれることになる．

健常成人の場合，血液の総量は体重の約1/13（8％）とされており，体重が65 kgであれば約5 Lとなる．急に出血した場合，初期（出血が全血液量の15％まで）には，1回の心臓の拍出量の低下を補うため頻脈となる．15～30％の出血では，脈圧の低下，頻呼吸，手足の冷感，尿量減少，不安・興奮を認める．30～40％の出血では，さらに血圧が低下し，無尿，また，意識障害が進み，生命に危険が生じる．

全血の比重は，男性で1.055～1.063，女性で1.052～1.060である．血液比重の簡便な検査法として，種々の比重の硫酸銅基準液中に1滴の全血を滴下する方法がある．液滴の蛋白質が硫酸銅により変性・凝固し被膜を作り，この液滴が落下の慣性を失った後にいずれの基準液で浮くか沈むかで比重を判定するものである．わが国では全血比重の測定が献血前スクリーニング検査として施行され，200 mL献血および成分献血では男女ともに1.052以上，400 mL献血では1.053以上ならば献血に適するとされている．

一方，液体に外力を加えると流動するが，これに対して，血液内部に生じる抵抗力の程度を表すのが血液粘度である．血液では，赤血球の指標であるヘモグロビン濃度・ヘマトクリットのレベルと血漿蛋白質特に免疫グロブリンの濃度が粘性度

表1 臨床検査において使用される主な抗凝固剤とその用途

抗凝固剤	用途
EDTA塩	血球数算定
クエン酸Na	血液凝固検査, 赤血球沈降速度（血沈）
フッ化Na＋EDTA塩	血糖検査
ヘパリン	動脈血ガス分析, 染色体検査

に影響し，いずれもその上昇は粘性度を増加させる．前者の代表は真性赤血球増加症であり，後者の代表は多発性骨髄腫，マクログロブリン血症などである．これらでは，血流低下による組織の低酸素状態，血栓誘発などの悪影響をもたらし，過粘稠度症候群とよばれる．

2. 血漿と血清の区別（図1）

　血漿・血清とも血液の液体成分であるが，これの区別は重要である．血液は，血管の外に出た際には血小板や凝固蛋白質の作用により凝血塊（血栓）を形成し，まさにこのことにより外傷などによる出血がコントロールされる．同様に，試験管に注入された血液も凝固する．凝固した血液を遠心したあとの上清を血清とよぶ．血清は，凝血した後の液体成分のため，基本的にはフィブリノゲンなどの凝固蛋白質は消費されて検出されない．一方，抗凝固剤を加えて血が固まらないようにした状態で遠心した上清を血漿という．つまり，凝固蛋白質（凝固因子）は，血清には含まれていないが，血漿には含まれる．したがって，凝固因子の機能をみる検査の多く（プロトロンビン時間，活性化部分トロンボプラスチン時間，フィブリノゲンなど）は，検体として血清ではなく血漿を用いる．通常，血液凝固検査にはクエン酸Naを抗凝固剤として用いる．なお，凝固検査以外にも抗凝固剤を必要とする検査を表1に示す．一般的な生化学検査をはじめとして，他の大部分の血液液体成分の検査は血清を用いて行われる．

3. 血液の機能

　血液は，生体のホメオスタシスの維持にきわめて重要な役割を果たしているが，主なものを以下にまとめる．
1) 全身の各組織への酸素の運搬
2) 外来病原体に対する生体防御，免疫能
3) 止血
4) 各組織からの二酸化炭素の回収
5) 栄養素の輸送
6) ホルモンをはじめとする生理活性物質の運搬とその代謝調節
7) 老廃物の回収・排出
8) 体液の酸塩基平衡，浸透圧の維持・調節
9) 体温の調節

　このうち，1)は赤血球，2)は白血球，3)は血小板と凝固因子の機能であり，まさに，血液学で扱うものである．

　4)〜9)は，血液学では扱わないが，とても大切な血液の機能である．全身の体循環において，血液は毛細血管を通過する際に間質液との間で物質交換を行い，組織・細胞が必要とする酸素や栄養素を供給し，逆に代謝により生じた二酸化炭素や老廃物を回収する．一方，肺循環ではガス交換が行われ，血液中に酸素が取り込まれるとともに，肺胞気中に二酸化炭素が排出される．さらには肝臓・腎臓において，種々の代謝調節と老廃物・代謝産物が排泄される．血液を介したこのような物質交換・ホメオスタシスの維持が行われないと生体内部環境が悪化し，細胞は死滅する．たとえば心臓を養う冠動脈の循環が途絶することにより，支配領域の心筋が壊死に陥り，心筋梗塞となる．

C 血液検査学の魅力

　血液検査には他の検査領域とはやや異なる特殊な面がある．血液検査は上述の通り，血球の検査と血栓・止血関連の検査に大別することができる．血球検査には，形態学的検査，免疫学的検査，染色体・遺伝子検査など，多彩かつ最新の手法・技

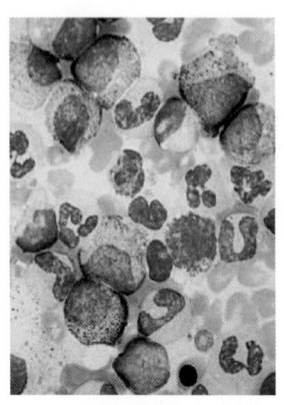

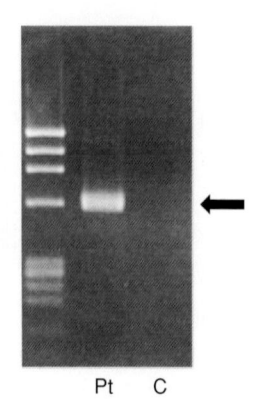

図2 慢性骨髄性白血病症例
左に骨髄塗抹標本(普通染色), 右に遺伝子検査(bcr/ablキメラ遺伝子)の結果を示す. Pt:患者検体, C:健常コントロール

術を必要とするものが含まれ, これらの検査を駆使することによって, 疾患診断, 病型分類, 最適な治療法選択, 予後推定がなされており, 白血病診断にその最たる例を見ることができる(図2). またこれに基づき分子標的療法という最先端の治療が臨床の場でなされている. 一方, 血栓・止血関連検査は, 凝血学的検査, 生化学的検査, 免疫学的検査, 場合によっては細胞応答を検知する血小板機能検査など, やはりこれまた実に多彩かつ先進性に富み, これらの検査を駆使することにより, 生体の止血能・血栓形成が評価される. 昔から重要であった出血性疾患に加え, 近年益々重要性を増す血栓症の診断に必須のものとなっている.

現実の診療の現場に目を向けると, 血液診療医の繁忙度の増加, 血液検査の特殊性の高さにより, 血液疾患の診療において, 血液検査室の果たす役割はますます大きくなってきている. 血液検査は, 検査結果が診断・治療に直結することが多く, 血液検査室の責任はまさに重大といえる.

以上のように, 血液検査は多彩かつ先進性にあふれ, 他領域の検査の先駆けになってきた面も多々ある. しかし, その一方では, 血液検査は, 標準品作成の困難さなどの理由も加わって, 生化学検査などに比較し標準化が遅れており, 検査・診断技術の標準化・統一性の面において課題が多いことも事実である. 臨床血液学の進歩を支える血液検査学は日進月歩であることを念頭に置き, 学習していただきたい.

第2章 血球の動態と機能

学習のポイント

❶ すべての血液細胞は，造血幹細胞という共通の起源の細胞から分化して出現する．血液細胞は主に骨髄中で増殖・分化し，成熟細胞となって末梢で機能発現する．
❷ 赤血球は骨髄中の赤芽球系前駆細胞から前赤芽球を経て，分化・成熟し，脱核して完成する．赤芽球の成熟にとりわけ必要な物質として，鉄，ビタミン B_{12}，葉酸がある．
❸ 赤血球中のヘモグロビンは，酸素を結合しやすくかつ離しやすい巧妙な機構をもっており，全身に酸素を運搬・供給する．
❹ 白血球は大きく顆粒球系・単球系とリンパ球系に分かれる．顆粒球系・単球系は共通の前駆細胞から枝分かれしながら，それぞれ分化・成熟する．末梢血中では好中球，好酸球，好塩基球，単球，リンパ球に区分され，それぞれ独自の機能を発揮する．
❺ 血小板は骨髄中の巨核球から産生される．血小板は粘着・凝集・放出反応という機能を発揮して止血・血栓にかかわる．

本章を理解するためのキーワード

❶ 胎生期造血
造血は，胎生初期に卵黄嚢にて始まり，胎生中期は肝臓および脾臓で，胎生後期から出生後は主として骨髄で行われる．

❷ 造血幹細胞
すべての血液細胞にとって共通の起源となる細胞．自己複製能と多分化能を有している．

❸ 前駆細胞
造血幹細胞よりも下流にあり，最終的にどの血球になるかという分化の方向づけが決定された幼若な段階の細胞．赤芽球系前駆細胞や顆粒球/マクロファージ前駆細胞などがある．

❹ 造血因子
造血を刺激する糖蛋白質で，対応する受容体（レセプター）を介して標的細胞を刺激し，増殖や分化成熟を促進する．

❺ ヘモグロビンの酸素解離曲線とボーア（Bohr）効果
ヘモグロビンは酸素分圧の高い環境では，酸素を結合したままであるが，酸素分圧やpHの低い末梢組織では，酸素を組織に放出しやすくなる性質がある．特にpHの変化によってヘモグロビンの酸素結合能が合目的性に変動することを，Bohr効果という．

❻ 貯蔵鉄
成人の体内鉄量はおよそ4gで，そのうち約2/3はヘモグロビン鉄である．残り約1/3の大部分は，組織中にフェリチンやヘモジデリンの形で存在しており，これらを貯蔵鉄という．

❼ 鉄結合能
鉄結合蛋白であるトランスフェリンが結合しうる鉄の量（単位は$\mu g/dL$）であり，すべてのトランスフェリンが結合しうる鉄の量を，総鉄結合能（TIBC）という．通常は総トランスフェリンのおよそ1/3が鉄を結合しており，残り約2/3にあたるフリーのトランスフェリンの鉄結合能を，不飽和鉄結合能（UIBC）という．

❽ ミエロペルオキシダーゼ
顆粒球・単球系に特異的な酵素であり，殺菌システムの一端を担う．特に好中球と好酸球で発現が強い．リンパ球系や赤芽球には発現しないので，細胞系列の鑑別に用いられる．

❾ **顆粒球の一次顆粒と二次顆粒**
骨髄芽球の段階で若干，そして前骨髄球の段階で多数みられるアズール顆粒のことを一次顆粒（または非特異顆粒）という．顆粒球の成熟過程で出現する好中性，好酸性，あるいは好塩基性顆粒のことを二次顆粒（または特異顆粒）とよんで区別する．二次顆粒は特に成熟好中球にみられる好中性顆粒を指すことが多い．骨髄球の段階ではしばしば混在する．

❿ **好中球機能**
遊走能（走化性），貪食能，殺菌能が好中球の特異的な機能として重要である．先天的にこれらの機能に障害があると，生体防御能が低下する．

⓫ **血小板機能**
粘着，凝集，放出反応が主な血小板の機能である．特に粘着と凝集には血小板表面の糖蛋白が重要な役割を果たす．

⓬ **血小板の開放小管系**
血小板の細胞膜は細胞内に深く陥入して管腔構造になっており，さまざまな顆粒や物質の放出，外部からの取り込みはこの管腔を通して行われる．

⓭ **血小板の顆粒**
代表的な血小板顆粒として，α顆粒，濃染顆粒，ライソゾーム（リソソーム）がある．それぞれ特徴的な生理活性物質や蛋白分子が含まれている．

A 血球の産生と崩壊

1. 胎生期造血と血球の産生部位の変動（図1）

ヒト受精卵は旺盛に分裂・増殖を重ねていくが，胎生2週ごろに卵黄嚢（yolk sac）にて初期造血が開始され，原始赤芽球が産生される．原始赤芽球は核をもったままで，この時期特有のヘモグロビン（Hb Gower）によって酸素運搬能を発揮し，血管形成に従ってその内部を流動し始める．次いで胎生2か月ごろから造血の主体は肝臓に移行するとともに卵黄嚢造血は終了する．肝臓では赤血球が産生されるがヘモグロビンは胎児型（HbF, ヘモグロビン $\alpha_2\gamma_2$）である．脾臓と一部のリンパ節でも造血が開始され，リンパ球も産生される．肝臓における造血は胎生4～5か月あたりにピークを迎える．一方骨髄における造血は胎生3か月ごろから始まり，ここで初めて顆粒球や血小板が産生されるようになる．胎生6か月以降出生までの間に肝臓における造血は衰退し，替わって肝臓本来の構成細胞である肝細胞が産生されていく．一方骨髄における造血は胎生7か月以降本格化し，出生後終生にわたって骨髄が主たる造血組織となる．なお胎生期に作られる赤血球ヘモグロビンは

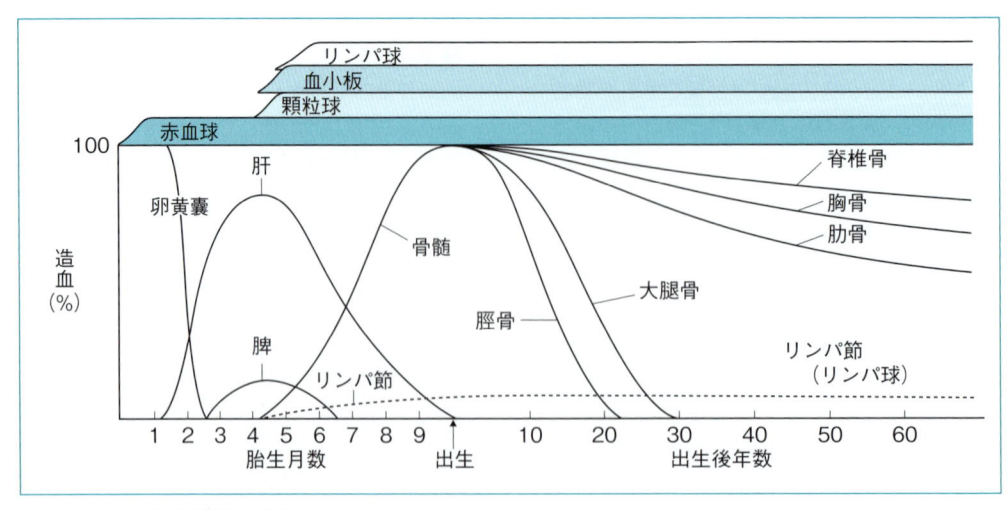

図1 血球の産生部位の変動

骨髄においても胎児型（HbF）であるが，出生と同時に大部分が成人型（HbA，ヘモグロビン $\alpha_2\beta_2$）に替わる．

2. 血球の分化と成熟

a. 幹細胞

すべての血液細胞は共通の起源というべき細胞から産出されると考えられている．この起源となる細胞を，造血幹細胞または骨髄幹細胞（hematopoietic stem cell）とよぶ．造血幹細胞は骨髄系細胞（ここでは赤芽球系，顆粒球系，巨核球—血小板系の3系統を含む）とリンパ系細胞の両方の祖先細胞であり，全能性幹細胞（totipotent stem cell）ともいう．幹細胞の特質は，①未分化な性質を保持しながら，自らとまったく同じ細胞を生みだす能力（自己複製能）と，②未分化な段階からあらゆる系統の細胞に分化していく能力（多分化能）である．

全能性幹細胞は骨髄系幹細胞（common myeloid progenitor；CMP）とリンパ系幹細胞（common lymphoid progenitor；CLP）に分枝すると考えられており，この両方の幹細胞を多能性幹細胞（multipotent stem cell）ともいう．骨髄系幹細胞は顆粒球・赤芽球・マクロファージ・巨核球系前駆細胞（colony-forming unit-granulocyte/erythroid/macrophage/megakaryocyte；CFU-GEMM）ともよばれ，骨髄系細胞の共通の前駆細胞である．一方リンパ系幹細胞は，B細胞，T細胞，NK細胞および樹状細胞の一部の共通の前駆細胞と考えられている．骨髄系幹細胞の一部は赤芽球系前駆細胞（初期段階を burst-forming unit-erythroid；BFU-E，後期段階を colony-forming unit-erythroid；CFU-E という）に分化し，やがて前赤芽球以降へと分化成熟していく．骨髄系幹細胞からはほかに，好中球または単球/マクロファージへの分化が決定づけられた顆粒球/マクロファージ前駆細胞（colony-forming unit-granulocyte/macrophage；CFU-GM），好酸球へ分化する好酸球前駆細胞（colony-forming unit-eosinophil；CFU-Eo），好塩基球へ分化する好塩基球前駆細胞（colony-forming unit-basophil；CFU-Ba），巨核球へと分化する巨核球前駆細胞（colony-forming unit-megakaryocyte；CFU-Meg）が分かれ出ると考えられている．顆粒球/マクロファージ前駆細胞はさらに好中球前駆細胞（colony-forming unit-granulocyte；CFU-G）とマクロファージ前駆細胞（colony-forming unit-macrophage；CFU-M）に分かれた後，それぞれ好中球，単球/マクロファージへと成熟していくことがわかっている．

これらの分化過程の全体像を図2に示す．各細胞系列の重要なステップで，後述する造血因子が重要な役割を果たしている．

造血幹細胞が骨髄移植や末梢血幹細胞移植，臍帯血移植などいわゆる造血幹細胞移植の際にドナーから患者に輸注されることによって，ドナー由来の造血・免疫システムを患者体内に再構築することができる．

b. 造血微小環境・造血因子・サイトカイン

造血幹細胞，造血前駆細胞から各系列の成熟細胞に至るまでの増殖・分化・成熟過程は，それぞれ多様な液性因子によって刺激・支持されており（ときに抑制されることもある），さらに骨髄中の間質細胞，脂肪細胞，骨芽細胞など造血支持細胞との相互接触も受けながら，造血微小環境（bone marrow microenvironment）とよばれる造血システムを構成している．造血幹細胞が存在する場所は，骨髄中でも深部に相当する骨皮質内壁に近い狭小な領域（隙間という意味で"ニッチ領域"とよばれる）と考えられている．

液性因子は一般に糖蛋白質で，細胞から産生・分泌されるのでサイトカイン（cytokines）と総称されるが，特に造血に関与するサイトカインのことを造血因子ともいう（表1）．コロニー刺激因子（colony-stimulating factor；CSF）やインターロイキン（interleukin；IL）など命名上の分類がなされている．コロニー刺激因子はどちらかといえば単作用的であるのに対して，インターロイキンのほうは多彩な細胞に作用して多彩な機能を発揮する傾向があるが，定義上の厳密な区別はない．

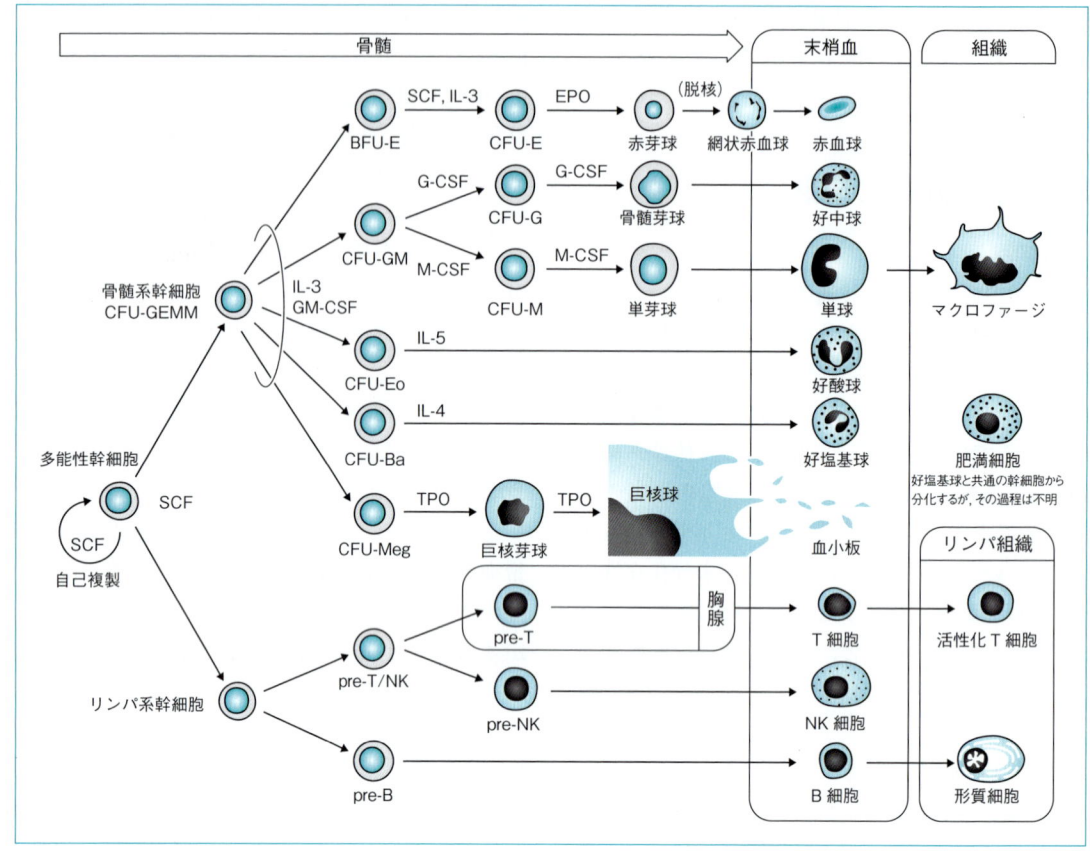

図2 血液細胞の分化過程

表1 主な造血因子

造血因子	主な産生細胞	刺激する血球(諸説あり)
エリスロポエチン(EPO)	腎細胞	赤芽球系前駆細胞
コロニー刺激因子(CSF)		
顆粒球コロニー刺激因子(G-CSF)	マクロファージ,骨髄間質細胞	好中球系前駆細胞～成熟好中球
顆粒球・マクロファージコロニー刺激因子(GM-CSF)	T細胞,マクロファージ,骨髄間質細胞	顆粒球・マクロファージ系前駆細胞,好中球,好酸球,単球
マクロファージコロニー刺激因子(M-CSF)	マクロファージ,骨髄間質細胞	マクロファージ系前駆細胞,単球,マクロファージ
インターロイキン		
IL-2	T細胞	T細胞,B細胞
IL-3	T細胞	造血幹細胞,肥満細胞
IL-4	T細胞	B細胞,肥満細胞
IL-5	T細胞	B細胞,好酸球
IL-6	T細胞,マクロファージ	造血幹細胞,巨核球,形質細胞
トロンボポエチン(TPO)	肝細胞	巨核球系前駆細胞
stem cell factor(SCF)	骨髄間質細胞	造血幹細胞,肥満細胞

造血の段階において，インターロイキン-3（IL-3）や stem cell factor（SCF）は，比較的初期の前駆細胞の増殖を刺激する．一方顆粒球コロニー刺激因子（granulocyte CSF；G-CSF）は好中球系の増殖・分化・成熟・活性化に働き，エリスロポエチン（erythropoietin；EPO）は赤芽球系前駆細胞の増殖・分化を刺激する．またトロンボポエチン（thrombopoietin；TPO）は巨核球の増殖・分化・成熟・血小板産生を促進する．

血液細胞を刺激する分子としてケモカイン（chemokines）という蛋白質のグループもある．ケモカインはもともと成熟細胞の遊走や活性化などにかかわる分子とされてきたが，造血系にも働いて前駆細胞の活性化や骨髄内移動などに関与することが次第に解明されつつある．

c. 造血臓器
1）骨髄

骨髄は全身の骨内部に分布しており，骨梁（trabeculae）が入り組んでスポンジ状の構造をなす．骨梁の隙間には造血細胞をはじめ種々の骨髄構成細胞が充満している（図3a，b）．成人では骨髄組織の総重量は2〜2.5 kgに及ぶ．胎生7か月頃から骨髄造血が本格化することはすでに述べたが，出生後から幼児期まではほぼ全身の骨内部が細胞髄で，活発な造血部位として赤色調にみえることからマクロ解剖学では赤色髄ともいう．その後小児期に入ると四肢の長管骨の中間部から脂肪組織に置換されていき（組織学的には脂肪髄，黄色調にみえることからマクロ解剖学では黄色髄という），成人では長管骨骨髄は末端部を除いて脂肪髄化する．一方，胸骨，脊椎，腸骨のように体幹部に近い部位の骨髄は成人以降も細胞髄が維持される傾向にあるが，加齢に伴い腸骨の脂肪髄化が進行する．ただし脂肪髄は単なる退化組織ではなく，溶血性貧血や造血器腫瘍のように造血が活発化すると再び見かけ上赤色髄化する．一方，再生不良性貧血が進行すると病的な脂肪髄となる（図3c）．

血管系については，外部からの栄養動脈が骨皮質を貫通して骨髄内に入り，細動脈，さらに細か

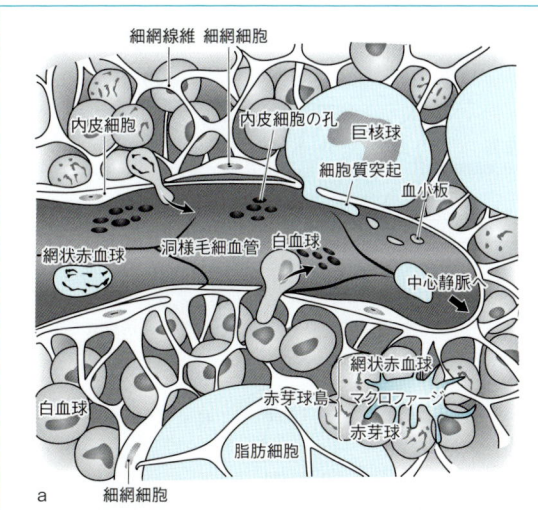

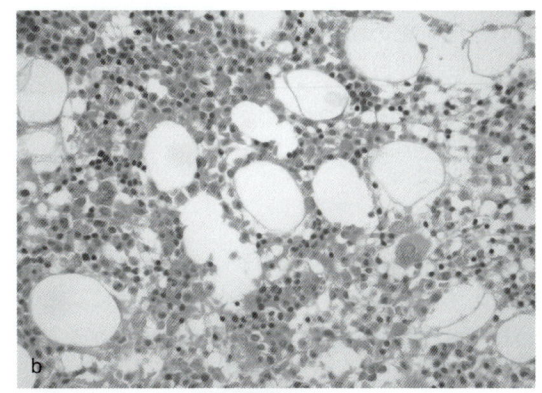

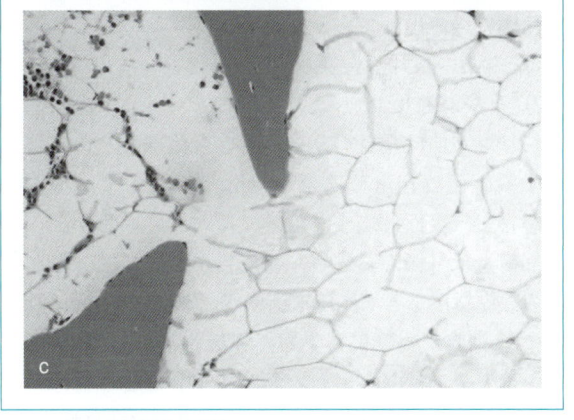

図3 骨髄の構造（巻頭カラー図1，2）
a．骨髄の模式図（坂井建雄：人体の正常構造と機能 第10版．p475，日本医事新報社，2008から引用）
b．正常な骨髄（ヘマトキシリン・エオジン染色，100倍）
c．再生不良性貧血患者の骨髄（ヘマトキシリン・エオジン染色，100倍）

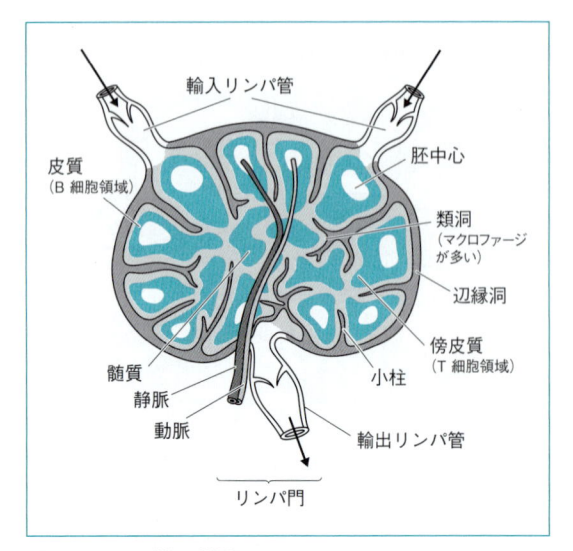

図4　リンパ節の構造
リンパ節は病原菌の濾過装置で，ヒトでは1個の生体に300～600個あるといわれる．マクロファージやリンパ球をここに入れており，重症の感染症ではリンパ球の増殖でリンパ節が腫脹する．

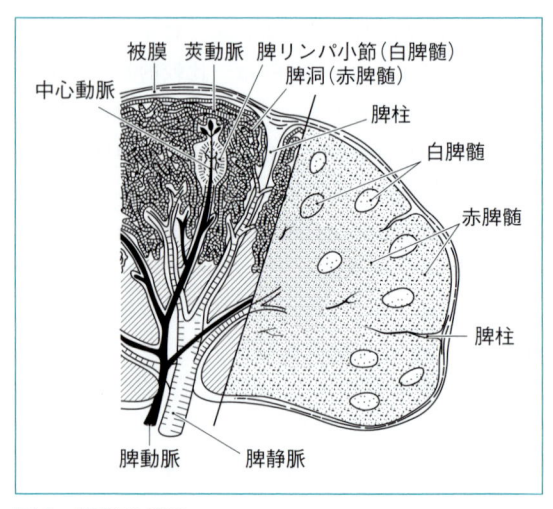

図5　脾臓の構造

く分岐して隙間の多い洞様毛細血管（類洞 sinusoid ともいう）となって骨髄中を網目状に巡っており，血液細胞は骨髄と血流の間を出入りすることになる．類洞は再び合流して中心静脈を構成し，骨髄外へ流出していく．

2）リンパ節（図4）

　リンパ節は全身のリンパ管の合流部などに位置する直径数 mm から 2～3 cm に達するマメ型の器官で，表面は丈夫な被膜に覆われているが，内部構造は外側から皮質，傍皮質，髄質に区分される．皮質は主として B 細胞から構成されるが，特に B 細胞が明瞭に密集した領域をリンパ濾胞（またはリンパ小節），リンパ濾胞の中でとりわけ鏡検上明るくみえる胚中心（germinal center）は，細胞の活性化・増殖の旺盛な場所である．傍皮質は主として T 細胞からなる領域，髄質は B 細胞が最終成熟した形質細胞が集合している領域である．

　組織に侵入した抗原（微生物）は，抗原提示細胞に捕捉・貪食・分解される．抗原提示細胞は抗原を捕捉したまま末梢のリンパ流を経由してリンパ節に到着し，さらに輸入リンパ管を通ってリンパ節内に入り，傍皮質領域に至る．ここが抗原提示の場となって，対応する T 細胞，続けて B 細胞が活性化される．この B 細胞は皮質へ移動してリンパ濾胞の胚中心でさかんに増殖し，その一部が抗体産生細胞（形質細胞）やメモリー B 細胞となる．輸入リンパ管はリンパ節内を巡ったあと合流して輸出リンパ管となってリンパ節外へ出る．血管系については，リンパ節内に入った動脈は分岐して皮質にて毛細血管網となるが，そのあとの静脈系は傍皮質において高内皮細静脈という特殊な血管構造になる．リンパ球は高内皮細静脈から血管外に出ることができる．高内皮細静脈は合流を重ねて通常構造の静脈となりリンパ節外へ流出する．

3）脾臓（図5）

　脾臓は胃の左後方にある重さ 100～150 g ほどの実質臓器で，多量の血液を含むため赤紫色を呈している．内側中央部の脾門を通して血管系，神経系が出入りしている．血流は脾動脈から入り，脾静脈から出て門脈へ注ぎ込むが，肝硬変のため，あるいは特発性の門脈圧亢進症をきたすと，脾静脈が著しくうっ滞して脾臓は腫大する．

　脾臓の実質を顕微鏡レベルでみると，リンパ球の集合からなる小節〔肉眼で白い斑点状にみえるので，白脾髄（white pulp）という〕と，多量の血液

細胞が脾臓実質中の海綿状構造(脾索といい，膠原線維と細網細胞などからなる)，脾洞という開放性の細静脈系の間に充満した赤色調の領域〔赤脾髄(red pulp)〕に大別される．脾動脈は脾臓内で分岐して白脾髄内に入り，この部分の細動脈を中心動脈という．中心動脈はさらに分岐して数本の筆毛動脈となって赤脾髄に注ぎ込み，莢動脈を経て脾洞に合流していく．健常な赤血球は脾洞の隙間をすり抜けて脾静脈に向かうが，老化あるいは傷害された赤血球は脾洞でマクロファージに捕捉・処理され，ヘモグロビン中の鉄原子が回収される．一方，白脾髄は他のリンパ濾胞と同様に，抗原刺激によって胚中心を形成してB細胞がさかんに増殖し，抗体産生の場となる．

脾臓の機能をまとめると，① 造血能：胎生期造血にはかかわるが，出生後は事実上休止する．ただし特殊な状態下では再び造血の場となる(髄外造血を参照)，② リンパ球増殖と抗体産生の場となる，③ 老化血球などの貪食・処理を行う場となる，④ 血球の貯留の場(特に血小板では，総数の約1/3が脾臓に貯留されている)と考えられている．

4) 胸腺

胸骨の後方，心臓の前上部にあるリンパ性臓器で，T細胞の分化・成熟の場となる．小児期に発達し，思春期に最大(30〜40 g)となるが，以後は加齢に従って萎縮し脂肪組織に置き換わる．全体は被膜に覆われており，被膜から伸びた中隔によって実質が小葉に分けられる．小葉は組織学的には皮質と髄質に分かれており，皮質には未熟T細胞とそれらの分化成熟を支持するナース細胞が存在する．髄質には主に成熟T細胞と樹状細胞が分布しており，ハッサル小体という特有の構造物が散見される．

5) 髄外造血

出生後は骨髄系細胞(赤血球，リンパ系細胞以外の白血球，血小板)は通常骨髄だけで産生されるが，病的な場合に脾臓，肝臓，ときにリンパ節でもこれらの造血が行われることがあり，これを

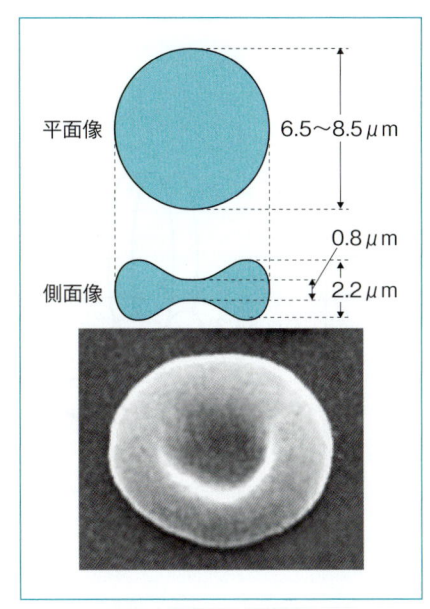

図6 赤血球の形態

「骨髄外」という意味で髄外造血とよぶ．胎生期への逆戻り現象と考えられる．原発性骨髄線維症のときが有名であるが，ほかに癌の骨髄転移(骨髄癌腫症)でもみられることがある．髄外造血では幼若白血球や赤芽球がしばしば末梢血中に出現する〔白赤芽球症(leukoerythroblastosis)という〕．

B 赤血球

1. 赤血球の形態と機能

a. 赤血球(erythrocyte)の形態

健常者の赤血球は扁平な円盤状で，中央部が両面から陥没したドーナッツのような形態をしている(図6)．直径は通常6.5〜8.5 μm，厚みは周辺の分厚い部分が約2 μm，中央の陥没部が約0.8 μmである．このような形状の利点は，① 膜の表面積が凹みのない球状よりも広いので，膜表面を介するガス交換の効率がよい，② 緊満した状態と異なり内容量にゆとりがあるので，外圧や浸透圧(特に低浸透圧)によって破壊されにくい，③ したがって変形能が高く，毛細血管のような狭い空間を容易に通過できる，といった性質がある．

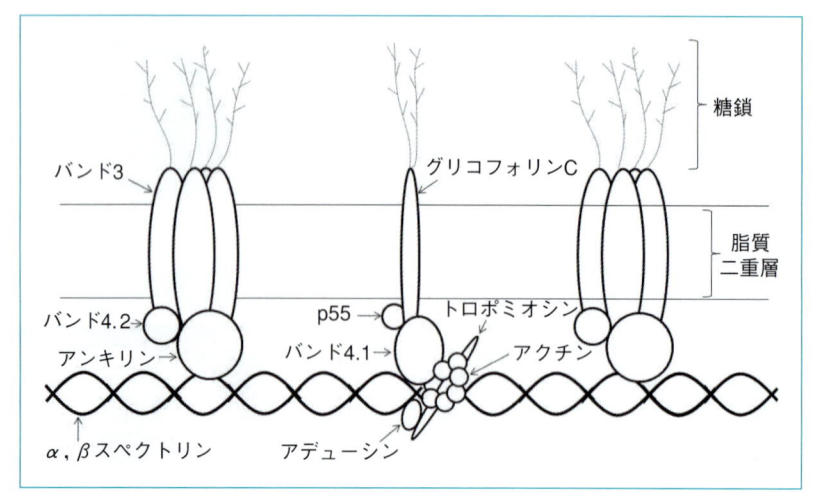

図7　赤血球膜の構造

赤血球表面は厚さ6～8 nmの細胞膜で覆われており，細胞膜は脂質と蛋白質から構成されているが，脂質の部分はリン脂質二重層からなり，その間に遊離型コレステロールが存在している．蛋白質部分としてはグリコフォリンやバンド3などの糖蛋白が膜の内外を貫通する形で存在している（これらは膜の構造蛋白といわれる）．膜の裏打ち構造として，細胞骨格蛋白であるスペクトリン（αとβ）が網目構造を作っており，赤血球の立体構造の維持にかかわっている．さらに構造蛋白と細胞骨格蛋白の間をつなぐ蛋白質もあり，アンキリンやバンド4.1，バンド4.2がその例である（図7）．これらの蛋白質のどこかに先天的な異常があると，赤血球が本来の形態を維持できなくなり，遺伝性球状赤血球症や遺伝性楕円赤血球症のような赤血球膜異常症をもたらす．

赤血球の内部は約1/3がヘモグロビンで占められ（平均赤血球ヘモグロビン濃度MCHC値に相当），残り約2/3のほとんどが水分のほか，水分に溶けている蛋白質，脂質，糖質などで占められる．

b. 赤血球の機能

赤血球の主たる機能は肺から取り入れられたO_2を全身各所へ運搬・供給し，入れ替わりにCO_2を回収することである．そのためにヘモグロビンという酸素結合蛋白を有している．

1）ヘモグロビン（hemoglobin；Hb）の構造

ヘモグロビンはヘム（heme）という非ペプチド化合物と，グロビン（globin）というポリペプチドが結合した蛋白質で，赤血球中の蛋白質の95%を占めている．図8aに示すように，ヘムの構造はプロトポルフィリン環の中央に鉄原子（Fe^{2+}；還元型の2価イオンであることに注意）が配位されており，この鉄原子が1分子のO_2と可逆的に結合する．ヘムにグロビンポリペプチドが1対1で結合して1つのサブユニットができあがるが，これが4個組み合わさって，つまり四量体（テトラマー）となってヘモグロビン1分子を構成することになる（図8b）．ところでもしも鉄が3価イオン（Fe^{3+}）になるとO_2が結合できない．このような異常ヘモグロビンをメトヘモグロビンといい，患者は重度の酸素欠乏に陥る．

ヘムは4か所とも同一構造であるが，グロビン部分にはα鎖，β鎖，γ鎖，δ鎖の4種類があって，α鎖2本と非α鎖2本のヘテロテトラマーになる．すなわち$\alpha_2\beta_2$（HbA），$\alpha_2\delta_2$（HbA_2），$\alpha_2\gamma_2$（HbF）という3種類のヘモグロビンに分けられる．胎生期に肝臓および骨髄にて産生される赤血球のヘモグロビンはすべて胎児型，すなわちHbFであるが，出生後はただちに成人型ヘモグロビン（約97%がHbA，約2%がHbA_2）に置き換わり，HbFの割合はわずか1%程度となる．

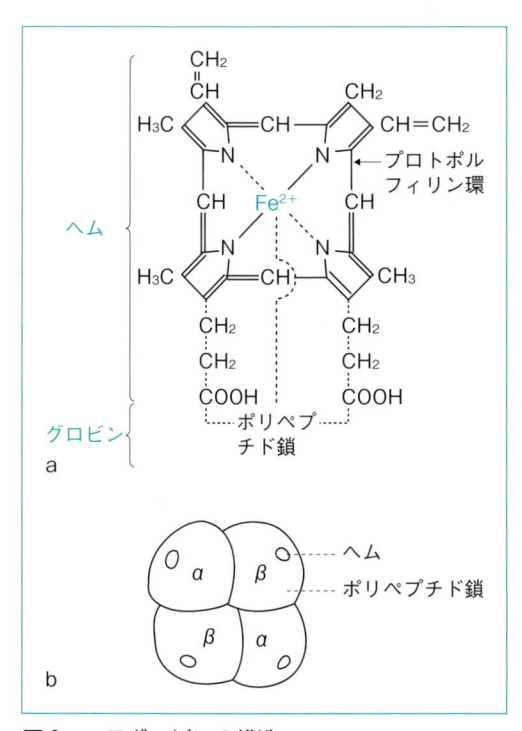

図8　ヘモグロビンの構造
a．分子構造，b．HbAの立体構造の模型

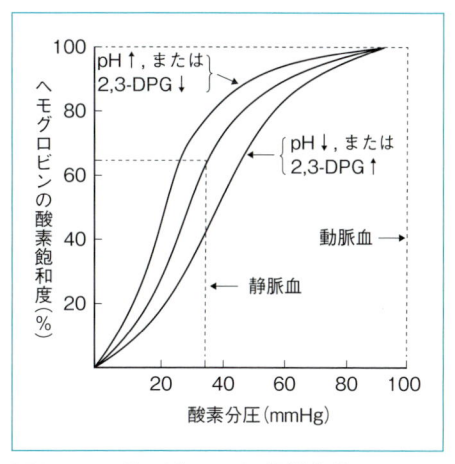

図9　ヘモグロビンのO₂解離曲線

なおHbAのβ鎖N末端のバリンにブドウ糖が不可逆的に結合したものをグリコヘモグロビン（HbA$_{1c}$）とよぶ．HbA$_{1c}$は健常人ではヘモグロビン全体の4～6％であるが，高血糖状態が持続するとその比率が上昇する．赤血球の寿命を考慮すると，過去1～2か月間の血糖状態を反映する有用な指標とされている．

2）ヘモグロビンによる酸素運搬

静脈血赤血球中のヘモグロビンはほとんどO$_2$を結合しておらず，また赤血球内にCO$_2$を貯留しているが，肺動脈から肺毛細血管を通過する際にO$_2$分圧の高い環境でCO$_2$を肺胞側に放出し，替わりにO$_2$を取り込んでヘモグロビンはO$_2$と結合する（HbO$_2$）．こうして肺静脈を経由して全身の動脈系へ送り出されたHbO$_2$は末梢組織へ運搬されていき，次第にO$_2$分圧の低い環境に到達すると，HbO$_2$のO$_2$を解離して組織側へ供給し，ヘモグロビン自身のO$_2$飽和度は低下していく．す

なわち肺胞周辺のようにO$_2$分圧の高い環境ではヘモグロビンのO$_2$飽和度はほぼ100％と高く，血流に乗ってO$_2$分圧の低い末梢組織へ向かうにつれてヘモグロビンはO$_2$を解離して組織側へ供給するため，O$_2$飽和度が低下していき，静脈血ではO$_2$飽和度は70％前後になる．以上の変化をグラフ化すると図9に示すような独特のS字状曲線になる（ヘモグロビンのO$_2$解離曲線）．

組織内pHが低い，つまりアシドーシス傾向の場合は組織のO$_2$欠乏（要求度と考えてもよい）がより強い状態であり，ヘモグロビンの高次構造が変化してO$_2$親和性が低下し，O$_2$を解離しやすくなる．その場合グラフのS字状曲線は右方向にずれる．逆にpHが高い状況（アルカローシスの傾向）ではヘモグロビンのO$_2$親和性が上昇してO$_2$を解離しにくくなるが，グラフ上S字状曲線は左方向にずれる．このように周囲環境のpHによってヘモグロビンのO$_2$親和性が目的にかなうように変動することをボーア（Bohr）効果という．ヘモグロビンのO$_2$親和性は赤血球内の2,3-ジホスホグリセリン酸（2,3-diphosphoglycerate；2,3-DPG）の濃度によっても影響を受ける．2,3-DPGは糖代謝の中間産物であるが，2,3-DPGが増加している場合はO$_2$要求度がより強い状態であり，そのとき2,3-DPGの作用によってヘモグロビンのO$_2$親和性は低下してO$_2$を解離しやすくなる．一方2,3-DPGが減少している場合はヘモ

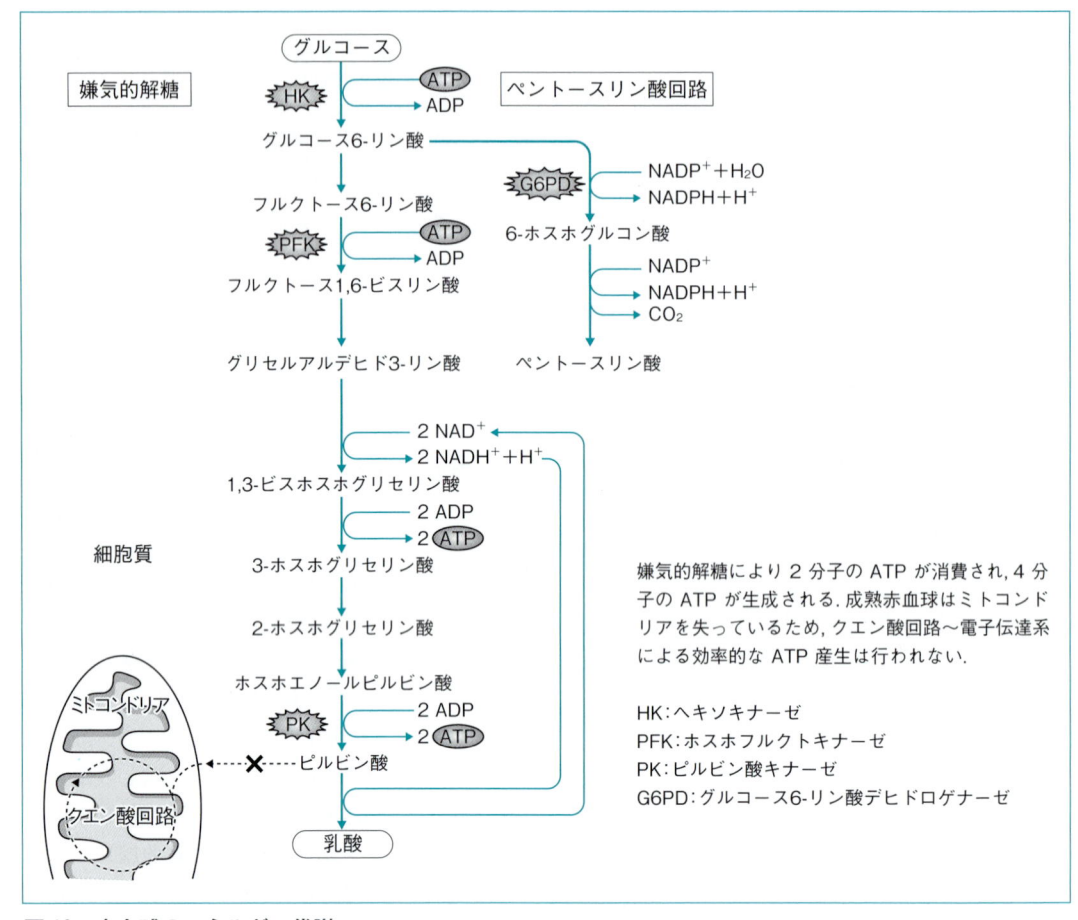

図10　赤血球のエネルギー代謝

グロビンの O_2 親和性が上昇して O_2 を解離しにくくなる．以上のようにしてヘモグロビンの O_2 解離曲線は右または左に移動する（図9）．

3）CO_2 の運搬

末梢組織で代謝の結果生成した CO_2 は，赤血球内に入って約7割は H_2CO_3 の形で，2割はヘモグロビンに結合して（カルバミノヘモグロビン $HbCO_2$ という），残る1割は血漿中に溶存したままで，それぞれ肺へ運ばれ，CO_2 ガスとして呼気中に排出される．

4）赤血球のエネルギー代謝（図10）

通常の細胞には核があり，またミトコンドリアやリボソームなどのオルガネラ（細胞内小器官）をもっているので，酸素を活用した好気的代謝や蛋白合成を行うことができる．しかし赤血球系細胞では，ある程度のオルガネラを有しているのは網赤血球までで，成熟赤血球では欠落している．したがって成熟赤血球が代謝に利用できるのはブドウ糖のみで，しかも酸素を用いない嫌気的代謝しかできない．

赤血球に取り込まれたブドウ糖の大部分は嫌気的解糖系である Embden-Meyerhof 経路に入ってピルビン酸または乳酸にまで分解され，結果的に1分子のブドウ糖から2分子のATPが産生されることになる．またこの過程でNADHや2,3-DPGも産生され，これらはヘモグロビンの酸素運搬・供給能を支持することに働く．

赤血球に取り込まれたブドウ糖の一部はペントースリン酸回路に入り，グルコース-6-リン酸脱水素酵素（G6PD）の働きでNADPHが産生さ

れ，還元型グルタチオンができることによってヘモグロビンその他の蛋白質の酸化変性を防御しているが，貧血の項で述べるようにG6PD欠乏症ではサルファ剤や解熱剤，抗マラリア剤などを服用したときにこれら薬剤の酸化作用がヘモグロビンに及んで，ヘモグロビンはハインツ小体を形成し溶血に至る．またピルビン酸キナーゼ欠乏症では解糖系の最終段階の酵素異常のためにATP産生不良となり，これも溶血に至る．

2. 赤血球の産生と成熟過程

a. 赤芽球系前駆細胞

全能性幹細胞から分化した骨髄系幹細胞（または顆粒球・赤芽球・マクロファージ・巨核球系前駆細胞；CFU-GEMM）は骨髄系細胞の共通の前駆細胞である．骨髄系幹細胞のあるものは赤芽球系前駆細胞へと分化する．赤芽球系前駆細胞の初期段階の細胞を burst-forming unit-erythroid；BFU-E とよぶ（burst は花火の意味で，軟寒天中に花火が飛び散ったような赤芽球集塊＝コロニーを形成することから命名された）．BFU-E は IL-3 などの造血因子の刺激を受け，自己複製能を保持しながら数回分裂増殖を繰り返して，さらに分化した段階の前駆細胞（colony-forming unit-erythroid；CFU-E）になる．CFU-E はもはや自己複製能はなく，エリスロポエチンの刺激を受けながら数回分裂し，それぞれ前赤芽球になっていくと考えられている．BFU-E と CFU-E は単一の細胞としては形態学的に同定できず，骨髄検鏡観察にて細胞をそれと認識・同定できるのは前赤芽球からである．

b. 前赤芽球（proerythroblast）（図11a）

赤芽球系と認識できる最も幼若な段階の細胞である．直径18〜25μmと大型円形で，やはり大型円形の核がある．核網は繊細でやや濃染した核小体が1〜3個存在する．細胞質はきわめて濃い青色であるが，ゴルジ野の部分は淡く抜ける傾向がある．細胞質に顆粒はない．

c. 好塩基性赤芽球（basophilic erythroblast）（図11b）

前赤芽球が数回分裂した段階の細胞で，前赤芽球に類似するが直径12〜18μmとやや小型である．核網は若干粗剛になり，核小体は不明瞭となる．細胞質は依然として濃青色である．

d. 多染性赤芽球（polychromatophilic erythroblast）（図11c）

好塩基性赤芽球がさらに分裂を繰り返して成熟が進んだ段階の細胞である．直径9〜15μmと小型化し，核網はクロマチン濃縮のために粗大顆粒状になり（亀甲状とも表現される），核小体は認識できない．分裂能があるのはこの段階までである．RNAが減少し，ヘモグロビンの合成につれて細胞質は淡青色から淡紫色・淡橙色調へと色調が変わっていく．

e. 正染性赤芽球（orthochromatophilic erythroblast）（図11d）

直径8〜12μmで赤血球と同等かわずかに大きい程度である．分裂能はない．クロマチン濃縮がほぼ完成して核網は塊状あるいは一様に均質な構造になる．十分なヘモグロビン合成を反映して，細胞質は赤血球にかなり近い色調になる．

f. 網赤血球（reticulocyte）（図11e）

正染性赤芽球は骨髄中でマクロファージによって核を除去され（脱核），無核の網赤血球になる．この段階ではまだRNAが一部残存しているので，ブリリアントクレシルブルーなどを用いた超生体染色でRNAが網状に染色されるのがわかる．網赤血球は骨髄から末梢血中に出て，1〜2日後に網状構造が失われて成熟赤血球となる．

g. 巨赤芽球（megaloblast）（図11f）

異常な赤芽球である．正常な前赤芽球，好塩基性赤芽球，多染性赤芽球，正染性赤芽球のそれぞれに対応する段階がある．平均的に大型であり，最終的に大型・卵円形の大赤血球になる傾向がある．しかし巨赤芽球の最大の特徴は，核クロマチ

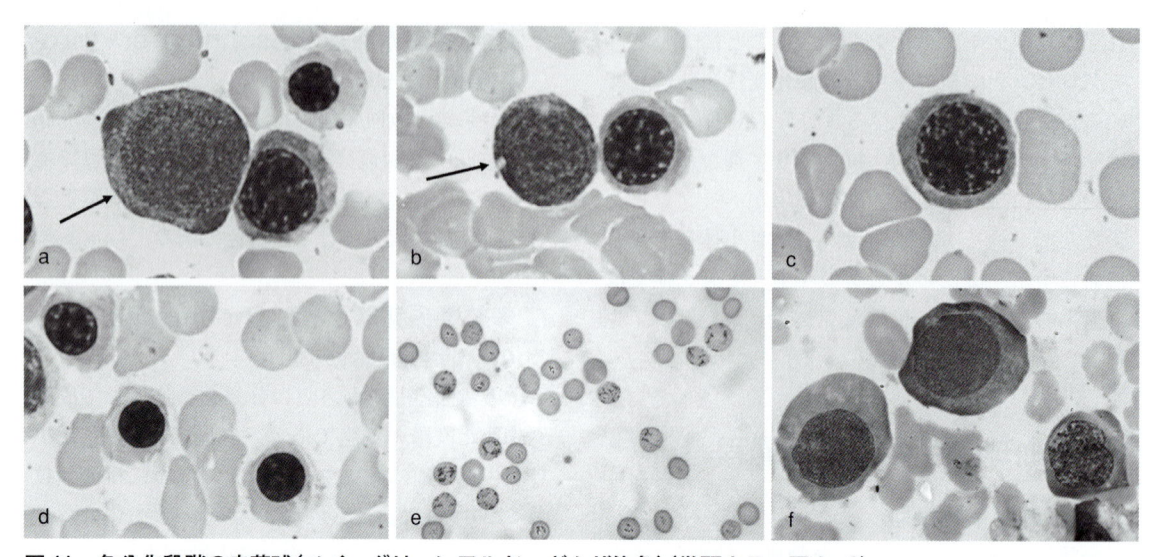

図11　各分化段階の赤芽球（メイ・グリュンワルド・ギムザ染色）（巻頭カラー図3〜8）
a．前赤芽球，b．好塩基性赤芽球，c．多染性赤芽球，d．正染性赤芽球，e．網赤血球，f．巨赤芽球

ンの凝集・成熟が遅延してみえることである．クロマチン凝集が不十分で均一なレース状あるいはスポンジ様と形容される特異な核網を呈する．一方細胞質のヘモグロビン合成はそれなりに進行するので，核-細胞質成熟乖離とよばれる所見になる．

3. ヘモグロビンの生合成（図12）

ヘモグロビンの構造はすでに紹介したが，ここではその生合成について述べる．まずヘムの生合成は赤芽球の細胞質で行われる．最初にミトコンドリア内でグリシンとサクシニルCoAが重合し，δ-アミノレブリン酸（δ-ALA）が作られる．この反応を触媒するのがδ-ALA合成酵素である．できたδ-ALAはミトコンドリア外に出て，δ-ALA脱水素酵素などの作用を受けてコプロポルフィリノゲンになり，これがミトコンドリア内に入ってプロトポルフィリノゲン→プロトポルフィリンへと変化し，鉄原子（Fe^{2+}）がプロトポルフィリン環の中央に配位されてヘムが完成する．

次にグロビンはメッセンジャーRNA（mRNA）の指令に基づいて，赤芽球の細胞質中のリボゾームにおいてポリペプチド鎖として合成される．1

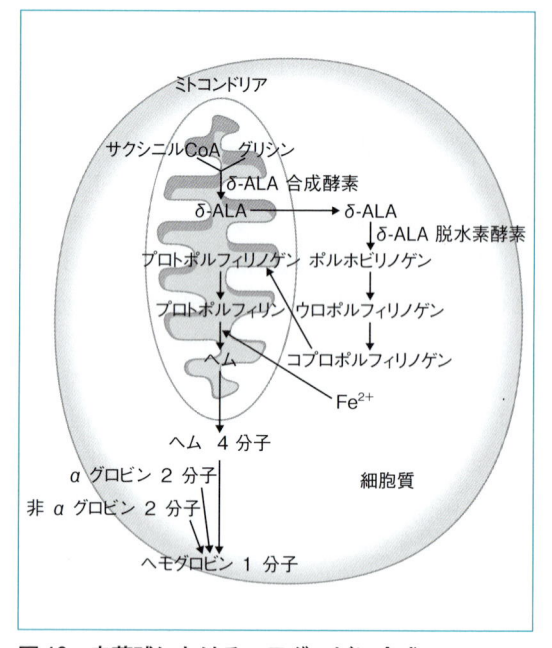

図12　赤芽球におけるヘモグロビン合成

分子のグロビンポリペプチドが1分子のヘムに結合してヘモグロビンサブユニットが形成され，これが四量体となって1分子のヘモグロビンになる．すでに述べたように，グロビンにはα鎖，β鎖，γ鎖，δ鎖の4種類があって，最終的なヘモグ

ビン(非抱合型ビリルビン)として血中で検出される．間接ビリルビンは肝細胞に取り込まれるとグルクロニル転移酵素の働きでグルクロン酸抱合を受け，水溶性の直接ビリルビン(抱合型ビリルビン)となる．抱合型ビリルビンは肝細胞から胆汁中に排泄されると，腸内細菌叢の働きによってウロビリン体(ウロビリノゲン，ステルコビリノゲン，ウロビリン)に変換される．ウロビリン体の大部分は糞便中に排泄されるが，一部は腸から吸収されて門脈系に入り，肝で再びビリルビンになって胆汁中へ排泄されるか，あるいはウロビリン体が尿中に排泄される．このようなサイクルを腸肝循環という．

5. 異常な溶血に伴う変化

　溶血性貧血では，原因はさまざまであるが結果として大量の溶血が起こる．一般には溶血は主に脾臓で起こるので，これを血管外溶血という．一方発作性夜間ヘモグロビン尿症や発作性寒冷ヘモグロビン尿症の場合は血管内溶血が起こる．溶血によって血漿中に遊出したヘモグロビンは速やかにハプトグロビンと結合し，肝や骨髄においてマクロファージで処理される．ハプトグロビンは肝で合成され，平常時でもわずかに遊出したヘモグロビンを捕捉・処理しているが，病的溶血が起こるとハプトグロビンは急速に消費されて血中ハプトグロビン濃度が低下する．したがって血中ハプトグロビン濃度の低下は溶血の鋭敏な指標となる．

　血管内溶血のときに，大量・急激な溶血が起こりハプトグロビンの処理能力を上回ると，遊離ヘモグロビンが腎糸球体で濾過されて近位尿細管で再吸収される．しかし再吸収しきれないほどの遊離ヘモグロビンがある場合は，それが尿中に混入してくる(ヘモグロビン尿)．また尿細管上皮細胞内でヘモグロビンからヘモジデリンに変化して，その状態で細胞が剥離して尿沈渣の鉄染色にて検出される場合をヘモジデリン尿という．

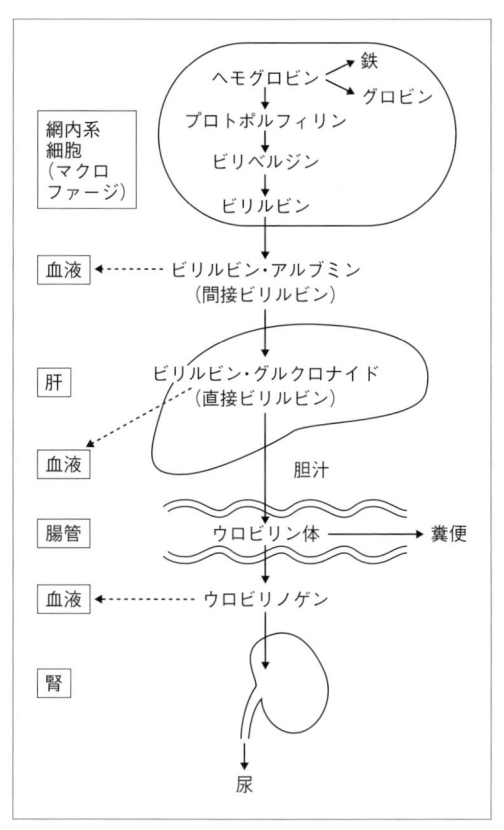

図13　ヘモグロビンの分解とビリルビン代謝

ロビンは α 鎖2本と非 α 鎖2本のヘテロテトラマー，すなわち $\alpha_2\beta_2$(HbA)，$\alpha_2\delta_2$(HbA$_2$)，$\alpha_2\gamma_2$(HbF)という3種類に分けられる．

4. 赤血球の崩壊とヘモグロビンの分解(図13)

　健常者の場合赤血球の寿命は約120日で，老朽化あるいは傷ついた赤血球は主に脾臓の赤脾髄でマクロファージによって貪食処理され，ヘムが回収される．ヘムはプロトポルフィリンと鉄に分けられる．鉄はマクロファージに取り込まれて貯蔵鉄となるが，いずれ新たなヘム合成その他に再利用される．マクロファージ内でプロトポルフィリンはビリベルジンを経てビリルビン(この時点では水に不溶性の遊離型ビリルビン)となり，血中に出てアルブミンと結合する．これが間接ビリル

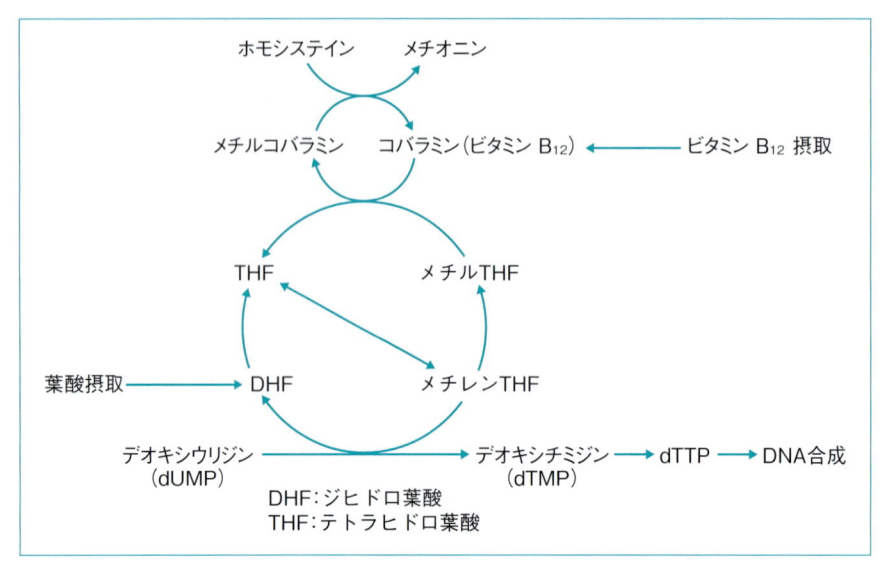

図14 DNA合成とビタミンB₁₂，葉酸の関係

6. 鉄代謝

(「各論1 第9章 鉄代謝」→ p.114)

7. DNA合成とビタミンB₁₂，葉酸代謝

　血液細胞のDNA合成にビタミンB_{12}と葉酸は必須の役割を果たす．ビタミンB_{12}(化合物名はシアノコバラミン)は動物性食品にのみ含まれており，植物性食品には含有されない．摂取されたビタミンB_{12}は，胃の壁細胞から分泌されるキャッスル内因子(または単に内因子)と結合して回腸遠位部から吸収され，血中でトランスコバラミンと結合して末梢各域に運ばれるほか，肝臓に貯蔵される．図14に示すように，ビタミンB_{12}はホモシステインからメチオニンを合成する酵素の補酵素として働き，同時にメチルテトラヒドロ葉酸をテトラヒドロ葉酸に変換してデオキシチミジン1リン酸(dTMP)の合成に関与する．したがってビタミンB_{12}欠乏になると，dTMP合成が枯渇してDNA合成が障害されることになる．
　葉酸は緑黄色野菜，果物，肉類などに含まれており，通常の食生活で欠乏することはない．葉酸は十二指腸および空腸で吸収されたあと，肝に運ばれてテトラヒドロ葉酸となってビタミンB_{12}と同様の経路でデオキシチミジン1リン酸(dTMP)の合成に関与し，DNA合成に必須となる(図14)．

C 白血球

1. 白血球の形態と機能

a. 好中球(neutrophil)

　成人末梢血白血球分画のうち半数以上を占める．直径12〜15μmで核は桿状核好中球では棒状，その後，核がくびれて分葉核好中球となる．いずれも成熟段階の細胞であり，核クロマチンは濃縮・結節状にみえる．細胞質は淡明白色ないし淡いピンク色で，微細な橙褐色の顆粒(好中性と表現する．特殊顆粒または二次顆粒ともいう)が多数散在している．細胞質はミエロペルオキシダーゼ(myeloperoxidase；MPO)染色陽性で，また好中球アルカリホスファターゼ(neutrophil alkalinephosphatase；NAP)は通常弱陽性〜陽性であるが，疾患や病態によって変動する．

1) 桿状核好中球（band form または stab form neutrophil）(図15a)

骨髄中にある好中球系幼若細胞の核がくびれて細長い棒状あるいは細いソーセージ様になったものが該当する．分葉核好中球との区分は後述するように必ずしも明確でないが，桿状核好中球の段階で遊走能を獲得して末梢に出現し，好中球特有の機能を発揮することから，桿状核好中球と分葉核好中球を合わせて成熟好中球とみなす．

2) 分葉核好中球（segmented neutrophil）(図15b)

桿状核好中球との区分については，核のくびれが進行するが幅の狭くなった部分の厚みが他の幅の1/3以上あれば桿状核とみなし，1/3よりも狭くくびれていれば分葉核好中球と考える定義がある．一方，さらにくびれが進行するとフィラメント状の核糸のみでつながったような分節構造になるが，そうなったものを分葉核好中球と考える意見もあり，どちらの方式を採用するかによって桿状核と分葉核の比率は多少変わってくる．

通常3～5分葉になり，6分葉になることはまずない．6分葉以上を過分葉（hypersegmentation）という．逆に核クロマチンが成熟しているのに分葉傾向が乏しくせいぜい2分葉どまりの場合を低分葉（hyposegmentation），あるいは家族性ペルゲル核異常症の際に出現することからペルゲル核好中球ともよばれる．ペルゲル核好中球は，むしろ骨髄異形成症候群の際によくみられることが実地臨床上重要である．

3) 好中球の機能

病原微生物が体内に侵入すると，好中球は微生物めがけて遊走し，これらを貪食・殺菌処理する役割をもっている．そこで好中球の機能として，遊走能・貪食能・殺菌能という3つの能力が発揮されることが必要である．

最初に発揮されるのは遊走能（走化性 chemotaxis）で，細菌などからの由来物質を感知したり，炎症部位から発せられる走化因子（chemotactic factors）に反応すると，好中球は血流からまず血管内皮に粘着し，次に内皮細胞の隙間を通りぬけて微生物や炎症のある部位へ向かう．好中球は微生物に遭遇すると，偽足を伸ばしてこれをとらえ，細胞膜で包み込み貪食する（貪食 phagocytosis）．こうして微生物は食胞（phagosome）に覆われた状態で好中球細胞質内に取り込まれる．このあと食胞は細胞質内でライソゾーム（lysosome）と融合して貪食ライソゾーム（phagolysosome）となるが，ライソゾーム内にはもともと2とおりの殺菌システムが備わっている．

第1には酸化的機序であり，O_2がニコチンアミドアデニンジヌクレオチドリン酸（NADPH）オキシダーゼを介してH_2O_2，さらにヒドロキシラジカルとなってこれら活性酸素が殺菌作用をもたらす．第2は酵素作用であり，リゾチーム（ライザイム）やカテプシンなどの分解酵素が殺菌作用を示す．以上のシステムが貪食ライソゾーム中で働いて，微生物が処理される．

b. 好酸球（eosinophil）(図15c)

成人末梢血白血球分画の数%と少ない．直径13～18 μm で，オレンジ色，つまりエオジン染色好性で大型粟粒様の顆粒（好酸性顆粒）が細胞質に充満している．核の分葉は少なめで，2分葉で卵円形核を示すものが多く，あたかも好中球のペルゲル核異常に類似するが，好酸球の2分葉は正常な核形態である．ミエロペルオキシダーゼ染色強陽性である．

好酸球はサイトカイン IL-5 の刺激を受けて増殖・活性化する．好中球に比べて貪食殺菌能は弱いとされている．アレルギー疾患と寄生虫感染の際に増加する．細胞膜表面に IgE に対する受容体があり，IgE を介する免疫反応に関与する．顆粒中には major basic protein（MBP）が含まれており，寄生虫を傷害する作用があると考えられている．

c. 好塩基球（basophil）(図15d)

成人末梢血白血球分画の1%足らずでごく少ない．直径10～15 μm で，大型で暗紫色の顆粒（好塩基性顆粒）が細胞質に散在している．この顆粒は水溶性で染色後脱色されて一部空胞状になるこ

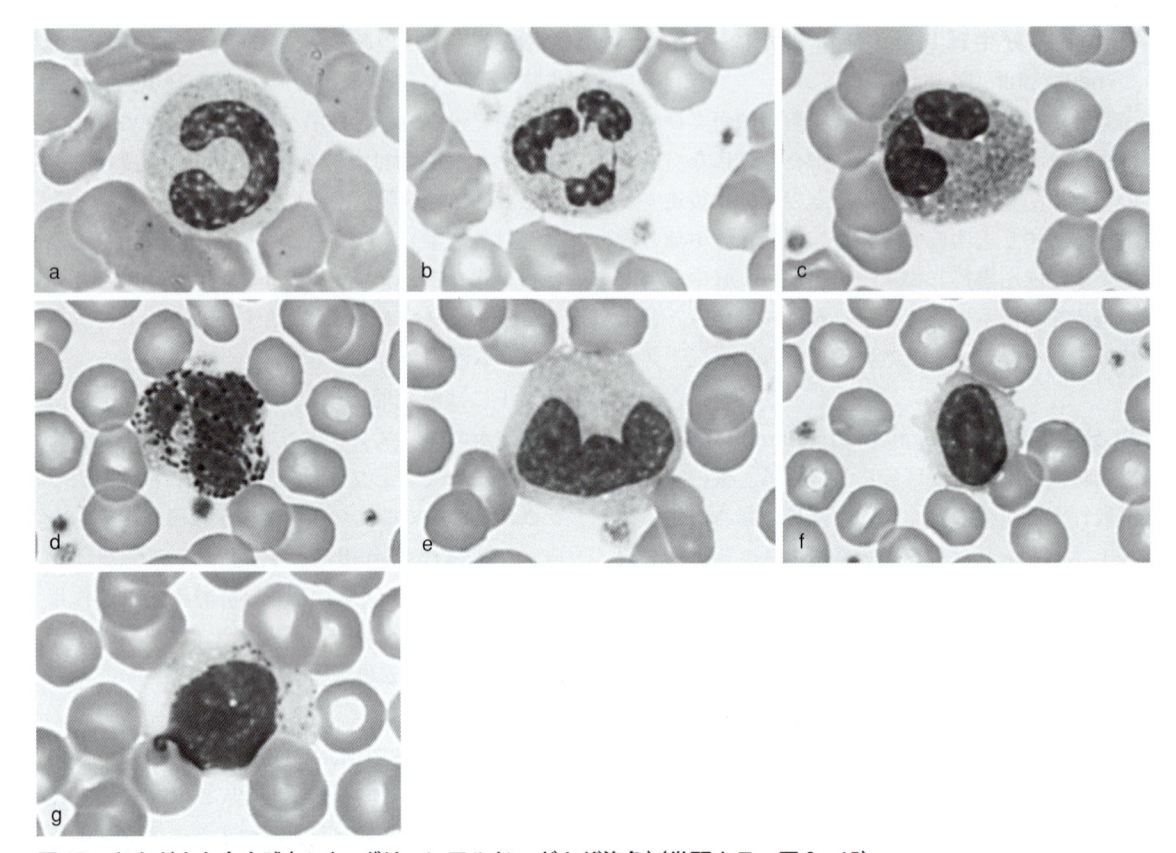

図15 さまざまな白血球(メイ・グリュンワルド・ギムザ染色)(巻頭カラー図9〜15)
a. 桿状核好中球, b. 分葉核好中球, c. 好酸球, d. 好塩基球, e. 単球, f. リンパ球, g. 顆粒リンパ球

とがある．またトルイジンブルー染色で多彩な染色性を示す〔異染性(metachromasia)という〕．核は分葉するがその形態は不明瞭であることが多い．ミエロペルオキシダーゼ染色は一部陽性である．

好塩基球の主たる作用は，IgE 依存性にアレルギー反応に関与することである．好塩基球表面にはIgEに対する受容体があり，IgEが結合することによってヒスタミンを放出し，I型アレルギー反応(アナフィラキシー)を引き起こす．

d. 単球(monocyte) (図15e)

成人末梢血白血球分画のうち10%前後を占める．直径15〜20 μm と大型で，核はくびれがあって馬蹄形，腎臓形などと形容される．核クロマチンは比較的繊細で，凝集傾向に乏しい．細胞質は淡灰色〜淡青色で微細なアズール顆粒が散在し，ときに空胞や貪食胞がみられる．ミエロペルオキシダーゼ染色は概ね弱陽性であるが，ほぼ陰性に見えることも多い．エステラーゼ染色性については，ナフトール AS-D クロロアセテートエステラーゼ(特異的エステラーゼ)は陰性で，α-ナフチルブチレートエステラーゼやα-ナフチルアセテートエステラーゼ(非特異的エステラーゼ)は強陽性，かつフッ化ナトリウムで染色が阻害される特徴がある．

単球はそれ自体遊走能・貪食能・殺菌能を有しているが，血管から炎症の場などの組織へ移行する過程で活性化してマクロファージ(大食細胞)になると，より本格的な機能を発揮する．急性炎症の場合はまず好中球が局所に急行し，遅れて単球・マクロファージが到達するが，貪食能・異物処理能はより旺盛である．また IL-1，IL-6 その他のサイトカイン産生細胞となって炎症反応を引

起こす主体となったり，好中球産生を促す顆粒球コロニー刺激因子(G-CSF)を産生する能力もある．

マクロファージの中には，貪食した微生物などの異物を分解処理して抗原として提示し(抗原提示能)，獲得性免疫応答の出発点となるプロセスを担うものがある．

さらに脾臓で老化赤血球を捕捉・処理するのはもっぱらマクロファージの役割であるが，このときマクロファージが鉄を回収して貯蔵し，その後若い赤芽球が成熟する過程で担鉄マクロファージを中心に赤芽球島(blood island)を形成して赤芽球に鉄を供給する．

e. リンパ球(lymphocyte) (図15f)

成人末梢血白血球分画のうち1/3程度，小児では過半数を占める．大きさは直径7〜15μmとさまざまである．核は一般に類円形であるが，ときに少し切れ込みやくびれを有することがある．成熟リンパ球では核クロマチンは濃縮して結節状あるいは波状にうねったような構造に見え，核小体は通常目だたない．細胞質は狭いことが多く，ほぼ白色か淡青色を呈する．顆粒は通常はないが，1割程度のリンパ球には粗大なアズール(Azur)顆粒が少数認められ，顆粒リンパ球(granular lymphocyte，大型顆粒リンパ球の場合はlarge granular lymphocyte；LGL，図15g)とよばれる．顆粒リンパ球はT細胞の一部とNK細胞に相当すると考えられている．顆粒のない通常のリンパ球は，その実体がB細胞かT細胞か，あるいはNK細胞かの区別は形態だけではわからない．細胞質はミエロペルオキシダーゼ染色陰性であることから骨髄球系細胞との鑑別ができる．

リンパ球は表面マーカー解析によって多くのサブセットに区分される．主なサブセットとして，T細胞はT細胞受容体をもっているが，その中でヘルパーT，抑制性(サプレッサー)T，細胞傷害性(キラー)T，さらに最近では制御性(regulatory)Tに区分される．B細胞は表面に免疫グロブリンを発現している細胞，NK細胞はMHCクラスI発現の低下した細胞を非自己と認識して攻撃するキラー細胞であるが，T細胞受容体をもたず，NK特有の表面分子から同定される．

2. 白血球の産生と成熟過程

a. 顆粒球・マクロファージ前駆細胞

すでに述べたように，全能性幹細胞から分化した骨髄系幹細胞(または顆粒球・赤芽球・マクロファージ・巨核球系前駆細胞；CFU-GEMM)は骨髄系細胞の共通の前駆細胞である．骨髄系幹細胞の一部から好中球または単球/マクロファージへと分化していく顆粒球/マクロファージ前駆細胞(colony-forming unit-granulocyte/macrophage；CFU-GM)，好酸球へ分化していく好酸球前駆細胞(colony-forming unit-eosinophil；CFU-Eo)，好塩基球へ分化していく好塩基球前駆細胞(colony-forming unit-basophil；CFU-Ba)が分かれ出てくると考えられている．顆粒球/マクロファージ前駆細胞はさらに好中球前駆細胞(colony-forming unit-granulocyte；CFU-G)とマクロファージ前駆細胞(colony-forming unit-macrophage；CFU-M)に分かれた後，それぞれ好中球，単球/マクロファージへと成熟していく．これらの前駆細胞はそれぞれ図2に示すような造血因子の刺激を受けながら数回の分裂を繰り返して，次の細胞段階へと分化していく．前駆細胞の段階では形態的な特徴を見いだせないが，さらに分化が進むと以下のような細胞として骨髄標本中で同定できるようになる．

b. 骨髄芽球(myeloblast) (図16a)

円形もしくは台形のような形状で，直径12〜20μm，大型で類円形の核がある．核網は繊細で，薄く抜けたような核小体が1〜3個存在する．細胞質は狭く，好塩基性であるが，前赤芽球や好塩基性赤芽球に比べて淡青色である．細胞質に通常顆粒はないが，アズール顆粒を数個程度認める細胞も骨髄芽球としてよい．ゴルジ野は明瞭でない．ミエロペルオキシダーゼ染色は通常陽性であるが，ほとんど陰性に見える細胞もある．

c. 前骨髄球（promyelocyte）(図16b)

平均して骨髄芽球よりも大型で，直径15～25 μm 程度，好中球の分化系列中で最大の細胞である．ただし骨髄芽球に比べて核細胞質比は少し低下し，核はやや偏在傾向を示すことが多い．核クロマチンも骨髄芽球よりは少し凝集傾向があって核網は細顆粒状である．核小体は明瞭ないし不明瞭であるが，分裂能を有している．細胞質は広くなり，アズール顆粒（一次顆粒または非特異顆粒ともいう）が多数散在する．ときに顆粒が少数にとどまる細胞もある．骨髄芽球とも次の骨髄球とも異なる点として，ゴルジ野が白く明瞭に見える．ミエロペルオキシダーゼ染色は強陽性である．

d. 骨髄球（myelocyte）(図16c)

前骨髄球が分裂して，大きさはまた小型化し，直径12～20 μm くらいの円形細胞になる．核細胞質比はさらに低下して面積比1/2強となり，核網は粗大顆粒状となる．核小体は原則としてみられず，分裂能は低下・喪失していく．細胞質は好塩基性がなくなって淡明白色ないし淡いピンク色となる．アズール顆粒は減少ないし消失し，替わって好中性の二次顆粒（特殊顆粒）が出現増加する．この二次顆粒は成熟好中球になるまで保持される．ミエロペルオキシダーゼ染色は強陽性である．

e. 後骨髄球（metamyelocyte）(図16d)

骨髄球はそれ以降，核が次第に彎曲していくが，核細胞質比がさらに低下して面積比1/2弱となった段階を後骨髄球という．これ以降分裂能はない．直径12～18 μm くらいであり，核は太いソーセージ様ではっきりしたくびれはまだ生じない．核網は骨髄球のときよりもさらに粗大顆粒状となる．細胞質には二次顆粒のみが散在する．

f. 桿状核好中球（band formまたはstab form neutrophil）/分葉核好中球（segmented neutrophil）(図15a, b)

後骨髄球の核が細いソーセージ様になり，くびれも生じてくると桿状核好中球とみなす．その後さらに分葉が進むが，くわしくは好中球の項を参照されたい．

g. 好酸球系細胞

好酸球は前骨髄球の段階から特有の好酸性顆粒の存在によって認識できる．以後好中球と同様の段階を経て成熟好酸球になる．

h. 好塩基球系細胞

各分化段階を経ると考えられるが，実際に骨髄中で幼若な好塩基球系細胞を見いだすのは困難である．

i. 単球/マクロファージ系細胞

幼若な単芽球（monoblast）は骨髄芽球に類似し，鑑別困難である．前単球（promonocyte）は大型で，核に陥凹傾向が現れて単球の特徴がみられるが，核網は依然として繊細である．細胞質は淡青色で微細なアズール顆粒がみられる．次いで成熟単球へと移行する．

j. リンパ系細胞

幼若なリンパ球はリンパ芽球（lymphoblast）とよばれる．全般に骨髄芽球よりは小型で，核細胞質比は大きく，核網繊細でしばしば1～2個の核小体を有する．成熟するにしたがって核クロマチンが濃縮して見える．リンパ系細胞はすべてミエロペルオキシダーゼ染色陰性である．T細胞，B細胞，NK細胞系列やそれぞれの分化過程のどの段階であるかなどは表面マーカーの検索によって判定される．

k. 形質細胞 (図16e)

B細胞から最終分化した抗体産生細胞であるが，他のリンパ球とは形態的に区別できるので，別個にカウントされる．その特徴は，①核が細胞の中央でなく端のほうに偏在する傾向がある，②細胞質は広く，好塩基性が強い，③核周囲部が明るく抜けてみえる（核周明庭といい，発達したゴルジ野である），などである．核網は病理標本ではよく車軸状と表現されるが，塗抹標本では粗大斑状に見え，核小体は不明瞭である．免疫グロブリ

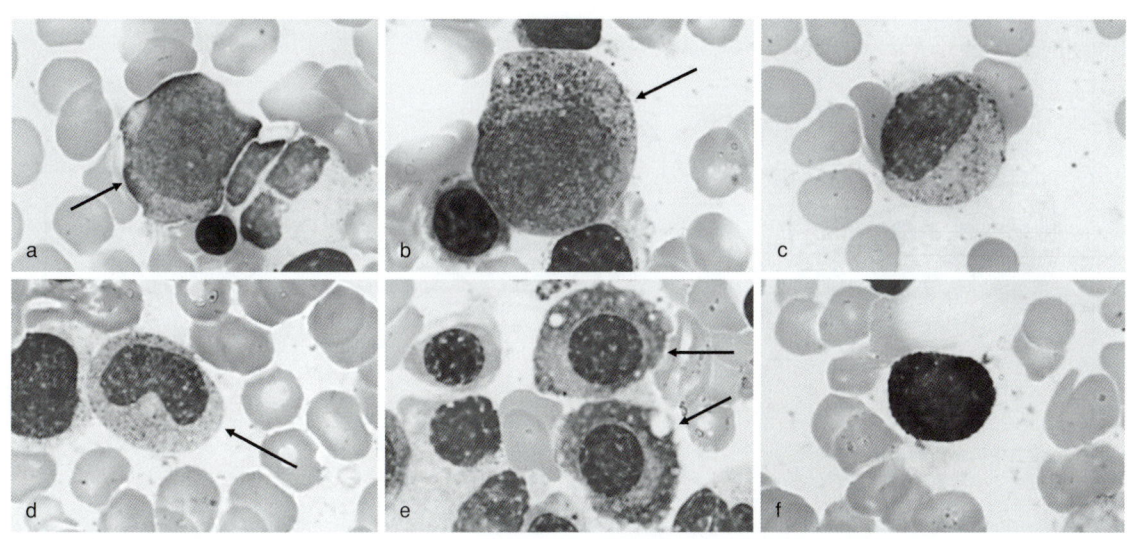

図16 各分化段階の白血球系細胞（メイ・グリュンワルド・ギムザ染色）（巻頭カラー図16～21）
a．骨髄芽球，b．前骨髄球，c．骨髄球，d．後骨髄球，e．形質細胞，f．肥満細胞

ンを大量に産生するために粗面小胞体が発達しており，RNA，リボソームが豊富なことが細胞質の好塩基性やゴルジ体の発達に表れている．

l. 肥満細胞 (図16f)

好塩基性顆粒を豊富にもつ単核細胞で，骨髄や組織中でときに検出される．顆粒は好塩基球の顆粒に類似してトルイジンブルー染色で異染性（metachromasia）を示す．また細胞表面にはIgEに対する受容体があり，IgEが結合することによってヒスタミンを放出し，Ⅰ型アレルギー反応（アナフィラキシー）を引き起こすことも好塩基球と同様であるが，骨髄における細胞起源は互いに異なると考えられている．

3. 好中球の細胞回転と寿命

健常者の骨髄では，骨髄芽球のような幼若細胞がおよそ1週間かけて数回の分裂を行い骨髄球になる．骨髄球から後骨髄球に向かうと，もはや分裂することなく成熟好中球（桿状核好中球/分葉核好中球）になっていくが，その過程に1週間前後かかる．したがって骨髄芽球から成熟好中球に至る過程にはおよそ10日～2週間くらいを要することになる．

成熟好中球の約半数は貯蔵プールとして骨髄にとどまり，残りの好中球のうち約半数は流血中を循環しているので循環プール（タクシーにたとえれば，流しのタクシー），さらに残りの半数は肺や肝臓など末梢細小血管の内皮に付着したまま待機しており，辺縁プール（無線待機中のタクシーにたとえられる）とよばれる．ただし相互のプール間には頻繁に交替・異動があるらしい．好中球の末梢血中での滞留時間はおよそ半日程度であるが，組織に出た好中球の寿命は2～4日とされている．

D 血小板

1. 血小板の形態と機能

血小板は直径2～4μmの円盤状（無刺激時）の細胞で，核はなく，淡い赤紫色に染まるアズール顆粒がある．光学顕微鏡では構造不明瞭であるが，電子顕微鏡レベルでは次のような構造がみえてくる（図17）．細胞膜は細胞内に深く陥入して管腔構造になっており，これは開放小管系（open cana-

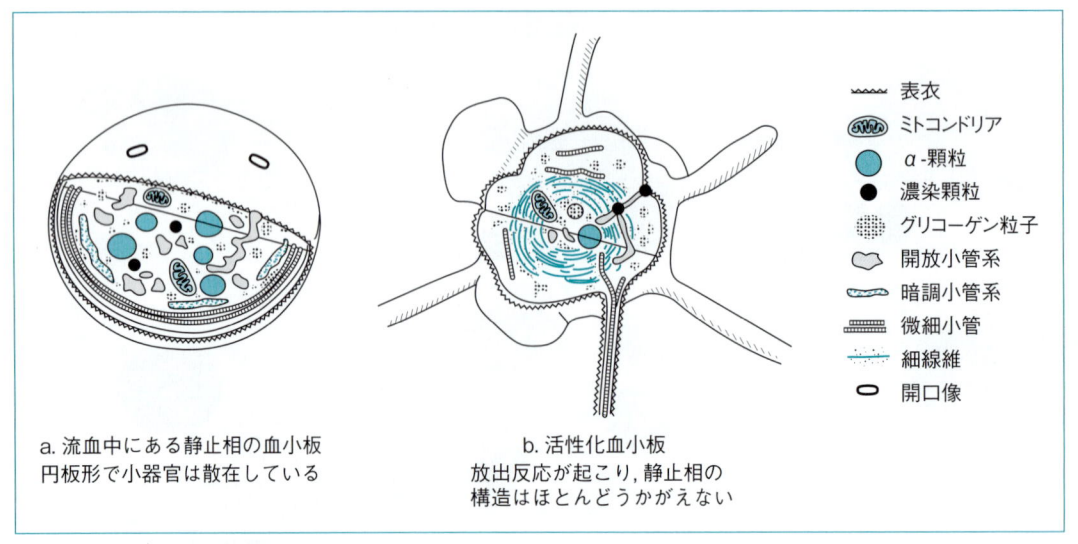

図17 血小板の電子顕微鏡所見

凡例：
- 表衣
- ミトコンドリア
- α-顆粒
- 濃染顆粒
- グリコーゲン粒子
- 開放小管系
- 暗調小管系
- 微細小管
- 細線維
- 開口像

a. 流血中にある静止相の血小板
円板形で小器官は散在している

b. 活性化血小板
放出反応が起こり，静止相の構造はほとんどうかがえない

licular system)とよばれる血小板特有の構造である．さまざまな顆粒や物質の放出や逆に外部からの取り込みもこの開放小管系を通じて行われる．細胞骨格としてアクチンや微小管が円盤状の形態維持にかかわるが，これらは血小板活性化の際に大きく変化して血小板機能発現に寄与する．

顆粒にはα顆粒，濃染顆粒，ライソゾーム（リソソーム）がある．α顆粒は数が多く，中に血小板由来増殖因子（platelet-derived growth factor；PDGF)，β-トロンボグロブリン，フォン・ウィルブランド（von Willebrand)因子，フィブリノゲンなどを含んでいる．濃染顆粒はADP，ATP，セロトニンなどを含んでいる．

血小板膜表面には特有の機能的な糖蛋白質（glycoproteins；GP)が存在するが，ローマ数字番号で命名されている．特に重要な分子として，GP Ⅰb/Ⅸ複合体(von Willebrand因子と結合)，GP Ⅱb/Ⅲa複合体（別名インテグリンα_{IIb}/β_3ともいう．フィブリノゲンと結合)，GP Ⅵ（コラーゲンと結合)などがあり，後述する血小板機能発現に重要な役割を担っている．

次に血小板機能の重要なものを順を追って述べる．

a. 粘着（adhesion）

通常血管の内面は血管内皮細胞に覆われており，血小板粘着や凝集は阻止されている．ところが血管が傷害されて血管内皮下組織，特にコラーゲンが血流に露出されると，血漿中のvon Willebrand因子がコラーゲンに結合し，その結果von Willebrand因子の立体構造が変化して血小板膜GP Ⅰb/Ⅸ複合体に結合できるようになる．すると血小板が膜表面のGP Ⅰb/Ⅸ複合体とvon Willebrand因子の結合を介して露出コラーゲン上に付着する．これが血小板の粘着である（図18)．血小板膜GP Ⅵを介してコラーゲンとの直接的な結合，さらには活性化も起こる．

b. 凝集（aggregation）

血小板がコラーゲンに粘着すると，血小板内に活性化シグナルが伝達されて，細胞骨格を変化させて偽足形成を起こすなど形態が変化するとともに，血小板はさまざまな活性化反応を起こす．その1つとして，血小板膜GP Ⅱb/Ⅲa複合体が活性化型となり，血漿中のフィブリノゲンと結合できるようになる（図19)．フィブリノゲンにはGP Ⅱb/Ⅲa複合体との結合部位が2か所あるので，フィブリノゲンを仲立ちとして血小板同士が次々結合し，コラーゲン上で血小板凝集が連鎖的に起

さらに増幅される．ちなみにアスピリンはシクロオキシゲナーゼの作用を阻害することによってTxA$_2$産生を抑制し，血小板活性化を制御する薬剤として，血栓症の防止のために頻用されている．

活性化した血小板では膜自体も変化し，リン脂質が膜表面に現れる．このリン脂質上で凝固因子の活性化が誘発され，プロトロンビンからトロンビンが産生されると血液凝固機序が進行・加速される．

2. 血小板産生過程

a. 巨核球の増殖と成熟

骨髄系幹細胞（または顆粒球・赤芽球・マクロファージ・巨核球系前駆細胞；CFU-GEMM）の一部は巨核球への分化が決定づけられた巨核球前駆細胞（colony-forming unit-megakaryocyte；CFU-Meg）になり，数回分裂を行った後，巨核芽球（megakaryoblast；図20a）となる．巨核芽球は核網繊細な円形核をもち，細胞質は狭く好塩基性で，細胞膜辺縁がしばしば突出してブレブ（bleb）とよばれる．

巨核芽球は当初2倍体（DNA量2N）であるが，細胞質分裂を伴わないで核が倍体化していく〔細胞質内核分裂（endomitosis）という〕結果，細胞自体が巨大化していく．DNA量が4N→8N→16N→32Nと倍体化が進行する過程で，細胞質は拡大・成熟して前巨核球→成熟巨核球へと変化していく．成熟巨核球（図20b）のDNA量のモード（最頻値）は16Nといわれている．endomitosisによって核は大型化しながら分葉するが，核同士は核糸でつながっているのが正常な所見である．互いに分離した多核の巨核球や，まったく分葉せず単核の巨核球はいずれも形態異常（血球異形成）とみなされ，とくに骨髄異形成症候群（MDS）のときに重要な所見とされる．巨核球前駆細胞から成熟巨核球に至る過程を促進する造血因子として，トロンボポエチン（thrombopoietin；TPO）が重要で，ほかにIL-6，IL-11などのサイトカインも促進的に働くと考えられている．

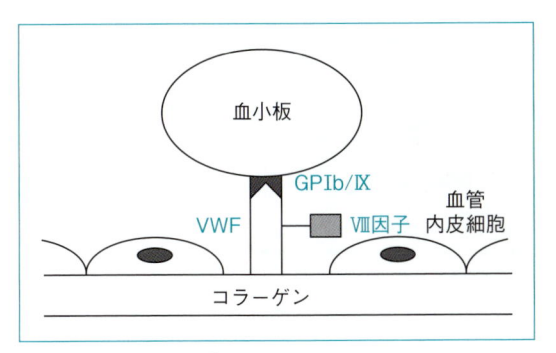

図18　血小板の粘着

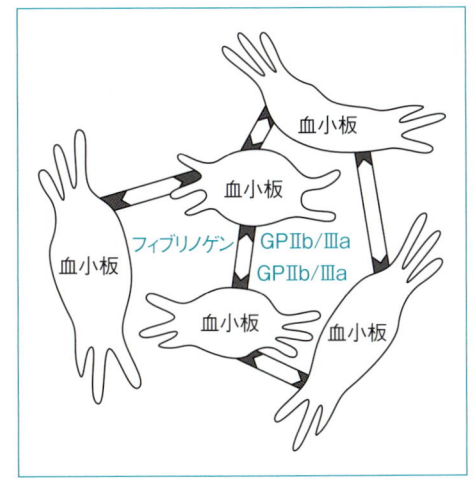

図19　血小板凝集のメカニズム

こる．

c. 放出反応（secretion）と血小板活性化のポジティブ・フィードバック

活性化した血小板は細胞骨格を変化させて開放小管系と顆粒が融合し，顆粒内容物が一気に放出される．濃染顆粒中のADPは放出されると周囲の血小板を活性化させ，それらの血小板からもADPが放出されるようになり，血小板活性化のポジティブ・フィードバックを引き起こして活性化反応が増幅される．さらに活性化血小板内では膜脂質よりアラキドン酸が切り出され，シクロオキシゲナーゼの働きでトロンボキサンA$_2$（TxA$_2$）が産生される．TxA$_2$は血小板活性化・凝集を促進し，周囲の血小板に働きかけて，活性化反応が

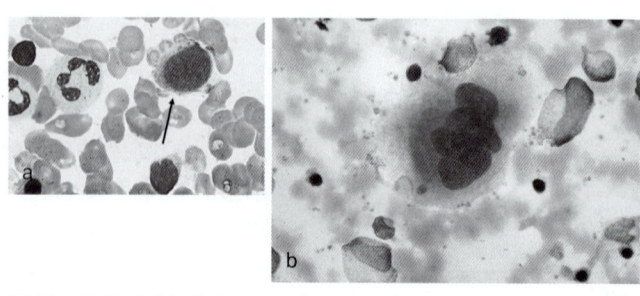

図20 巨核球系細胞(メイ・グリュンワルド・ギムザ染色)(巻頭カラー図22，23)
a．巨核芽球(矢印)：核網は繊細だが，膜周辺に突起(bleb という)がみられる．
b．成熟巨核球：細胞は巨大で多核化している．膜周辺に血小板が一部付着している．

b. 血小板の産生過程と崩壊

　成熟巨核球では細胞質に分離膜という特有の構造が形成され，細胞質が細かい断片に区分されていき，これらが切り離されて血小板になる．骨髄の中で巨核球は細胞突起を伸ばして先端を類洞内に出し，この突起が数珠状にちぎれて血小板となって血流中に遊離されると考えられている．

　生成間もない血小板はRNAを含んでおり，赤血球にたとえれば網赤血球に相当するものとして，網血小板あるいは幼若血小板とよばれる．最近ではこれらを測定できる自動血球分析装置も開発されている．幼若血小板は特発性(免疫性)血小板減少性紫斑病(ITP)のときに増加，逆に再生不良性貧血では減少する傾向があるので，血小板減少の鑑別に有用な検査として注目されている．

　末梢に出た血小板のおよそ2/3は末梢血中を循環している(循環プール)．残り1/3は主に脾臓に貯留されている(脾内プール)が，両者は互いに交流していると考えられている．血小板の寿命は約10日間で，老化血小板は脾臓や肝臓内のマクロファージによって処理される．脾機能亢進症のときは血小板が過剰に処理されて減少傾向となる．一方活性化した血小板は凝固因子や赤血球とともに血餅を形成し，それが収縮することによって役割を終える．

第3章 造血器腫瘍

学習のポイント

❶ 造血器腫瘍とは，骨髄やリンパ節などの，血液系細胞の産生や成熟を行う器官において，白血球などの血液系細胞やその幹細胞・前駆細胞が腫瘍化した疾患であり，白血病や悪性リンパ腫がその代表である．

❷ 造血器腫瘍はWHO分類に基づいて診断される．疾患は腫瘍細胞の発生起源となった正常細胞の系統と分化段階を軸とし，形態学的所見に加えて，免疫学的表現型(細胞抗原)や染色体・遺伝子所見に基づいて分類される．

❸ 白血病は腫瘍化した造血幹細胞もしくは前駆細胞に由来する白血病細胞が，正常造血を凌駕して増殖する疾患である．分化が停止して芽球が増殖する急性白血病と，分化成熟能は保たれて成熟血球が増加する慢性白血病とがある．発生起源となった細胞の系統によって，骨髄性とリンパ性とに分けられる．

❹ 悪性リンパ腫はリンパ節や全身のリンパ組織に存在するリンパ系細胞の悪性腫瘍である．ホジキン(Hodgkin)リンパ腫と非ホジキンリンパ腫とに大別される．後者は前駆細胞型と成熟細胞型に分けられ，それぞれB細胞性とT細胞・NK細胞性とに分けられる．

本章を理解するためのキーワード

❶ 白血病幹細胞

白血病はすべての細胞が同じように増殖するのではなく，ごく少数の白血病幹細胞が自己複製しながら，有限回の分裂しかできない白血病細胞を生み出すという幹細胞システムが構築されている．白血病幹細胞は病態の解明や治療の標的として注目されている．

❷ 遺伝子再構成

造血器腫瘍では染色体の相互転座に伴う遺伝子再構成がしばしば認められる．再構成には2種類のタイプ，すなわち，2つの遺伝子が融合遺伝子を形成して異常な機能を呈する融合蛋白を産生するタイプと，再構成により癌遺伝子が免疫グロブリン遺伝子やT細胞受容体遺伝子のエンハンサーと近接して癌遺伝子の発現が亢進する脱制御タイプとがある．

❸ クローン性(clonality)

生体の細胞は多様な細胞の集合体であるが，腫瘍細胞は元は1つの細胞が分裂して増殖したものである．1つの細胞から派生していることをクローン性もしくは単クローン性といい，多様な細胞の集合であることを多クローン性という．たとえば，HTLV-1の無症候性キャリア(保有者)のリンパ球は多クローン性であるが，成人T細胞白血病/リンパ腫を発症した患者の腫瘍細胞は単クローン性である．細胞に限らず，血清の免疫グロブリン増加においても，炎症による増加は多様なグロブリン分子が混在して多クローン性であり，骨髄腫では同一のグロブリン分子による単クローン性の増加である．

❹ フローサイトメトリー

造血器腫瘍の細胞表面に発現する種々の抗原に対する蛍光標識抗体を，腫瘍細胞を含む細胞浮遊液検体に反応させ，フローサイトメーターを用いて個々の細胞から発する蛍光を解析することにより，腫瘍細胞に発現する抗原の組み合わせを調べる検査法である．

A 造血器腫瘍の WHO 分類

1. 造血器腫瘍とは何か

　造血器とは血液系細胞の産生や成熟を行う器官で，骨髄，リンパ節，脾臓，胸腺からなる．造血器腫瘍はこれらの臓器において，顆粒球，リンパ球，組織球などの血液系細胞や，その幹細胞・前駆細胞が，さまざまな遺伝子の変異により腫瘍化した疾患であり，白血病や悪性リンパ腫がその代表的疾患である．なお，造血器ではない臓器にも造血器腫瘍は生じる．たとえばリンパ球は脳，皮下組織，消化管粘膜などにも存在し，脳，皮膚，消化管にもリンパ腫は発生しうる．

2. WHO 分類の概略

　従来，造血器腫瘍は血液塗抹標本，骨髄液塗抹標本，生検検体の病理組織標本を顕微鏡で観察し，腫瘍細胞や組織構築の形態学的所見に基づいて診断されてきた．その分類法は急性白血病，悪性リンパ腫，慢性骨髄増殖性疾患などの疾患群ごとに設定されていた．たとえば，急性白血病の FAB 分類(French-American-British classification)や悪性リンパ腫の LSG(Lymphoma Study Group)分類などがある．

　2001 年に発表された WHO(World Health Organization)分類では，急性白血病，慢性白血病，骨髄異形成症候群，悪性リンパ腫，骨髄腫などを含めた，すべての造血器腫瘍が統一した基準のもとに分類されるようになり，さらに，その後に得られた分子病態の知見を加えて，2008 年に WHO 分類第 4 版として修正された(表1)．この分類は，各腫瘍の発生起源となった正常細胞の系統と分化段階によって枠組みが作られ，従来からの形態学的所見に加えて，フローサイトメトリーや免疫組織化学による免疫学的表現型(細胞抗原)や染色体・遺伝子所見に基づいている．そのため，造血器腫瘍の適切な診断には，形態学的検査の知識や技術のみならず，フローサイトメトリー，染色体検査，遺伝子検査の知識や技術が必要となる．

　現在，造血器腫瘍の診断や病型分類は WHO 分類(第 4 版)に基づいて行われるが，急性白血病では染色体や遺伝子の所見は，検体採取後ただちには得られないので，形態学的所見のみで診断できる FAB 分類を合わせて用いることも多い．また，病型特異的な染色体・遺伝子所見のない急性骨髄性白血病症例では，WHO 分類においても FAB 分類に準拠して分類が行われる．よって，急性白血病の FAB 分類も理解しておく必要がある(表2)．

　WHO 分類は表1のように大きく骨髄系腫瘍，リンパ系腫瘍，組織球・樹状細胞腫瘍に分かれ，さらに疾患群に細分化され，140 を超える疾患単位や亜型が含まれ，さらにいくつかの暫定的病型も付記されている．なお本表は，分類の構造を示しただけであり，すべての疾患を理解する必要はなく，分類の概念と主な疾患単位を理解すれば十分である．また，たとえば白血病という名称がつく急性骨髄性白血病，急性リンパ性白血病(表ではリンパ芽球性白血病と記載)，慢性骨髄性白血病，慢性リンパ性白血病はすべて異なる疾患群に含まれており，初めて学ぶものにとって WHO 分類はわかりにくい配置になっている．そこで各論(→ p.208~)では白血病，リンパ腫といった名称ごとに疾患をまとめて解説を進める．

B 造血器腫瘍の成因

1. 遺伝子の異常

　造血器腫瘍は血液系細胞に複数の遺伝子異常が生じて蓄積していった結果として発症する．これらの遺伝子は，元の細胞の増殖，分化，幹細胞性維持にかかわっている．遺伝子異常には，染色体レベルでの異常に起因するものと，個々の遺伝子における異常によるものとがある．

　染色体異常によるものとして，染色体の相互転座に伴う遺伝子再構成が造血器腫瘍ではしばしばみられる．再構成には 2 種類のタイプ，すなわち，2 つの遺伝子が融合遺伝子を形成して異常な機能

表1　WHO分類第4版の概略

A．骨髄系腫瘍
　1．骨髄増殖性腫瘍：慢性骨髄性白血病，真性赤血球増加症など
　2．骨髄異形成/骨髄増殖性腫瘍：慢性骨髄単球性白血病など
　3．骨髄異形成症候群（MDS）：7病型からなる
　4．急性骨髄性白血病（AML）
　　a）特定の染色体・遺伝子異常を有するAML：9病型からなる
　　　1）t(8；21)またはRUNX1-RUNX1T1を有するAML
　　　2）inv(16)，t(16；16)またはCBFB-MYH11を有するAML
　　　3）t(15；17)またはPML-RARAを有する急性前骨髄球性白血病
　　b）骨髄異形成を伴うAML
　　c）治療に関連したAMLやMDS
　　d）上記に分類されないAML
　　　1）AML最未分化型（FAB分類M0に対応）
　　　2）AML未分化型（FAB分類M1に対応）
　　　3）AML分化型（FAB分類M2に対応）
　　　4）急性骨髄単球性白血病（FAB分類M4に対応）
　　　5）急性単球性白血病（FAB分類M5に対応）
　　　6）急性赤白血病（FAB分類M6に対応）
　　　7）急性巨核芽球性白血病（FAB分類M7に対応）
　　　8）急性好塩基性白血病
　5．系統不明な急性白血病：急性混合性白血病など
B．リンパ系腫瘍
　1．前駆リンパ球系腫瘍
　　a）Bリンパ芽球性白血病/リンパ腫
　　　1）特定の遺伝子異常を持たないBリンパ芽球性白血病/リンパ腫
　　　2）t(9；22)またはBCR-ABL1を有するBリンパ芽球性白血病/リンパ腫ほか6病型
　　b）Tリンパ芽球性白血病/リンパ腫
　2．成熟B細胞腫瘍：慢性リンパ性白血病，ヘアリー細胞白血病，多発性骨髄腫，粘膜関連濾胞辺縁帯リンパ腫（MALTリンパ腫），濾胞性リンパ腫，マントル細胞リンパ腫，びまん性大細胞型B細胞リンパ腫，Burkittリンパ腫など
　3．成熟T細胞・NK細胞腫瘍：成人T細胞白血病/リンパ腫，節外性NK/T細胞リンパ腫，T細胞性大顆粒リンパ球性白血病，慢性NK細胞増加症，菌状息肉症，末梢性T細胞リンパ腫，未分化大細胞型リンパ腫など
　4．Hodgkinリンパ腫
　　a）結節性リンパ球優位型Hodgkinリンパ腫
　　b）古典的Hodgkinリンパ腫：さらに4亜型に分かれる
C．組織球・樹状細胞腫瘍
　1．組織球肉腫
　2．濾胞樹状細胞肉腫など

をもつ融合蛋白を産生するタイプと，再構成によりがん遺伝子が免疫グロブリン遺伝子やT細胞受容体遺伝子のエンハンサーと近接することにより，がん遺伝子の発現が亢進する脱制御タイプとがある．このほか，染色体の欠失により，そこに存在するがん抑制遺伝子がなくなったり，ある染色体の数が増えたり部分的に重複することによって，がん遺伝子が過剰になるものもある．

個々の遺伝子内での異常としては，一塩基置換の点突然変異，数塩基の挿入変異や欠失変異が知られている．これらによって，恒常的に活性化したり，機能を失ったりした異常な蛋白が産生されて発症につながる．

2．腫瘍幹細胞

正常造血は骨髄に存在する造血幹細胞が自己複製を繰り返す一方で，前駆細胞を経て，成熟分化しながら増殖して赤血球，白血球などを産生している（図1）．白血病は造血幹細胞や前駆細胞に，

表2　急性白血病のFAB分類

急性骨髄性白血病（AML）	芽球の3%以上がミエロペルオキシダーゼ（MPO）染色陽性
M0：急性骨髄性白血病（最未分化型）	MPO染色陰性だが，フローサイトメトリーで細胞内MPOや骨髄性細胞表面抗原が陽性
M1：急性骨髄性白血病（未分化型）	分化傾向のない骨髄芽球性
M2：急性骨髄性白血病（分化型）	顆粒球への分化傾向のある骨髄芽球性
M3：急性前骨髄球性白血病	多数のアズール顆粒あり，ファゴット細胞の存在
M4：急性骨髄単球性白血病	顆粒球系と単球系の白血病細胞が混在
M5：急性単球性白血病	未分化型（M5a）と分化型（M5b）あり
M6：急性赤白血病	赤芽球系細胞が主要成分
M7：急性巨核芽球性白血病	MPO染色陰性の巨核芽球が増加．電顕にて血小板ペルオキシダーゼ（PPO）陽性．CD41（GPⅡb/Ⅲa）などの血小板膜糖蛋白を発現
急性リンパ性白血病（ALL）	芽球の3%未満がMPO染色陽性
L1	芽球は小型で均一で細胞質が狭く核小体が乏しい
L2	芽球は大型で不均一で明瞭な核小体あり
L3	Burkitt型　胞体は好塩基性で多数の空胞あり

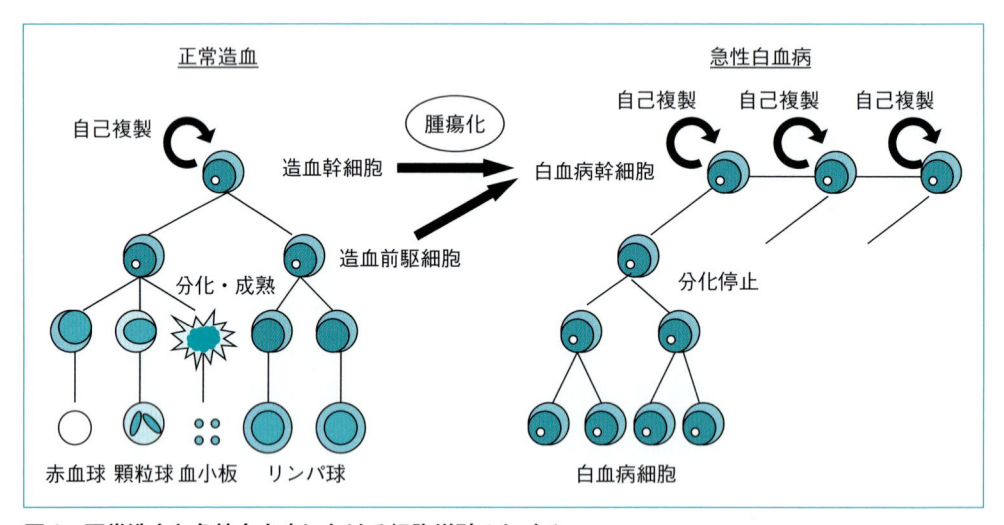

図1　正常造血と急性白血病における細胞増殖のしくみ

幹細胞としての機能に関与する遺伝子の異常が生じ，自己複製能と分化能に異常をきたした白血病幹細胞が生じて発症する疾患である．急性白血病では分化する能力が失われて芽球のみが増殖し，慢性白血病では分化成熟能は保たれているので成熟血球が著しく増加する．それぞれ，発生起源となった細胞の系統によって，骨髄性とリンパ性とに分けられる．骨髄異形成症候群や骨髄腫などでも，それらの幹細胞が存在することが知られている．

正常な血液系細胞は複数の源となる細胞から派生した細胞からなっているが，腫瘍細胞は元は1つの細胞が分裂して増殖したものである．1つの細胞から派生していることをクローン性もしくは単クローン性といい，多様な細胞の集合であることを多クローン性という．細胞の増殖がみられたとき，それが腫瘍性増殖か，炎症などによる反応性増殖かを区別するには，細胞，遺伝子，もしくはその細胞が産生する蛋白を用いて検査を行い，単クローン性を証明できれば，腫瘍性増殖であるといえる．

参考文献

1) Swerdlow SH, Campo E, Harris NL, et al：WHO classification of tumours of haematopoietic and lymphoid tissues, 4th ed, IARC Press, Lyon, 2008
　※造血器腫瘍 WHO 分類第 4 版の原本．専門家向けの洋書であるため，学生には難解であるが，造血器腫瘍の診断の世界標準となる本であり，興味のある部分だけでも読んでおきたい

2) 押味和夫（監修）：WHO 分類第 4 版による白血病・リンパ系腫瘍の病態学．中外医学社，2009
　※WHO 分類第 4 版の日本語での解説本

3) 直江知樹，他（編）：WHO 血液腫瘍分類．医薬ジャーナル社，2010
　※WHO 分類第 4 版の日本語での解説本

4) 奈良信雄（監訳）：ウィントローブ臨床血液学アトラス．メディカル・サイエンス・インターナショナル，2008
　※世界的に有名な Wintrobe's Atlas of Clinical Hematology の翻訳本

第4章 血栓形成機構

学習のポイント

❶ 止血反応は，生体に備わった精緻な防御機構であり，血管，血小板，血液凝固の密接かつダイナミックな相互作用により達成される．
❷ 血小板は一次止血栓，血液凝固系は二次止血栓（フィブリン血栓）の形成に，それぞれ，中心的に関与し，この両者の共同作業がないと生理的止血は完結しない．
❸ 本来，生理的止血に関与すべき血栓形成が，病的血栓形成，つまり，血栓症の発症にも関係する．

本章を理解するためのキーワード

❶ 一次止血
血管が傷害を受けると，その収縮反応とともに，内皮下組織に，流血中の血小板が粘着し，凝集塊を形成する．この血小板血栓による取りあえずの止血を一次止血という．

❷ 二次止血
一次止血栓，つまり，血小板血栓は脆弱なものであるが，これをより強固なものにするため，血液凝固系の作動により，安定なフィブリン血栓ができあがる．これを二次止血という．

❸ 出血傾向
一次止血と二次止血が完結して，安定な止血栓が形成されるが，この過程のどこかに異常がある場合，特別の原因なしに，あるいはきわめてわずかの外力によって出血しやすく，一度出血した場合に容易に止血しがたくなる．この状態を出血傾向という．

❹ 血栓症
生理的止血は，本来，生体防御的に作用するものであるが，病的血栓によって血管が閉塞した状態を血栓症という．血栓症には，大きく，動脈硬化性病変を基盤として発症する動脈血栓症と，血流のうっ滞や血液凝固活性化が主に関与して発症する静脈血栓症とがある．

A はじめに

生体には，血管，血小板，血液凝固系が有機的に連関して，血栓を形成する精緻な機構が備わっている（図1）．本来，この機構は，外傷などに伴う出血から体を守る重要な防御機構であったと考えられる．しかし，過剰な血栓形成機構は，逆に不要な血栓形成をもたらし，特に現在の血栓症の時代においては，むしろ，出血よりも血栓症が命を

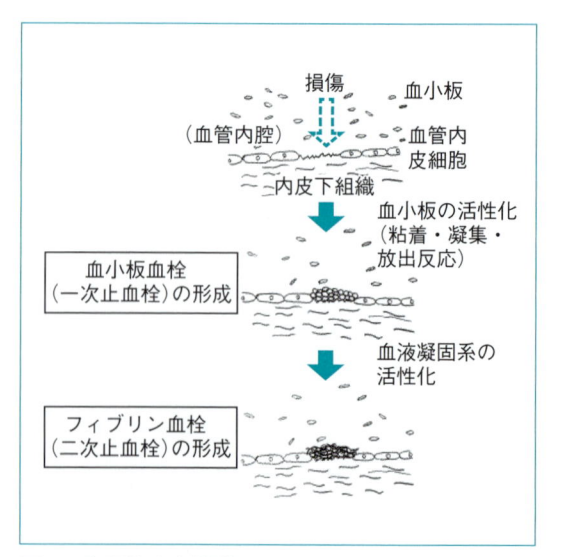

図1　生理的止血機構

脅かしていることは，動脈硬化を基盤とするアテローム血栓症（心筋梗塞，脳梗塞，閉塞性動脈硬化症など）がわが国における主要な死因であることからも明らかである．

本総論においては，表裏一体である生理的止血栓と病的血栓の形成機構に関して，前者を中心に概説する．

B 止血機構とその破綻としての出血傾向

1. 出血傾向とは

特別の原因なしに，あるいはきわめてわずかの外力によって出血しやすく，一度出血した場合に容易に止血しがたい状態を出血傾向といい，複数の部位に出血症状を呈することが多い．出血傾向を呈しうる疾患を出血性疾患と称する（表1）．出血性疾患への対処は緊急を要することが多く，また，原因の同定に基づく適切な治療が必須である．

表1　主な出血性疾患

血管の異常	単純性紫斑，老人性紫斑，アレルギー性紫斑病（Schönlein-Henoch紫斑病），遺伝性出血性毛細血管拡張症（Osler病），Ehlers-Danlos症候群，Cushing症候群など
血小板の異常	1）量的異常：特発性血小板減少性紫斑病，血栓性血小板減少性紫斑病，薬剤性血小板減少症，急性白血病，再生不良性貧血，SLEなど 2）質的異常：血小板無力症，Bernard-Soulier症候群，薬剤性血小板機能低下症，尿毒症，骨髄増殖性腫瘍，異常蛋白血症，体外循環など
血液凝固の異常	血友病，その他の先天性凝固因子欠乏症，循環抗凝固因子，ビタミンK欠乏症，抗凝固薬投与など
線溶の異常	先天性α_2-プラスミンインヒビター欠乏症，前立腺手術，ウロキナーゼまたは組織プラスミノゲンアクチベータ投与など
複合異常	重症肝障害，播種性血管内凝固（DIC），von Willebrand病*など

*血漿蛋白であるvon Willebrand因子（VWF）の異常により血小板機能低下をきたす．また，VWFは血液凝固第VIII因子のキャリアであるため，重症例では血液凝固の異常もきたす．

原因の同定，つまり，出血の原因疾患の同定のためには，臨床症状とともに，臨床検査が重要である．各論で記述される血栓・止血関連の検査を理解するためにも，止血のしくみを理解することはとても重要である．

2. 止血機構

止血反応は，血管，血小板，血液凝固の密接かつダイナミックな相互作用により達成される．つまり，血管が損傷を受けると，その収縮反応が起きるとともに，流血中の血小板が，速やかに，血管障害部位に露出した内皮下組織に粘着・凝集して局所に血小板血栓（一次止血栓）を形成する（図1）．この際，オートクリン（自己分泌）的に活性が増幅される血小板活性化機構の作動が重要となる（図2）．同時に，血液中の凝固第VII因子が組織因子と複合体を形成して開始される凝固カスケード反応が進行することによりフィブリン血栓（二次止血栓）が形成される（図3）．これにより血小板血栓が補強され，強固な止血栓となる（図1）．さらには，止血が完了した後には，線溶系の働きにより，止血栓は溶解除去され血液流動性が維持されることとなる．

3. 止血機構の破綻としての出血傾向

以上の止血過程の異常，つまり，血管の脆弱性，血小板の作用の低下，血液凝固反応の減弱，さらには，線溶反応の亢進により，出血性疾患が引き起こされる．出血性疾患患者の診療の基本は，この中のどの過程に異常があるかを見極めることであり，これなくして適切な治療を行うことはできない．

4. 出血傾向への対応と治療

つまり，1）血管の異常，2）血小板の異常，3）血液凝固の異常，4）線溶の異常，5）複合異常の鑑別診断を，病歴，身体的所見，臨床検査所見を総合

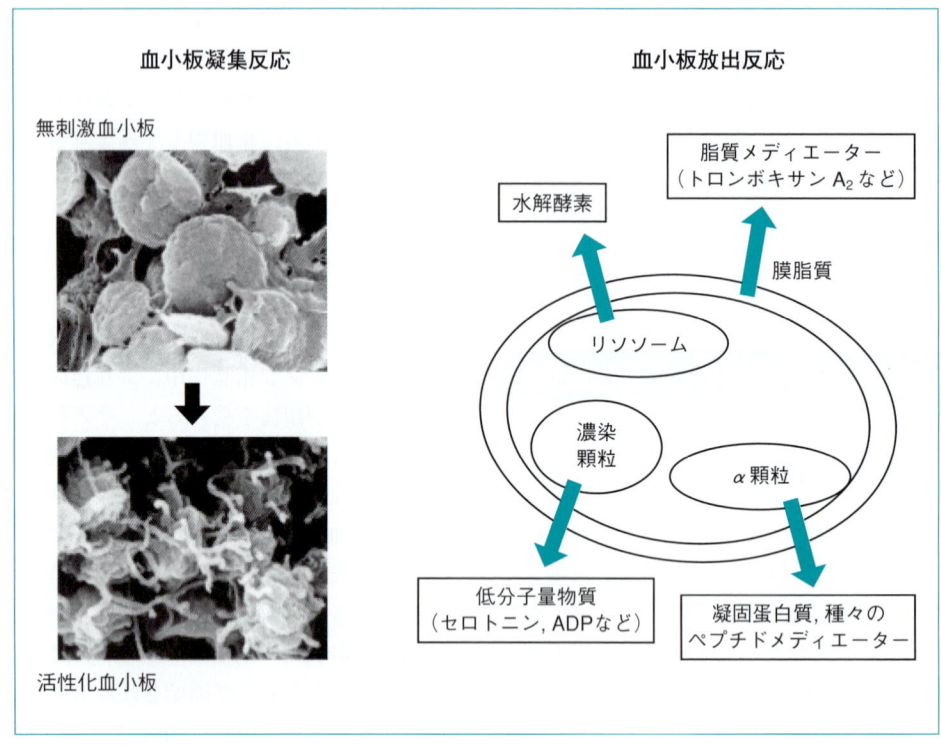

図2　血小板活性化反応
（左）血小板凝集反応：刺激前後の血小板の走査電顕写真（×10,000）を示す．
（右）血小板放出反応：活性化血小板からは種々の生理活性物質が放出される．

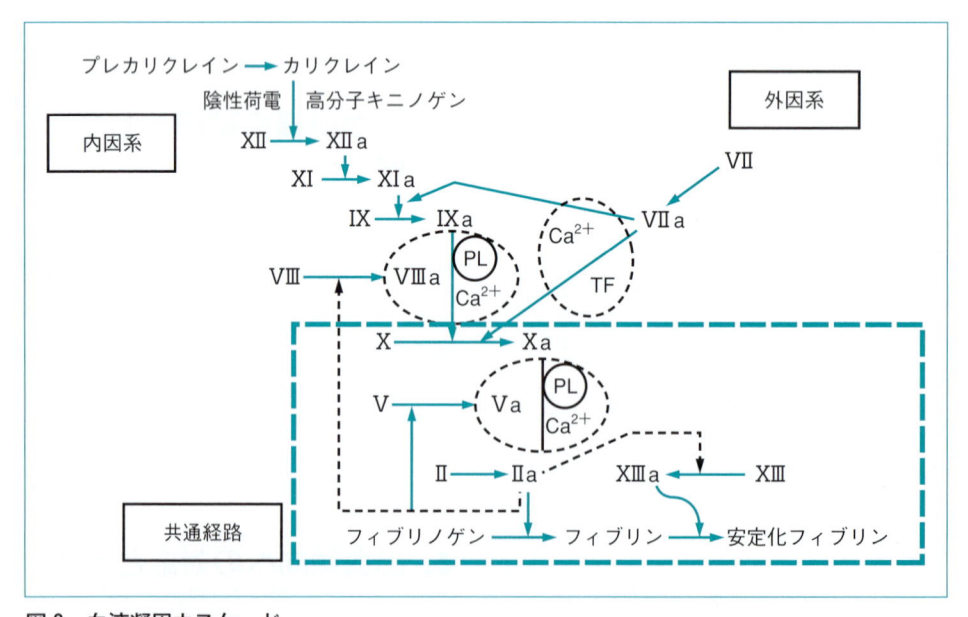

図3　血液凝固カスケード
（エッセンシャル血液病学　第5版，p.219より改変）

して行うわけである．具体的には，表1のような疾患が対象となる．出血性疾患に対する治療は，原因によって異なる．たとえば，血小板の異常に対する新鮮凍結血漿の輸注，凝固の異常に対する血小板製剤の輸注など，不適切な治療では効果があがらない．

C 一次止血の中心である血小板，二次止血の中心である血液凝固

上述の通り，一次止血の中心を担うのは血小板，二次止血の中心を担うのは血液凝固である．ここでは，この観点から，血小板，血液凝固，さらには，線溶反応に関してもう少し詳しく記述する．

1. 一次止血の中心を担う血小板
（図2）

血小板が一次止血の要の細胞であることは上述のとおりであるが，以下のような反応を介して，その機能が発揮される．

a. 粘着反応

血小板粘着反応は，血小板血栓形成の最初のステップである．血管損傷により露出した血管内皮下組織中のコラーゲンやそれに結合した von Willebrand 因子（VWF）に対して，血小板はその膜上の特異的受容体を介して結合（粘着）し，引き続き活性化される．血小板上のコラーゲン受容体として，糖蛋白 glycoprotein（GP）Ia/IIa, GP VI が知られている．一方，VWF に対する受容体として，GP Ib/V/IX 複合体が知られている．特に，VWF と GP Ib 複合体との結合は重要であり，前者の異常のフォン・ウィルブランド（von Willebrand）病（VWD），後者の異常であるベルナール-スーリエ（Bernard-Soulier）症候群はともに重要な出血性疾患である．

b. 凝集反応・放出反応

血管損傷部位に粘着した血小板は，コラーゲン，VWF などにより活性化され，静止時の円盤状から偽足を有した球状に形態変化を起こす．その膜上の GP IIb/IIIa 複合体も活性化され，これの受容体機能が発現される．つまり，血漿中のフィブリノゲンが GP IIb/IIIa 複合体に結合し，この結合を介して血小板凝集反応が惹起される．内皮下組織の成分であるコラーゲン，凝固産物のトロンビンが最も強力な血小板活性化物質として知られているが，上記の止血のしくみを考えると合目的的と考えられる．また，活性化された血小板からは種々の生理活性物質が放出されるが，その中には，血小板自身を活性化させるものがある．これらは，オートクリン的に血小板活性化を促進する方向で作用するわけであるが，具体的には，血小板の濃染顆粒由来の ADP とセロトニン，さらには，膜の脂質二重層に由来するトロンボキサン A_2 などがある．これらは，抗血小板剤のターゲットとして，たいへん重要なものである．

基本的には，血小板膜上には，各種アゴニスト（刺激物質）に対する特異的受容体が存在し，アゴニストの結合により，種々の情報伝達酵素が活性化され，細胞内カルシウム動員，蛋白質リン酸化反応を介して血小板機能が発現される．

一方，cAMP とその上昇に基づく cAMP 依存性プロテインキナーゼ（A キナーゼ）の活性化は，血小板活性化の抑制機序として，きわめて重要である．この経路も抗血小板剤の作用機序を考えるうえで重要である．

c. 凝固促進作用

血小板はトロンビン生成につながる酵素複合体形成のための場を提供することによって，フィブリン形成も促進させる．後記の凝固反応で記述するように，活性化第IX因子（IXa）や活性化第VIII因子（VIIIa）による第X因子の活性化反応，活性化第X因子（Xa）によるプロトロンビン（II）の活性化反応は，いずれもリン脂質二重層における Ca^{2+} 依存性反応である．活性化血小板はこの凝固促進の足場としてのリン脂質二重層（反転したホスファチジルセリン）を提供することによっても，止血血栓形成に重要な役割を演じている．

d. 血小板の異常

血小板数は，通常，15万～35万/μL 程度であるが，5万/μL 以下に減少すると出血傾向が出現し，1万/μL 以下になると非常に危険な状態になる．さまざまな疾患が血小板減少症の原因になるが，骨髄巨核球数が減少するような病態（急性白血病や化学療法後などが代表的）では，骨髄が血小板を十分に産生しなくなり，血小板減少が起きる．一方，末梢で血小板が過剰に消費・破壊される疾患も血小板減少症の原因として重要であり，特発性血小板減少性紫斑病と血栓性血小板減少性紫斑病がその代表である．前者は，抗血小板抗体による自己免疫性機序で血小板減少が起き，後者は，切断酵素の活性が低下することにより VWF の血小板凝集惹起能が異常に高まり，血小板血栓の形成に大量の血小板が消費されるため，血小板減少が起きる．

一次止血に異常を認めた場合は，まず，血小板の異常を疑うが，その最初のステップは血小板数の確認である．もし，これに異常がなければ，血小板機能異常を疑うことになる．

> **サイドメモ：多機能性細胞としての血小板**
>
> 本章の記述にあるように，血小板は，生理的止血栓・病的血栓の形成に中心的な役割を果たす．しかし，近年の研究により，血小板は，血栓形成以外の実にさまざまな（病態）生理学的反応に関与することがわかってきた．動脈硬化，血管新生・修復・リモデリング，癌転移，臓器線維化，炎症・アレルギーなどである．この血小板の多機能性は，血小板が数多くの生理活性物質を貯蔵・産生し，活性化に伴って細胞外へ放出することと関連している．血小板は顆粒成分として，蛋白質・ペプチド性メディエーターの宝庫である α 顆粒，低分子量物質を蓄える濃染顆粒などを有しており，その活性化に伴って開口放出機序で細胞外へ放出される．一方，トロンボキサン A_2 などの活性化血小板由来生理活性脂質も，血管生物学上きわめて重要な役割を果たしている．血小板の多機能性を担う，これらの血小板由来生理活性物質に関しては，現在も盛んに研究が進んでいる．

2. 血液凝固反応（図3）

血液凝固には内因系，外因系の2つの経路があるが，最終的には，共通経路の活性化を通じ，フィブリン形成をもたらす．最近の理解では，生体内において止血血栓を形成する際には，特に外因系凝固経路が重要である．血管傷害部位に発現した組織因子が凝固第Ⅶ因子と複合体を形成し，Ca^{2+} の存在下，凝固第Ⅸ因子を活性型に変換する．また，凝固第Ⅹ因子もⅦaにより直接活性型に変換される．ⅨaはⅧaを補因子として凝固第Ⅹ因子を，またⅩaはⅤaを補因子としてプロトロンビンをそれぞれ活性型に変換するが，このいずれの反応も Ca^{2+} 存在下，血小板や血管内皮細胞の膜リン脂質上で効率よく進行する．この経路のどこに異常があっても止血が障害される．

生体には，この血液凝固過程に対する制御機構が備わっているが，これに関与する主な蛋白は，アンチトロンビンとプロテインC/トロンボモジュリン系，外因系制御因子 tissue factor pathway inhibitor（TFPI）である．アンチトロンビンはトロンビン（Ⅱa）のみならずⅩa，Ⅸa などに対する阻害作用も有し，ヘパリンによりその作用が著しく増強される．トロンボモジュリンは血管内皮細胞膜上の糖蛋白であり，トロンビンの受容体として機能するが，これに結合したトロンビンは，その凝固活性，血小板凝集惹起作用を失う．同時にプロテインCを活性化して凝固を制御する．すなわち，活性化プロテインCは，Ca^{2+} を介してプロテインSの存在下に，Ⅴa，Ⅷaを失活させる．TFPI は血管内皮細胞，単球などで産生され，外因系凝固の制御に重要な役割を果たす．これらの制御因子の欠損または分子異常症，具体的には，アンチトロンビン，プロテインC，プロテインS，それぞれの欠損症は，先天性血栓性素因の代表的なものである．

3. 線溶機構（図4）

フィブリンが形成されると生体内では引き続いて線溶反応が惹起される．この線溶反応の中心を

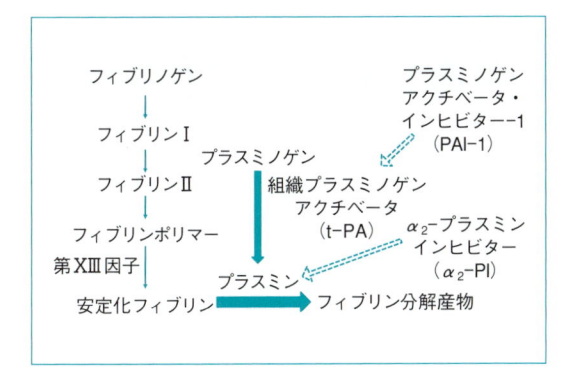

図4 線溶反応

なす因子はプラスミンである．プラスミンはその前駆物質であるプラスミノゲンからプラスミノゲンアクチベータの作用により生成される．プラスミンの生成は，流血中ではほとんど起こらない．一方，血栓上では，フィブリンに結合したプラスミノゲンは組織プラスミノゲンアクチベータによりプラスミンへ効率よく変換される．これは，プラスミノゲンアクチベータのプラスミノゲンに対する親和性がフィブリン上で著しく高まるためである．通常，生体において引き起こされる線溶反応は，血栓の形成に伴う二次線溶反応であり，血栓の形成なしに進行する一次線溶反応は限られたものである．

生体には，この線溶機構に対しても制御機構が備わっている．プラスミノゲンアクチベータの作用は，血漿中または血管内皮細胞膜上に存在するプラスミノゲンアクチベータ・インヒビター-1（PAI-1）によって制御されている．また，プラスミンは，血栓部位に限局してその活性が発揮されるようにα_2-プラスミンインヒビターにより制御されている．

D 病的血栓形成

以上述べてきた生理的止血は，本来，生体防御的に作用するものであるが，病的血栓によって血管が閉塞した状態を血栓症という．つまり，血小板機能・血液凝固反応の亢進，線溶反応の低下により，血栓症がもたらされる．血栓症には，大きく，動脈硬化性病変を基盤として発症する動脈血栓症と，血流のうっ滞や血液凝固活性化が主に関与して発症する静脈血栓症とがある．

1. 動脈血栓症

動脈血栓症は，文字通り，動脈内で病的血栓が形成され，発症する疾患である．大部分の例で，動脈血栓症は動脈硬化を基盤とし，アテローム（粥腫）の破綻に伴って形成される．その代表は脳梗塞，心筋梗塞，閉塞性動脈硬化症などであり，これらは，罹患部位に基づく病名であるが，動脈硬化を基盤とする発症機序は共通であり，合併することも多いため，最近では，アテローム血栓症と総称するようになってきている．

アテローム血栓症の発症・進展には，糖尿病，高血圧，脂質異常症などによる血管内皮細胞の傷害とともに，血小板が大きく関与する．血小板による血栓形成とともに，活性化血小板から種々のメディエーターが放出されることが関係していると考えられている（**サイドメモ**参照）．抗血小板剤により血小板機能を抑制すること（抗血小板療法）がアテローム血栓症に対する中心的治療になっているのもこのためである．

2. 静脈血栓症

静脈，特に下肢のそれ（大腿静脈など）に血栓が生じて発症する．脱水，旅行・長期臥床・手術などによる血流うっ滞，感染などが発症の誘因となる．また，深部静脈にできた血栓が血流に乗って肺へ流れ，肺動脈が詰まると，肺塞栓症となる．この場合，動脈血中の酸素分圧が低下して，呼吸困難などの重篤な症状をきたす．この両者は，密接に関連するため，最近では，静脈血栓塞栓症と総称される．

乾燥した，しかも狭い空間で，長時間にわたって同じ姿勢を余儀なくされる旅客機内での発症は，ロングフライト血栓症（以前のエコノミークラス症候群）とよばれる．また，同様の理由により，

2004年の新潟県中越地震では，自動車の中で避難生活を送る人たちの中に静脈血栓症が相次ぎ，社会問題となった．

静脈血栓は，動脈血栓と異なり，血液凝固の亢進にうっ滞が加わることが原因となる．したがって，抗凝固療法が治療の中心となる．

3. 血栓性素因

動脈血栓症や静脈血栓症が生じやすい傾向を指すが，通常，動脈硬化性病変の発症・進展に関係する糖尿病，高血圧，脂質異常症などは血栓性素因には含めず，このような生活習慣病がなくても，血栓症を発症したり，また，再発するような病態を血栓性素因と称する．

具体的には，40歳前に血栓症を発症したり，再発性であったり，まれな場所(脳静脈洞血栓，門脈血栓，腸間膜静脈血栓など)に発症したりする場合にこれを疑う．また，同じ家族内に血栓症が重なる場合，習慣性流産などの場合にも，これを疑う．

先天性血栓性素因の原因としては，凝固制御因子であるアンチトロンビン，プロテインC，プロテインSの欠損症を考慮する．また，後天性血栓性素因の代表としては，抗リン脂質抗体症候群がある．これらに関しては，各論を参照されたい．

E まとめ

以上，血栓形成機構を，主に，生理的止血の観点から概観した．この機構は，外傷などに伴う出血から体を守る重要な防御機構であるが，過剰な血栓形成機構は，逆に不要な血栓形成をもたらす．出血性疾患のためには，血栓形成を促進する治療が必要となる一方，血栓症には，血栓形成を抑制する治療が必要となる．当然，前者では血栓症が，後者では出血が，重要な副作用となる．

生理的止血と病的血栓形成のメカニズムには，共通の部分が多いのは当然であるが，差異もある．この差異に焦点を合わせることによって，理想的な治療薬の開発が可能となる．たとえば，生理的止血への影響(副作用)が少ない，血栓症に対する治療薬(抗血栓薬)などである．また，臨床検査においても，出血傾向の検査と血栓性素因の検査とは同一ではない．

参考文献

以下の文献はやや専門的であるが，本領域に興味がある場合には勧められる．
1) 日本内科学会雑誌 98 巻 7 号「特集：出血性疾患」，2009
    ※出血性疾患の基礎から臨床まで，広く俯瞰できる
2) 臨床検査 53 巻 10 号「今月の主題：血栓症と臨床検査」，2009
    ※病的血栓症に関して，臨床検査を中心に記述されている

各論 1

第 5 章
血球計数に関する検査

学習のポイント

❶ 血液を試料とする臨床検査を実施するためには，採血は不可欠な医療行為である．採血行為は，医師の具体的指示のもと，検査の目的に限定され，採血部位・採血量・採血を行う場所についてもその条件が規定されている．

❷ 臨床検査に用いる抗凝固剤の種類は測定項目に応じて使い分ける必要がある．抗凝固剤の作用，血液への添加量は異なる．抗凝固血液の保存安定性は測定項目により差があり，また検体によっては抗凝固剤の影響により偽性血小板減少を生じることがある．

❸ 視算による血球計数法は，自動化が進んだ今日においても，自動血球計数機での精確な測定が困難な血小板低値，破砕赤血球出現などの異常検体の確認時，骨髄有核細胞数の算定，自動血球計数機の値付けのための国際標準法などに利用される重要な基本技術である．測定対象の血球が異なっても，基本操作は共通している部分が多い．計数した血球数，計算板の容積，検体の希釈倍率から一定容積あたりの血球数を算出する．

❹ ヘモグロビン濃度測定のためのシアンメトヘモグロビン法，ヘマトクリット値測定のためのミクロヘマトクリット法は，いずれも自動血球分析装置の値付けの際に利用される国際標準法であり，今後も利用される重要な基本技術である．シアンメトヘモグロビン法の測定試薬，測定波長，ミクロヘマトクリット法の毛細管，遠心分離条件，ヘマトクリット値の読み取り法などは標準化されている．

❺ 血球計数項目は最も早くから自動化が進んだ臨床検査領域の 1 つであり，現在は白血球分類，網赤血球数の自動測定も可能となった．日常検査ではこれらの装置を使用して，多数検体を迅速に測定している．オペレーターは使用している機種の測定原理と誤差要因を熟知して，異常検体あるいは技術的な誤差の存在を検出し対処する能力が求められる．

本章を理解するためのキーワード

❶ **採血部位と血球分析値**：採血部位により，検査値に差を認める血球計数項目がある．ヘモグロビン濃度，ヘマトクリット値，赤血球数，白血球数では耳朶血＞静脈血＞指頭血，および血小板数では静脈血＞耳朶血の順である．

❷ **抗凝固剤の種類と用途**：血液学的検査では，キレート剤（EDTA 塩，クエン酸ナトリウム）と抗トロンビン剤（ヘパリン）が利用される．通常，血球計数には EDTA-2K，赤沈や止血検査にはクエン酸ナトリウム，赤血球浸透圧抵抗試験，染色体検査にはヘパリンが用いられる．

❸ **シアンメトヘモグロビン法の測定原理**：抗凝固血液とシアンメトヘモグロビン試薬を混合すると，ヘモグロビンは酸化され，さらに安定なシアンメトヘモグロビンに転化する．540 nm で比色分析して，ヘモグロビン濃度を定量する．

ミクロヘマトクリット法の測定手順：抗凝固した血液をガラス毛細管に入れて，11,000～12,000 rpmで5分間遠心し，全長に占める赤血球層の長さの割合を計測する．

血球計算板：ビュルケル・チュルク式および改良型ノイバウエル式があり，共通する区画（大，中，小）をもつ．深さはともに0.1 mmであり大区画の容積は0.1 μLである．

❹ **赤血球指数の基準範囲と貧血**：赤血球指数にはMCV（平均赤血球容積），MCH（平均赤血球ヘモグロビン量），MCHC（平均赤血球ヘモグロビン濃度）がある．これらがすべて基準範囲内であれば正球性正色素性，低値であれば小球性低色素性，MCVが高値でMCHCは基準範囲内であれば大球性正色素性の3型に分類され，貧血の成因の診断に役立つ．

❺ **視算法による血球算定用希釈液**：目的とする血球によって希釈液が異なる．赤血球数算定で使用するガワーズ液では酢酸でヘモグロビンを変性させ，白血球数算定で使用するチュルク液ではゲンチアナ紫で白血球の核を染色し，酢酸で赤血球を溶血させ，血小板数算定で使用する1％シュウ酸アンモニウムは赤血球を溶血させ血小板を膨化させて，算定をしやすくしている．

自動血球計数の誤差要因：血球凝集（寒冷凝集，偽性血小板減少），異常蛋白の増加（クリオグロブリン，クリオフィブリノゲン），血球増多（白血球数高値），血球形態異常（破砕赤血球，小赤血球，巨大血小板），有核赤血球，溶血などが偽高値，偽低値の誤差要因となる．

❻ **超生体染色**：細胞膜を直接通過する色素（ニューメチレン青，ブリリアントクレシル青など）を用いて，細胞内の構造物を染色する方法を超生体染色とよび，網赤血球染色法がその例である．

A 採血

採血は血液を試料とする臨床検査を行うためには不可欠な医療行為である．臨床検査技師は政令により条件付きで採血行為が許されている．すなわち，① 医師の具体的指示による，② 検査の目的に限る，③ 耳朶，指頭，足蹠の毛細血管ならびに肘静脈，手背および足背の表在静脈，その他，四肢の表在静脈からの採血，④ 1回の採血量は20 mL以下，⑤ 病院，診療所，保健所などの医療機関内での採血が認められている．ただし，採血量については，患者の体調などが考慮されていれば，医師の指示のもとで必要に応じて20 mL以上の採血が可能になった（平成21年1月17日 医政医発第0117001号）．

検査の目的によって採血法とその後の血液の処理は異なり，もしも不適切な採血や処理が行われれば，検査結果に著しく影響し，誤った結果を報告することになる可能性があるので，十分な注意が必要である．

1. 採血部位

採血部位は，少量の血液ですむ場合や，乳児など静脈からの採血が困難な場合は毛細血管採血，そのほかは静脈採血が行われる．採血部位により，検査値に差を認める項目がある．すなわちヘモグロビン濃度，ヘマトクリット値，赤血球数，白血球数では耳朶血＞静脈血＞指頭血であり，血小板数では静脈血＞耳朶血の傾向を示す．

2. 採血前の確認

a. 検査依頼項目と採血管の種類・ラベルの確認

採血管内容物の逆流と逆流時の危険を予防するために，抗凝固剤入り採血管は室温に戻し，内容物を採血管底部に落としておく．

b. 患者の確認

採血前に患者自身に姓名を申告してもらう．できればそのほかに誕生日などを確認し，検査依頼書やラベルの情報と一致するかを確認する．ほかに消毒薬やラテックスによる過敏症の有無，採血時合併症（血管迷走神経反応など）の既往の有無，採血を希望しない部位の有無，食事制限の指示が

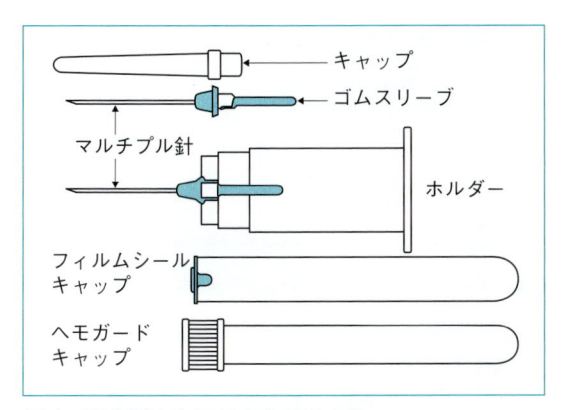

図1 真空採血システム各部の名称

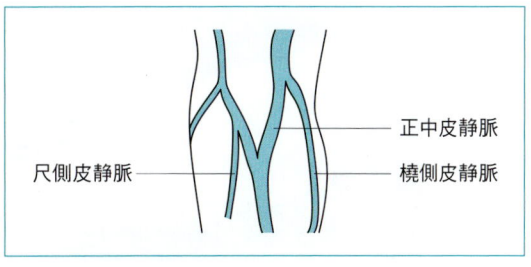

図2 肘窩の皮静脈(左)

遵守されているかなどについて確認する．

3. 静脈採血法

a. 真空採血管採血

1) 器具

① 駆血帯：駆血用ゴムバンド(幅25～35 mm)が推奨されるが，一般には長さ約30 cmのやわらかいアメゴム管を用いることが多い．② 採血用椅子，採血台，採血用腕枕：採血時は気分が悪くなったときに転倒して怪我をするのを防ぐため，背もたれつきの採血用椅子を使用する．採血台は高さ調節のできるものが望ましい．③ マルチプル針，ホルダー，真空採血管：真空採血管採血に用いられるマルチプル針には，採血部位を穿刺する側の針のほか，逆側の真空採血管の蓋側にも針がある．真空採血管側の針はゴムスリーブをかぶせてある(図1)．臨床検査では一般に採血部位を穿刺する側の針の長さが38 mm(1.5インチ)，太さが21 G(針基のカラーコードが緑色)または22 G(針基のカラーコードが黒色)の静脈採血用(RB)を用いる．マルチプル針はホルダーに装着して使用し，使用後は毎回，針をホルダーに装着したまま廃棄する．④ 消毒用アルコール綿，ガーゼつき絆創膏：70％エタノール綿またはイソプロピルアルコール綿を使用する．作り置いたアルコール綿を容器に入れて使用すると，アルコールが蒸発して消毒効果が低下することや，繰り返し容器から取り出していると汚染され，細菌が繁殖することがあるので，個別包装したものを使用するのが望ましい．

2) 採血部位の選び方

通常は，肘正中皮静脈，橈側皮静脈，尺側皮静脈を選ぶが，肘血管皮静脈の配置は，個人差が大きいので，よく観察して血管の位置を確認する(図2)．上腕動脈，正中神経領域が皮下の浅い部位に分布していることがあるので特に注意する．

3) 手技

① 手指を洗浄後，使い捨て手袋を着用する．
② 被検者には，腕を枕の上に出し，肩を少し下げて肘をまっすぐ伸ばしてもらい，腕が宙に浮かないように枕上に置いてもらう(図3a)．
③ 目視および指で触れて，穿刺する血管を選ぶ．
④ ホルダーに採血針を取り付ける(図3b)．
⑤ 駆血帯を装着し(図3c)，被検者に，拇指を中にして手を軽く握ってもらう．
⑥ 指で触れて穿刺する血管を選定し，アルコール綿で穿刺部位を消毒する．
⑦ 採血針の針穴を上に向け，血管に対して30度以下の角度で刺し入れ，ホルダーを固定する．
⑧ ホルダー内に真空採血管を押し込み(図3d)，採血管への血液の流入が止まったら，順次，次の採血管と取り替える(図3e)．
⑨ 採血が完了したら，ホルダーから真空採血管を抜き取ってから駆血帯をはずし(順序を間違えないこと)，握っていた手の力を緩めてもらう(図3f)．
⑩ アルコール綿を穿刺部に軽く当てて，採血針を抜き圧迫し，その後，被検者に止血するまで(健常者では約5分間)圧迫を続けさせる．

図3 真空採血管採血法（左手）

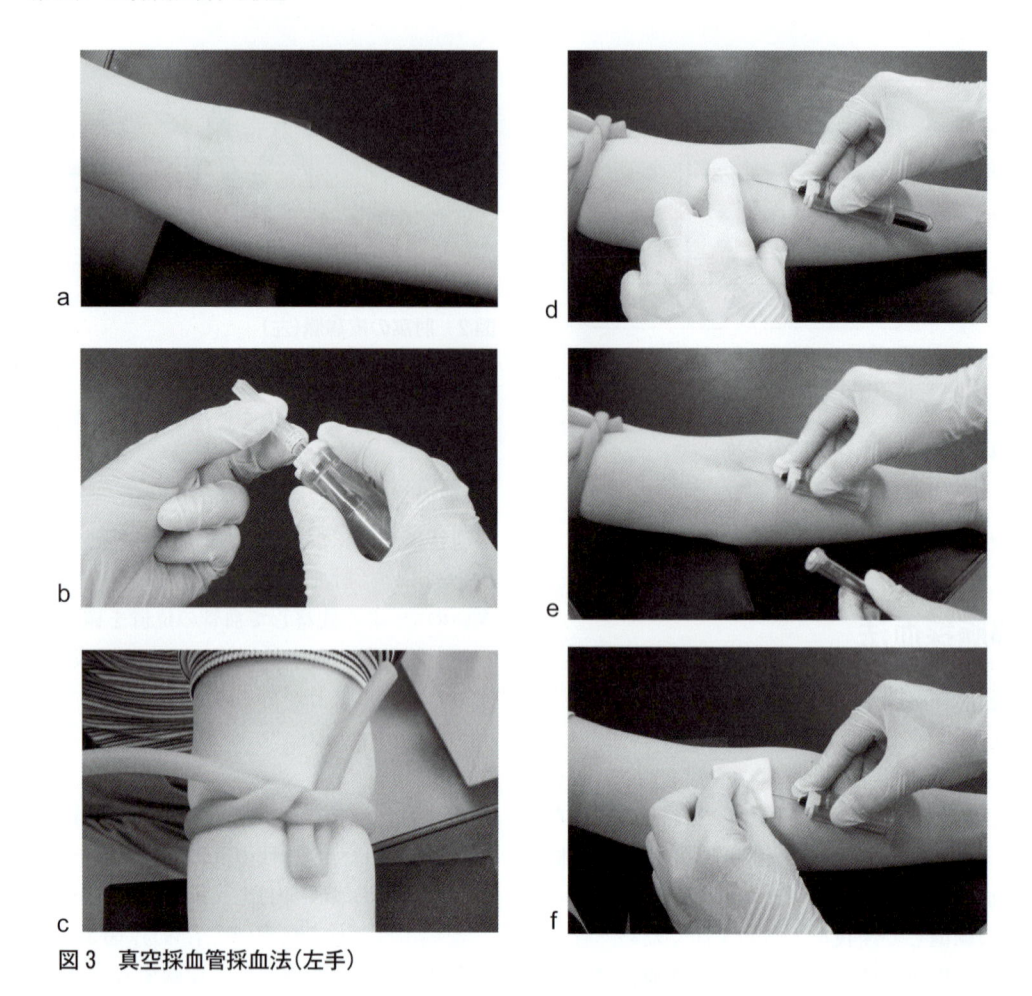

⑪ 採血針とホルダーをそのまま鋭利器材専用の廃棄容器に捨てる．

4）注意
① 真空採血管法では，原則として1本の採血針（ゴムスリーブの耐用状態）で採血可能な真空採血管本数は6本までとする．
② 真空採血管の使用順は，凝固検査用→赤沈用→血清分離用→ヘパリン入り→EDTA入り→解糖阻止剤入り→その他，または血清分離用→凝固検査用→赤沈用→ヘパリン入り→EDTA入り→解糖阻止剤入り→その他とする．
③ 採血中はできる限り真空採血管の底部が下になるように留意する．
④ 真空採血管内への血液の流入が止まったら，採血管内の血液が血管内に逆流するのを防ぐために，速やかにホルダーから真空採血管を抜き取る．
⑤ 翼状針を使用する場合は，刺入後の翼状針が動かないように，翼の部分を指またはテープで止める．

b. 注射器（シリンジ）採血
1）器具
ディスポーザブル注射器（1〜20 mL）（図4），採血針，採血管（一般に真空採血管を使用），その他は真空採血管法に準じる．

2）注意
① 血管が細く真空採血管法が困難な場合などでは，注射器と採血針を用いた採血が行われる．
② 使用前の注射器内には内筒の先に空気が少し

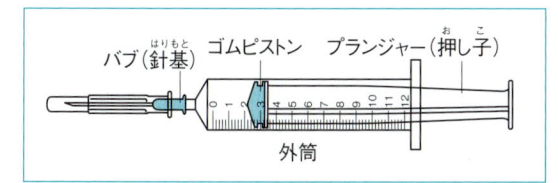

図4 注射器（シリンジ）各部の名称

残っているので，注射器に採血針を装着後に押し出す．1回押し出せばよく，むやみに押し子を前後させる必要はない．
③ 真空採血管への血液の分注方法には，採血針をはずして，真空採血管の蓋を空けて分注する方法と，注射器から採血針をはずさずに，真空採血管に刺し入れて分注する方法がある．
④ 分注の順序は，血液凝固による影響を少なくするため，凝固検査用→赤沈用→ヘパリン入り→EDTA入り→解糖阻止剤入り→血清分離用→その他の順が望ましい．
⑤ 採血者が針刺し事故を起こした場合は，穿刺部から血液を絞り出すようにしながら流水洗浄する．すぐに管理責任者に報告し，施設の手順に従って対応する．

c. 毛細血管採血法

毛細血管採血法は，乳幼児など静脈採血が困難な場合や血液塗抹標本の作製など少量の血液で足りる場合などに実施される．耳朶，指頭，足蹠などから行われる．他の部位での採血が困難な乳幼児では，足蹠から採血する．

1）器具
アルコール綿，消毒ガーゼ，穿刺針，微量容器．

2）耳朶採血法
① 血液による衣服の汚れを防ぐために，滅菌ガーゼを被検者の首から肩に掛ける．
② 穿刺部位をアルコール綿で清拭後，乾いてから耳朶を固定して穿刺針を刺し入れる（図5）．
③ 最初の3～4滴は捨て，それ以後の血液を使用する．

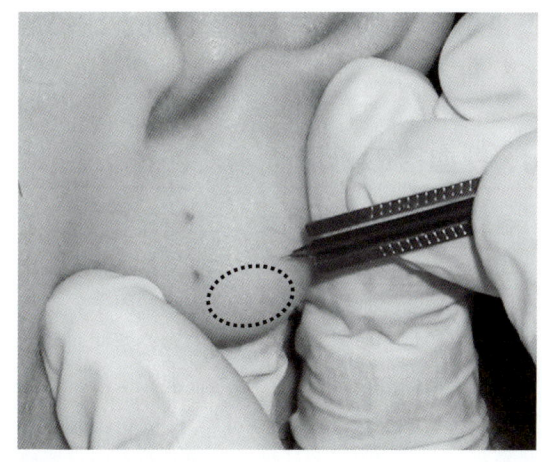

図5 耳朶採血部位
穿刺に適した範囲を点線で示した．

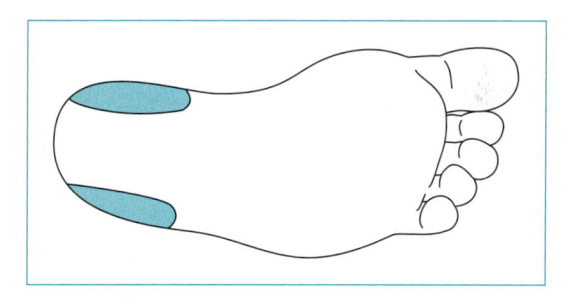

図6 足蹠採血部位
穿刺は踵の中央部を避けて周辺部（青色部分）を選ぶ．

④ 血液を採取後，出血部位を被検者に圧迫させて止血する．

3）足蹠
① 穿刺部位（図6）は踵の中央部を避けて，周辺部を選び，アルコール綿で清拭後，乾いてから固定して穿刺針を刺し入れる．
② 最初の2～3滴は捨て，それ以後の血液を使用する．
③ 血液を採取後，出血部位を圧迫して止血し，ガーゼつき絆創膏を貼る．

4）注意
① 乳幼児は採血を嫌がり暴れることが多いので，あらかじめ母親に十分説明しておき，協力を得る．

② 出血量が少ない場合，無理に絞り出すことは避ける．

4. 採血後の処理

　血液学的検査には，血球検査，凝固系検査，遺伝子・染色体検査などがあり，多くは抗凝固した血液を用いる．血球計数，血液像，凝固系の検査では，一定量の抗凝固剤を入れておいた採血管に一定量の血液を注入し，ただちに混和する．凝固系検査では，4℃で遠心分離して速やかに血漿分離を行い，凝固因子の活性化が起こらない容器に保存する．なお，真空採血管は抗凝固剤の種類を蓋の色で識別できるように国際的な標準化が行われている．EDTA塩入りはラベンダー，クエン酸ナトリウム溶液入りは凝固検査用がライトブルー，赤沈用が黒色，ヘパリン塩は緑色，解糖阻止剤（フッ化ナトリウム）入りは灰色である．

a. 抗凝固剤

　抗凝固剤による血液の抗凝固作用は，血液中のカルシウムイオンをキレート結合して凝固阻止する脱カルシウム作用および抗トロンビン作用によるものに大別される．

1) キレート剤
① EDTA(ethylene diamine tetraacetic acid)塩
　EDTA-2K, -3K または EDTA-2Na 塩が使用されている．国際的標準化では EDTA-2K 塩の使用が推奨されており，国内でも EDTA-2K が最も広く使用されている．EDTA-2K の使用濃度は 1.5〜2.2 mg/血液 1 mL である．
　EDTA塩で抗凝固した検体は，血球形態の変化が少なく，血小板の粘着・凝集作用も阻止するため，血球数の算定，塗抹標本作製用検体の抗凝固剤として用いられる．ただし，稀に EDTA 塩の存在が原因となる偽性血小板減少を認めることがあるので注意が必要である．EDTA 塩は，好中球のアルカリホスファターゼ染色，血液凝固系検査，血小板機能検査，染色体検査，白血球機能検査には使用できない．

② クエン酸ナトリウム
　クエン酸ナトリウムの使用濃度は 109 mmol/L（結晶水が2水塩のときは 3.2%溶液，5水塩では 3.8%溶液）が用いられる．国際的標準化では2水塩を用いた 3.2%溶液の使用を推奨している．血液凝固系検査，赤沈検査に使用する．

2) 抗トロンビン剤
　ヘパリンはアンチトロンビンと複合体を形成し，アンチトロンビンの凝固阻止作用を促進させる．抗トロンビン作用，抗Xa作用などを発揮し，抗凝固作用を示す．赤血球浸透圧抵抗試験，染色体検査，細胞機能検査に用いられるが，DNA分析には適さない．ヘパリンで抗凝固した血液を保存すると，経時的に白血球，血小板が凝集傾向を示すため，これらの算定には使用できない．また血液塗抹標本では背景が染色されるため適さない．
　ヘパリンは酸性ムコ多糖類の1つで，ナトリウム塩またはリチウム塩が用いられ，使用濃度は血液 1 mL に対して，0.01〜0.1 mg である．

b. 検体保存
1) 血球分析（EDTA血）
① 血球数算定：採血後速やかに測定できない場合は，室温で6時間以内に測定する．4℃で保存すれば24時間まで測定可能である．ただし，必ず室温に戻してから測定する．
② 血液像：血液塗抹標本は，採血後速やかに作製する．それが無理な場合は室温保存では3時間以内に塗抹標本を作製しておく．長時間保存した検体では，特に白血球の経時的な形態変化が著しく，塗抹時に壊れる細胞も増加する．

2) 凝固系検査（クエン酸ナトリウム）
① 採血後の血液は抗凝固剤と混合したら，速やかに血漿を分離する．分離後の血漿は氷水中で保存して4時間（APTT）または24時間（PT）以内に測定を終える．
② 抗リン脂質抗体などの循環抗凝血素の検査用血漿に血小板が混入すると結果に大きく影響

するので，血漿分離時は血小板の混入を防ぐ．
③ 血漿を分離後24時間以上保存する場合，−20℃保存では14日間，−70℃保存では6か月まで保存可能である．
④ 冷凍する場合は急速冷凍が望ましく，凍結後はなるべく温度変化の影響を受けないように保存する．

```
ヘモグロビン
    ↓ フェリシアン化カリウム
       K₃Fe³⁺(CN)₆
メトヘモグロビン
    ↓ シアン化カリウム
       KCN
シアンメトヘモグロビン
    ↓
540 nm で比色定量
```

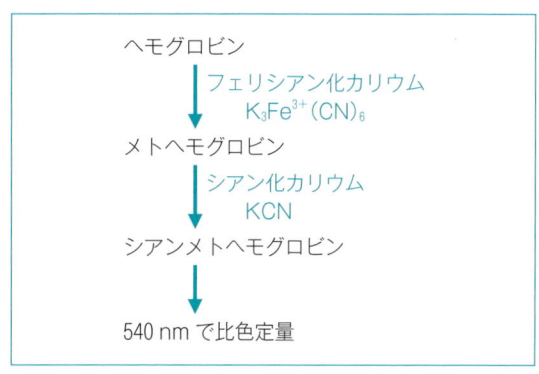

図7　シアンメトヘモグロビン法の測定原理

B 末梢血液検査

1. ヘモグロビン濃度（hemoglobin concentration；Hb，Hgb）

　ヘモグロビン濃度の測定法には，シアンメトヘモグロビン法，オキシヘモグロビン法，アザイドヘモグロビン法など，種々の方法がある．これらのうち，シアンメトヘモグロビン法は測定試薬および反応後のシアンメトヘモグロビンが安定で長期保存に耐え，比色時の吸収極大のピークもなだらかであり，国際標準法として利用されている．

a. シアンメトヘモグロビン法
1）測定原理
　抗凝固血液を測定試薬で希釈すると，試薬中のフェリシアン化カリウムがヘモグロビンを酸化（メト化）してメトヘモグロビンとし，さらにシアン化カリウムが反応し，安定なシアンメトヘモグロビンに転化する（図7）．これを，比色計を用いて540 nm で比色し，別に標準ヘモグロビン液を用いて作成した検量線からヘモグロビン濃度を計測する．スルフヘモグロビン以外のすべてのヘモグロビンの測定が可能である．

2）準備
① 器具
　プッシュボタン式マイクロピペット（20 μL，5 mL を正確に採取可能なもの），分光光度計，試験管，試験管立て．
② 試薬
　ⅰ）シアンメトヘモグロビン用試薬：フェリシアン化カリウム 0.20 g，シアン化カリウム 0.05 g，非イオン系界面活性剤 0.5 mL．
　1/30 mol/L リン酸緩衝液（pH 7.2±0.2）で全量 1,000 mL とする．褐色ビンで保存する．
　ⅱ）標準ヘモグロビン溶液：通常は市販品を購入し，開封後はなるべく早く使用する．ヘモグロビン濃度 16.0 g/dL 前後のヘモグロビン濃度に相当する標準ヘモグロビン溶液が市販されている．

3）検量線の作成
① 試験管4本を用意する．
② 標準ヘモグロビン溶液（10 mL）のアンプルを開封する．
③ 標準ヘモグロビン溶液およびシアンメトヘモグロビン用試薬を，表1に示すように各試験管に分注して穏やかに十分混和する．
④ シアンメトヘモグロビン用試薬を対照にして，測定波長 540 nm で吸光度を測定する．
⑤ 再度，対照の吸光度を確認する．
⑥ 試験管1のヘモグロビン濃度の求め方は次式のとおりである．
　ヘモグロビン濃度(g/dL) = 標準ヘモグロビン溶液のヘモグロビン表示濃度(mg/dL) × 希釈倍数(251)/1,000(mg を g に換算する)
　〔例：標準ヘモグロビン溶液のヘモグロビン表示濃度が 60.0 mg/dL のときの試験管1のヘモグロビン濃度：60.0×251/1,000＝15.06(g/dL)〕

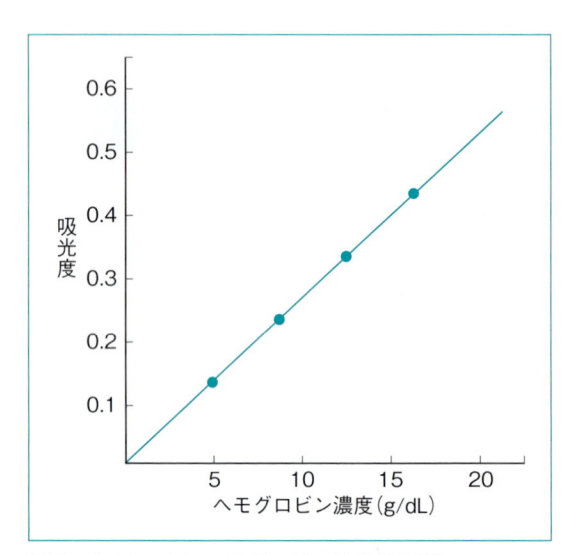

表1　シアンメトヘモグロビン法の検量線作成

試験管	1	2	3	4	対照
ヘモグロビン濃度＊	100%	75%	50%	25%	0
標準ヘモグロビン溶液	約4 mL	3.0 mL	2.0 mL	1.0 mL	0
シアンメトヘモグロビン用試薬	0	1.0 mL	2.0 mL	3.0 mL	約4 mL

＊標準ヘモグロビン溶液の表示値のパーセント濃度を示す．たとえば試験管1のヘモグロビン濃度が16.0 g/dLのとき，試験管2，3，4のヘモグロビン濃度は，それぞれ12.0 g/dL，8.0 g/dL，4.0 g/dLとなる．

4) 血液ヘモグロビン濃度の測定

① 試験管にシアンメトヘモグロビン用試薬5.0 mLを正確に分注する．
② プッシュボタン式マイクロピペットで抗凝固血液を20 µL採取して，チップの外側を清拭し，洗い出し(リンス)法で試験管内の試薬に入れる．
③ 室温で5分間以上静置後，シアンメトヘモグロビン用試薬を対照にして，測定波長540 nmで吸光度を測定する．
④ 検量線または計算により，試料のヘモグロビン濃度を計測する．

5) 計算

①または②により，ヘモグロビン濃度に換算する．
① 検量線：ヘモグロビン検量線の例は図8に示すとおりである．
② 計算式：ヘモグロビン濃度(g/dL)＝試験管1のヘモグロビン濃度×血液の吸光度/試験管1の吸光度

6) 注意点

① シアンメトヘモグロビン用試薬は安定で，室温で1か月以上保存できる．ただし，凍結させてはいけない．
② シアンメトヘモグロビン用試薬としては，van Kampen & Zijlstra試薬を松原らが改良した処方が優れている．松原らはリン酸緩衝液を用いることで高γ-グロブリン血症による混濁を防いだ．
③ 溶血剤として添加する非イオン系界面活性剤としては，Sterox SE，Nonidet P40，TritonX-100などが用いられる．

図8　シアンメトヘモグロビン法の検量線

④ 界面活性剤の影響により強く泡立つので，静かに混和する．
⑤ シアン化カリウムは酸性物質と混合すると，危険なシアンガスを発生する．廃液は容器にまとめて安全に処理する．
⑥ 検量線は直線性に優れ原点を通る．
⑦ シアンメトヘモグロビン用試薬5.0 mLに血液20 µLを加えると希釈倍数は251倍となり，シアンメトヘモグロビン用試薬4.0 mLに血液20 µLを加えると希釈倍数は201倍となる．試験管1のヘモグロビン濃度の計算を適切に行えば，どちらを利用してもよい．

b. その他の測定法

ヘモグロビン濃度の測定法には，比色計を使用する方法として，シアンメトヘモグロビン法，オキシヘモグロビン法，酸やアルカリと反応させてヘマチンに転化させて肉眼比色する方法，鉄濃度

を測定する化学的方法，硫酸銅法で血液比重を測定してヘモグロビン濃度に換算するなど種々の測定法がある．

1) Sahli(Sahli-小宮)法

肉眼比色する方法は電源を必要としないため，測定環境を選ばない利点がある．Sahli-小宮法が有名で，専用の目盛りつきガラス管に 0.1 mol/L 塩酸を少量とり，20 μL の血液を添加して加温することで，赤血球を溶血させてヘモグロビンを塩酸ヘマチンに転化させ，肉眼で比色しながら，この溶液の色調が標準ガラス板の色調と同じになるまで水で希釈する．同じ色調になった時に試験管の目盛りを読めば，ヘモグロビン濃度を計測できる．しかし，反応時間が長い，大量検体処理に向かない，肉眼比色のため精確さに劣るなどの欠点を有する．

2) 硫酸銅法による全血比重測定法

硫酸銅溶液（比重 1.015～1.075）の液面の約 1 cm 上から血液を 1 滴落とす．血滴が少し沈んだ後，液面まで浮上したら血液比重のほうが硫酸銅溶液比重よりも軽く，血滴が底に沈んだら血液比重のほうが重い．血滴がしばらく沈んだ後，浮上も沈下もせずに 10 秒間以上静止したら，その硫酸銅溶液の比重が血液比重と同じである．全血比重の基準範囲は，男子 1.048～1.062，女子 1.043～1.060，献血時の供血者許容域は，全血比重 1.052（ヘモグロビン濃度 12.3 g/dL）以上である．

c. 基準範囲

1) 基準範囲は，性，年齢，採血部位によって異なる．静脈血液で測定した健常成人の基準範囲を示す．
   男性　13.5～17.5 g/dL
   女性　11.5～15.0 g/dL
2) 生後 1 週間以内の新生児では高値を示し，それ以後の小児期は性差がなくなり，成人よりもやや低値を示す．
3) 80 歳以上の高齢者ではやや低値を示す．
4) 妊娠後半では循環血漿量が増加してヘモグロビン濃度は低下し，相対的貧血の状態となり，逆に，下痢，嘔吐，水分摂取不足，多量の発汗などによる脱水状態では循環血漿量が減少してヘモグロビン濃度は上昇し，相対的赤血球増加症となる．

d. 臨床的意義

静脈血液の成人ヘモグロビン濃度が男性で 12.0 g/dL 以下，女性で 11.0 g/dL 以下を貧血，逆に，男性で 18.0 g/dL 以上，女性で 16.0 g/dL 以上を赤血球増加症とする．

2. ヘマトクリット値
(hematocrit；Ht, Hct)

ヘマトクリットは，血液中に含まれる赤血球の容積比をいう．Hematocrit の hemato は血液，crit は分離を意味する．遠心分離機を用いて計測するヘマトクリット値は，遠心分離によって赤血球が詰め込まれた値なので，packed cell volume (PCV) ともいう．測定法は簡便かつ短時間で行うことができ，正確さに優れているので，貧血や赤血球増加症の診断には重要な検査である．

a. ミクロヘマトクリット法

1) 測定原理

内径の均質なヘマトクリット用毛細管に血液を入れて遠心し，赤血球容積が全血液容積に占める比率を，長さで計測する．

2) 準備

ヘマトクリット用毛細管，封入用のパテ（市販品）またはガスバーナー，ミクロヘマトクリット用高速遠心機，ヘマトクリット値読み取り用装置またはノモグラフ．

3) 操作

① 血液を 8～10 回転倒混和または撹拌装置で 2～3 分間混和する．
② 図 9 に示すように毛細管口を血液面に入れ，管を斜めにして血液を流入させて，血液を毛細管

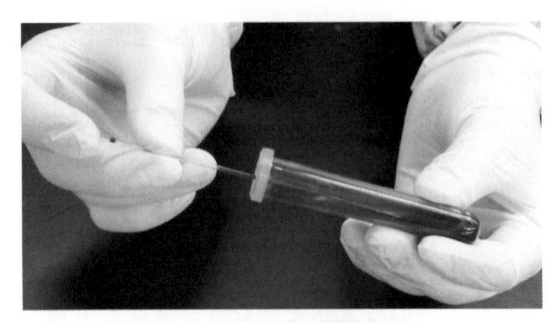

図9 ヘマトクリット管への血液採取法

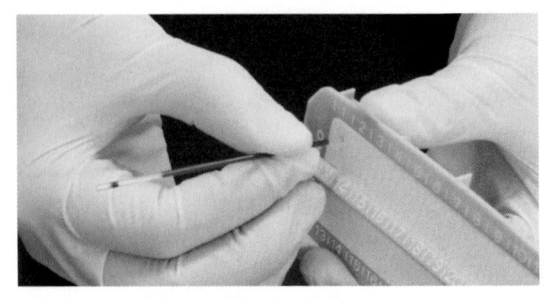

図10 パテで封じる際の持ち方

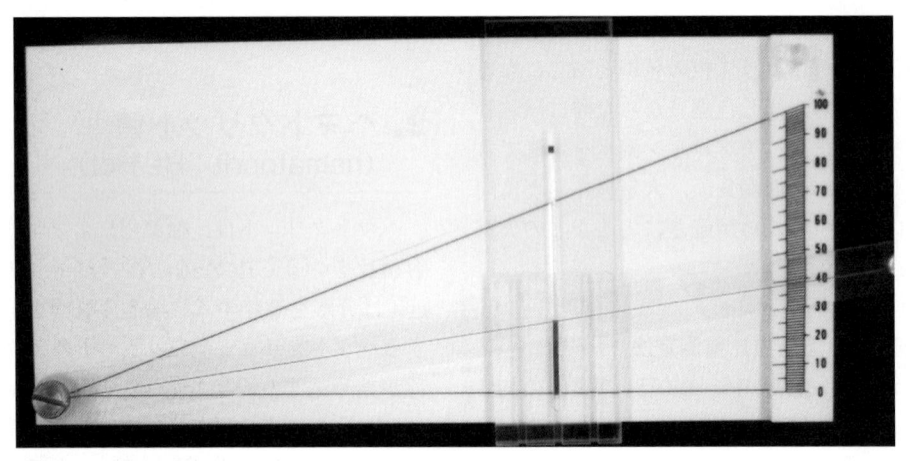

図11 測定板によるヘマトクリット値の読み取り
使用法
1．遠心後の毛細管をカーソル溝にセットする．
2．毛細管内の血球底部を0%線上に合わせる．
3．カーソルをスライドさせて，毛細管内の血漿の上端を100%線上に合わせる．
4．スケールを動かし血球層の上端に合わせ数値を読みとる．

全長の約2/3〜3/4まで採取し，毛細管外壁を清拭する．
③ 血液とパテの間に約1cm空気を入れて，なるべく早くパテで封じる．図10に示すように，封じる側の毛細管口になるべく近い部分（下部）を持ち，毛細管は水平に保ち前後に回転させながら，パテの底まで押し込み，引き抜く．ガスバーナーで封じる場合は，毛細管を水平に保ち，血液を採取しなかったほうの管口側をガス炎中に1mm程度入れて前後に回しながら熱して溶融させて封じる．
④ 毛細管の封じた側を遠心機の外縁にぴったりと接するように置く．遠心機の内蓋をしっかりと装着し，次いで外蓋を閉じる．

⑤ 遠心機の電源を入れ，回転数を徐々に上げ，11,000〜12,000回転5分間遠心する（10,000〜15,000×g）．
⑥ ヘマトクリット値の読み取りは，毛細管を遠心器から取り出し，ヘマトクリット値の読み取り用装置（図11）またはノモグラフを用いてできるだけ早く行う．バッフィーコート（血小板と白血球の層）を含まない赤血球層の高さを読み取る（図12）．

4）注意点
① ヘマトクリット用毛細管：ⅰ）国際標準法では長さ75±0.5mm，内径1.155±0.085mm，両端の管口径の差が2%以内であるホウケイ酸ガ

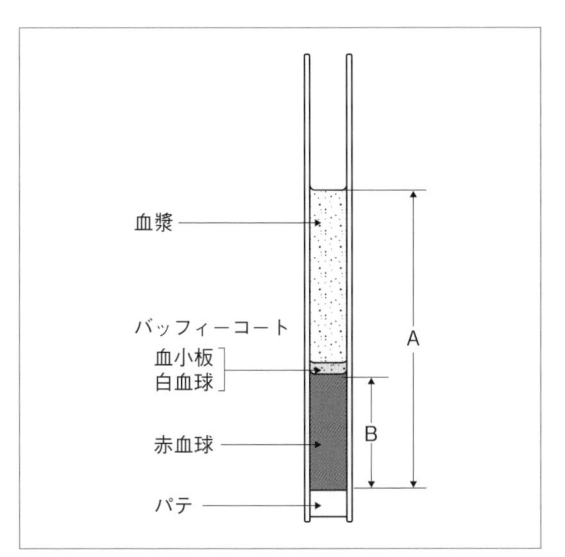

図12 ヘマトクリット値の測定
ヘマトクリット値(%)＝(B/A)×100

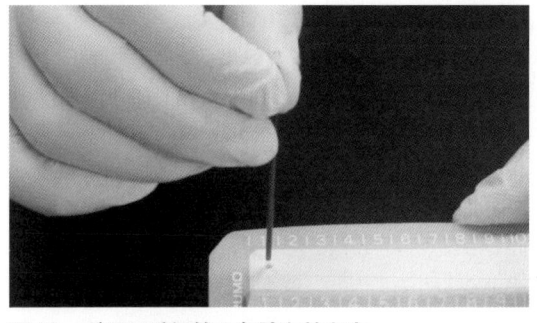

図13 ガラス毛細管の危険な持ち方
パテで封じる際に毛細管上部を持つと，力のかけ方により毛細管が折れて指に刺さることがあり，非常に危険である．

ラス製毛細管を使用する．ほとんどの市販品はこれに準じている．ⅱ）毛細管にはプレイン(plain；青色線)，ヘパリン処理(heparinized；赤色線)があり，抗凝固血液はプレインを用い，ランセットなどで穿刺して得られる末梢血液にはヘパリン処理毛細管を使用する．ただし，ヘパリン処理毛細管では混和が不十分なときは部分的に凝固することがあり，正誤差要因となるので注意する．

② 抗凝固剤：ⅰ）EDTAの過剰な添加は，赤血球を収縮させて，偽低値の原因となる．ⅱ）EDTAで抗凝固した血液を室温で保存すると，ヘマトクリット値は増加傾向を示すので，EDTA-2K加血液では抗凝固後6時間以内に測定する．4℃で保存すれば24時間後まで測定可能である．ただし，必ず室温に戻してから測定する．

③ 血液の混和：カルボキシ(二酸化炭素)ヘモグロビンはオキシ(酸素)ヘモグロビンよりも，わずかに高値傾向(2%未満)を示す．十分に混和して測定する．

④ シール：ⅰ）国際標準法ではパテを使用する．パテで封じる際に毛細管上部を持つと，力のかけ方により毛細管が折れて指に刺さることがあり，非常に危険である(図13)．ⅱ）火炎で封じるときは，毛細管の底面が平坦になるようにしないと，読み取りが困難になる．

⑤ 遠心後の放置：遠心後，長時間放置すると赤血球層の境界が不鮮明になることがあり，誤差要因となる．短時間であれば，横にしたまま放置せず，垂直に立てておいて読み取る．

⑥ 単位：国際的学術雑誌の記述は慣用単位(%)ではなく，一般にSI単位系が用いられる．たとえば慣用単位でヘマトクリット値45.5(%)は0.455(L/L)となる．

⑦ 精度管理：測定値を精度管理目的で使用する際は二重測定し，ヘマトクリット値の差が0.5%以内でなければならない．

⑧ ガラス毛細管が遠心機内で破損したとき：血液が遠心機内に飛び散り，充満しているおそれがあるので，感染予防に留意しなければならない．遠心途中に破損した場合は，電源を切って30分間は蓋を開けずに放置する．遠心機の停止直後に蓋を開けたときに破損に気づいたら，すぐに蓋を閉めて30分間放置する．その後，手袋を着用し，ガラスによる外傷に気をつけて，各部の汚れを除去する．続いて抗ウイルス作用のある次亜塩素酸ナトリウム(市販漂白剤など)の10倍釈液(希釈後はすぐに使用)などで清拭して30分間放置し，その後水で拭いてから乾燥させる．

b. ウイントローブ（Wintrobe）法

血液をウイントローブ管に入れて $2,260 \times g$ で遠心分離する．遠心力はミクロヘマトクリット法の $10,000 \sim 15,000 \times g$ と比べて小さいので，測定値はミクロヘマトクリット法よりも高値である．現在はほとんど使用されていない．

c. 基準範囲

① 基準範囲は，性，年齢，採血部位などにより異なる．静脈血液をミクロヘマトクリット法で測定した健常成人の基準範囲を示す．
　男性　39〜50％
　女性　33〜45％
② 性，年齢，妊娠などによる変動はヘモグロビン濃度の場合と同様である．

d. 臨床的意義

静脈血液の成人ヘマトクリット値は男性で 38％以下，女性で 33％以下を貧血，逆に，男性で 55％以上，女性で 50％以上を赤血球増加症とする．

3. 血球計算板と顕微鏡による血球算定（視算法）

用手法による血球数算定は，血液の一定容積に含まれる血球数を視算により計数するもので，1 μL または 1 L あたりの血球数で表す．現在，日常検査での血球数算定は自動血球分析装置で行われるが，血小板低値検体，偽性血小板減少などで自動血球計数が困難なときや，骨髄穿刺液の有核細胞数を算定する際，現在もこの視算法が用いられる．血球計算板を用いる血球算定法は重要な基本的血球分析技術の１つである．

a. 採血と抗凝固

毛細血管血液または静脈血液を用いるが，毛細血管血液は組織液が混入して凝固または血小板凝集が惹起されることがあるため，静脈血液の使用が望ましい．採血後の血液はエチレンジアミン 4 酢酸（ethylene diamine tetra-acetic acid；EDTA）塩を添加して抗凝固する．EDTA は 2 カリウム塩（EDTA-2K）を使用し，終濃度 1.5〜2.2 mg/mL になるように添加して，8〜10 回転倒混和または撹拌装置で 2〜3 分間混和する．

b. マイクロピペット

チップ交換式のプッシュボタン式液体用微量体積計（以下，プッシュボタン式マイクロピペット）または容積式キャピラリーマイクロピペットを使用する．臨床検査室ではプッシュボタン式マイクロピペットが広く使用されており，容量固定式と容量可変式がある．操作はフォワード法で行われるのが一般的だが，全血液のように粘性の高い試料には洗い込み（リンス法），泡立ちやすい試料（血漿など）の微量採取にはリバース法が有用である．プッシュボタン式マイクロピペットの代表的な操作手順を示す．

1) フォワード法（図 14a）

① プッシュボタン式ピペットのプッシュボタンは 2 段階になっているので，最上段から 1 段目まで押し下げてから，チップの先端を試料中に 3 mm 程度入れてチップ内にゆっくり吸引した後，約 1 秒間静止して吸引が終わるのを待ってからチップを試料中から引き出し，チップの外面についた試料を清拭する．操作中，ピペットは垂直に保つ．
② プッシュボタンを 1 段目までゆっくり押し下げて容器内壁面に排出し，さらに 2 段目までゆっくりと押し下げてチップ内を完全に空にする．

サイドメモ

トラップドプラズマ（trapped plasma；残留血漿）：ミクロヘマトクリット法では，遠心分離により，わずかな血漿が赤血球層の内部に残存する．日常検査では補正する必要はないが，ミクロヘマトクリット法による自動血球分析装置の校正時およびヘマトクリット値が 50％以上のときは補正する必要がある．

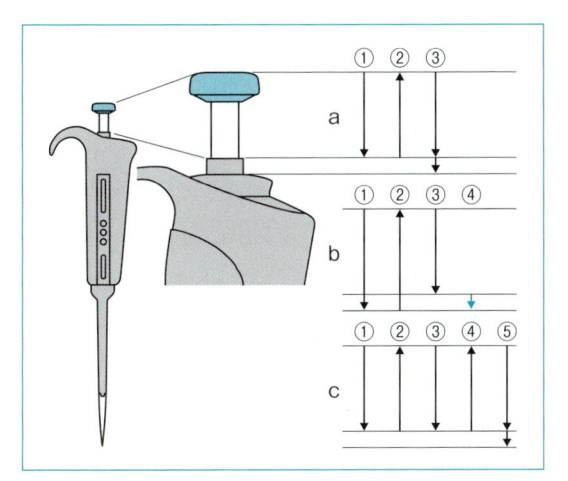

図14 プッシュボタン式マイクロピペットの使用法
a. フォワード法，b. リバース法，c. リンス（洗い込み）法

2）リバース法（図14b）

① プッシュボタンを最上段から2段目まで押し下げ，試料を最上段までゆっくり吸引し，チップの外面についた試料を清拭する．
② プッシュボタンを1段目までゆっくり押し下げて容器内壁面に排出する．チップ内に残った試料は使用しない．

3）洗い込み（リンス法）（図14c）

① フォワード法と同様にチップに試料を採取し，チップの外面についた試料を清拭する．
② 試料を採取したチップの先端を希釈液中に2〜3mm浸漬させて，チップ内の試料をゆっくりと排出・吸引し，チップ内面が透明になるまで繰り返す．
③ 最後にプッシュボタンを2段目までゆっくりと押し下げてチップ内を完全に空にする．

c. 血球計算板（counting chamber）

血球数の算定に用いられる主な計算板には，ビュルケル・チュルク（Bürker-Türuk）式および改良型ノイバウエル（Neubauer）式がある．両計算板ともに外観は図15に示すように，2つの計算室をもつ．

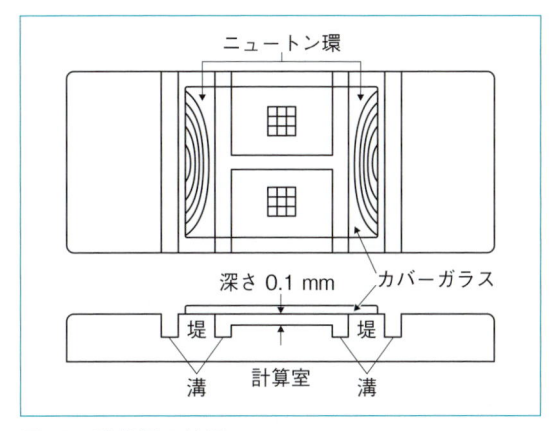

図15 計算板の外観

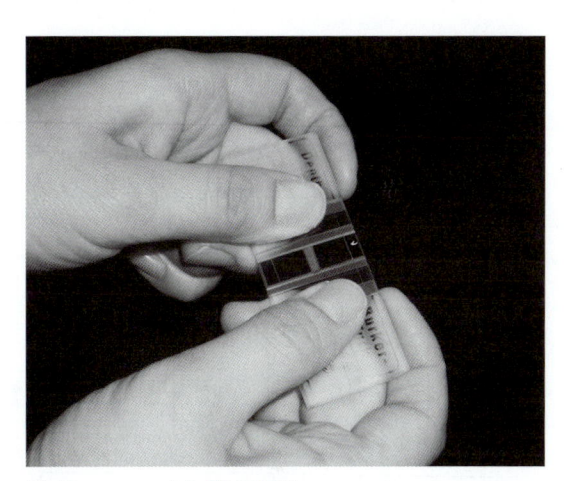

図16 ニュートン環の作製

1）計算板の容積

計算室の深さは，計算板にカバーガラスを載せて前後に擦りながら指で押さえて図の堤の部分に，虹色に輝くニュートン環が生じたときに0.1mmとなるように設計されている（図16）．計算室には目盛り線が引かれており，$1 \times 1\,mm\,(1\,mm^2)$の区画を大区画，$0.2 \times 0.2\,mm$（または$0.25 \times 0.25\,mm$）を中区画，$0.05 \times 0.05\,mm$を小区画とよぶ．中区画は小区画が16個（または25個）集まったものである（図17）．計算板の深さが0.1mmであるから，大区画の容積は$0.1\,\mu L$である．

2）計算板使用上の注意

① 使用後の計算板とカバーガラスは，すぐに流水で洗浄し，次にアルコールで洗浄または清拭後

に乾燥させる．
② ニュートン環が生じないときは，計算板，カバーガラスを清潔にする．
③ カバーガラスと計算板の隙間に希釈検体を流し込む際は，スムーズに1回で流し入れる．
④ 希釈検体が計算室周囲の溝にあふれたとき（図18），必要十分量の希釈検体が計算室に入らなかったとき，または気泡やごみが入ったときには，計算板を清潔にして再度実施する．
⑤ 希釈検体を流し込んだ計算板は，水平に保ち，振動を避け，室温で血球が沈降するのを待ってから鏡検する．赤血球数，白血球数算定では2～3分間，血小板数算定では湿潤状態（図19）で20分間静置する．
⑥ 計算板に希釈検体を流し込んでから観察する前に顕微鏡のステージ上で長時間放置すると，カバーガラス周囲から乾燥してきて分布状態が不均一になり，誤差要因となる．

4. 赤血球数算定（視算法）

a. 測定原理

全血液を赤血球が溶血しない等張塩類溶液で希釈して血球計算板に流し込み，鏡検して一定容積

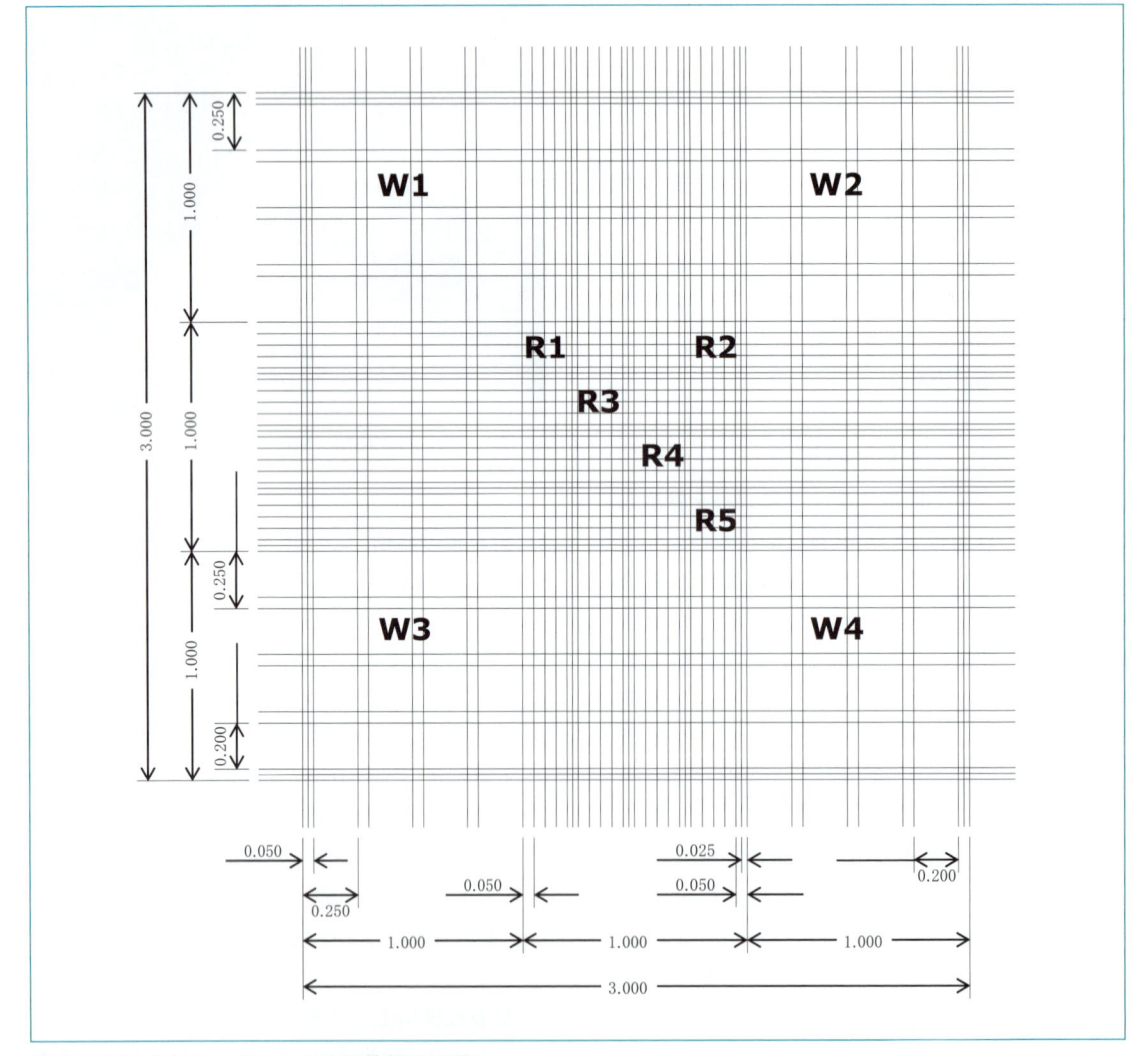

図17 ビュルケル・チュルク式計算板の区画
R：赤血球数算定に利用する中区画5個の例を示す．W：白血球数算定に利用する大区画を示す．

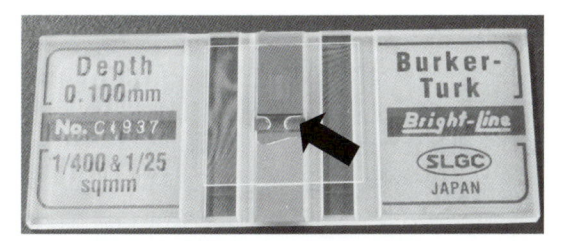

図18　試料が計算室からあふれている例
溝に希釈検体が溢れている（矢印）．

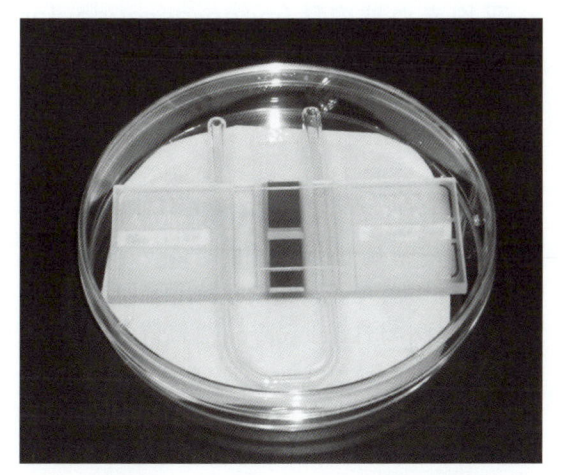

図19　試料の入った計算板を湿潤状態で静置した状態
水で湿らせた濾紙の上にガラス棒などを置き，その上に計算板を置き蓋をする．

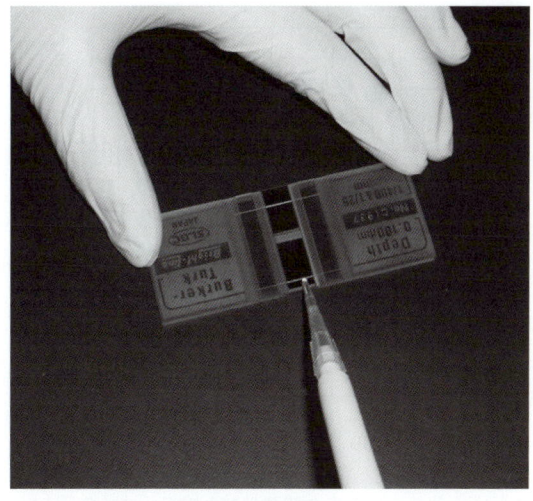

図20　計算板への試料の流し込み方

あたりの赤血球数を算出する．主な希釈液にガワーズ(Gowers)液とホルマリン・クエン酸溶液がある．ガワーズ液に含まれる酢酸はヘモグロビンを酢酸ヘマチンに変え，ホルマリン・クエン酸溶液に含まれるホルマリンが赤血球を固定することで算定しやすくしている．

b. 準備
1) 器具
プッシュボタン式マイクロピペット($1,990\,\mu L$，$10\,\mu L$ を正確に採取可能なもの)，ピペットチップ，ビュルケル・チュルク式または改良型ノイバウエル式計算板，計算板用カバーガラス，顕微鏡，数取り器，小試験管，試験管立て，アルコール綿．

2) 試薬
① ガワーズ液：

無水硫酸ナトリウム　　11.8 g（適量の精製水に溶かす）
酢酸　　　　　　　　　6.2 mL
精製水で全量 200 mL にして濾過後使用する．
② ホルマリン・クエン酸溶液：クエン酸ナトリウム 2 水塩　6.4 g を精製水に溶かして 200 mL とし，40%ホルムアルデヒド 2.0 mL を加えて濾過後使用する．

c. 操作
1) 血液 $10\,\mu L$ を希釈液 $1,990\,\mu L$ に添加して混和（200 倍に希釈）後，計算板に流し込む（図20）．
2) 顕微鏡のステージにセットして 2〜3 分間静置後に鏡検し，中央の大区画内の中区画($0.2 \times 0.2\,mm$) 5 か所の赤血球数の合計を計数する（図17）．鏡検時は最初に総合倍率 100 倍で赤血球の分布状態が均質であることを確認してから，40 倍の対物レンズに替えて総合倍率 400 倍で計数する．中区画 1 個（小区画 16 個）あたりの赤血球数の数え方は図21 に示すとおりである．矢印（点線）に従って○の合計を数える．●は数えない．

d. 計算
中区画 5 か所の容積は $0.2 \times 0.2 \times 5 \times 0.1 = 0.02\,(mm^3)$ であり，血液は 200 倍に希釈されてい

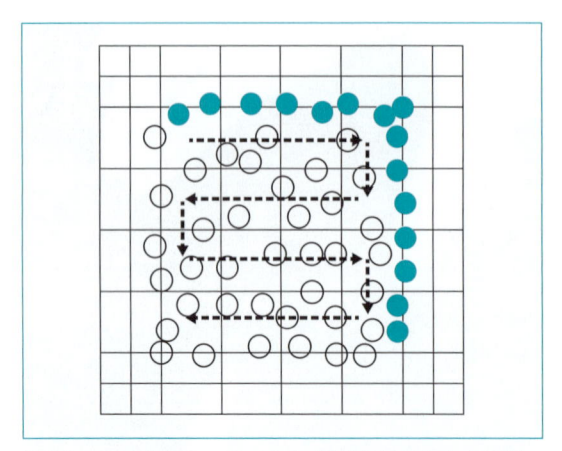

図 21　ビュルケル・チュルク式計算板での赤血球数の数え方
中区画1個あたりの赤血球数の数え方を示す．矢印（点線）に従って○の合計を数える．●は数えない．

る．式中の0.1は計算板の深さである．中区画5か所の赤血球数合計をNとすると，$1\mu L$あたりの赤血球数は $N \times 1 \div 0.02 \times 200 = N \times 10^4/\mu L$ の式で算出される．

e. 基準範囲

1) 基準範囲は，性，年齢，採血部位などにより異なる．健常成人の静脈血の基準範囲を示す．
   男性　410万～523万/μL
   女性　380万～480万/μL
2) 性，年齢，妊娠，採血部位などによる変動はヘモグロビン濃度の場合と同様である．

f. 臨床的意義

基準範囲以下に減少していれば貧血，基準値以上に増加していれば赤血球増加症である．軽症の鉄欠乏性貧血などの低色素性貧血では，ヘモグロビン濃度，ヘマトクリット値は低値でも赤血球数が基準範囲内のことがあるので注意しなければならない．詳細は「赤血球系の疾患」を参照のこと（→p.181）．

5. 赤血球指数（赤血球恒数）

臨床検査値の中には，単独で利用するよりも複数の測定項目を組み合わせて評価するほうが，病態をよく反映する場合がある．赤血球指数はその代表例であり，赤血球数（RBC），ヘモグロビン濃度（Hb），ヘマトクリット値（Ht）の中から2つの項目を組み合わせることで，貧血の成因をよく反映する指標が得られる．1932年にウイントローブが提唱したので，ウイントローブの平均赤血球指数ともよばれる．性差はない．

a. 平均赤血球容積（mean corpuscular volume；MCV）

MCV（fL）＝ Ht（％）× 10/RBC（百万/μL）
MCV（fL）＝ Ht（L/L）/RBC（10^{-12}/L）
基準範囲　89 ± 11 fL

赤血球1個あたりの平均容積を表す．fL（フェムトリッター）は 10^{-15} L に相当する．基準範囲内であれば正球性（normocytic），基準範囲よりも低値であれば小球性（microcytic），高値であれば大球性（macrocytic）という．

b. 平均赤血球ヘモグロビン量（mean corpuscular hemoglobin；MCH）

MCH（pg）＝ Hb（g/dL）× 10/RBC（百万/μL）
MCH（pg）＝ Hb（g/L）/RBC（10^{-12}/L）
基準範囲　30 ± 4 pg

赤血球1個あたりの平均ヘモグロビン量を表す．pg（ピコグラム）は 10^{-12} g に相当する．基準範囲内であれば正色素性（normochromic），基準範囲よりも低値であれば低色素性（hypochromic）という．

c. 平均赤血球ヘモグロビン濃度（mean corpuscular hemoglobin concentration；MCHC）

MCHC（g/dL）＝ Hb（g/dL）× 100/Ht（％）
MCHC（g/L）＝ Hg（g/L）/Ht（L/L）
基準範囲　33 ± 4 g/dL，330 ± 40 g/L

赤血球1個あたりのヘモグロビン濃度を weight/volume %（g/dL）で表す．基準範囲内であれば正色素性，基準範囲よりも低値であれば低色素性という．

d. 注意

① たとえば RBC $500\times10^4/\mu$L, Ht 45.0%, Hb 15.0 g/dL であったとすると, MCV(fL) = $45.0\times10/5.0=90$, MCH(pg) = $15.0\times10/5.0=30$, MCHC(g/dL) = $15.0\times100/45.0=33$ となる. または単位系を RBC 5.00×10^{12}/L, Ht 0.45, Hb 150 g/L と表したときは, MCV: $0.45/5.00\times10^{12}$ (L) = 0.09×10^{-12} (L) = 90×10^{-15} (L) → 90 fL, MCH: $150/5.00\times10^{12}$ (g) = 30×10^{-12} (g) → 30 pg, MCHC: $150/0.45$ (g/L) = 333 (g/L) → 33.3 g/dL のように計算する.

② MCHC が 37 g/dL を超える異常高値を示したときは, ヘモグロビン測定における正誤差要因の存在が考えられるので, 正確さについて検討する.

③ 赤血球指数には MCV×MCHC＝MCH×100 の関係が成り立つ. 2つがわかれば, 残りの1つは必然的に決まるので, 貧血の種類を表現するときには MCV および MCHC が重視される.

e. 赤血球指数による貧血の分類

表2に示す. この分類は貧血の成因の診断に有効である.

表2 赤血球指数による貧血の分類

Ⅰ. 相対的：妊娠など
Ⅱ. 絶対的
  A. 小球性低色素性貧血（ヘモグロビンの合成障害）
    （MCV＜80，MCHC＜32）
    1．鉄欠乏性貧血（鉄欠乏）
    2．サラセミア（グロビン合成障害）
    3．遺伝性鉄芽球性貧血（ヘム合成障害）
    4．慢性疾患に伴う貧血
  B. 正球性正色素性貧血
    （MCV：80～100，MCHC：32～36）
    1．溶血性貧血（赤血球崩壊の亢進）
    2．再生不良性貧血，赤芽球癆（骨髄低形成）
    3．腎性貧血，甲状腺機能低下，肝疾患（二次性貧血）
    4．白血病，多発性骨髄腫（骨髄への腫瘍浸潤）
    5．急性大量出血
  C. 大球性貧血
    （MCV＞100），MCHC：32～36）
    1．巨赤芽球性貧血（DNA 合成障害）
      ① 悪性貧血，胃の全摘後（ビタミン B_{12} 欠乏）
      ② 葉酸欠乏
    2．その他（網赤血球増加）
      溶血性貧血，急性出血，各種貧血の回復期

6. 赤血球直径の計測

顕微鏡で個々の赤血球直径を計測する作業は, 多大な労力と時間を必要とするため, 近年, 臨床的にはほとんど実施されなくなった. 血液塗抹標本の観察および MCV の算出により, 赤血球大小不同などの傾向はほぼ検出可能であり, さらに自動血球分析装置の性能も向上し, 赤血球容積に関する指標や異常メッセージも表示されるようになった.

a. 測定原理

顕微鏡の接眼レンズに接眼ミクロメーターを装着し, 対物ミクロメーター（1目盛りは 10 μm）を使って接眼ミクロメーターの1目盛りが何 μm かを検定しておく. 血液塗抹普通染色標本上の赤血球が重なっていない部分を観察して, 300～1,000個の赤血球の直径を接眼ミクロメーターで読み取り, 分布曲線を作成するとともに, 平均直径を算出する. 赤血球直径の分布曲線のことを, プライス・ジョーンズ（Prise-Jones；P-J）曲線という（図22）.

b. 基準範囲

正常赤血球の直径は約 6～9.5 μm, 平均赤血球直径（mean corpuscular diameter；MCD）は約 7.5～8.0 μm である. プライス・ジョーンズ曲線が健常者よりも右に寄っているのを右方推移（または右方移動）, 左に寄っているのを左方推移（または左方移動）という. 右方移動は大球性, 左方移動は小球性であることを示す. 分布幅が健常者曲線よりも広いものは, 赤血球大小不同を反映している.

c. 臨床的意義

小球性貧血では MCV が低値でプライス・ジョーンズ曲線は左方推移し, 大球性貧血ではこれらの逆となる. ただし, 球状赤血球症は例外で,

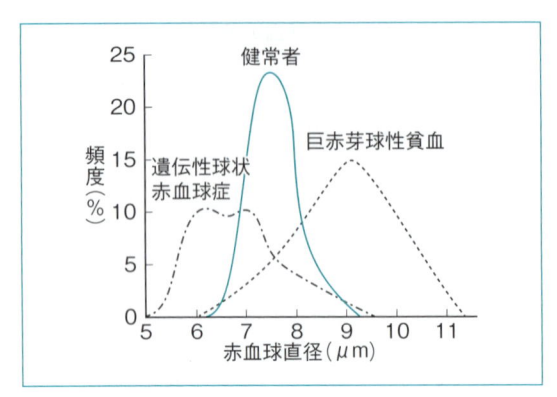

図22 プライス・ジョーンズ曲線

平均赤血球直径は小さくプライス・ジョーンズ曲線は左方推移を示すが，MCV は正球性である．

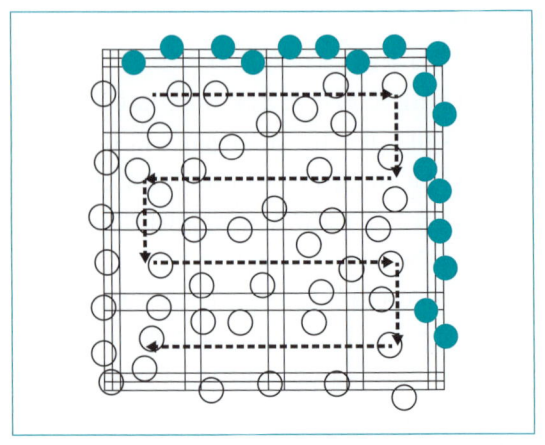

図23 ビュルケル・チュルク式計算板での白血球数の数え方
大区画1個あたりの白血球数の数え方を示す．┈┈▶に従って○の合計を数える．●は数えない．

7. 白血球数算定（視算法）

a. 測定原理

全血液を希釈して血球計算板に流し込み，鏡検して一定容積あたりの赤血球数を算出する．希釈液はチュルク（Türk）液が広く用いられ，チュルク液に含まれる酢酸は赤血球を溶血させ，ゲンチアナ紫は核を染色して白血球を算定しやすくしている．

b. 準備

1) 器具

プッシュボタン式マイクロピペット（90 μL，10 μL を正確に採取可能なもの），ピペットチップ，ビュルケル・チュルク式または改良型ノイバウエル式計算板，計算板用カバーガラス，顕微鏡，数取り器，小試験管，試験管立て，アルコール綿．

2) 試薬（チュルク液）

　1%ゲンチアナ紫水溶液　　1.0 mL
　酢酸　　　　　　　　　　1.0 mL

精製水に溶解して全量 100 mL にして，濾過後，遮光して（褐色ビンなどに）保存する．

c. 操作

① 血液 10 μL をチュルク液 90 μL に添加（10 倍に希釈）して混和後，計算板に流し込む．

② 顕微鏡のステージにセットして 2～3 分間静置後，総合倍率 100 倍で鏡検し，4 隅の大区画（1.0 × 1.0 mm）の白血球数合計を計数し，大区画 1 個あたりの平均白血球数を算出する．大区画 1 個あたりの白血球数の数え方は図23に示すとおりである．矢印（点線）に従って○の合計を数える．●は数えない．

d. 計算

大区画の容積は $1.0 \times 1.0 \times 0.1 = 0.1$（mm^3）であり，血液は 10 倍に希釈されている．式中の 0.1 は計算板の深さを示す．大区画 1 個あたりの平均白血球数を N とすると，1 μL あたりの白血球数は $N \times 1 \div 0.1 \times 10 = N \times 10^2$/μL の式で算出される．

e. 注意

末梢血液中に赤芽球が出現したときの補正：赤芽球が出現した場合，核をもつので誤って白血球としてカウントしてしまうため，多数出現したときは補正が必要となる．たとえば，塗抹標本上で白血球を 200 個観察する間に，赤芽球が X 個出現したとすると，

真の白血球数 = 算定白血球数/(200 + X) × 200

となる．

> **サイドメモ：好中球数の生理的変動**
>
> 生理的変動による好中球数の増加は，運動，一過性のストレス，喫煙などにより，副腎髄質からのエピネフリンの分泌が亢進し，辺縁プールの好中球が循環プールに移動するため，および持続するストレスなどにより増加した副腎皮質ステロイドが辺縁プールから組織プールへの移行を抑制するためなどにより起こる．

f. 基準範囲

① 白血球数の基準範囲は，年齢，採血部位などによって異なるが，性差はない．健常成人の静脈血の基準範囲は，4,000〜9,000/μLである．
② 個人差が大きいが，新生児は2万/μL前後の高値を示し，その後徐々に減少し，その後，乳児期には成人よりも高値を示し，15歳ごろに成人の値に近づく．高齢者では低値を示す．
③ 日内変動を認め，朝方に最も低く，夕方に最も高くなる．
④ 運動，精神的な興奮，疼痛などにより，上昇する．
⑤ 喫煙者は非喫煙者よりも高値を示す．

g. 臨床的意義

生理的変動の大きい項目である．各種疾患において白血球数は増減するが，臨床的には単に数の変化だけをみるのではなく，白血球分類値をもとに白血球の種類ごとの増減に着目することが重要である．白血球数の増加は骨髄での造血の亢進（感染症，造血器腫瘍など）または停滞プールから循環プールへの動員（ストレスなど）が推測され，減少する原因としては，無顆粒球症（薬剤起因性など），貧血（再生不良性貧血，巨赤芽球性貧血など），分布異常（脾機能亢進症など），造血器腫瘍などによる．詳細は「白血球系の疾患」を参照のこと（→p.200）．

8. 血小板数算定（視算法）

血小板数算定法には視算法と自動分析法があり，視算法には直接法と間接法がある．直接法は他の血球数算定と同様に，血液を希釈して計算板に流し込み，顕微鏡で観察する方法であり，間接法は塗抹染色標本を観察して，血小板数と赤血球数の比率を計測し，別に算定した赤血球数から血小板数を算出する方法である．血小板は異物面に粘着し，血小板同士が凝集しやすいこと，直径が2〜3μmと赤血球に比べて小さいことなどから，視算法による算定値の変動幅は他の血球数算定値に比べて大きい．

自動分析法には，自動血球計数機法と蛍光標識した血小板膜抗原に対する特異抗体で染色後にフローサイトメーターで計測する免疫学的血小板数算定法がある．

a. ブレッカー・クロンカイト（Brecher-Cronkite）法（直接法）

1) 測定原理

直接法のうち最も代表的な方法であり，視算法における国際標準法も本法に準じている．全血液を希釈して血球計算板に流し込み，位相差顕微鏡で鏡検して一定容積あたりの血小板数を算出する．希釈液は1%シュウ酸アンモニウム溶液が用いられる．1%シュウ酸アンモニウム溶液は，血小板を凝集させにくく，血小板形態を膨化させ，赤血球を溶血させるため血小板数を算定しやすい（図24）．

2) 準備

① 器具：プッシュボタン式マイクロピペット（990μL，10μLを正確に採取可能なもの），ピペットチップ，ビュルケル・チュルク式または改良型ノイバウエル式計算板，計算板用カバーガラス，顕微鏡，数取り器，小試験管，試験管立て，アルコール綿．
② 試薬：1%シュウ酸アンモニウム溶液．作製後に滅菌フィルターで濾過後に4℃で保存し，もしも濁りが生じたら，新しく作り替える．

3) 操作

① 血液10μLを1%シュウ酸アンモニウム溶液990μLに添加（100倍に希釈）して混和後，計算板に流し込む．

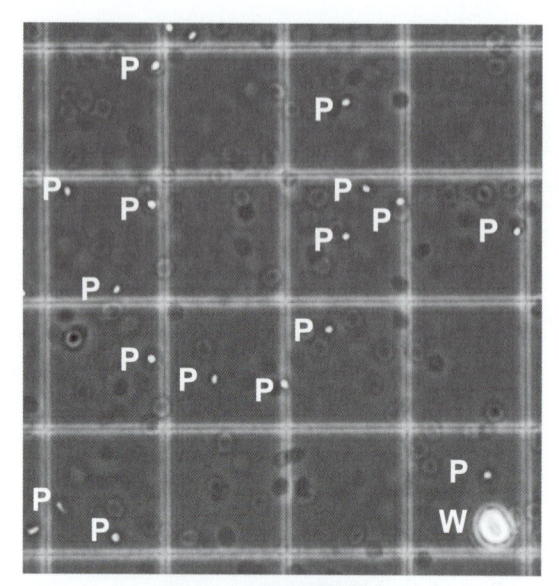

図 24　血小板算定中区画の位相差像
P：血小板，W：白血球，背景に赤血球の残影が残るが，コントラストが異なるので容易に区別できる．

② 希釈検体を流し込んだ計算板は，湿潤状態にして 20 分間以上(ただし 30 分間以内)静置する．
③ 顕微鏡のステージにセットして鏡検し，中央の大区画にある中区画(0.2×0.2 mm)5 か所の血小板数の合計を計数する．赤血球数算定と同様の区画である．鏡検時は最初に総合倍率 200 倍で血小板の分布状態が均質であることを確認してから，40 倍の対物レンズに替えて総合倍率 400 倍で計数する．

4) 計算

中区画 5 か所の容積は $0.2 \times 0.2 \times 5 \times 0.1 = 0.02$ (mm^3) である．式中の 0.1 は計算板の深さであり，血液は 100 倍に希釈されている．中区画 5 か所の血小板数合計を N とすると，$1\mu L$ あたりの血小板数は $N \times 1 \div 0.02 \times 21 \times 100 = N \times 5 \times 10^3/\mu L$ の式で算出される．

b. フォニオ(Fonio)法(間接法)

1) 測定原理

血液塗抹標本を鏡検し，赤血球数に対する血小板数の比率を計測し，別に直接法で算定した赤血球数を乗じて，血小板数を算出する間接法である．

2) 準備

① 器具：血液塗抹染色標本の作製用器具一式，穿刺用器具一式．
② 試薬：14%硫酸マグネシウム溶液(滅菌しておく)．

3) 操作

① 皮膚を消毒後穿刺し，はじめに湧出した血液 3～4 滴は拭きとり，その後湧出する血液を使用する．
② 穿刺部に 14%硫酸マグネシウム溶液(約 3 容)をとり，それに血液(約 1 容)を湧出させて混和する．
③ 14%硫酸マグネシウム溶液と血液の混合液を用いて塗抹標本を作製し，普通染色する．
④ 赤血球 1,000 個数える間に出現した血小板数(P)を計数する．
⑤ 別に赤血球数(R)を算定する．

4) 計算

血小板数($\times 10^4/\mu L$) $= R \times P/1,000$

5) 注意

① 標本保存が可能だが，手技が煩雑で直接法に比べて長時間を要する．
③ 自動血球分析装置で異常値を示したときの原因を確認するのに有効である．
④ 標本上の血球の分布状態や血小板がガラス表面に粘着して壊れることによる測定値の変動が大きい．

c. 基準範囲

① 血小板数の基準範囲は，採血部位，算定法などによって異なるが，性差はない．健常成人静脈血の直接法による基準範囲は，15 万～35 万/μL である．
② 生理的には運動により一過性に増加する．

d. 臨床的意義

血小板減少は日常診療においてしばしば遭遇し，出血症状があればまず血小板数を測定する．

> **サイドメモ：免疫学的血小板数算定法**
>
> 血小板膜糖蛋白GPⅡb/Ⅲa複合体に存在する2つの異なるエピトープに蛍光色素標識CD41抗体およびCD61抗体を結合させて，フローサイトメーターで検出する特異性の高い測定法である．スキャッタグラムから血小板数と赤血球数の比率を計測し，別途，自動血球分析装置で計測した赤血球数を乗じて血小板数の絶対値を算出する間接法である．国際標準法の1つであり，校正のための値付け，自動血球分析装置における正確性の評価のほかに，血小板数著減検体，破砕赤血球出現検体における血小板数の精確な測定に有用である．

一方，血小板数が増加する疾患は限られており，本態性血小板血症，慢性骨髄性白血病，真性赤血球増加症などで増加する．血小板数が増減する疾患であっても，通常，治療によって緩解または軽快すれば，血小板数も回復する．再生不良性貧血，急性白血病などでは，赤血球，顆粒球に比べて血小板数の回復は遅れる傾向にある．

EDTAなどの抗凝固剤に起因する偽性血小板減少症および血小板寒冷凝集素による偽性血小板減少症では，被検者の in vivo で血小板数に異常がないにもかかわらず，in vitro で血小板数が凝集するために，正確な算定ができなくなり，見かけ上血小板数は低値を示す．また，重度の火傷時や破砕赤血球が増加するような病態ではプラス誤差となるので注意を要する．

詳細は「血小板系の疾患」を参照のこと（→ p.225）．

9. 網赤血球数算定（視算法）

網赤血球（reticulocyte）とは，ニューメチレン青などの塩基性色素を用いた超生体染色により，網状，顆粒状構造物が染め出される赤血球のことで，脱核後の赤血球のなかでは最も幼若である．細胞質に含まれるリボ核酸（RNA）が染まる．染色後にみられる構造物は必ずしも網状ではないが，網赤血球とよぶ．普通染色標本上では，少し青みがかった大型で中くぼみのない多染性赤血球として観察される．網赤血球の増減は骨髄における赤血球産生能をよく反映する．

a. ブレッカー（Brecher）法

1）測定原理

生体から取り出した生の細胞を未固定のまま染色することを超生体染色という．網赤血球染色では，血液を固定せずに染色液と混和すると，RNAを含むリボソームが塩基性色素で染色される際に，ほかの細胞小器官やフェリチンなどを取り込み構造物を形成する．

2）準備

① 器具

塗抹標本作製器具一式，ミラーディスク（Miller disc，ミラーの接眼円板）（図25）または視野縮小器（図26），数取器2個，試験管．

② 試薬　ニューメチレン青染色液（ブレッカーの処方）：

　ニューメチレン青（NMB）　0.5 g
　シュウ酸カリウム　　　　　1.6 g

精製水を加えて100 mLとし，濾過後，遮光して保存する．

3）操作

① 容器にニューメチレン青染色液と抗凝固した血液を等量採取して混和後10分間静置して染色する．
② 混合液を十分に混和して，スライドガラスに適量とり，引きガラスで塗抹する．白血球分類用の塗抹標本よりも，やや厚めの標本になるよう

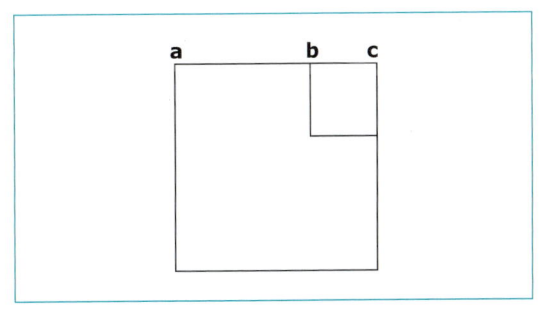

図25　ミラーディスクの区画
ミラーディスクには正方形の大小の区画が刻まれており，ac：bc＝3：1である．

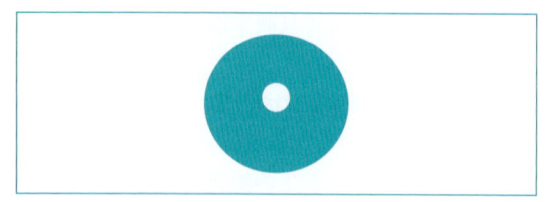

図26 簡易視野縮小器
フィルムの黒い部分やハトロン紙を接眼レンズに装着できるように丸型に切り，中央に小孔をあける．

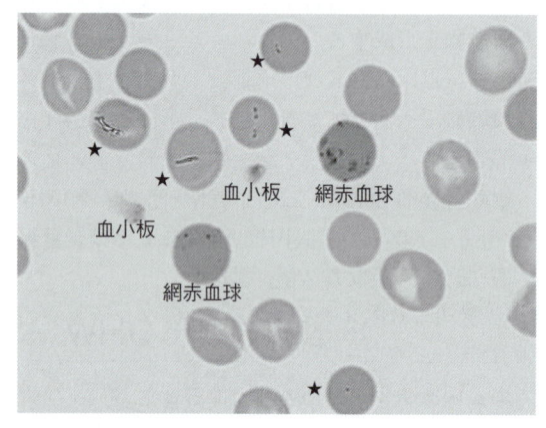

図27 網赤血球と紛らわしい赤血球形態
★は標本作製時に赤血球表面に生じた凹み（アーチファクト）で網状構造ではない．

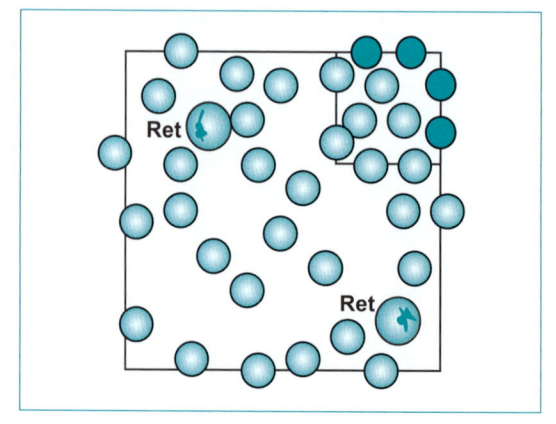

図28 ミラーディスクでの網赤血球と赤血球の数え方
小区画内の赤血球数を数えながら，全区画内の網赤血球数を数える．Retは網赤血球を示す．大区画に網赤血球は2個，小区画に赤血球は7個ある．●は数えない．

に塗抹する．

③ 迅速に乾燥後，弱拡大（総合倍率100倍）で赤血球の分布状態に偏りや重なりが少ない場所を探した後，油浸オイルを滴下して総合倍率1,000倍で鏡検する．顕微鏡の接眼レンズには視野縮小器またはミラーディスクを装着する．

④ 赤血球と網赤血球を合計1,000～2,000個を数える間に出現する網赤血球の出現率を計測し，百分率（％）もしくは千分率（‰）*で表す．

4）判定

① 赤血球は淡い青緑色に染色されるが，網状赤血球には青緑色の細胞質に濃青色の網状，糸状，顆粒状の構造物が認められる（図27）．
② 淡い黄色または黄緑色に染まる赤血球もあるので，見落とさないように注意する．
③ 血小板は青色，白血球の核は紫色で細胞質は青

*RBC 1,000個に対する比率．

く顆粒状に染色される．血小板が赤血球上に重なっている場合は紛らわしいので注意する．
④ 赤血球表面に生じたくぼみや傷を誤って網状構造と判定しないように注意する（図27 ★印）．ステージを上下させると色調および輝き方が異なるので区別できる．

5）計算

① 視野縮小器を使用したとき

網赤血球（％）＝網赤血球数×100／（網赤血球数＋赤血球数）

② ミラーディスクを使用したとき

ミラーディスクの大区画の面積は小区画の9倍である．小区画内の赤血球数を数えながら，全区画内の網赤血球数を数える（図28）．図中の小区画の赤血球数は7個，大区画の網赤血球数は2個を計数する．赤血球数の合計が300～500個になるまで計数する．

網赤血球（％）＝網赤血球数×100／（赤血球数×9）

③ 網赤血球絶対数

網赤血球絶対数（万/μL）＝網赤血球比率（％）×赤血球数（万/μL）/100

6）注意点

① 色素：塩基性色素としてニューメチレン青，ブ

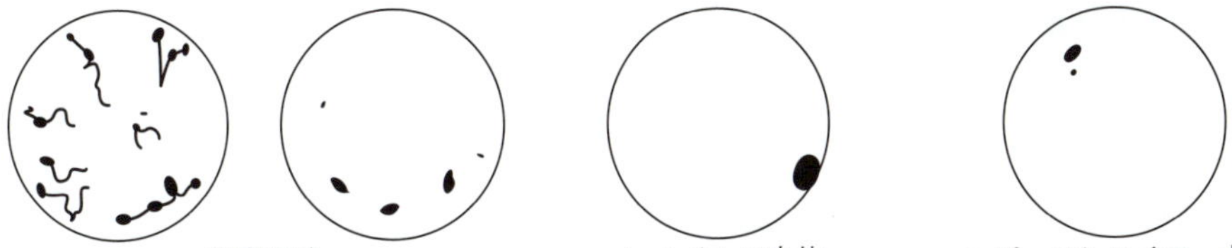

図29 網状赤血球，ハインツ小体，パッペンハイマー小体の模式図

a. 網赤血球
網状構造から顆粒状のものまで種々の染色像を示す．

b. ハインツ小体
直径1～5μmの光を強く屈折する小体で辺縁に1～2個認める．

c. パッペンハイマー小体
濃青色の比較的小さい顆粒を認める．

リリアントクレシル青などが用いられるが，わが国ではニューメチレン青を用いるブレッカー法が広く利用されている．また，ニューメチレン青とメチレン青は別物であるので，色素名をよく確認してから用いること．

② 毛細管の使用：毛細管を使用する場合は，まずニューメチレン青染色液を毛細管の約1/3まで採取し，次いで血液を等量採取する．内容をスライドガラス上に出して混和後に再度毛細管に吸いあげるか，毛細管を回転させてよく混和した後，横にして10分間静置する．混合液をスライドガラス上に出して適量を引きガラスにとり，塗抹標本を作製する．

③ 検体保存：網赤血球は試験管内でも成熟し，網状構造はやがて消失する．消失速度は温度と時間に依存するので，採血後，室温保存するときは6時間以内に測定するのが望ましい．冷蔵保存（4～6℃）では消失速度は遅くなる．

④ 染色液と血液の混合比：貧血または多血症の場合は，血液と試薬の混合比を適宜加減する．

⑤ 網赤血球と鑑別すべきもの（図29）
〔ハインツ小体（Heinz body）〕：赤血球の外周に偏在している直径1～5μmの青緑の円形または楕円形の小体である．顕微鏡のステージを上下させると，輝度が変化して判別しやすくなる．ヘモグロビンが変性（酸化縮合）して生じた産物で，摘脾後，グルコース6リン酸脱水素酵素（G6PD）欠乏症，不安定ヘモグロビン症などで出現する．
〔パッペンハイマー小体（Pappenheimer body）〕：小顆粒状で，網赤血球よりもやや濃い

青色を呈する．非ヘム鉄（フェリチン，ヘモジデリン）が染まる．鉄染色，普通染色でもみられ，鉄芽球性貧血，骨髄異形成症候群（MDS），鉄過剰，摘脾後などで出現する．

⑥ 標本の保存：退色しやすいので，標本を長期間保存するためには染色後の標本をさらにパッペンハイム染色，ライト染色，またはギムザ染色を行うと退色を阻止できる．ただし，色素が沈着して紛らわしくなることがある．

b. 基準範囲

性差はなく，成人では0.8～2.2％，新生児では2.5～6.5％と高値を示すが，生後まもなく成人の数値に近づく．貧血時に検査することが多く，赤血球に対する相対的割合（％）だけでは骨髄での赤血球系細胞の造血能の実態を反映しにくいので，絶対数で判断する．絶対数の基準範囲は3万～9万/μLである．

c. 臨床的意義

網赤血球数の増減は骨髄における赤血球産生能を反映し，増加は赤血球産生の亢進，減少は赤血球産生の低下を示す．網赤血球が増加する場合は必ず骨髄の赤芽球も増加するが，骨髄の赤芽球が増加していても末梢血液中の網赤血球が増加するとは限らない．巨赤芽球性貧血や骨髄異形成症候群などでみられる無効造血がその例であり，骨髄では赤芽球が過形成であるにもかかわらず，末梢血液中の網赤血球は増加しない．ただし，骨髄赤芽球が減少しているときは，網赤血球も必ず減少している．

> **サイドメモ：ICSH（国際血液検査標準化協議会）／CLSI（臨床・検査標準協会）標準法**
>
> 染色液の色素はニューメチレン青（basic blue 24；色素係数番号 C. I. No. 52030）を選定し，アズール B も使用可能とした．色素を pH7.4 の等張リン酸緩衝食塩液に溶解して濾過後使用する．血液と等量混和して染色後，塗抹標本を作製する．ミラーディスクを使用して鏡検分析し，染色顆粒を 2 個以上認めれば網赤血球として算定する．赤血球を 2,000 個以上計数する．フローサイトメトリー法については，核酸染色法による文献が示された．一例として，チアゾールオレンジ染色試薬 1.0 mL に血液 5 μL を分注し，撹拌後，遮光して室温で 30 分間染色後にフローサイトメーターで測定する．血液ではなく緩衝液を加えたものを陰性対照として，ヒストグラムを解析して網赤血球比率を計測する．

1) 増加

① 溶血性貧血でみられ，慢性型では持続的増加を示す．② 貧血が回復するとき，すなわち鉄欠乏性貧血に鉄剤，悪性貧血にビタミン B_{12}，葉酸欠乏性貧血に葉酸を投与した後および大量出血後の回復期には，その 5〜7 日目ごろに一過性に網赤血球が増加する．この現象を網赤血球分利（または網赤血球の分利的増加）という．

2) 減少

① 再生不良性貧血，赤芽球癆，無効造血（巨赤芽球性貧血，骨髄異形成症候群），急性白血病．② 脾機能亢進症では網赤血球が脾臓に取り込まれやすいために低値を示す．

10. 好酸球数算定（視算法）

a. 測定原理

エオシン黄で好酸球の顆粒を染色することにより，鏡検時に低倍率で好酸球を判別しやすくする．好酸球は絶対数が少ないので，正確に計数するために大容量の計算板を用いる．

b. 準備

1) 器具

フックス・ローゼンタール式計算板 4 枚または田多井式計算板 1 枚．

2) 試薬

ヒンケルマン液：エオシン黄 0.05 g，95％石炭酸 0.5 mL に精製水を加えて 100 mL にして，濾過後使用する．

c. 操作（白血球数算定に準ずる）

弱拡大（総合倍率 100 倍）で鏡検し，好酸球数を算定する．

d. 計算

フックス・ローゼンタール式計算板 1 枚の計算室は面積 4×4 mm，深さ 0.2 mm，希釈倍率は 10 倍なので，好酸球数は計算板 4 枚の好酸球数合計を 1.28 で除して算出する．田多井式計算板の計算室容積は 10 μL，希釈倍数は 10 倍なので，計数値そのものが 1 μL あたりの好酸球数となる．

e. 注意

① 好酸球の顆粒は鮮紅色に強く染まるが，核は染まらないので色が抜けて見える．
② 好中球の顆粒も染まるが，慣れれば好酸球に比べて顆粒は小さく染色性は弱いので区別がつく．

f. 基準範囲

日内変動が大きく，早朝空腹時に 70〜440/μL，昼に減少し，夜間には上昇する．

g. 臨床的意義

アレルギー性疾患，寄生虫症，皮膚疾患，慢性骨髄性白血病などで増加し，腸チフス，副腎機能亢進，ショック・外傷などによる強い身体的ストレス，ACTH・副腎皮質ステロイドの投与などで減少する．詳細は「白血球系の疾患」を参照のこと（→ p. 200）．

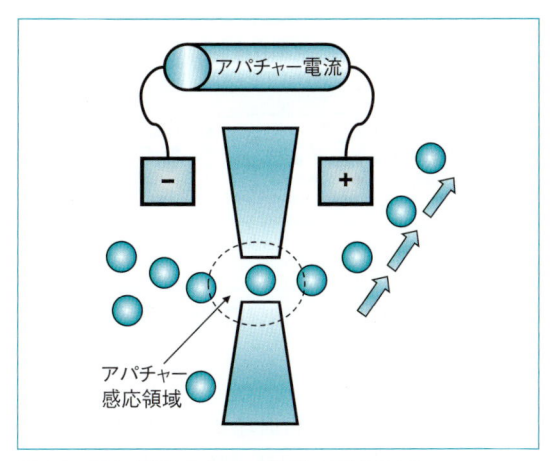

図30　電気抵抗式血球計数機の測定原理

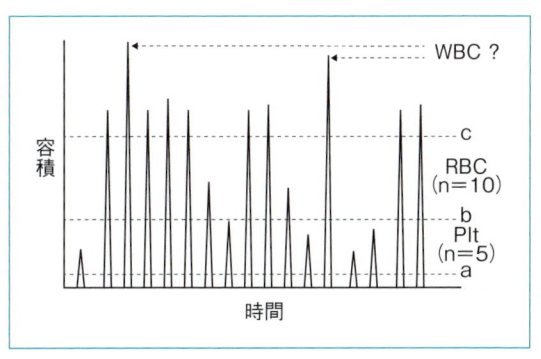

図31　血球サイズと電気抵抗の変化量
図は赤血球・血小板数計測例を示す．a～bは血小板，c以上は赤血球，白血球があればc以上に分布し，容積値は高値となる．

11．自動血球計数

　1956年に電気抵抗方式による自動血球計数装置が開発されてから，臨床検査室における血球分析の機械化，自動化は著しい速度で進展した．初期は検体の希釈が必要な赤血球数または白血球数を計測可能な半自動型の単項目自動血球計数装置であった．その後，ヘモグロビン濃度，ヘマトクリット値，赤血球指数の測定が可能になり，用手法による希釈を必要としない（オートサンプラーつき）多項目自動血球計数装置が開発され，さらに白血球分類，網赤血球比率の同時測定が可能な多機能全自動血球分析装置へと進化した．

　現在はこれらの測定項目のほかに赤芽球，破砕赤血球，幼若顆粒球，血小板大小不同などの血球形態異常を検出することのできる装置が市販されている．保守ならびに精度管理を適切に行えば，精密さ，正確さに優れた分析が可能で，単位時間あたりの検体処理能力も高いことから，臨床検査室になくてはならない装置となった．

a．測定原理

　自動血球計数の測定原理には電気抵抗方式（インピーダンス方式）と光散乱方式（光学検知方式，光学的方式）がある．

1）電気抵抗方式

　脂質二重層をもつ絶縁粒子である血球を電導性のある希釈液に浮遊させた液の入っている槽と，希釈液だけが入っている槽の間に細孔（aperture；アパチャー）を配置し，細孔の内側と外側においた電極に一定の電流を流す（図30）．血球の浮遊している液を吸引し，血球がアパチャーを通過する際に生じる電気抵抗の変化量を計測する（図31）．一定電流条件下では，血球の容積すなわち電気抵抗値の大きさに比例してパルス電圧は大きくなる．パルス数を計数することで血球数，パルス高から血球容積を計測することができる．

① 赤血球数・血小板数：高倍率希釈して測定することにより，赤血球数と血小板数は同一槽内での計測が可能であり，健常検体では白血球数の影響を除外できる．血球の種類ごとにパルス電圧すなわち容積閾値を決めておけばそれぞれの血球種を計数できる．図31のa～bは血小板，b以上は赤血球，白血球があればc以上に分布し，容積値は高値となる．白血球数の異常高値検体では赤血球数を補正する必要がある．

② 白血球数：白血球数は赤血球数・血小板数算定用とは別に検体希釈後，赤血球を溶血剤で処理してから計測する．有核赤血球（NRBC）は核があるので白血球と誤って計数されるため，多数出現しているときは白血球数の補正が必要となる．近年はNRBCや血小板凝集塊による白血球数の正誤差を検出して補正する機能をも

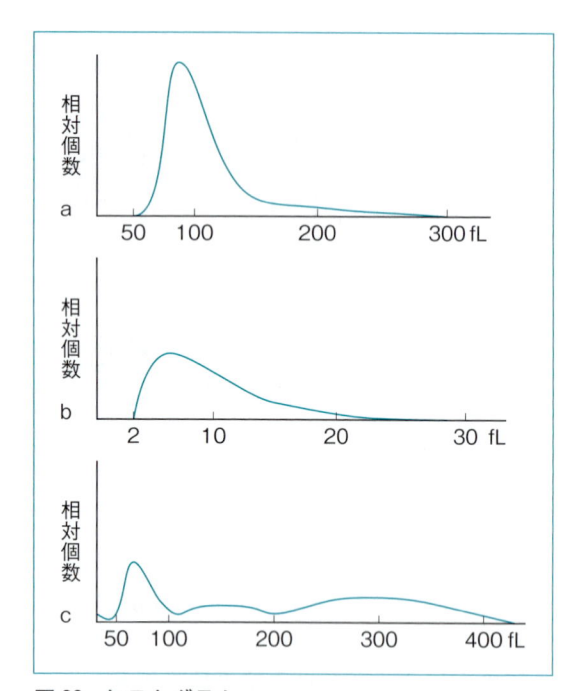

図32　ヒストグラム
a. 赤血球，b. 血小板，c. 白血球のヒストグラムを示す．

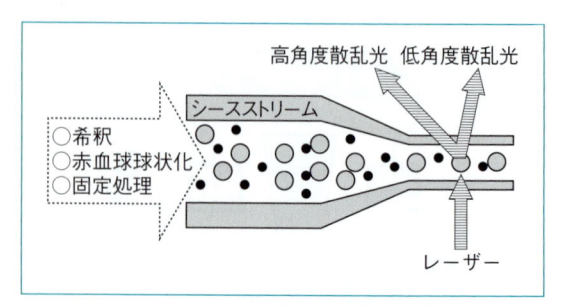

図33　光散乱方式血球計数機の測定原理

つ機種もある．

③ ヘモグロビン濃度：白血球数測定のために溶血剤で処理した溶液を比色分析する．測定原理はシアンメトヘモグロビン法または非シアン法が用いられ，非シアン法には界面活性剤を利用したSLS（ラウリル硫酸ナトリウム）法，アルキルアミンオキサイド法などがある．

④ ヘマトクリット値：自動血球計数機ではヘマトクリット値を直接計測せずに，まず正確な赤血球のヒストグラムを測定し，血球容積に赤血球数を乗じて全容積を算出した後，全赤血球数で除して平均赤血球容積（MCV）を算出する．ヘマトクリット値は次式で算出する．

　　ヘマトクリット値（％）＝MCV（fL）×RBC（$\times 10^6 /\mu L$）／10

⑤ ヒストグラム：横軸に血球容積をとり，縦軸には検出した血球の相対度数（％）をとってグラフ化したもので，血球の粒度分布図とよぶ．ヒストグラムからは，数値だけでは判別しにくい病的あるいは測定上の異常を観察することができる．赤血球，血小板，白血球のヒストグラ

ムを図32に示す．白血球ヒストグラムは機種により，リンパ球＜単球＜顆粒球またはリンパ球＜単球・好酸球・好塩基球＜好中球の順に分布する．

⑥ 赤血球粒度分布幅（red blood cell distribution width；RDW）：分布幅の算出方法には，CV法とSD法があり，CV法を用いる機種が多い．CV法は次式により算出する．

　　RDW（％）＝赤血球容積分布の標準偏差（fL）
　　　　　　　×100／MCV（fL）

2）光散乱方式

フローセルの中に作られたシースフロー（鞘状の流れ）の中を一列に流れる血球に，細く絞り込んだレーザー光またはランプ光を照射し，血球が照射光を横切る際の散乱光を検出器でとらえて電気的信号に変換する（図33）．自動血球分析装置では前方に低角度検出器，高角度検出器，吸光度検出器が配置される．また側方に偏光解析用検出器が配置される機種もある．低角度検出器からの信号量は血球の容積，高角度検出器の信号量は血球内成分の濃度を反映する．

3）自動網赤血球測定

未成熟赤血球に残存するリボ核酸（RNA）を蛍光色素または非蛍光色素のニューメチレン青で染色後，光学的に網赤血球を測定する．自動網赤血球測定により，視算法では検出できない未熟網赤血球に関する新たなパラメーターの測定が可能になった（図34）．

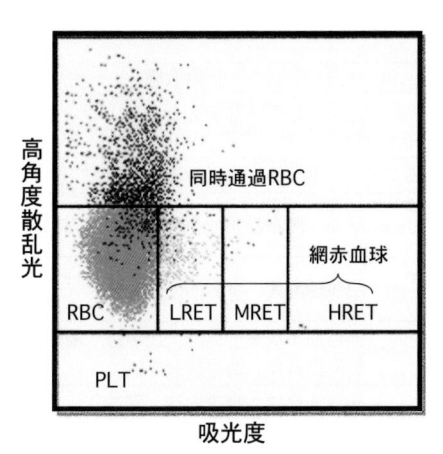

図34 自動網赤血球計数のスキャッタグラム
自動血球分析装置（ADVIAシリーズ；Siemens）スキャッタグラム

4）自動白血球分類

自動白血球分類はフローサイトメトリー方式とパターン認識方式に大別され，日常検査には主にフローサイトメトリー方式の機種が利用されている．フローサイトメトリー方式では白血球5分類（好中球，好酸球，好塩基球，単球，リンパ球）またはペルオキシダーゼ染色を行う機種ではペルオキシダーゼ非染色性大型細胞（large unstained cell；LUC）を加えた白血球6分類を行う．

5）フローサイトメトリー方式

測定原理には，光学（散乱光，吸光度），細胞化学（染色；ペルオキシダーゼ，脂質，核酸），電気的性質（電気抵抗，静電容量，電導度）を単独または組み合わせた種々の装置がある．概略は，希釈した検体中の有核細胞を検出し，ヒストグラムやスキャッタグラム（散布図）を作成し，取り込まれた細胞集団に含まれるイベントの数から白血球数を算定する．白血球数の算定と同時に，または別の経路でヒストグラム，スキャッタグラムの分布座標軸，染色結果などの情報を解析して白血球を分類する（図35a，b）．このほか，有核赤血球，幼若顆粒球，異型リンパ球などの解析を行う機種や出現を示唆する警告メッセージ（フラッグ）を表示する機種などがある．フローサイトメトリー法は分類速度が速い，塗抹標本の作製は不要，分類血

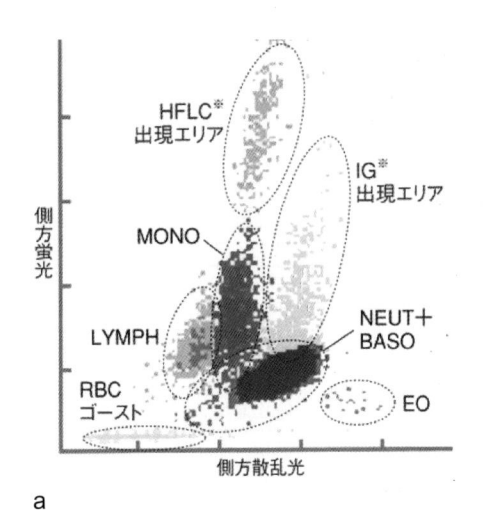

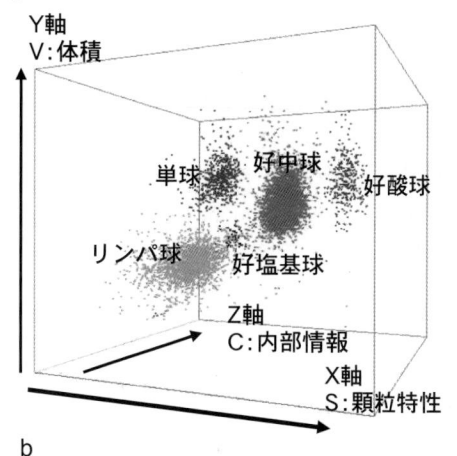

図35 自動白血球分類のスキャッタグラムと3次元概念図
a. 自動血球分析装置（XEシリーズ；Sysmex）のスキャッタグラム．
b. 自動血球分析装置（LHシリーズ；Beckman Coulter）の3次元解析概念図．

球数が多く精密さに優れているなどの長所，および目視確認ができない，標本を作製しないと形態情報を保存できないなどの短所がある．

パターン認識方式としては普通染色標本を自動で顕微鏡走査して血球を検出し，その血球画像をカメラで撮像して得られた画像情報をデジタル変換して保存する．この画像情報を演算処理して血球形態に関する変数を算出し，核（面積，核数，太さ，核周の長さなど），細胞質（面積，顆粒の状態など），色調（色，濃度など）の血球情報を抽出する．あらかじめ装置に入力してある血球の特徴的情報

表3　自動血球分析装置の誤差要因

測定項目	偽高値	偽低値
赤血球数	白血球増多，巨大血小板，クリオグロブリン，クリオフィブリノゲン	寒冷凝集，溶血，小赤血球，凝固
ヘモグロビン濃度	白血球高値，高ビリルビン，高脂血症，M蛋白	スルホヘモグロビン
ヘマトクリット値	高血糖，白血球高値，大血小板，クリオグロブリン，クリオフィブリノゲン	溶血，寒冷凝集，小赤血球，凝固
白血球数	有核赤血球，血小板凝集，赤血球不溶血，クリオグロブリン，白血球断片	白血球凝集，smudge cell
血小板数	破砕赤血球，小赤血球，白血球断片，クリオグロブリン，クリオフィブリノゲン，溶血	偽性血小板減少，巨大血小板，凝固，血小板衛星現象，血小板凝集
MCV	寒冷凝集，白血球高値	破砕赤血球，小赤血球，溶血
MCH	乳び，寒冷凝集，赤血球溶血不良	
MCHC	乳び，寒冷凝集，赤血球溶血不良	

と抽出した血球情報をもとに血球分類する．パターン認識方式は，形態情報の保存と共有が可能，目視確認が可能などの長所，および塗抹染色標本作製が必要，分類速度が遅いなどの短所がある．

b. 注意点

自動血球分析装置で血球計数する際に遭遇する主な誤差要因を表3に示す．たとえば，寒冷凝集を起こした検体では，赤血球が凝集するのでMCVは高値となり，見かけ上赤血球数が減少する．ヘモグロビン濃度は溶血させて比色測定するため影響を受けないので，MCH，MCHCは高値となる．高脂血症や高ビリルビン血症ではヘモグロビン濃度は偽高値となるため，MCH，MCHCは高値となる．白血球数が50,000/μL以上ではヘモグロビン濃度，赤血球数，MCVは高値となる．

> **サイドメモ：平均血小板容積（mean platelet volume；MPV）**
>
> 赤血球のMCVに相当し，血小板1個あたりの容積を意味する．健常者ではMPVと血小板数の間には逆相関が成り立っており，血小板数が減少するとMPVは上昇傾向，血小板数が増加するとMPVは低下傾向を示す．したがってMPVは血小板数と合わせて判読すべきである．再生不良性貧血などの骨髄での血小板産生低下状態ではMPVは低値を示し，血小板の破壊や消費が亢進している特発性血小板減少性紫斑病（ITP）や播種性血管内凝固症候群（DIC）などではMPVは高値を示す．

C 骨髄検査

骨髄検査には，骨髄穿刺による検査（薄層塗抹標本・圧挫標本・組織切片標本検査，骨髄有核細胞・巨核球数算定，遺伝子・染色体検査，細胞表面マーカー検査など）および骨髄穿刺よりも太い針で採取した骨髄組織を用いる骨髄生検（捺印標本・組織切片標本検査）がある．ドイツ語で骨髄のことをKnochenmark（クノッヘンマルク）といい，わが国では骨髄検査を"マルク"と略称でよぶことがある．

骨髄細胞個々の詳細な形態観察が可能で，骨髄有核細胞・骨髄巨核球の算定値から骨髄細胞密度の状態を定量的に知ることができる骨髄穿刺液検査が主に行われる．骨髄生検は末梢血の混入が少なく，組織構造や癌の浸潤の検査に優れている．HE染色，免疫染色などにより，ある程度の細胞鑑別は可能だが，細胞個々の詳細な形態観察には不向きである．

1. 骨髄穿刺

骨髄検査材料の採取は医師が行い，臨床検査技師は採取後の材料を扱うが，穿刺の準備・介助な

ども行うことが多いので，関連事項を理解しておく必要がある．穿刺時には，患者に検査について説明した後，前腸骨稜穿刺では側臥位，後腸骨稜穿刺では伏臥位，胸骨穿刺では仰臥位をとらせる．皮膚の消毒を行い，局部麻酔後に骨髄穿刺針をねじ込んで穿刺し，針先が骨髄に達したら内針を抜き注射器を接合し，骨髄液(0.2〜0.3 mL)を迅速に吸引して採取する．

穿刺液をシャーレ，時計皿，パラフィルム上などに移し，凝固しないうちに薄層塗抹，有核細胞数・巨核球数算定のための希釈操作を迅速に行う．もしも穿刺液を採取できなくても，穿刺針に穿刺液が付着していたら，微量であっても採取して薄層塗抹標本を作製しておく．穿刺が終了したら，穿刺部位を圧迫止血する．

2. 骨髄穿刺液の有核細胞数と巨核球数

有核細胞数(nucleated cell count；NCC)，巨核球数の算定に使用する器具，試薬は，白血球数算定に準ずる．

a. 操作
① 骨髄穿刺液をチュルク液で50倍に希釈して，十分混和する．

表4 健常成人の骨髄像

			日野ら[1] (N=17)		Wintrobe[2] (N=12)	
			平均値	偏差域	平均値	95% 信頼区間
有核細胞数($\times 10^4/\mu L$)			18.5	10〜25		
巨核球数($/\mu L$)			130	50〜150		
顆粒球(M)系(%)	骨髄芽球		0.72	0.4〜1.0	0.9	0.1〜1.7
	好中球	前骨髄球	44.47	40〜50	3.3	1.9〜4.7
		骨髄球			12.7	8.5〜16.9
		後骨髄球			15.9	7.1〜24.7
		桿状核球			12.4	9.4〜15.4
		分節核球			7.4	3.8〜11.0
	好酸球		3.07	1〜5	3.1	1.1〜5.2
	好塩基球		0.13	0〜0.4	0.1*	
	小計		47.67	43〜55	56.8	34.7〜78.8
赤芽球(E)系(%)	前赤芽球				0.6	0.1〜1.1
	好塩基性赤芽球				1.4	0.4〜2.4
	多染性赤芽球				21.6	13.1〜30.1
	正染性赤芽球				2	0.3〜3.7
	核分裂像		0.28	0〜0.5		
	小計		19.7	14〜25	25.6	15.0〜36.2
リンパ球(%)			22.15	15〜25	16.2	8.6〜23.8
形質細胞(%)			1.43	0.4〜2.6	1.3	0〜3.5
単球(%)			4.03	2.8〜5.4	0.3	0〜0.6
骨髄巨核球(%)			0.07		0.1	
細網細胞(マクロファージ)(%)			3.92	1.8〜6.4	0.3	0〜0.8
M/E比(myeloid erythroid ratio)					2.3	1.1〜3.5

* 好塩基球および肥満細胞
[1] 三輪史郎，他：血液細胞アトラス第5版，文光堂，p15，2004 より改変
[2] Wintrobe's Clinical Hematology 10th ed, Williams & Wilkins, p 2743, 1999 より改変

② 大区画中の有核細胞数を計数する．
③ この希釈後の試料で巨核球数も算定できる．ただし，巨核球数は少ないためフックス・ローゼンタール式計算板を用いる．

b. 注意
① 抗凝固していない骨髄穿刺液はすぐに凝固するため迅速な操作が求められる．
② 希釈率や観察する計算板の区画の選択を工夫すれば，NCCと巨核球数をビュルケル・チュルク式計算板で算定できる．

c. 基準範囲
骨髄有核細胞数は10万〜25万/μL，巨核球数は50〜150/μLである．ただし，報告者による変動が大きい．

d. 臨床的意義
骨髄有核細胞数が増加している場合を過形成(hyperplasia)，低下している場合を低形成(hypoplasia)とよぶ．しかし，骨髄穿刺時に末梢血液の混入が多いと，希釈されるため低値となる．したがって，骨髄有核細胞数が多ければ過形成といえるが，少ない場合に低形成であるとは限らない．このような場合は組織標本を観察するとよい．巨核球数も同様のことがいえる．

巨核球数算定は特に血小板減少症の診断に有効である．再生不良性貧血，急性白血病などでは減少し，特発性血小板減少性紫斑病(ITP)を含むその他の血小板減少症では正常または増加する．

3. 健常成人の骨髄像

健常成人の骨髄像(ミエログラム)は**表4**に示すとおりである．

参考文献
1) 日本臨床検査標準協議会:「標準採血法ガイドライン」改訂版(GP4-A2)．JCCLS特定非営利活動法人日本臨床検査標準協議会，2011
※採血を安全・正確に行うための指針が示されている
2) 金井正光(監修):臨床検査法提要 第33版．金原出版，2010
※全領域の検査法について基礎から臨床的意義まで記されている
3) Lewis SM, Bain BJ, Bates I : Dacie and Lewis Practical Haematology, 10th edition. Churchill Livingstone Elsevier, Philadelphia, 2006
※国際的に定評のある検査血液学の教科書である
4) 巽 典之(編):計測技術ティーチング―自動血球分析装置の基本原理．宇宙堂八木書店，2006
※自動血球分析装置の原理，標準化，精度管理について理解を深められる

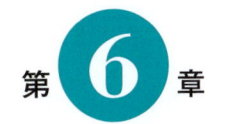

第6章 血球形態に関する検査

学習のポイント

❶ 血球形態検査は血液検査の中で血球計数と同様，最も基本的な検査法の1つである．古くから行われている検査であるが，現在でも最も優れた検査方法として実施され，その臨床的評価も高い．

❷ 本検査は簡単に実施できるが，相当量の情報を得るためには適切な標本作製と適切な染色をすることが重要である．染色性が悪いと細胞判別を誤るだけでなく病型診断を誤ることになりかねない．適切な標本作製と適切な染色が実施できるよう十分に習熟しておく必要がある．

❸ さらに観察者の知識の量に比例することも確かである．標本を詳細によく観察し細胞の特徴を習得することはもちろんのこと，種々の病態に対する細胞変化の知識を十分に身につけることが重要である．

本章を理解するためのキーワード

❶ **薄層塗抹標本作製条件（ウェッジ法）**
血液量，引きガラスの角度と速度に関係する．適切な条件を身につけることが重要である．

❷ **ロマノフスキー染色（効果）**
従来，ギムザ染色は最初に塩基性色素で染色したあとに酸性色素で染めるなど別々に染色していた．これに対し，ロマノフスキーは両色素を混合し染色すると単に青や赤に染色されるだけでなく多種の色調に染色されることを開発した．

❸ **血球の分化・増殖**
分化とは細胞分裂した細胞が自分より成熟した細胞になること．増殖とは数が増えること．造血の基本は3血球系統がごく少数存在する造血多能性幹細胞に由来し，それぞれの細胞が分化・増殖することである．

❹ **3血球系統**
赤血球系，白血球系，血小板系を指す．

❺ **central pallor**
普通染色した末梢血塗抹標本の赤血球で赤血球の両側中くぼみ部分の中央がやや薄く染色された部分である．

A はじめに

血液形態検査は 5 μL という微量の血液を使用し，塗抹標本を作り普通染色を施した後，光学顕微鏡で種々の細胞を観察するもので，古くから現在まで変わりなく行われている．また染色は大きく普通染色と特殊染色に分けられ，特殊染色とは，普通標本だけで細胞の判別ができない，あるいは普通染色での細胞判別の裏づけのために施行する染色法である．細胞化学と称されることもある．

熟練者は末梢血標本観察であれば白血球数と血小板数の概数，貧血の有無やマラリアなど寄生虫感染の有無などの情報を得ることはもちろんのこと，赤血球形態と病態とを組み合わせ考察することにより血栓症の推定までもができる．また，骨髄標本観察では，白血病など造血器悪性腫瘍や特発性血小板減少性紫斑病など血液関連疾患の診断はもとより，脂質代謝異常などに結びつく重要な情報を得ることができる．現在行われている臨床検査の中で，このような微量の血液量から得られる情報量は他の検査には匹敵するものはない．しかし，これらの情報は適切な塗抹標本と適切な染色が施されていなければその情報量は半減もするし，場合によっては診断を誤らせる結果にもなり

かねない．十分に習熟しておく必要がある．

塗抹標本は抗凝固剤を使用しないで作製することが望ましい．しかし現在の病院での日常業務を考えると非現実的なため抗凝固剤 EDTA-2K 加末梢血を用いる．抗凝固剤を使用し塗抹する場合，形態的変化が惹起されるので極力速やかに作製し，少なくとも3時間以内に実施すべきである．もし抗凝固剤加標本で形態的異常がみられた場合，耳朶血や静脈血から直接塗抹標本を作製し確認する．したがって骨髄穿刺検査は簡単にやり直しができないため抗凝固剤を使用しての塗抹はできるだけ避け，直接，骨髄液の塗抹標本を作製すべきである．

次に染色であるが，普通染色は個々の細胞形態を詳細に観察するために実施する．一方，特殊染色は普通染色と異なり，目的とする特定の物質のみを検出することにあることを忘れてはならない．すなわち検出したい物質のあるべき箇所にあるべき反応が局在的に認められ，そのほかには反応が認められないことである．外観上いかにきれいに染色されていても特異性がなければ細胞判別を誤ることはもちろんのこと診断や治療の選択を誤らせることになりかねない．

B 血液塗抹標本作製

血液塗抹標本作製は目的によって大きく2種類に分けられる．1つは血液を薄く塗抹し，細胞の詳細を観察する血液形態観察用の薄層塗抹標本，他の1つは血液中に出現率が低い寄生虫やマラリアなどの検査用の濃塗(厚層)標本である．

血液検査室では一般的に薄層塗抹標本が用いられている．薄層塗抹標本作製には用手法のウェッジ(引きガラス)法とカバーガラススリップ(被いガラス)法がある．また，現在では自動塗抹装置も開発使用されており，ウェッジ法とスピナー(遠心塗抹)法がある．

本項では最も汎用されている用手法によるウェッジ法について解説する．

1. 器具

① 塗抹用ガラス(引きガラスともよぶ)は次のようなものが用いられる．
・スライドガラスに血球計算板用カバーガラスを貼り付けたもの
・スライドガラスの両端を切り落としたもの
・塗抹専用ガラス(市販品)
② ドライヤーあるいは市販専用送風機など
③ 塗抹用スライドガラス
・26×76 mm で厚さが約 1 mm のものが一般的である．片方がフッ素加工(すりガラス様になっている)してあると種々情報が書き込めるので便利である．
・ガラスは保存・保管を良好にするためにできるだけ上質ガラスの使用を推奨する．洗浄なしに使用可能である．
・スライドガラスの再利用：塗抹後染色しないスライドガラスは再利用できる．その場合は約60℃の洗剤溶液に15〜20分間浸し，ガーゼなどで塗抹面を軽く拭き取り，お湯で洗剤を十分に洗い落とし純メタノールかエーテルとメタノールの等量混合液で保存する．使用する場合は脱脂した清潔なガーゼやペーパーワイプなどで拭き乾燥させて用いる．

2. 検体

① 抗凝固剤 EDTA-2K(または 3K)(1 mg/mL)で静脈血を採取し用いる．
② 形態異常が抗凝固剤の影響か判別できない場合は耳朶あるいは静脈血採取時注射針から直接スライドガラスに血液を採り標本を作製する．

3. 操作法(右利きの場合の説明)

① 検体の入った試験管を凝固(フィブリン出現)がないか確認する．
② 少なくとも5〜6回転倒混和する．
③ スライドガラスを左手の親指と人差し指・中指

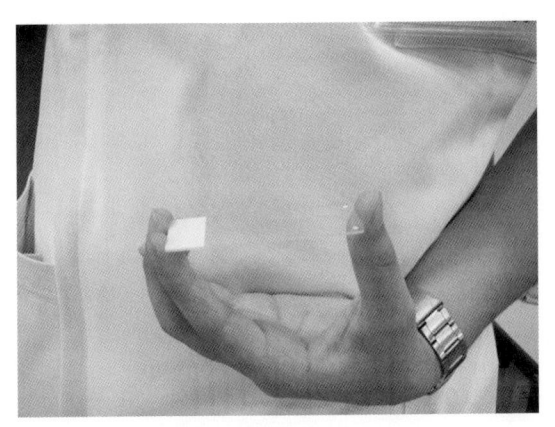

図1　スライドガラスの持ち方

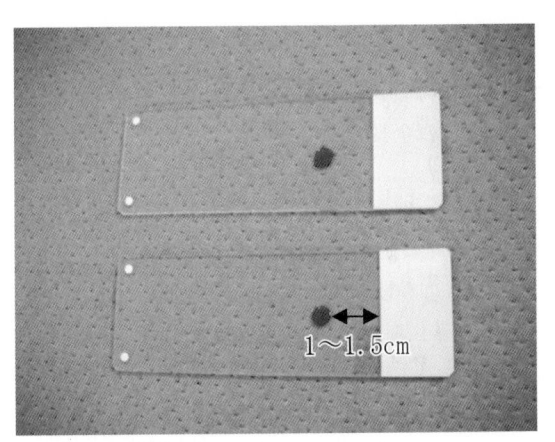

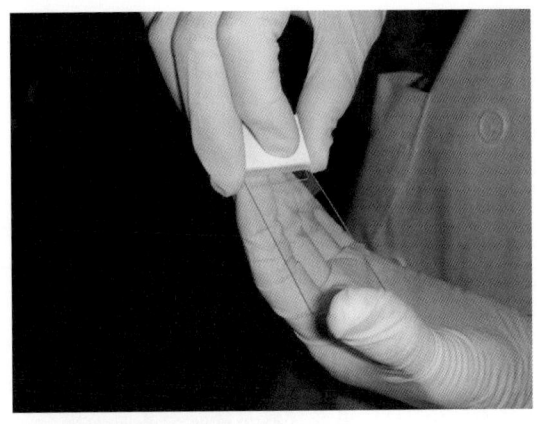

図3　引きガラスの持ち方

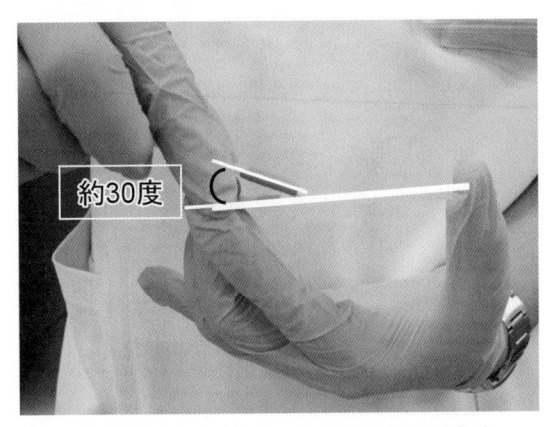

図2　血液滴の塗付点

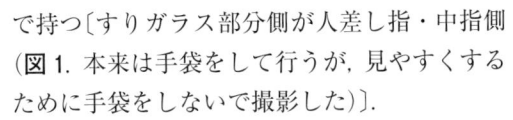

図4　塗抹用ガラスとスライドガラスの保持角度

で持つ〔すりガラス部分側が人差し指・中指側（図1．本来は手袋をして行うが，見やすくするために手袋をしないで撮影した）〕．

④ スライドガラスのすりガラス部分から長辺側約1cm中央に血液5μLを置く（図2）．

〔ポイント〕血液の量が多くなると厚く長い標本に，少ないと薄く短い標本になる．

⑤ 塗抹用ガラスの持ち方：両端を親指と中指で持ち人差し指は引きガラスの中央に軽く添える（図3）．

⑥ 塗抹用ガラスを血液より親指側に置き，静かに血液に触れるまですりガラス部分方向に移動し，血液に触れたら止める．

⑦ 塗抹用ガラスが血液に触れると左右均等に広がる．もし血液が左右均等に広がらない場合は塗抹用ガラスを上下に軽く動かし引きガラスの端まで血液を均一に広げる．

〔ポイント〕塗抹用ガラスの血液が触れる部分を消毒用アルコール綿で清拭しておくことが重要である．毎回清拭すると検体の持ち越しもなくなるので推奨する．

⑧ 塗抹用ガラスとスライドガラスの角度を約30度に保持した状態（図4）でスライドガラス上を滑らす感覚で親指に突き当たるまで一定速度で押し進める．途中で止めず親指にあたるまで進み，引き切ることが重要である．速度は引き初めから塗抹終了までの時間が約0.5秒となるようにする．

表1　塗抹標本作製の各条件とできあがりの関係

塗抹条件		標本	
		長さ	厚さ
血液量	多い	長い	厚い
	少ない	短い	薄い
角度	大きい	短い	厚い
	小さい	長い	薄い
速度	速い	短い	厚い
	遅い	長い	薄い

〔ポイント〕(1) 患者試料が貧血や多血の場合，血液量，角度や速度で調整する．
(2) 角度が大きいと厚く短い標本に，小さいと薄く長い標本になる．
(3) 速度が速いと厚く短い標本に，遅いと薄く長い標本になる．0.5秒間は引き初めからスライドガラスの親指まで到達する時間である．
(4) 塗抹用ガラスはスライドガラスに強く押しつけない．

⑨ 塗抹が終了したらただちに冷風で乾燥する．冷風の強さは塗抹面が約10秒間で乾燥する程度が適切である．

〔ポイント〕上記至適条件で塗抹した場合，10秒間で乾燥する．血液の塗抹標本は染色前によく乾燥させることが重要である．乾燥が不十分の場合，標本中に水分が存在することによりメタノールでの固定が悪くなり，たとえば，赤血球に空胞様の穴ができたりする．

⑩ 標本のすりガラス部分に鉛筆で名前や染色名など情報を記入する．

〔ポイント〕鉛筆以外で情報を記入するとメタノールで消失してしまうことがある．

表1に種々の条件による標本のできあがり状況をまとめる．

4. 標本のできあがり

適切な標本の条件を以下に述べる．図5に適切(a)と不適切(b〜f)を示す．

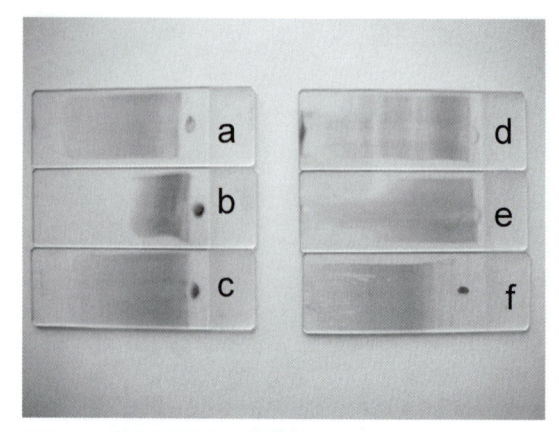

図5　末梢血塗抹標本の種々
a：適切，b〜f：不適切

① 塗抹面の長さと厚さ．
・塗抹面の全長はスライドガラスの1/2〜1/3とする．
・塗抹面の厚さは塗抹標本の引き終わりから約1/3付近で血球を観察する部分ができるだけ広くなるように作製する．

〔ポイント〕血球観察部分とは赤血球が均一で，かつ赤血球が2個以上重ならない部分が視野の50%以下のところである（標本観察の項，図9参照）．

② 塗抹面の幅
・スライドガラス短辺両脇が約10%残るよう塗抹する．

③ 塗抹面の引き終わり
・引き終わりは必ず作ること．
・引き終わりは上下対称で直線になること．

④ 塗抹面の模様
・長辺方向にすだれ様の縞模様や塗抹面に抜け穴ができていないこと．

C 染色法-普通染色

血液塗抹標本から多岐にわたる情報を得るためには適切な塗抹標本作製と適切な染色が必要である．また，個々の血液細胞を観察・判別するための基本となるのが普通染色である．普通染色には

ライト(Wright)染色，ギムザ(Giemsa)染色，ライト・ギムザ(Wright-Giemsa)二重染色，メイ・グリュンワルド・ギムザ(May-Grünwald-Giemsa)二重染色(パッペンハイム染色)がある．

核の染色性がよいのはギムザ染色でライト染色やメイ-グリュンワルド染色は顆粒の染色性がよい．現在の臨床現場ではこれらの長所を生かしたライト・ギムザ染色やメイ-グリュンワルド・ギムザ二重染色が行われている．

染色方法は標本を1枚ずつ染める方法と染色用バットを使用し染色する方法がある．前者は染色色素が標本に付着したり標本が剥がれたりすることがあるため後者を推奨する．後者の場合，失敗はほとんどない．

1. 染色原理

ロマノフスキー(Romanowsky)は，マラリア検出のための染色法を改良し，ロマノフスキー染色(効果)を開発し血液細胞観察に応用した．ロマノフスキー染色(効果)とは，塩基性色素で染色後に酸性色素で染めるなど別々に染色していたのに対し，両色素を混合し染色すると単に青や赤に染色されるだけでなく多種の色調に染色されることである．以後，改良が重ねられ現在の安定した染色法が確立された．すなわち，従来は塩基性色素のメチレンブルーで染色後に酸性色素のエオシンで染めていたが，これ以外に塩基性色素と酸性色素を混合することにより生じる中性色素を染色に追加した．

その原理のメカニズムはいろいろ考えられているが，現在，イオン結合が最も大きく関与するとされている．染色液中の色素は水溶液中で塩基性色素であるチアジン系色素，メチレンブルーやアズールBなどは正($+$)に，酸性色素であるエオシンYは負($-$)にイオン化する．

水溶液中で正($+$)に荷電するメチレンブルーやアズールBのような塩基性色素は固定化された蛋白質の負($-$)に荷電する核(DNAリン酸基)に結合し，紫色を呈する．また，同様にリボソームのようにRNAリン酸基を含む細胞質には塩基性色素であるメチレンブルーが結合し淡青色に染まる．水溶液中で負($-$)に荷電したエオシンYのような酸性色素は固定化された蛋白質の正($+$)に荷電する赤血球内ヘモグロビン，酸性好性顆粒(好酸球顆粒)などアミノ基を多く含む部位に結合し赤色を呈する．

中性好性顆粒(好中球顆粒)は塩基性色素と酸性色素がそれぞれ結合するか，または両者の化合物である中性色素が顆粒中の脂質に溶け込むと考えられている．

現在，ギムザ染色液はアズールⅡエオシンとアズールⅡがグリセリン／メタノール液に溶解されている．核のDNAは化学的官能基であるリン酸基を有するため塩基性色素のアズールBでその染色性は高まるが，ギムザ染色液はライト染色液やメイ-グリュンワルド染色液に比較しその絶対量が多いため核の染色性がよい．ライト染色液には多染性メチレンブルーが多く，メイ・グリュンワルド染色液は中性色素(Methylene blue・eosinate)が主体なため核の染色性が悪くなるが，細胞質の染色性はよい．

細胞質や細胞質に存在する顆粒の染色性は以下のような染色状態を示す．好中球の顆粒は基本的には塩基性色素と酸性色素から生じる中性色素が染色に動員される．好酸球は酸性色素のエオシンYで，好塩基球は塩基性色素のメチレンブルーやアズールB，その他，種々チアジン系色素が結合し本来ならば青染するはずであるが，好塩基性顆粒は異染性を示すために黒紫色に染まる．リンパ球や単球はリボソームRNAにメチレンブルーが結合し，淡青色に染まる．異型リンパ球の細胞質が青く染まるのは細胞質内のリボソームRNAの増加によりメチレンブルーが結合するためである．幼若細胞の細胞質は塩基性に染色されるが，これは細胞分裂の際，2個分の細胞質を産生するためにm-RNAからのリボソームRNA量が増加するためにメチレンブルーが結合し青染すると考えられる．

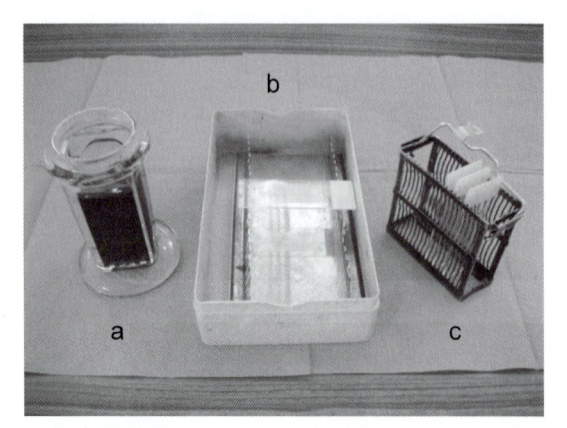

図6 染色器具
a. 丸形ひだ付きドーゼ，b. 染色箱と標本載せ台，c. 染色カゴ

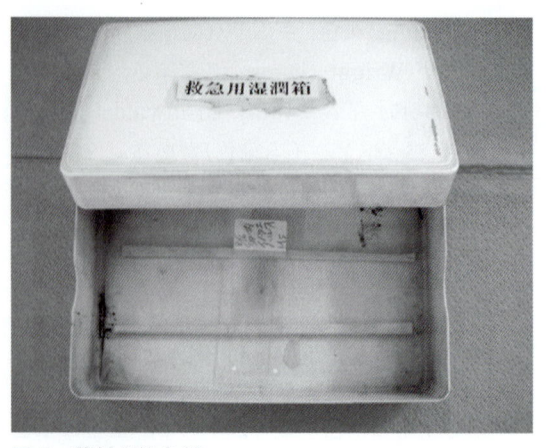

図7 蓋付き染色箱
2本の割り箸を平行に置いた状態．

2. 器具

① 50 mL ひだ付き丸型ドーゼ（以下ドーゼと略）（図6），② 水洗用容器：ビーカーなど水が溜るものでよい，③ 染色箱：染色台がセットでき蓋のできるものがよい（図7），④ 染色台：標本保管用ハシゴ（図7）（割り箸やガラス棒2本を平行に並べたものでもよい）．

3. 試薬調製

① 保存緩衝液：1/15 mol/L pH 6.4 リン酸緩衝液
② 使用緩衝液：1/150 mol/L pH 6.4 リン酸緩衝液：①を精製水で10倍希釈する．
〔ポイント〕1/15 mol/L で使用すると染色性が悪くなることがある．
③ ギムザ染色原液：市販試薬．ギムザ希釈液：使用時，②の緩衝液50 mLに③のギムザ原液2.5 mLを駒込ピペットで採りその駒込ピペットで静かにパンピング混和する．
④ ライト染色原液：市販試薬をそのまま使用．
⑤ メイ-グリュンワルド染色原液：市販試薬をそのまま使用．

4. 操作法

a. ライト染色

ライト染色はバット法では染色性が悪いので載せガラス法を紹介する．
① 塗抹標本作製後，冷風乾燥
② 塗抹標本を染色箱の染色台に載せ，ライト原液を標本面が覆われるくらい載せ2分間染色する．
〔ポイント〕ライト液はメタノールに上述した色素が溶解されているため，標本の固定も兼ねることができる．
③ 使用緩衝液をライト液を捨てることなく同量追加し，液をこぼさない程度に口で吹いて両者をよく混和し，10分間染色する．
④ 水洗する場合は，染色液を一気に捨てることなくスライドガラスのフロスト側から静かに水を注ぎ染色液を捨てる．さらに水洗用容器で15～30秒水洗．
〔ポイント〕染色後水洗時，染色液を一気に捨てると染色色素が標本に付着する．標本に付着した染色色素はなかなか取れないので注意して水洗する．
⑤ 標本裏面の色素をペーパーワイプなどで拭き取る．
⑥ 冷風乾燥
〔ポイント〕温風で乾燥すると変色するので冷風

で乾燥のこと．

b. ギムザ染色
① 塗抹標本作製後，冷風乾燥
② 純メタノール45 mL入りドーゼに標本を1～2分間浸漬する．
〔ポイント〕ギムザ染色ではギムザ原液を用いるのではなくギムザ希釈液で染色するため，あらかじめメタノールによる固定が必要である．ギムザ原液はメタノールとグリセリンの混合液に上述の色素が溶解させてある．ライト原液より色素濃度が濃く調整してあるため原液は使用せず，希釈液を調整する．
③ 冷風乾燥
④ ギムザ希釈液45 mL入りドーゼに標本を15～20分間浸漬する．
⑤ 水洗用容器で15～30秒水洗
⑥ 冷風乾燥
〔ポイント〕染色枚数が少ない場合はドーゼ法ではなく，載せガラス法を用いたほうが経済的である．載せガラス法で染色した場合は水洗後，必ず標本裏面の色素を拭き取る．

c. ライト・ギムザ二重染色
① 塗抹標本作製後，冷風乾燥
② ライト原液45 mL入りドーゼに標本を5分間浸漬する．
③ ギムザ希釈液45 mL入りドーゼの中で標本を上下に数回出し入れし，15分間浸漬する．
④ 水洗用容器で15～30秒水洗
⑤ 冷風乾燥

d. メイ・グリュンワルド・ギムザ二重染色
　ライト・ギムザ二重染色のライト液の代わりにメイ・グリュンワルド原液を使用すれば染色方法は全く同様である．

5. 染色の注意点
① **未染色標本の保存**：できるだけ速やかに染色することが望ましい．1日以上経過すると特に赤血球が青く染まる傾向がある．数日経過すると白血球の染色性も悪くなる．やむなく保管するときは多湿を避ける．
② **染色時間**：室温が低いときは長めに，高いときは短めに設定する．また，白血球が多い標本では長めに染色する．
③ **緩衝液のpH**：pH 6.4より酸性側に傾くと赤く，アルカリ性側に傾くと青く染色される．
④ **水洗後**：乾燥前に染め上がりを顕微鏡で確認することが望ましい．染色性が薄いようであればギムザ希釈液にさらに追加染色する．過染している場合は水洗を長めに行うが，その場合は使用緩衝液を用いることを推奨する．
⑤ **注意**：稀少症例標本や長期保管する標本は鏡検する前に封入剤（マリノール液など）で封入することを推奨する．封入前は標本を十分に乾燥させないと脱色することがある．

D 特殊染色

1. ペルオキシダーゼ（peroxidase；POD）染色

　臨床検査分野では特殊染色の中で古くから行われている酵素染色であり，最も一般的な染色であるが，現在でも重要で最も基本的な染色である．
　本酵素は動物，植物を問わず種々の生物にみられる酵素である．いずれも殺菌作用があるとして知られている．
　本酵素は骨髄系細胞のうち顆粒球と単球のライソゾーム内にある酵素で，血小板ペルオキシダーゼと区別する意味でミエロペルオキシダーゼ（myeloperoxidase；MPO）ともよばれる．

a. 臨床的意義

正常血球のPOD活性は好中球で陽性，好酸球で強陽性，単球で弱陽性であるが好塩基球では弱陽性から陰性までみられ陽性顆粒は明確ではない．リンパ球系，赤芽球系，巨核球・血小板系は陰性である．骨髄系および単球系の芽球では陰性で，前骨髄球や前単球近くになると弱陽性を示すようになる．

PODはその酸化作用により，好中球などでは貪食した細菌の殺菌作用に寄与している．しかし，生体における殺菌はPODだけでなく他のライソゾーム系の酵素も働く．そのためPODが欠損していても易感染性はみられない．

血液検査では主に骨髄系細胞とリンパ系細胞の鑑別に使用されている．顆粒球系細胞は陽性を，リンパ球系細胞は陰性であることを利用している．特に急性白血病の病型分類では必須の染色法の1つでその意義は大きい．急性骨髄性白血病でみられるアウエル小体は陽性である．なお，ズダンブラックB染色は，本染色とほぼ同様の意義がある．

b. 原理

PODは水素受容体に過酸化水素を用い，触媒作用により水素供与体が酸化・重合を起こし発色することにより存在を認識する．したがって，直接PODを染め出しているのではなく，PODの存在している近辺で反応が起こっていることになり他の特殊染色とは異なる．

POD検出の基質には発癌性のないベンチジン誘導体をはじめフルオレン誘導体，ナフトール誘導体，カルバゾール誘導体などがあり，またこれらの基質により発色色調も変わり必要に応じて基質を使い分ける．

最近ではほとんどの施設で染色キットが使用されている．キットは染色も簡便で失敗がなく誰が染めてもほぼ一定の染色結果が得られるので有用である．本項では国際標準化委員会(ICSH)の推奨法であるDAB(diaminobenzidine)法を紹介する．他にICSH推奨法として塩酸ベンチジン法，3-アミノ-9エチルカルバゾール法がある．

c. 染色準備

1) **器具**：50 mLひだ付き丸型ドーゼ(以下ドーゼと略)，水洗用容器：ビーカーなど水を溜ることができるもの，染色箱：染色台がセットでき，蓋ができるものがよい(図7)，染色台：(図7)割り箸やガラス棒2本を平行においたものでもよい．

使用する器具は以下の染色法でも同じ．

2) **試薬調整**

・固定液：3%グルタルアルデヒド・60%アセトン液(アセトン60 mL，蒸留水40 mL，70%グルタルアルデヒド4.3 mL)

・反応液：① 3,3'-DAB 10 mg，② 0.05 Mトリス塩酸緩衝液(pH 7.6) 40 mL，③ 3%過酸化水素水(局方) 0.13 mL

①〜③の順にビーカーで混和．2〜3分間強く震盪する．黒い粒子が残るが濾過しただちに用いる．

・後染色用染色液：マイヤーのヘマトキシリン液(市販品)

d. 操作方法

① 塗抹標本作製，乾燥
② 固定：固定液を冷凍庫から取り出し，1分間固定
③ 水洗：水洗用容器で簡単に水洗
④ 染色(反応)：室温で10分間
⑤ 水洗：流水で2分間水洗
⑥ 後染色：5〜10分間
⑦ 水洗：水洗用容器で簡単に水洗
⑧ 乾燥

e. 染色性

陽性顆粒は黄褐色．好中球，好酸球は強陽性．単球は弱陽性．リンパ球，赤芽球，巨核球は陰性．

2. 好中球アルカリホスファターゼ染色（朝長法：ICSH 標準法）

好中球アルカリホスファターゼ（neutrophile alkaline phosphatase；NAP）は主として成熟好中球の二次顆粒（リソソーム）に存在し，種々のリン酸モノエステルをアルカリ領域（pH 8～10）で水解する酵素の 1 つである．

わが国ではほとんど朝長法が使用されているが，欧米ではカプロウ（Kaplow）法が用いられている．本項では朝長法を紹介する．

a. 臨床的意義

NAP 活性は慢性骨髄性白血病（CML）では陽性率，陽性指数とも低値を示し，急性転化期に上昇傾向を示す．また，発作性夜間血色素尿症（paroxysmal nocturnal hemoglobin uria；PNH）では phosphatidylinositol glycan-class A（PIG-A）遺伝子異常により glycosylphosphatidylinositol（GPI）アンカー蛋白生合成阻害が生じ，これに関連するNAP が欠如することにより低値を示す．

重症細菌感染症などの類白血病反応では高値を示すことから CML との鑑別に有用である．真性赤血球増加症，再生不良性貧血では高値を示す．このように各種疾患によってその活性が増減するので補助診断として有用である．

b. 原理

基質としてナフトール AS-MX ホスフェート，ジアゾニウム塩として fast blue RR 塩を用い，後者はナフトールと化合して青色のアゾ色素となって発色することを応用している．この反応をアゾ色素法（ジアゾカップリング反応）ともよぶ．

基質のリン酸エステル（ナフトール AS-MX ホスフェート）が NAP によって加水分解され，ナフトール産生物が生成される．それがジアゾニウム塩と化合し，不溶性の青色のアゾ色素を産生する．

リン酸エステル $\xrightarrow{\text{NAP}}$ ナフトール＋リン酸
ナフトール＋ジアゾニウム塩 ⟶ 不溶性アゾ色素

不溶性アゾ色素が酵素の局在部に沈着して青色顆粒として認められる．本染色は同じ成熟好中球でも反応の強さが違うためスコアリング方式で判定量として表現できる．

c. 染色準備

1) **器具**：POD 染色に準じる（→ p.75）．

2) **試薬調整**

① 固定液：純メタノール 90 mL に 37％ホルマリン液 10 mL と氷酢酸 0.01 mL を加えよく混和後 −3～−5℃ で保存．

〔ポイント〕
・スライドガラスより塗抹面の剥離を軽減するには十分乾燥させること．
・固定は標本作製後 30 分以内に終了すること．
・固定後は冷暗所であれば 3 日くらいまでに染色性の変化はみられない．
・固定温度，固定時間は陽性顆粒の鮮明さ，顆粒の大きさに大きく影響するので厳密に行うこと．

② 保存緩衝液（propandiol 緩衝液：pH 8.6）：2-amino-2-methyl-1,3-propandiol 2.1 g，1N HCL 14 mL，蒸留水 86 mL

・密栓冷蔵保存で約 6 か月間保存可能である．

③ 基質原液：naphthol AS-MX phosphate Na 塩 10 mg，N,N-dimethylformamid 4 mL，蒸留水 120 mL，保存緩衝液 76 mL

・4℃ 保存で約 6 か月間保存可能である．

④ 反応液

・基質原液 10 mL で fast blue RR 10 mg を溶かす．

〔ポイント〕fast blue RR は溶解しにくいのでよく撹拌し，調整後は濾過する．

d. 操作法

① 塗抹標本作製，乾燥
② 固定：固定液で 5 秒間（−3～−5℃ に冷やしておく）
③ 水洗：水洗用容器で 30 秒間水洗
④ 染色（反応）：37℃，2 時間（湿潤状態とする）

⑤ 水洗：水洗用容器で 30 秒間水洗
⑥ 後染色：1％サフラニン O 液，2 分間
⑦ 水洗：水洗用容器で 15 秒間水洗
⑧ 乾燥

e．結果
1) 判定

成熟好中球の陽性顆粒の数によって 0〜Ⅴ型の 6 種類に分類する．

> 0 型：陽性顆粒なし（score 0 点）
> Ⅰ型：陽性顆粒が 5 個以下（score 1 点）
> Ⅱ型：陽性顆粒が 30 個以下（score 2 点）
> Ⅲ型：陽性顆粒が 30 個以上で細胞質に不均一に分布（score 3 点）
> Ⅳ型：陽性顆粒が細胞質に均等に分布（score 4 点）
> Ⅴ型：陽性顆粒が細胞質に均等に密に分布（score 5 点）

2) 陽性率（rate）

陽性好中球の（Ⅰ〜Ⅴ型）の百分率（％）

3) 陽性指数（score）

100 個の好中球について各型好中球数とその点数の積の総和

陽性指数＝(0 点×0 型の個数)＋(1 点×Ⅰ型の個数)
　　　　＋(2 点×Ⅱ型の個数)＋(3 点×Ⅲ型の個数)
　　　　＋(4 点×Ⅳ型の個数)＋(5 点×Ⅴ型の個数)

3. エステラーゼ染色

エステラーゼは用いる基質により α-naphthol acetate（α-NA）や α-naphthyl butyrate（α-NB）のような短鎖のエステルを分解する非特異的エステラーゼ（NSE）とナフトール AS-D クロロアセテート（N-ASD-CLA）のような長鎖のエステルを分解する特異的エステラーゼ（SE）とに分けられる．両者は血球の染色性が著しく異なり，特に単球系と好中球が対照的な染色性を示すことが特徴的である．

単球系の非特異的エステラーゼ陽性像は反応液にフッ化ナトリウム（NaF）を添加することによりほとんど完全に抑制される．この性質を使い分けると，単球，顆粒球，リンパ球の鑑別に役だつ．

a．臨床的意義

単球，マクロファージ系細胞では，NSE 染色が強陽性を呈し，NaF 添加によりほぼ完全に阻害される．好中球系細胞では，NASDCA 染色が強陽性像を呈する．巨核球系細胞では，NSE 染色でも α-NA が α-NB に比較し強陽性像を呈する．

これらの陽性所見だけでなく，陰性所見をも組み合せて急性白血病 FAB 分類の病型分類 M4，M5，M7 や骨髄異形成症候群（myelodysplastic syndrome；MDS）の分類の補助診断に利用される．各血球の NSE である α-NB と SE である N-ASD-CA エステラーゼ染色所見を表 2 に示した．

b．原理

エステラーゼは脂肪酸エステルや芳香族エステルなどエステル全般を加水分解する酵素の総称である．エステラーゼは基質特異性を示す特異的エステラーゼ（specific esterase；SE）と基質特異性のない NSE がある．SE は比較的長鎖の高級脂肪酸エステルを水解し，NSE は比較的単純な単鎖の低級脂肪酸エステルに作用する．

血液分野では主にアゾ色素法が行われる．SE の基質として使用される naphthol AS-D chloroacetate（N-ASD-CLA）や NSE の基質として使用される α-NB などの合成基質から酵素作用で遊離した α ナフトールやナフトール AS 系物質が fast garnet GBC や fast blue RR などのジアゾニウム塩とカップリングを起こしアゾ色素を形成して酵素の局在部位に沈着発色することを応用したものである．

表2 各血球のエステラーゼ染色態度

	顆粒球系	単球系	巨核球系	赤芽球系
α-NB	$-/\pm$	$+/3+$	$\pm/2+$	$-/\pm$
α-NA	$-/\pm$	$+/3+$	$+/3+$	$-/\pm$
NaF 阻害	なし	あり	あり	なし
N-ASD-CLA	$+/3+$	$-/\pm$	$-$	$-$

c. α-naphthyl butyrate（α-NB）を用いた非特異的エステラーゼ法：ICSH 標準法）

1）染色準備
① 器具：好中球アルカリホスファターゼ染色に準じる（→ p.77）．
② 試薬調整
・固定液：緩衝ホルマリン・アセトン液（pH 6.6）；Na_2HPO_4 20 mg と KH_2PO_4 100 mg を蒸留水 30 mL に溶解し，これにアセトン 45 mL とホルマリン（局方）25 mL を加えよく混合する．
・基質原液：α-naphthy butyrate（α-NB）10 mg，ethylene glycol monomethyl ether（EGME）0.5 mL
・緩衝液：0.067 mol/L リン酸緩衝液（pH 6.3）
・反応液：基質原液 0.5 mL と緩衝液 9.5 mL を混合し，この溶液で fast garnet GBC 10 mg をよく混和溶解後濾過し使用する．NaF 阻害試験は反応液 10 mL に対して NaF 15 mg 添加後染色液として使用する．
〔ポイント〕fast garnet GBC は溶解しにくいのでよく撹拌し，調整後は濾過する．

2）操作法
① 塗抹標本作製，乾燥
② 固定：固定液で 30 秒（4℃ に冷やしておく）
〔ポイント〕
・固定中に溶血がみられたら新調する．
・標本作製後はできるだけ早く固定する．染色操作が翌日以降になる場合は固定後アルミ箔などでくるみ冷凍保存すると染色性が保たれる．
③ 水洗：水洗用容器で静かに揺らしながら 30 秒間水洗
④ 染色（反応）：乾燥後 37℃，45 分間反応（湿潤状態とする）

〔ポイント〕反応液は使用直前に調整のこと．よく混和した後濾過し使用する．
⑤ 水洗用容器で水洗
⑥ 後染色：Meyer のヘマトキシリン液，5 分間
⑦ 水洗
⑧ 乾燥

3）結果
① 単球：強陽性，好中球$-/\pm$，リンパ球$-/+$，赤芽球$-/\pm$，巨核球$\pm/2+$
② NaF 阻害陽性：単球

d. Naphthol AS-D chloroacetate（N-ASD-CLA）を用いた特異的エステラーゼ法

ICSH 標準法ではジアゾニウム塩として fast garnet GBC を推奨しているが，わが国では fast blue RR が使用されているのでこちらを紹介する．

1）染色準備
① 器具：好中球アルカリホスファターゼ染色に準じる（→ p.77）．
② 試薬調整
・基質原液：naphthol AS-D chloroacetate（N-ASD-CLA）10 mg，N,N-dimethylformamide 0.5 mL
・緩衝液：0.067 mol/L リン酸緩衝液（pH 7.4）
・反応液：緩衝液 9.5 mL に fast blue RR 10 mg を添加しよく混合する．この溶液に基質原液 0.5 mL を添加し，よく溶解後濾過し使用する．

2）操作法
① 塗抹標本作製，乾燥

② 固定：固定液で 30 秒間(4℃に冷やしておく)
③ 水洗：水洗用容器で 30 秒間水洗
④ 染色(反応)：反応液を載せ塗抹面を覆うように広げ，室温，20 分間(湿潤状態とする)
⑤ 水洗：水洗用容器で 30 秒間水洗
⑥ 後染色：カラッチ・ヘマトキシリン染色，10 分間
⑦ 水洗：水洗用容器で 5〜10 分間，色出し
⑧ 乾燥

3) 結果

好中球は強陽性．単球は陰性から弱陽性を示すものまでみられる．リンパ球，赤芽球や巨核球は陰性．

e. エステラーゼ二重染色

固定液や反応液は前述の特異的エステラーゼ染色と非特異的エステラーゼ染色の項を参照のこと．本項では操作法を示す．

1) 操作法

① 塗抹標本作製，乾燥
② 固定：固定液で 30 秒(4℃に冷やしておく)
③ 水洗：水洗用容器で 30 秒水洗
④ 染色(反応)：α-naphthyl butyrate(α-NB)反応液を載せ塗抹面を覆うように広げ，37℃，30 分(湿潤状態とする)
⑤ 水洗：水洗用容器で 30 秒水洗
⑥ 染色(反応)：naphthol AS-D chloroacetate(N-ASD-CA)反応液を載せ塗抹面を覆うように広げ，室温，30 分(湿潤状態とする)
⑦ 水洗：水洗用容器で 30 秒水洗
⑧ 後染色：カラッチ・ヘマトキシリン染色，10 分
⑨ 水洗：水洗用容器で 5〜10 分，色出し
⑩ 乾燥

2) 結果

単球は α-NB の色をとり茶褐色強陽性，好中球は N-ASD-CA の色をとり青色強陽性を呈する．

4. PAS(periodic acid schiff)染色

PAS 染色は血球内の多糖類(主にグリコーゲンやムコ多糖類)などを証明するために施行される．PAS 反応陽性を示す物質はグリコーゲンや澱粉などの単純多糖類，胃粘液やキチンなど中性粘液多糖類，ヘパリンなど酸性粘液多糖類，アミロイドや甲状腺コロイドなどがあるが，血球内の陽性反応がいずれの物質に該当するかの証明はなされていない．しかし，血球における PAS 染色はそれぞれの細胞で陽性態度が異なることより，細胞判別の 1 つの方法として利用されてきた．

a. 臨床的意義

急性リンパ性白血病や悪性リンパ腫では陽性顆粒が正常リンパ球より粗大や塊状を呈することから白血病の病型分類に有用とされてきたが，最近では表面抗原検索などの検索が特異性，検出感度ともに高くなり利用されなくなっている．

現在，PAS 染色の有用性としては正常赤芽球では陰性であるが赤白血病(FAB 分類 M6)や骨髄異形成症候群(myelodisplastic syndrome；MDS)における赤芽球では陽性という所見が異常赤芽球との証明としてあげられる．また，正常好酸球ではびまん性弱陽性を呈するが，急性骨髄単球性白血病(FAB 分類 M4-Eo)では異常好酸球が強陽性を呈することが診断の補助として使用されている．

b. 原理

血球内の多糖類に含まれる α-グリコール基は過ヨウ素酸の酸化作用でアルデヒド基に変化する．生じたアルデヒド基は Schiff 試薬中の無色フクシンと反応して赤色または紫紅色を呈する．グリコーゲンを他のムコ蛋白や糖蛋白と区別する方法としてアミラーゼ消化試験がある．グリコーゲンはアミラーゼにより水解されることを利用した方法である．

c. 染色準備

1) 器具：好中球アルカリホスファターゼ染色に

準じる(→ p.77).

2) 試薬調製
① 固定液：10％ホルマリン・メタノール液
② 1％過ヨウ素酸
③ Schiff試薬(市販品はロット差がなく染色性が安定していて便利である)
④ 亜硫酸水：$NaHSO_3$ 2.5 g を蒸留水 25 mL に溶解し，1N HCl 25 mL を加えた後，蒸留水 450 mL を追加する．

d. 操作法
① 塗抹標本作製，乾燥
② 固定：固定液で 10 分間(室温)
③ 水洗：水洗用容器で 15 分間流水水洗(水道水を弱く流す)
④ 染色(酸化)：1％過ヨウ素酸液を載せ塗抹面を覆うように広げ，10 分静置
⑤ 水洗：水洗用容器に精製水を採り 5 分間静置．精製水を取り替えさらに 5 分間静置
⑥ 染色(反応)：シッフ試薬を載せ塗抹面を覆うように広げ，37℃，30 分間(湿潤状態とする)静置
〔ポイント〕試薬が希釈されないよう水分をよく切るか乾燥後シッフ試薬を載せる．
⑦ 亜硫酸処理：亜硫酸水を載せ塗抹面を覆うように広げ，室温で 5 分間静置．亜硫酸水を取り替えさらに 5 分間静置
⑧ 水洗：水洗用容器に精製水を採り 5 分間静置
⑨ 後染色：カラッチ・ヘマトキシリン染色，30 分間
⑩ 水洗：水洗用容器で 5〜10 分間，色出し
⑪ 乾燥

e. 結果
① 陽性物質は紅色から紫紅色を呈する．
② 好中球は細胞質に微細顆粒状に陽性から強陽性を呈する．
③ 単球は微細顆粒状に弱陽性を呈する．
④ リンパ球は 1〜14％に細顆粒状陽性を呈する．
⑤ 血小板は微細顆粒状陽性を呈する．

5. 鉄染色(ベルリン青法，プルシアン青法)

鉄染色は血球内の非ヘモグロビン鉄の存在を証明するために施行される．鉄染色で染まる赤血球を鉄赤血球(siderocyte)，赤芽球を鉄芽球(sideroblast)とよぶ．特に環状鉄芽球(ring sideroblast)は赤芽球内ヘモグロビン合成でヘム合成に障害があり，ミトコンドリア内に蓄積された鉄で病型分類には必須の検査である．また，鉄染色はヘモシデリン鉄を染めることにより貯蔵鉄の推察が可能であり臨床的意義の高い染色法の1つである．

a. 臨床的意義
環状鉄芽球(ring sideroblast)の検出意義は鉄芽球性貧血，鉛中毒，ピリドキシン反応性貧血や骨髄異形成症候群の補助的診断である．特に WHO 2008 年版では RARS (refractory anemia with ring sideroblasts)，RCMD (refractory cytopenia with multilineage dysplasia)で病型分類に使用されている．環状鉄芽球の判定基準は図 8 に示すように赤芽球の核の周囲に 1/3 以上にわたって大きい強陽性顆粒が 5 個以上分布したもので WHO 分類での病型分類の診断基準では，環状鉄芽球出現は赤芽球の 15％以上と定義している．

b. 原理
血球内の非ヘム鉄を酸化により Fe^{3+} イオンとし，これがフェロシアン化カリウムと反応して青色のベルリン青(プルシアン青)に変化することを応用したものである．

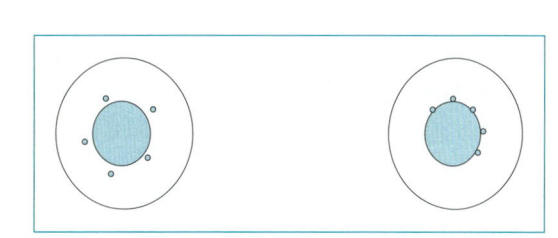

図8　環状鉄芽球の判定

赤血球や赤芽球内の非ヘモグロビン鉄を証明する方法であり，主にヘモジデリン鉄が染まりヘモグロビン鉄は染まらない．

c．染色準備
1）器具
好中球アルカリホスファターゼ染色に準じる（→ p.77）．

2）試薬調整
① 固定容器：50 mL 用ひだ付きドーゼの底に局方ホルマリンを浸した濾紙を敷いたもの
② 反応液調整
2％塩酸溶液と2％フェロシアン化カリウムを同量混合し濾過後使用

d．操作法
① 塗抹標本作製，乾燥
〔ポイント〕標本が剝がれやすいので十分に乾燥する．
② 固定：ホルマリン蒸気固定 30 分（塗抹標本を入れ密封）
③ 脱ホルマリン：冷風ドライヤーで 30 分以上静置
④ 染色（反応）：60 分間静置
⑤ 水洗：水洗用容器で 15 分間流水水洗（水道水を弱く流す）
⑥ 後染色：1％サフラニン O 液で後染色，1 分間
⑦ 水洗：水洗用容器で 2〜3 分間流水水洗（水道水を弱く流す）
⑧ 乾燥

e．結果
1）陽性顆粒は青色を呈する．赤芽球の核の周囲に鉄顆粒が 5 個以上染め出される赤芽球を環状（あるいは輪状）鉄芽球という．**図 8** に判定法を示す．

E 血液細胞形態の観察

血液細胞形態観察で熟練者は 1 枚の血液塗抹標本から大まかな白血球数や血小板数はもとより，貧血や多血，造血器悪性腫瘍や血管内凝固の把握など多岐にわたる情報を得ることができる．

また，血液細胞形態観察では，1 枚の末梢血塗抹標本観察が診断と直結する疾患と隣り合わせにあり，1 個の細胞の判定を見誤ることで重大な事態を引き起こしかねない．すなわち時として不正確あるいは不適切な標本観察手技や細胞判定が患者の生命を左右することもありうる．

近年，白血球分類は多機能を装備した自動血球計数装置の白血球 5 分類に取って代わられた感がある．したがって医療従事者が直接塗抹標本を観察することや分類することが少なくなってきた．そのために個人の細胞判別の質の低下も叫ばれ始めている．

> **サイドメモ：血球観察の重要性**
>
> 血液塗抹標本による観察は，1891 年，ロマノフスキー（Romanowsky）がマラリア観察に使用されていた染色法を血液塗抹標本用に改良して，以降，120 年間にわたり続けられている．これはいかに塗抹標本観察が重要であるかを証明している．
>
> 近年，診断試薬や医療機器またそれらの解析手法の開発により，特に造血器悪性腫瘍の分類は単に細胞の分類や白血病の病型分類を決定することから一変した．細胞表面抗原検索や遺伝子検査など客観的で正確な診断のもと適切な治療の戦略に重点が置かれるようになってきた．急性白血病の病型分類の 1 つである FAB 分類から WHO 分類への移行と時を同じくしている．
>
> しかしながら血液疾患発見の糸口は末梢血標本での詳細な観察によることが少なくない．また，1 枚の末梢血塗抹標本が診断と直結していることは日常検査の中で経験されることでもある．
>
> 最先端のいかに優れた器機・試薬や分析技術が進化しても，異常細胞を発見するのは個人の塗抹標本の形態観察力である．適切な標本作製，適切な染色および豊富な病態の知識が備われば塗抹標本観察は今後も続いていくだろう．

血液細胞形態の観察は，血球の増減，赤血球，白血球や血小板の形態異常や血管内凝固の把握のため，あるいは血液検査の多くの分野で確認のためにも必須の項目である．末梢血標本の観察は，造血能の評価や造血器悪性腫瘍を含む血液疾患のスクリーニング検査として重要である．そのためには正しい観察の方法による正確な評価と細胞所見のとらえ方が重要である．

1. 血球の分化・増殖

造血の基本はすべての血球がごく少数存在する造血多能性幹細胞に由来し，それぞれの細胞が分化・増殖することである．最近では造血多能性幹細胞よりさらに幼若な幹細胞が再生医学で実用化されている．詳細については他項を参照されたい．

血球観察ではこの理論を理解していることが重要である．たとえば重症細菌感染症ではどのように末梢血中に好中球が供給されてくるかの動態を考察するうえで必須である．また，このような場合，好中球の観察で細胞数の増加，それに伴う核左方移動，細胞質の中毒性顆粒やデーレ（Döhle）小体出現の所見をとらえることが必要である．あるいは幼若細胞の出現も念頭におかなければならない．同様に赤血球や血小板の増減についてもその病態を考察するために重要で，その際，それぞれの血球形態変化の所見把握は必須となる．

本項では赤血球系，白血球系，血小板系の血球3系統の観察について概説する．

2. 血球観察の手順

血液塗抹標本観察の順序はまず染色された塗抹標本の肉眼での観察が重要である．顕微鏡観察では弱拡大から強拡大で観察し，いきなり強拡大での観察は重要事項を見逃すことにつながるため，鏡検順序は習慣づけることが重要である．

a. 染色塗抹標本の肉眼での観察

少なくとも顕微鏡で観察する前に以下について肉眼で確認する．

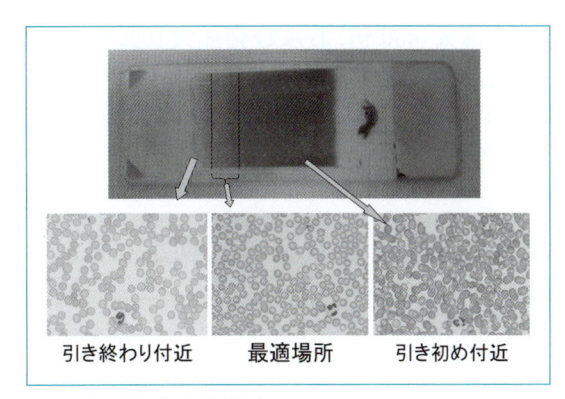

図9　標本観察最適場所

① 塗抹標本はスライドガラスの1/2～2/3の長さに作製されていることを確認する（標本作製の項 ➡ p.70）．
② 標本に引き終わりがあり，しかも最終引き終わり部分が正しくできているかを確認する（標本作製の項 ➡ p.70）．
③ 標本面に傷や汚れがないことを確認する．
④ 適切な標本であれば染色性が薄ければ貧血が，濃ければ多血が考えられる．末梢血の血算検査データで確認する．
⑤ 標本全体で青みが強い場合は白血病など造血器腫瘍や異常蛋白の増加が考えられる．血算検査や臨床化学検査データで確認する．

b. 弱拡大（100～200倍）による観察

① 細胞の分布状態や伸展具合を確認する．
② 白血球数の概数と赤血球観察による貧血の有無の観察をする．
③ 3血球系統（赤血球，白血球，血小板）の凝集やフィブリン析出の有無を確認する．
④ 標本の両脇や引き終わりを観察し特に癌細胞の有無を確認する．
⑤ 白血球分類に適した場所の選択を行う．
〔ポイント〕血球観察の最適視野は標本の引き終わり約1/3付近（図9）．赤血球分布が均一であり隣接しているが重なり合わないか，赤血球2個の重なりが50％以下の場所とする．この場所を白血球百分率開始の目安点とする．

c. 中拡大（400 倍）および強拡大（600〜1,000 倍）による観察

3 血球系統のそれぞれの細胞を詳細に観察し細胞判定する．

3. 各血球観察の基本と判定

a. 赤血球形態の観察

1) 大きさ

健常人赤血球の形態は両側中央部分がくぼんでいる円盤状で，直径が約 6.5〜8.5 μm，厚径は厚いところで約 2 μm，平均赤血球容積（MCV）が約 90 fL である．近年では自動血球計数装置が普及し，赤血球直径より平均赤血球容積（MCV）に重きがおかれるようになってきた．しかし，赤血球形態観察は血液疾患を考えるうえで，病態把握には基本的で必須の情報となり重要な項目の 1 つである．

また，赤血球の大きさの不揃いの出現，すなわち大きさのバラツキが正常以上に著明な場合を赤血球大小不同症（anisocytosis）という．

① 正常赤血球：直径は統計上 6〜9.5 μm であるから，それより大きいか小さいかを判別する．正常サイズ赤血球と小型サイズ赤血球との混在の大小不同なのか，大型サイズ赤血球との混在の大小不同では臨床的意義が異なるのでしっかり判別する必要がある．

② 小赤血球：直径が 6 μm 以下をいう．鉄欠乏性貧血やサラセミアなどヘモグロビン合成障害でみられ，MCV とも相関する．例外としては球状赤血球があり，赤血球直径は小さいが MCV は基準値以内である．

③ 大赤血球：直径が 9.5 μm 以上をいう．巨赤芽球性貧血では赤血球直径が 12 μm 以上で，やや楕円形で染色性の濃いものを巨赤血球とよび，MCV とも相関する．

最近は，上述したように赤血球直径を測定する方法（プライス-ジョーンズ曲線）よりも自動血球計数装置の MCV で赤血球サイズを判別するようになってきた．また，自動血球計数装置から得られる赤血球粒度分布幅（red cell distribution width；RDW）値が大小不同の判別に利用されている．MCV，MCH と組み合わせて用いると貧血の分類に有用である．

2) 色調

健常者赤血球の色調はピンク色から淡赤橙色で正色素性（orthochromasia）とよばれている．

① 低色素性（hypochromia）：鉄欠乏性貧血などのヘモグロビン合成障害のため赤血球の厚さが薄くなり，淡く染色された赤血球をいう．

② 高色素性（hyperchromia）：巨赤芽球性貧血などの赤血球でヘモグロビンに富むために赤血球の厚さが増し，濃く染色された赤血球をいう．

③ 多染性（polychromia）：やや青みがかった灰白色に染まる赤血球をいう．この赤血球は網赤血球に相当する血球で健常者でも 1％前後みられる．

④ 二相性（dimorphic）：低色素性と正色素性が混在している場合をいい，鉄芽球性貧血，あるいは鉄欠乏性貧血の鉄剤治療後にみられる．

3) 形態

健常人赤血球の形態は両側中央部分がくぼんだ円盤状のため，普通染色した末梢血塗抹標本で両側中くぼみ部分は中央がやや薄く染色された部分（central pallor）としてみられ，赤血球直径の 1/3 を占める．図 10 に示すように中心部分が薄く両側が濃く染色され，その比率が約 1：1：1 であれば正常な赤血球形態と判定する指標にされる．たとえば 1：3：1 では明らかに菲薄赤血球であり，ヘモグロビン合成障害を考える．中心部分がなく均一でやや小型であれば球状赤血球である．赤血球がこの正常形状を示す理由については「赤血球の形状」（→ p.11）など他項を参照されたい．

赤血球形態の異常は，遺伝性と疾病に伴うものがある．形態異常はそれだけで診断と直結あるいはその端緒となることが多い．しかし，確定診断は多くは他の所見と合わせて総合的に行われる．いずれにしても重要な疾患の手がかりとなりうることには間違いないので注意して観察する必要が

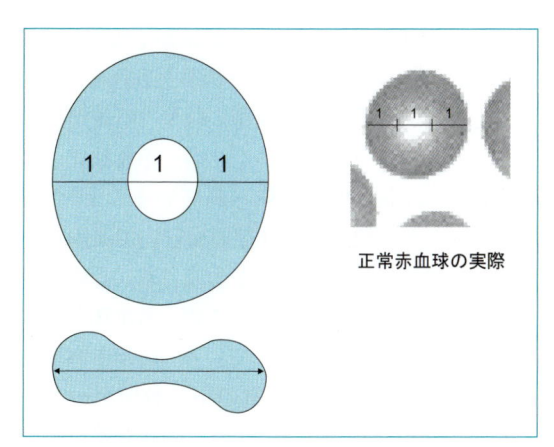

図 10　正常赤血球のセントラルパーラー（中央淡明）の比率

ある．赤血球の形の歪の出現を奇形赤血球症（poikilocytosis）という．以下に奇形赤血球の代表的な赤血球形態と形成機序について概説する（表3，図 11）．

① 菲薄赤血球（leptocyte）：低色素性の程度が強く，全体にほぼ均等に薄く染まる赤血球をいう．

　たとえば，鉄欠乏性貧血では病態生理として体内鉄が枯渇，鉄の需要増大などにより鉄の供給不足が生じ，ヘム合成障害となる．赤血球の形の特徴としては，菲薄，標的，種々形態の赤血球がみられる．この形は体積に比較し細胞膜過剰な状態やヘモグロビンが中央で小山状に盛り上がるなどの現象が起こるためと考えられる．

② 球状赤血球（spherocyte）：正常赤血球に比較し，直径がやや小さく厚径が厚い赤血球である．典型的な球状赤血球は中央部が濃く染色される．

　遺伝性球状赤血球症の病態生理としては膜透過性異常のため Na イオンが赤血球内に蓄積され，血管外溶血を起こすことがわかっている．また，赤血球骨格蛋白のアンキリン，バンド3 やバンド 4.2 の異常で責任遺伝子は 8 番染色体異常であることが証明されている．赤血球の形の特徴は表面積/体積の減少のための小球状赤血球である．本疾患では有口赤血球から球状赤血球がみられる．球状赤血球症では必ずしもテニスボールのように球状なものだけでなく中央部分がやや凹んだ赤血球も存在する．

　球状赤血球の出現は自己免疫性溶血性貧血でもみられるので注意が必要である．

③ 標的赤血球（target cell）：射撃の標的のように

表 3　形態に基づく奇形赤血球の定義

1．	標的赤血球	target cell	中央の central pallor に強く染色される部分がある赤血球
2．	有棘赤血球	acanthocyte	表面に 2〜20 個の不規則な突起が無秩序に分布している赤血球
3．	有口（口唇）赤血球	stomatocyte	中央に亀裂ないし小孔のある赤血球．central pallor がスリット状を呈する
4．	ウニ状赤血球	echinocyte, crenated cell	表面に 10〜30 個の小さくて規則的な先が鈍った突起で覆われている赤血球
5．	球状赤血球	spherocyte	赤血球が球状になっているもので，中央の central pallor が消失している．辺縁は整
6．	小型球状赤血球	microspherocyte	直径が正常の約 2/3 の小さな球状赤血球
7．	涙滴状赤血球	dacrocyte, tear-drop	涙のような形をした赤血球
8．	破砕赤血球	schistocyte, red cell fragment	赤血球が断片化し，通常は角張ったもの．三角形，三日月型，ヘルメット型，いがぐり型などがある
9．	鎌状赤血球	sickle cell	ヘモグロビン S とよばれる異常ヘモグロビンが含まれるために赤血球が鎌状ないし半月状に変形したもの
10．	楕円赤血球	elliptocyte	楕円状の赤血球．赤血球の長軸，短軸から求めた離心率がより大きい
11．	卵円形赤血球	ovalocyte	卵円形をした赤血球．赤血球の長軸，短軸から求めた離心率が楕円赤血球より小さい

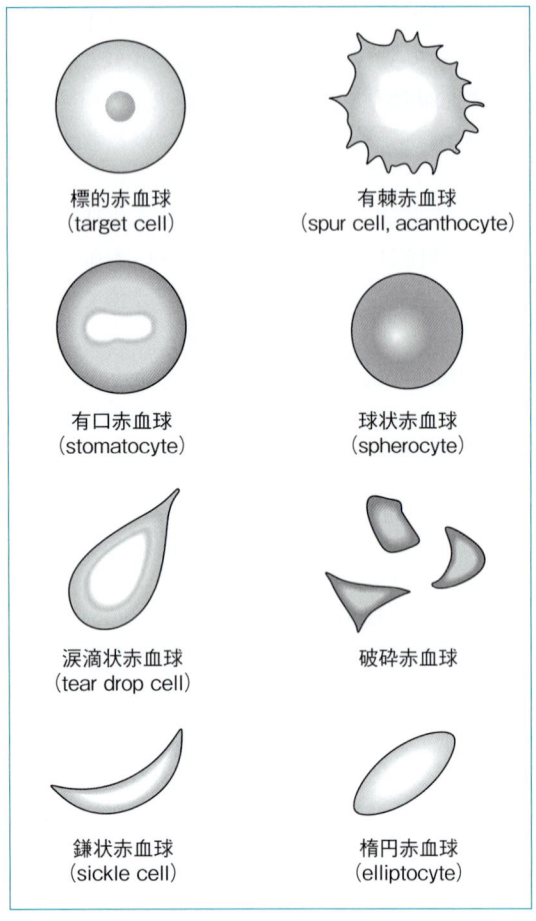

図11 赤血球の形態
・標的赤血球（target cell）
・有棘赤血球（spur cell, acanthocyte）
・有口赤血球（stomatocyte）
・球状赤血球（spherocyte）
・涙滴状赤血球（tear drop cell）
・破砕赤血球
・鎌状赤血球（sickle cell）
・楕円赤血球（elliptocyte）

中心部と辺縁部が濃く染色され，その中間部分が薄く染色される赤血球をいう．

ヘモグロビン合成障害で出現するが，その際はMCVが低値を示す．機序は上述した菲薄赤血球を参照されたい．ただし，閉塞性黄疸でも出現する．その場合はMCVが高値（100 fL以上）を示す．この場合の機序は総胆管閉塞のために脂質代謝障害が起こり赤血球膜構造の脂質のバランス異常が生じるためとされている．

④ 分裂赤血球（schizocyte）：正常赤血球の大きさより小さく，赤血球が機械的に壊れて生じた断片赤血球をいう．破砕赤血球（次項）も相当すると考えられる．

⑤ 破砕赤血球（fragmentation）：破砕赤血球形態は一般的には有角赤血球とされている．簡単にイメージするならば赤血球が細かくちぎれ，赤血球に「角（かど）」ができた状態とされる．形状としては三日月型，三角型，角型，不規則変形型，ヘルメット型，いがぐり型，赤血球ゴースト（ゴースト以外は濃染されていること）がある．何らかの理由により細い血管内で凝固が生じ，血管内にフィブリンが形成され，その中を速度の速い赤血球が通過する際，赤血球がちぎれてしまうためといわれている．破砕赤血球の出現は赤血球形態の異常の中で数値データのパニック値に相当する．このため検査提出医師にただちに報告することが重要である．特に血栓症リスクの高い病態では重要である．

破砕赤血球は以下に示す疾患でみられ，また推定される生成機序を解説する．

〔行軍血色素尿症〕皮膚への衝撃が真皮の毛細血管に及び赤血球が押しつぶされることによる．また，足底が長時間地面に打ち付けられて溶血を起こすことが知られている．長距離マラソン選手でも一部の人でみられることもある．

〔人工弁をはじめとする弁膜症〕人工弁は動きが固く乱流が生じるために赤血球がちぎれる．また，弁の狭窄にも一因があるとされている．

〔細血管障害性溶血性貧血〕血管壁にフィブリンが沈着した結果赤血球がちぎれ，溶血を生じることが知られている．血栓性血小板減少性紫斑病（TTP），溶血性尿毒症症候群（HUS），播種性血管内凝固症候群（DIC）では観察が重要である．

⑥ 涙滴赤血球（tear drop cell）：一方向が突起して涙滴状を示す赤血球をいう．

骨髄線維症で出現する．赤血球が線維化した骨髄中に長時間滞在したためと考えられている．その他，癌の骨髄転移やサラセミアでも観察されることがある．

⑦ 鎌状赤血球（sickle cell）：両端が尖った鎌のような形をした赤血球をいう．

鎌状赤血球症，HbS症で出現する．ホモ接合体では塗抹標本で出現するが，ヘテロ接合体では鎌状赤血球形成試験で赤血球の形が鎌状構造を呈する．酸素欠乏状態にするとヘモグロビン

の構造が変化するため鎌形形状を呈する．
⑧ 有棘赤血球（acanthocyte）：球状赤血球の辺縁から突起の数が2〜20個，突起の形は不規則で先端がやや丸い，突起の長さは不規則である．
〔病因・病態生理〕β-リポ蛋白欠損や血清脂質低下がみられるが，赤血球膜脂質は正常である．また，骨髄内における赤血球形態は正常であるが流血中の血漿に触れることで変形するとされている．一部ではバンド3の異常が知られている．
〔疾患〕肝硬変合併溶血性貧血や尿毒症でみられることがある．ただし，健常者赤血球で採血後，時間経過した塗抹標本でウニ様赤血球がみられるが，この赤血球との鑑別は重要である．ウニ様赤血球では突起の数が10〜30個，突起の形はほぼ規則的で先端が尖る，突起の長さはほぼ均一である．
⑨ 楕円赤血球（elliptocyte）：たばこの葉巻様など楕円形ないし卵円形を呈する赤血球をいう．楕円赤血球が25％以上の場合を楕円赤血球症という．遺伝性楕円赤血球症の他に鉄欠乏性貧血，巨赤芽球性貧血などでみられる．

4）赤血球封入体

アーチファクトとして物理的な力による赤血球形態異常，乾燥が悪い場合の小型変形赤血球や固定液不良による赤血球内のピンホール様空胞などは判別しなければならない．以下に代表的な封入体を概説する．
① 好塩基性斑点（basophilic stippling）：青色の斑点が赤血球全体にびまん性に散在性にみられるもの．急性鉛中毒などでみられるが，悪性貧血，不安定ヘモグロビン症やMDSでも少数みることがある．リボソームとポリリボソームが凝集して生じたと考えられる．
② ハウエル・ジョリー（Howell-Jolly）小体：直径約1μmの円形で核と同じ濃紫色に染色され，赤血球内に多くは1個，時に数個みられるものもある．悪性貧血など赤血球系の造血異常があるときや摘脾後などでみられる．
③ パッペンハイマー（Pappenheimer）小体：球菌様の淡紫青色に染まる小体で赤血球内に1個から数個みられるもの．フェリチンやヘモジデリンなどの非ヘム鉄顆粒で，鉄染色陽性である．疑わしいときは鉄染色を施行し鉄顆粒を証明することが必要である．鉄芽球性貧血や不安定ヘモグロビン症などの溶血性貧血患者の摘脾後などでみられる．
④ カボット環（Cabot ring）：赤血球の中に丸い輪または8字形に白く抜けたり，逆に濃く染まってみられるもの．核分裂のときの紡錘糸の名残りとされ，悪性貧血などで時にみられるが疾患特異性はない．
⑤ シュフナー（Schüffner）斑点：三日熱マラリア原虫が寄生した赤血球にマラリア感染のある時期に淡紅色の斑点としてみられる．
⑥ ハインツ（Heinz）小体：超生体染色で直径0.3〜3μmの小体で赤血球辺縁に1〜数個みられるもの．赤血球から飛び出すようにみえるものもあり，ハウエル・ジョリー小体との鑑別になる．
不安定ヘモグロビン症やサラセミアの一部でみられ，摘脾後では著明にみられる．ヘモグロビンが酸化変性して沈殿したものと考えられている．

5）その他の赤血球形態

第1に赤血球凝集（aggregation）がある．これは赤血球が不規則に大小不同の塊として観察される現象をいう．マイコプラズマ感染症などで寒冷凝集素が高値を示すときにみられるのが代表である．赤血球自身の異常ではない．
第2に赤血球連銭形成（rouleaux formation）がある．これは赤血球がコインを連ねたように観察される現象をいう．赤血球表面は陰性荷電（ゼータ電位）しているのでお互い同士が反発するため凝集は起こらない．しかし，高フィブリノゲン血症や高γ-グロブリン血症のように陽性荷電物質が増加すると赤血球とフィブリノゲンやグロブリンがサンドイッチのように重なるためコインを連ねたように観察されることから連銭形成とよばれる．

b. 白血球形態の観察

健常者末梢血液像でみられる細胞の種類は好中球，好酸球，好塩基球，単球，リンパ球の5種類であるが，好中球は桿状核好中球と分葉核好中球に分類するので通常6種類の分類が行われている．健常者末梢血液像でも幅広い形態変化を呈する．したがって，どこまでが正常でどこからが異常かの基準を決めるには多くの健常者に近い血液像を観察，分類することが重要である．もちろん，患者末梢血液像ではこれ以外に種々血球が出現するが基本は健常者末梢血液像である．

白血球形態の観察では，白血球数の増減，白血球種類の分類，異常形態の有無について行う．白血球にはそれぞれ種類により独自の機能があり，増加した白血球は生体にとってその機能が必要とされていることが推察される．一方，減少した白血球ではその機能低下が推定され，いずれも病態を把握するために重要である．

白血球異常形態の観察は，遺伝性と疾病に伴う後天性があるため，観察上類似の異常形態を示す場合があるので注意が必要である．

1) 末梢血白血球の種類と性状

① 好中球

細胞の大きさは12〜15μmで健常成人では末梢血液の中で最も数が多い．核がバナナ様で単核の細胞を桿状核好中球，核糸で核が2個以上に分かれているものを分葉核好中球とよび分類されている．核クロマチン構造は塊状である．細胞質には淡橙色の中性好性の特殊顆粒で満たされている．

本細胞は骨髄中でサイトカインIL-3，GM-CSF，G-CSFで増殖・活性化され産生される．機能として遊走(走化)，貪食，殺菌の作用がある．このために，細胞質内に空胞がみられることがある．感染，特に細菌感染などの炎症反応に対して速やかに反応する．この場合，桿状核球が正常より増加した状態である核左方推移がみられる．また後述する中毒性顆粒が出現するなど形態学的に特徴を示す．一方，分葉核球が正常より増加した状態，あるいは6分葉核以上の細胞がみられる核右方移動があると巨赤芽球性貧血などの疑いが推察される．

② 好酸球

細胞の大きさは13〜17μmで好中球より若干大きい．核はほとんどが2核で丸く，めがね様とたとえられる．核クロマチン構造は塊状であるが，好中球に比較すると若干染色性が薄い．細胞質にはオレンジ色からピンク色の大型で均一の酸性好性の特殊顆粒が充満している．

本細胞は骨髄中でサイトカインIL-3，GM-CSF，IL-5などで刺激され増殖・活性化され産生される．機能として遊走(走化)，貪食，殺菌の作用がある．アレルギー反応や慢性炎症に関与し，寄生虫の幼虫に対して傷害作用を示す．

③ 好塩基球

細胞の大きさは10〜15μmで好中球よりやや小さい．核や核クロマチン構造は不鮮明なことが多い．細胞質の顆粒は水溶性のため大小不同で黒紫色，赤紫色や空胞様の塩基好性の特殊顆粒が認められる．この顆粒はトルイジン青やメチレン青に対して異染性を示す．

本細胞は骨髄中ではサイトカインIL-3で刺激され増殖・活性化され産生される．末梢血の滞在時間は短く末梢血百分率では0.5%程度の出現しかない．機能として遊走(走化)，貪食，殺菌の作用はあるがいずれも弱い．Ⅰ型アレルギー反応に関与するとされる．

④ 単球

細胞の大きさは13〜22μmで末梢血液の中では最も大きい．核は不整形が特徴で野球のグローブ様，腎臓様，馬蹄形と表現される．単球の場合，核に凹みがあって分葉様に見えても分葉とは表現せず彎入とよばれる．核クロマチン構造は繊細で好中球にみられるような塊状構造は認められない．細胞質は灰白色で細かい無数のアズール顆粒が認められる．

本細胞は骨髄中で好中球-単球系前駆細胞から単球系前駆細胞に分化し，サイトカインM-CSF，G-CSFで増殖・活性化され産生される．機能として遊走(走化)，貪食，殺菌の作用は好中球と同様である．しかし，貪食能は好中球を上回る．この

ために細胞質に空胞がみられることが多い．
　また，単球は末梢血から血管外へ遊出するとマクロファージとなり免疫系・炎症作用に重要な役割を担っている．単球・マクロファージは IL-1, 6, 8, IFN-α, γを産生し，種々細胞の増殖・活性を調節し炎症反応に関与する．異物処理として老朽化細胞処理，壊死組織処理などがある．もっとも重要な機能の 1 つに抗原提示細胞として主要組織適合複合体(MHC；class Ⅱ)を介する自己非自己の認識がある．

⑤ リンパ球

　細胞の大きさは 10〜15 μm で，赤血球大の小リンパ球から単球大の大リンパ球までみられる．核は円形から類円形で時に切れ込みを有する細胞が少数みられることがある．核クロマチン構造は染色性に濃淡がみられ結節状に観察される．細胞質は小リンパ球ではほとんどみられないが，中リンパ球以上では淡青色で透明なことが多い．また，顆粒はみられないことが多いが，存在するときは大型ではっきりと数えられる明瞭な顆粒のことが多い．

　T 細胞は細胞性免疫の中心，B リンパ球は体液性免疫の中心であるが，普通染色では両者の判別は困難である．また，一部のリンパ球では大型のリンパ球で顆粒がみられる細胞があり，大顆粒リンパ球(large granular lymphocyte；LGL)とよばれる．形態的に LGL とされるリンパ球様の形態を示す細胞に NK 細胞がある．

⑥ 形質細胞

　B リンパ球が活性化され抗体産生に関与する．通常，末梢血中にはみられないが，多発性骨髄腫などでは末梢血に出現する場合がある．

2) 白血球の観察と百分率分類

　白血球を種類別に分類し，百分率で評価したものを白血球分画(differential leukocyte count)という．現在ではほとんどが自動血球計数装置で行われているが，異常形態を示す細胞がみられた場合は顕微鏡による目視分類が行われる．

〔百分率分類方法〕

① 標本の分類最適場所とスキャン方法

　標本の観察方法は上述した．ここでは中拡大から強拡大による白血球百分率の具体的方法について解説する(標本観察最適場所は 図9 を参照)．

　ウェッジ法による塗抹標本での白血球分布は，両サイドやひき終わりに密度の大きい細胞(主に顆粒球)や大きい細胞(単球)が，中央には小型細胞や密度の小さい細胞(好塩基球やリンパ球)が集まる傾向がある．したがって，図12 に示すように標本の横軸方向に分類しながらスキャンしていく．すなわち標本の中央から上方に分類していき，到達したら視野を重ならない程度に横(ひき始めのほう)へずらして逆方向へ観察分類を続ける．

② 白血球分類の取り方と分類装置

　臨床現場ではパソコンに分類用ソフトを搭載した分類装置が販売されている．分類細胞項目は健常者末梢血標本に出現する細胞だけでなく，出現するすべての細胞を出現する順番に分類することを推奨する．

　分類する細胞数は弱拡大で標本全体をスキャンし，100 個分類の結果と大きく違うようであればさらに 100 個追加し，200 個分類する．異常細胞

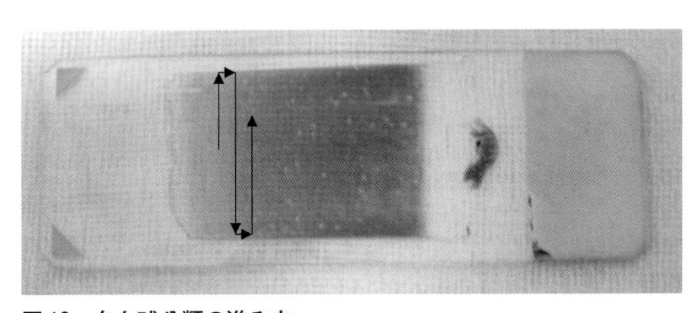

図 12　白血球分類の進み方

が出現した場合は，200分類以上を推奨する．分類する数が多ければ多いほど正確性は高くなる．

〔ポイント〕標本観察中に赤芽球が出現した場合は，赤芽球も白血球としてカウントされるため白血球数補正が必要である．

〔白血球100個分類中にa個の赤芽球が出現した場合の試算式〕

真の白血球数/μL＝見かけ上の白血球数×100/(100＋a)

③ 血球の種類の判別

一般的に1個1個の細胞判別には基本的に表4に示す内容に留意して観察し，できるだけ客観的に行う．

実際の分類は，顕微鏡下に出てきた細胞と自分が記憶している表4に示した既定の細胞と比較し，既定の細胞と一致した場合は簡単に判別できる．

異常細胞が出現している場合は，その異常細胞が表4と一致しない，あるいはイレギュラーが生じた場合には判別困難となる．その場合は1個の細胞に固執することなく，再度標本全体を観察し，類似細胞を探す．類似細胞が見つかれば，またその細胞に類似した細胞を探し，正常細胞と類似している所見があるかを観察する．自分が認識している既定細胞と類似所見があれば，判別可能となる．

既定の血球にあてはめることが困難な細胞に遭遇した場合は，その細胞所見を報告するようにする．あるいは写真撮影し，所見と一緒に報告する．

④ 末梢血白血球分類の基準値

健常成人の白血球百分率の基準値を表5に示した．

⑤ 末梢血白血球分類の臨床的意義

白血球分類は血液疾患のみならず疾患特異性はないものの，ほかの疾患の診断，治療効果判定，予後判定の総合的判断の補助手段の1つとして利用される．

白血球はさまざまな種類がありそれぞれの機能が異なるため病態の変化に伴い出現してくる種類も異なる．したがって白血球分類は病態を把握す

表4　幼若細胞と成熟細胞の特徴

1. 細胞の大きさと核形
   1) 幼若：大型，円形(核)
   2) 成熟：小型，固有の形(核)
2. N/C
   1) 幼若：大
   2) 成熟：小
3. 核
   1) クロマチンの太さ
      ・幼若：繊細
      ・成熟：粗大
   2) クロマチン構造
      ・幼若：緻密
      ・成熟：粗荒
4. 核小体
   1) 数：分裂直後数個
   2) 形
      ・リンパ系：円形
      ・骨髄系：楕円形
   3) 色調
      ・リンパ系：灰白色
      ・骨髄系：淡青色
      ・赤芽球系：濃青色
5. 細胞質
   1) 色調
      ・幼若：塩基好性
      ・成熟：固有の色

表5　健常者末梢血白血球分類の基準値(％)

	(小宮ら)	(金井　泉)
桿状核球	7.5(0～19)	4.4
分葉核球	47.5(28～68)	46.8
好酸球	3.0(0～10)	3.6
好塩基球	0.5(0～2)	0.6
単球	5.0(0～10)	5.5
リンパ球	36.5(17～57)	39.1

るには重要な検査である．

白血球分類は百分率での評価ではそれぞれの白血球の正確な増減は評価できないので必ず絶対数による評価を行うことが肝要である．たとえば好中球80％は百分率では好中球増加症であるが，白血球数が1,000/μLであれば絶対数は800/μLとなり，実は好中球減少症である．

3) 白血球標本観察と百分率算定の注意

① 標本の染色性について観察する．目標は赤血球

や好中球,好酸球の顆粒が染め出されているかを観察することである.好酸球顆粒がくすんだオレンジ色や多くの正常リンパ球の細胞質がフレアスカート状に青染されていた場合は染色液を調製し直し染色すべきである.
② 破壊された細胞は白血球分類には入れない.しかし,慢性リンパ性白血病などでは核陰影が特徴であるのでコメントとして記載する.
③ 不明細胞が出現した場合は,その細胞と類似した定型的な細胞を探して両者間の移行型を観察し判別評価する.
④ 判別困難な細胞は不明細胞などに分類し百分率から除外しないこと.

4) 白血球の形態異常
① 白血球の人工的変性
・採血後のアーチファクトに注意が必要
・細胞破壊,核の形態,細胞質の空胞など
② 細胞質の空胞形成
・正常:単球,好中球でみられる.
・病的:先天性に"Jordan(ジョーダン)の異常"として観察される.脂質が染色の途中で抜けたもので顆粒球,単球,リンパ球に1~4 μmの空胞としてみられる.
③ デーレ小体
・好中球の細胞質に直径1~2 μmの類円形の塩基性斑点として観察される.
・部分的にリボソーム(RNA)が残留したもので,細胞質成熟遅延が原因で出現する.
・重症感染症・火傷でみられ,中毒性顆粒を伴う.
〔ポイント〕メイ-ヘグリン異常では類似のDöhle様小体が観察される.この場合,中毒性顆粒は認められず,血小板減少と巨大血小板出現が認められれば発見の端緒となる.
④ 中毒性顆粒
・好中球の細胞質に二次顆粒より大型で紫紅色として観察される.
・一次顆粒(アズール顆粒)に由来し,細胞質成熟遅延が原因で出現する.
・重症感染症・火傷でみられる.

⑤ 低顆粒好中球
・二次顆粒がほとんど染まらないか,まったく染まらない.また,細胞内で顆粒が偏るなどの分布異常がみられる.
・骨髄異形成症候群(MDS)や白血病でみられる.
⑥ アルダー・レイリー(Alder-Relly)顆粒異常
・先天性にみられる.
・種々の白血球に暗紫色の粗大顆粒を認める.酵素異常(ヒアルロニダーゼなど)のため,酸性ムコ多糖体が沈着したものである.
⑦ チェディアック-東(Chédiak-Higashi)異常
・先天性にみられる.
・顆粒球,単球,リンパ球に粗大顆粒として観察される.
・好中球機能不全を伴う.
⑧ ラッセル(Russell)小体
・形質細胞の細胞質に酸好性淡紅色の丸い小体としてみられる.
・grape cellは青紫色や灰白色の小体が充満し,ぶどうの房様にみえることから命名された.
・多発性骨髄腫などの骨髄標本中に認められることが多いが,疾患特異性はない.
⑨ アウエル(Auer)小体
・アズール顆粒が結晶化したものでPOD陽性である.
・急性でしかも骨髄性白血病で認められる.faggot cellとは多数のアウエル小体が小枝の束様にみられ,FAB分類M3に特徴的である.
⑩ ペルゲル-ヒュー(Pelger-Huët)核異常
・先天性にみられる.
・好中球の核が円形,めがね状,ダンベル状など2核以上に分葉しないのが特徴である.
〔ポイント〕骨髄異形成症候群(MDS)や白血病で類似の好中球がみられる.これを偽Pelger-Huët核異常とよび,この好中球の存在はMDS診断のポイントの1つである.
⑪ 輪状核球
・好中球の核がドーナッツ様(輪)に観察される.
・骨髄異形成症候群(MDS)や慢性骨髄性白血病で認められる.

⑫ 過分節（様）核好中球
- 分節が6分節以上に観察される．5分節までは健常者でも観察される．
- 巨赤芽球性貧血や骨髄異形成症候群（MDS）で認められる．

⑬ グンプレヒト（Gumprecht）の核影
- アーチファクトで核の破壊像のことをいう．
- 慢性リンパ性白血病などで認められる．

⑭ 白血病細胞
- 病型に応じ特有な形態を示す．
- 一般的な細胞の特徴は，細胞径：大型，N/C：大，核クロマチン構造：繊細・緻密，細胞質：塩基好性である．

⑮ 異型リンパ球
- 活性化されたリンパ球
- 特にウイルス感染症時（細胞性免疫と関連）

⑯ その他：悪性リンパ腫の腫瘍細胞は末梢血に出現する頻度が高い．成人T細胞白血病や濾胞性リンパ腫は細胞に切れ込みを有するなど特徴がある．また，マントル細胞リンパ腫なども末梢血に出現頻度が高く特徴のある細胞である．腫瘍細胞はほぼ同様な形態を示すが，反応性の異型リンパ球はいろいろな形態を示すので鑑別の指標となる．異型性のあるリンパ球が出現している場合はできるだけ多くのリンパ球を観察し評価すべきである．

c. 血小板形態の観察

正常血小板形態は直径が2～4 μm で円形や楕円形を呈している．細胞質は無色～淡灰白色に赤紫色の小さい無数のアズール顆粒がみられる．

血小板は骨髄中の巨核球から産生される．巨核球系は細胞の成熟段階で特徴があり3段階に分類できる．幼若なものから巨核芽球（megakaryoblast），前巨核球（promegakaryocyte），巨核球（megakaryocyte）の順で成熟し，巨核球の細胞質がちぎれ血小板が産生される．

1）大きさ

血小板の大小不同も重要な臨床的意義がある．血小板が5 μm 以上赤血球大までを大型血小板とし，8～10 μm を超えた血小板を巨大血小板としている．大きな血小板は幼若な血小板が多いとされている．大型血小板は骨髄異形成症候群，悪性貧血などの無効造血時でみられる．巨大血小板は骨髄異形成症候群などの骨髄増殖性疾患でみられる．先天性異常ではメイ・ヘグリン（May-Hegglin）異常やベルナール・スーリエ（Bernard-Soulier）症候群でみられる．小型血小板は2 μm 以下で，ウィスコット・アルドリッチ（Wiskott-Aldrich）症候群などでみられる．

〔ポイント〕大型血小板の場合，自動血球計数装置では血小板と認識されず血小板数減少となる．一方，破砕赤血球が血小板サイズの場合，自動血球計数装置では血小板として測定されることがあるので，いずれも病態と矛盾する血小板数の場合は塗抹標本で必ず確認のこと．

2）色調

骨髄異形成症候群や gray-platelet 症候群では不整形顆粒の増減や顆粒分布異常のためアズール顆粒が少なく灰白色色調を呈する．

3）分布

健常者の場合，耳朶血など血管から抗凝固剤を介することなく直接作製した標本ではほとんど血小板凝集塊がみられる．この状況で血小板凝集がみられなければ血小板機能異常症を疑う．一方，EDTA（ethylenediamine tetra acetic acid）-2K で

表6　血小板系の形態異常

形態異常	主な疾患	
凝集（EDTA）	EDTA 偽性血小板減少	
大型血小板	先天性	メイ・ヘグリン異常，ベルナール・スーリエ症候群
	後天性	骨髄異形成症候群，悪性貧血，特発性血小板減少性紫斑病
小型血小板	先天性	ウィスコット・アルドリッチ症候群
アズール顆粒の減少	先天性	ストレージ・プール病
	後天性	骨髄異形成症候群

抗凝固した血液で作製した標本では血小板は個々がバラバラで凝集はみられない．したがって，血小板数が正確に計数できることになる．

しかし，稀に抗凝固剤として EDTA-2K を使用した場合，血小板凝集をきたす例がある．このような例では自動血球計数装置で血小板数を正確に測定することができず，見かけ上の血小板数減少となる．これを EDTA 偽性血小板減少症とよぶ．血小板膜蛋白に対する抗体による現象とされるが疾患特異性はない．

血小板形態異常について**表6**にまとめた．

第7章 細胞表面マーカー検査

学習のポイント

1. 表面マーカー検査では、どのような細胞にどのような抗原がどれくらい発現しているかを客観的に知ることができる．
2. 細胞表面には相当数の抗原基（エピトープ）が存在する．細胞の種類によってはこれらの抗原基が共通のものもあるが、細胞特有の抗原基もある．これらの抗原基に対し、特異性の高い抗体を用いて検出し、いくつかを組み合わせることにより細胞種類の特定を行う．
3. 細胞の抗原基を検出するには血液塗抹標本や病理組織標本を用い特異性の高い抗体を用いて検出する免疫染色法がある．細胞を1個1個ばらばらに浮遊させた後、免疫染色しフローサイトメーターで測定し検出するフローサイトメトリー法がある．
4. フローサイトメトリー法は免疫不全症や造血器悪性腫瘍診断、微小残存病変検出を含め治療戦略には必須の検査となってきている．

本章を理解するためのキーワード

1 フローサイトメトリーとフローサイトメーター

フローサイトメトリーとはフローサイトメーターという機器を用いて測光を行い、細胞単位で抗原量や細胞の機能を解析する手法の1つである．

2 散乱光と蛍光

細胞にレーザーがヒットするとフローサイトメーターから得られる散乱光は前方散乱光と側方散乱光がある．また、蛍光色素が標識されている抗体が反応していればそれぞれの蛍光色素特有の蛍光色が得られる．

3 gating

細胞集団の中から分析したい集団を抽出する操作．この操作を誤ると正確な結果が得られない．

A はじめに

物質の抗原の証明はそれに対する特異的な抗体を用いて反応させ、その結果生成された抗原抗体複合物を検出する方法が一般的である．その検出方法には種々の方法があるが、中でも蛍光免疫染色法は従来からよく用いられた手法である．

蛍光免疫染色は目的とする抗原を特異的に認識する抗体と試料中で反応させ、抗原の有無あるいはその所在を蛍光物質により検出する方法である．細胞表面上の抗原を検出する場合、細胞の表面上には相当数の抗原基が存在するが、まずその中の1つの抗原に対する抗体を作製し蛍光色素を標識する．その蛍光標識抗体と細胞を反応させ蛍光顕微鏡を用いて観察し、細胞表面上の蛍光を検出することによって抗原の所在を検出することができる．

蛍光を検出する手法にはそれぞれの目的に応じて種々の方法がある．蛍光比色計、蛍光が検出できる種々の顕微鏡や最近ではフローサイトメーターなどが使用されている．いずれにしても蛍光を発光させ、それを検出するというメカニズムは同様であるが、その検出目的、検出方法および検出感度は大きく異なる．

フローサイトメトリー（flowcytometry；FCM）を応用した細胞表面抗原解析は後天性免疫不全症

や自己免疫疾患における診断および臨床経過観察に必須の検査としても高い臨床的評価を受けてきた．さらに造血器腫瘍の病型分類にも多大な威力を発揮し，現在では病型分類のみならず治療効果判定，予後推定などの臨床検査にも必須の項目となってきた．

FCMとはフローサイトメーター（flowcytometer；FCMメーター）という機器を用いて測光を行い，細胞単位で抗原量や細胞の機能を解析する手法の1つである．FCMメーターは，特定の細胞集団を選別し，また，選別した細胞集団に種々の蛍光を標識した抗体と反応させ，蛍光量を分析・解析する装置である．

これらのすばらしい機器や豊富な特異性の高い抗体を使用して得られる情報が測定者の力量により半減もするし，それどころか誤った診断をも招きかねない．いかに測定する機器の操作が簡便になろうとも，あるいは試薬の性能が高まろうとも測定する種々の条件や手技に注意を払い最大限の情報を得るよう努力する必要がある．それについては，まず，フローサイトメーターの仕組みをよく理解することが重要である．

B 測定原理

フローサイトメトリーを簡単に理解するためには蛍光顕微鏡を想像していただきたい．蛍光顕微鏡は細胞1個1個を観察，解析できるがFCMは細胞集団として解析する．ただし，蛍光顕微鏡と比較すると蛍光検出感度は数十倍以上で解析速度も秒速で1万個以上の機器もある．

FCMメーターでは光源としてレーザーが使用される．レーザーが細胞にヒットすると蛍光色素で染色していなくても散乱光を発するが，その散乱光の特徴をとらえ細胞集団を描出することができる．種々の細胞集団の中で解析したい集団を選出することをgatingという．また，gatingした中であらかじめ蛍光色素がラベルしてある抗体と反応している細胞にレーザーがヒットすると蛍光を発光するためそれを検出し解析する．

FCMメーターの装置の概要を図1に示す．FCMメーターは流路系，光学系，情報処理系，ソーティング系からなる．それぞれの系を簡単に解説する．

サイドメモ：研究のツールとしてのFCM

細胞表面には相当数の抗原基（エピトープ）が存在する．細胞の集団によってはこれらの抗原基が共通のものもあるが，細胞特有の抗原基もある．これらの抗原基を検索することにより血液関連疾患，特に造血器悪性腫瘍では病型診断をはじめ，治療戦略にも必須の検索となり高い臨床的評価を得てきている．これはフローサイトメーターの開発はもとより信頼性の高いモノクローナル抗体の開発が両輪となってここまでの信頼を得たものと思われる．

一方，フローサイトメトリーは細胞に限らず1個1個がバラバラになれば大きさが0.5μmから50μmくらいまでの粒子を測定することができる．表面抗原はもとより，細胞内抗原，酵素，カルシウムイオンの放出や細胞内pHの測定など種々の客観的測定が可能である．またサイトカインをはじめ，細胞内のfusion proteinまでを検出できる分析法が行われている．したがってこれからの研究のツールとして必須のアイテムになるものと思われる．

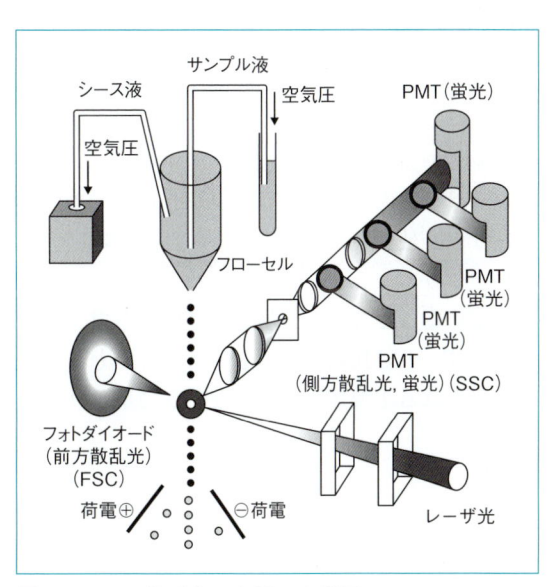

図1　フローサイトメトリーの概要

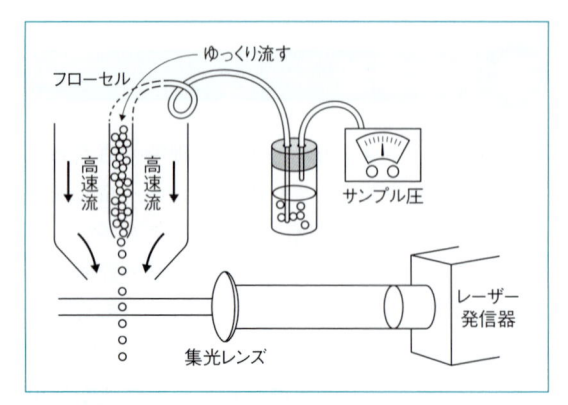

図2　ラミナーフローと細胞流路

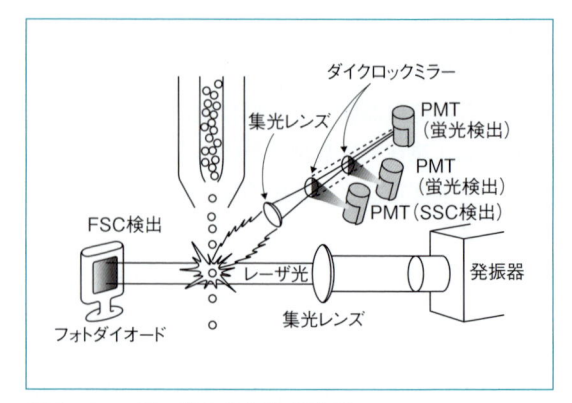

図3　レーザー光中の細胞の発光

1. 流路系

　細胞から適切な散乱光を得るためにはフローセルの先端（励起光照射部位付近）から細胞を1個ずつ遊離した状態にして等間隔で順番に流すことが重要である．図2にフローセルの様子を示す．フローセルの中は細い流路となっており，サンプル液を同筒状に包むシース液を高速で流し，サンプル液をゆっくり流すことによりフローセル中でラミナーフロー（鞘流）が形成される．ラミナーフローの中では細胞が一列に並び，しかも等速で流れるようになっている．

2. 光学系

　光学系ではレーザー光を細胞など粒子に的確に照射し，レーザー光がヒットした粒子から出てくる散乱光や蛍光を粒子単位で検出する．
　レーザーとしては励起波長488 nmのアルゴンレーザーが使用されている．その理由は幅広い蛍光のアプリケーションとしてのバリエーションをもっていることである．現在では低電力でアルゴンレーザーとは比較にならないほどの出力と利便性が得られる半導体レーザーなどが使用されている．

3. 情報処理系

　FCMメーターはコンピュータ（PC）と連動するようになっており，PCには種々の分析用や解析用のソフトが搭載されている．また，FCMメーターの操作もPCからできるように設計されている．
　FCMメーターでは細胞1個1個の測光が光電子増倍管（photomultiplier tube；PMT）で検出され電気信号として出力される．細胞などにレーザー光がヒットすると種々の光が散乱する．このアナログ情報をデジタル情報に変換し，リストモードとして収納し必要に応じて解析を行う．
　光の種類には大きく分けると細胞などにレーザー光をヒットさせて得られる散乱光と蛍光色素にレーザー光がヒットして得られる蛍光の2種類がある．

a. 散乱光

　散乱光には前方散乱光と側方散乱光の2種類があり，両者を組み合わせることにより細胞の特徴をとらえ，細胞集団を描出することが可能となる．
　図3にレーザー光の中を細胞が通過する状況を示す．レーザー光がヒットすると種々の光が発せられる．図3は細胞にレーザーをヒットさせ，得られた散乱光を示す．この場合，レーザーと同軸方向に検出された散乱光は前方散乱光，90度方向に検出された散乱光は側方散乱光とよばれる．したがってこの場合，得られる「光」の情報量は2個

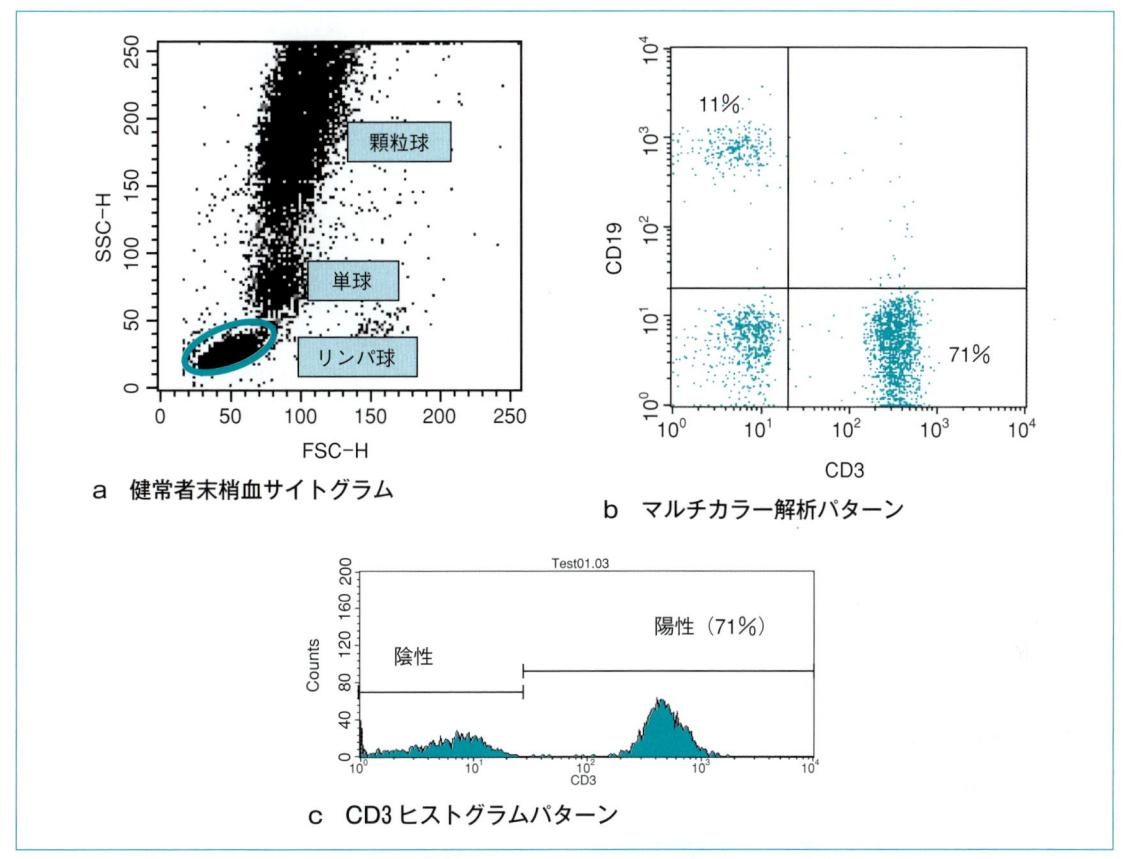

図4 健常者末梢血の CD3, CD19 の実際の測定例

a 健常者末梢血サイトグラム
b マルチカラー解析パターン
c CD3 ヒストグラムパターン

である.

1) 前方散乱光(forward scatter；FS)
　粒子の大きさ(面積)を表す指標として使用される.

2) 側方散乱光(side scatter；SS)
　細胞の内部構造を表す指標として使用される.

　図4に健常者末梢血のFS, SSの2つの「光」の情報による細胞集団の描出像を示す. これをサイトグラムとよび, この図で分析したい細胞集団を設け, 指定した範囲のみのデータを取得することを gating(図4の丸枠内リンパ球)という. この gating に誤りがあれば判断を混乱させる結果になるのでもっとも重要な手技であり, オペレータの力量に左右される.

b. 蛍光

　細胞の表面には相当数の抗原基があり, 抗原と反応するモノクローナル抗体を作製し蛍光色素を標識しておく. 細胞表面抗原とこの抗体が反応し, この反応細胞にレーザーをヒットさせると標識蛍光物質独自の蛍光色を発する. 抗原基1個を証明する方法を単染色という.

　たとえば, T細胞を証明するにはリンパ球表面の抗原基と反応するFITC蛍光標識CD3抗体を使用する. CD3と反応した細胞は緑色の蛍光を発し陽性となる. 蛍光を発しない細胞はT細胞以外となる(図4c CD3ヒストグラムパターン).

　また, リンパ球の集団にはB細胞もあり, B細胞と反応するPE蛍光標識CD19抗体を同時に反応させると図4bに示すように単染色を2つ組み合わせた二重染色も可能である.

　さらに, たとえば, ヘルパーT細胞を証明する

には1個のリンパ球にヘルパーT細胞であるCD4とT細胞のCD3を同時に検出すれば可能となる．現在では臨床の現場でもこのような組み合わせが5種類以上できるようになり，造血器悪性腫瘍の診断などに応用され（後述），威力を発揮している．このような解析方法をマルチカラー解析とよぶ（詳細はC-3，→p.98）．

4. ソーティング系

ソーティングとは目的とする細胞集団だけを分取（sort）することをいい，最初に述べたfluorescence activated cell sorterの最後のsorter部分にあたり重要な機能の1つである．

しかし，臨床検査では解析専用機器（アナライザー）が主として使用され，そのような機器には搭載されていない．本項では書面の都合もありソーティングについては割愛する．参考図書を参照されたい．

C 染色手技

わが国では現在，日本臨床検査標準協議会（Japanese Committee for Clinical Laboratory Standards：JCCLS）のFCMワーキンググループで標準化の検討が進められている．以下にガイドラインの染色手技を示す[a,b]．

1. 準備

1) 器具：FCM分析用サンプルチューブ，マイクロピペット，3mL容量の分注器，冷却遠心機
2) 試薬：分析用モノクローナル抗体，溶血剤，リン酸緩衝液（phosphate buffered sodium：PBS）
3) 機器：フローサイトメーター

2. 測定方法

1) 細胞数の調整

末梢血は通常希釈しなくても染色可能である．骨髄血は細胞数が多いため規定濃度に調整する．また，骨髄血には骨髄組織片（particle）が存在するためナイロンメッシュ（口径86μm）で濾過して試料としている．

2) 染色手技（蛍光抗体直接法）
① 試料100μLに抗体20μLを加え，15分間反応
② 溶血剤2mLを加え，10分間静置
③ 400g 5分間遠心
④ 上清を吸引除去し，撹拌後，PBS 3mLを加え，さらに撹拌
⑤ 400g 5分間遠心
⑥ 上清を吸引除去し0.5mL残す
⑦ 静かに撹拌後，フローサイトメーターで分析

3. 解析

解析は使用するフローサイトメーターにより搭載されている解析ソフトの仕様が異なるので種々機種の使用説明書に従って分析，解析する．ここでは詳細には解説しないが，Tリンパ球，Bリンパ球の解析例を示した．図4aのようにサイトグラムを描出し，gating後，図4bの2カラー解析あるいは図4cのようにシングルカラー解析し，それぞれ陽性率を求める．

D 検査の応用

FCMは細胞や粒子がバラバラに浮遊でき，その大きさが0.5～40μmくらいであれば血液細胞，微生物，植物細胞などの測定が可能である．表1に現在応用されている分野と項目を示した．

現在の臨床現場でのFCMの応用は造血器悪性腫瘍細胞抗原検査による白血病や悪性リンパ腫の病型分類や微小残存病変（minimal residual disease；MRD）の検索である．近年，造血器悪性腫瘍では抗体を使用した分子標的治療が実施されているが，当該治療では細胞表面抗原の証明が必須であり重要な検査となってきた．

造血器悪性腫瘍では造血幹細胞移植に際して

表1 フローサイトメーターの応用

1. 臨床検査分野
    1) T/B 細胞サブセット検査(CD3, CD4, CD8, CD19)
    2) 造血器悪性腫瘍細胞抗原検査(表面および細胞質内マーカー)
    3) CD34 陽性造血前駆細胞検索, 絶対数測定
    4) 発作性夜間ヘモグロビン尿症検査(CD55, CD59)
    5) 顆粒球機能検査
2. 研究分野
    1) 細胞内カルシウム濃度測定
    2) 細胞周期・アポトーシス解析
    3) 細胞内酵素活性
    4) 細胞内サイトカイン検出

表2 造血器悪性腫瘍の解析に用いられる抗体

【急性白血病のための抗体】
1. 主に B リンパ球と反応
    CD19：B リンパ球系 ALL のほとんどすべてに発現, 骨髄性白血病でも時に陽性
    CD20：CD19 よりは低頻度
    CD22：通常発現しているが dim, 細胞質により強く発現
    CD10：B リンパ球系 ALL の多数に発現, T-ALL でも発現例がみられる
    CD79a：B リンパ球系 ALL の大部分に発現
    SmIg M, monoclonal immunoglobulin light chain：B リンパ球系 ALL の一部に発現
2. 主に T リンパ球系と反応
    CD2：T-ALL の大部分に発現, 骨髄性急性白血病でも発現例あり
    CD5：T-ALL の大部分に発現しているがしばしば dim
    CD7：T-ALL で最も高頻度に発現
    CD3：発現頻度は高くないが T リンパ球に特異的, 細胞質内 CD3 は T-ALL の最も特異的で sensitive なマーカー
    CD4, CD8 を同時に発現することもある
3. 主に骨髄系細胞と反応する抗体
    CD13 and/or CD33：骨髄性白血病のほとんど全例で発現
    CD14：単球系への分化を示す骨髄性白血病でしばしば陽性
    CD15, CD11b：分化傾向を示す骨髄性白血病で陽性
    CD41, CD61：巨核芽球性白血病の診断に有用
    Glycophorin：赤白血病の診断に有用
    CD34：stem cell のマーカー
    HLA-DR：AML, B-ALL のほとんどで陽性, T-ALL, APL ではしばしば陰性
    TdT：ALL(T, B)の大多数で陽性, AML でもしばしば陽性
    AntiMPO, CD117：骨髄性白血病で陽性

CD34 陽性造血前駆細胞の絶対数測定も重要な検査となってきている. これらの検査にも必須の機器である.

また, リンパ球のサブセット検査, 発作性夜間ヘモグロビン尿症患者の細胞膜表面での CD55, CD59 抗原欠損などその確定診断に利用されている(後述).

1. 造血器悪性腫瘍診断への応用

a. 造血器悪性腫瘍診断時における病型分類

芽球の判別が骨髄球系かリンパ球系なのか形態学的観察だけで判断ができない場合, 免疫学的検索である細胞表面抗原検索が重要となる.

たとえば急性白血病の病型分類の1つである FAB 分類の M0 や M7 はミエロペルオキシダーゼ陰性であるが骨髄性腫瘍であるため本検索が重要な所見となる. またリンパ性悪性腫瘍の場合, 詳細な検索のためには形態学的検索ではほとんど判別がつかず細胞表面抗原検索が重要である.

造血器悪性腫瘍の病型分類に表面抗原を応用する場合, まず正常造血細胞の成熟段階とその成熟度に応じた細胞上の表面および細胞質内抗原発現の変化を知る必要がある. 図5に B 細胞系の各成熟段階における抗原の発現状況を, 図6に T 細胞系のそれを示した.

表2に造血器悪性腫瘍分析・解析に使用される主な抗体を示した.

腫瘍細胞の場合, 正常細胞の成熟過程における発現とは異なった抗原(aberrant antigen)を発現するので注意が必要である. しかしその場合, 腫瘍細胞の特異的な細胞キャラクターとなり, 腫瘍細胞の特定や MRD 検出に威力を発揮することになる.

b. 悪性リンパ腫の診断

図7に悪性リンパ腫の1病型である濾胞性リンパ腫(FL)の末梢血での CD19 gating を示した. CD19 と SS で展開し, κ あるいは λ に偏りがあるか検索したものである. 当該症例は初診時 κ に偏

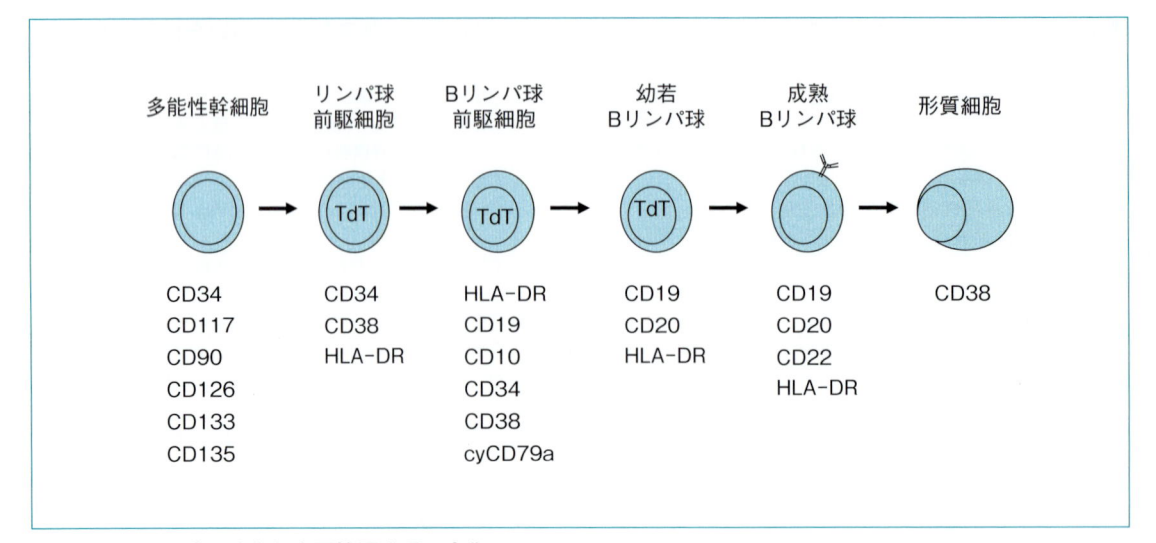

図5　Bリンパ球の分化と表面抗原発現の変化
cy：細胞質内

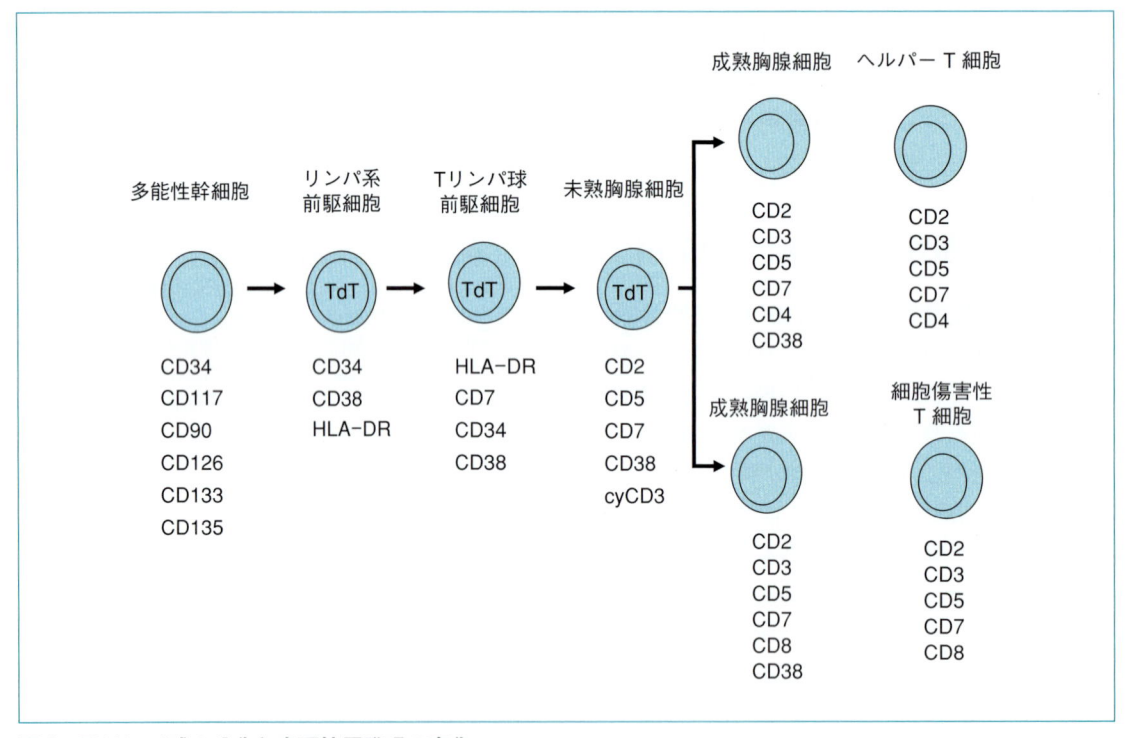

多能性幹細胞
CD34
CD117
CD90
CD126
CD133
CD135

リンパ球前駆細胞 (TdT)
CD34
CD38
HLA-DR

Bリンパ球前駆細胞 (TdT)
HLA-DR
CD19
CD10
CD34
CD38
cyCD79a

幼若Bリンパ球 (TdT)
CD19
CD20
HLA-DR

成熟Bリンパ球
CD19
CD20
CD22
HLA-DR

形質細胞
CD38

図6　Tリンパ球の分化と表面抗原発現の変化
cy：細胞質内

多能性幹細胞
CD34
CD117
CD90
CD126
CD133
CD135

リンパ系前駆細胞 (TdT)
CD34
CD38
HLA-DR

Tリンパ球前駆細胞 (TdT)
HLA-DR
CD7
CD34
CD38

未熟胸腺細胞 (TdT)
CD2
CD5
CD7
CD38
cyCD3

成熟胸腺細胞
CD2
CD3
CD5
CD7
CD4
CD38

成熟胸腺細胞
CD2
CD3
CD5
CD7
CD8
CD38

ヘルパーT細胞
CD2
CD3
CD5
CD7
CD4

細胞傷害性T細胞
CD2
CD3
CD5
CD7
CD8

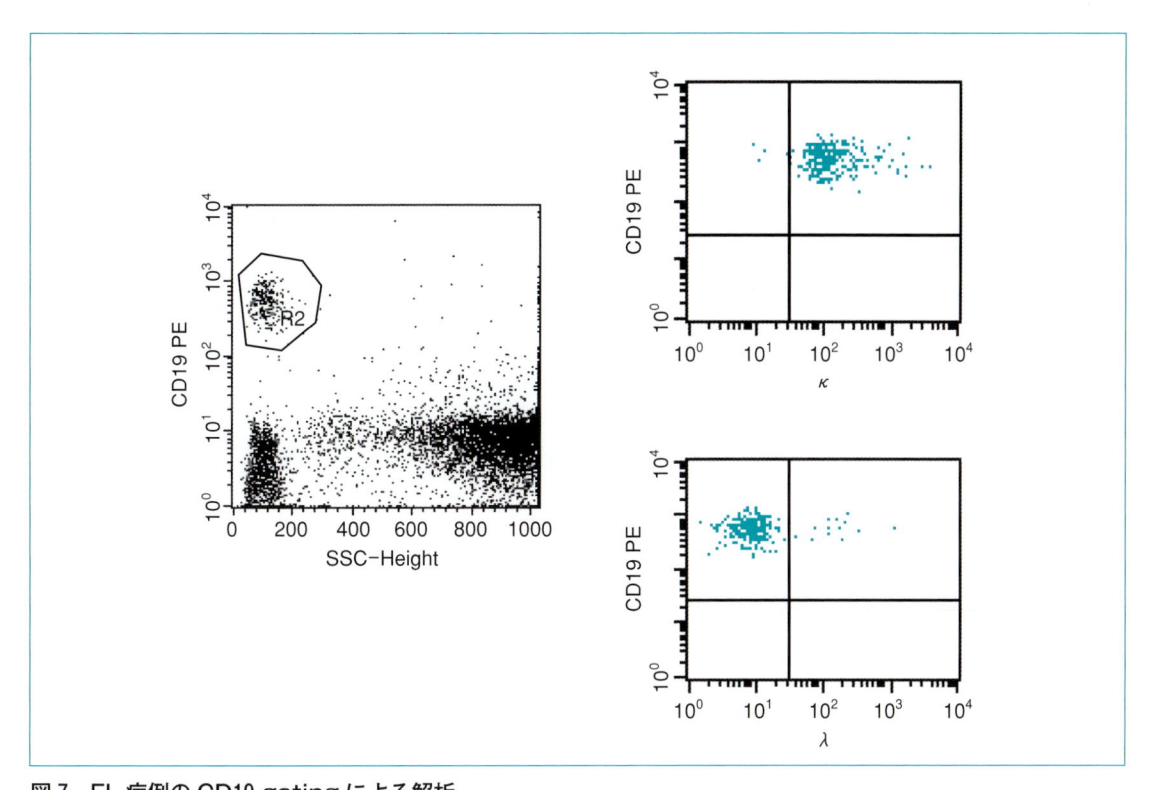

図7　FL 症例の CD19 gating による解析
右上の図より B 細胞(CD19)のほとんどが κ に偏りがあり腫瘍細胞であることがわかる.

りがあった．したがって治療後の MRD 検索では CD19 と κ での検索だけでも有用である．FCM による悪性リンパ腫の病型は上述したようにある 1 つの表面抗原を証明して決定できるのではなく，いくつかの抗原を組み合わせ，陽性だけでなく陰性も評価して決定する．

　表3, 4 に B 細胞系，T 細胞系腫瘍の代用的な病型と表面抗原の出現の様子を示した．たとえば B 細胞性腫瘍の場合，CD19, 20 や 79a 陽性であり，L 鎖に κ か λ に偏りがあれば即座に腫瘍性と判断できる．さらに CD10 陽性であればびまん性大細胞性 B 細胞リンパ腫(DLBCL)，濾胞性リンパ腫(FL)が推定できる．急性白血病鑑別には B リンパ芽球性白血病(BL)，前駆 B 細胞性急性リンパ性白血病(pre-B ALL)では HLA-DR や TdT, CD34 陽性を確認する．また，CD5 陽性であればマントル細胞リンパ腫(MCL)，慢性リンパ性白血病(CLL)が推定できる．

c. 急性混合性白血病の病型分類

　WHO 分類では系統不明な急性白血病の中に，急性混合白血病(mixed phenotype acute leukemia)の病型があるが，その中に単一の白血病細胞表面に 2 つの lineage 抗原，たとえば B 細胞系抗原あるいは T 細胞系抗原と骨髄系細胞抗原が同時に発現している biphenotypic acute leukemia がある．この場合は表面抗原検索が必須の検索で FCM の結果がなければ診断できない．

2. 寛解期の経過観察

　造血器悪性腫瘍治療経過観察において古典的な寛解は骨髄塗抹標本観察で芽球比率 5% 以下であった．しかし，FCM では特別な解析手法(CD45 gating など)と正常な成熟段階の細胞と異なる aberrant 細胞表面抗原を有する腫瘍細胞キャラクターがあれば 0.01% でも検出可能であり，MRD の検出に威力を発揮する．

表3　T細胞性造血器悪性腫瘍の表面形質

形質	CD2	CD3	CD4	CD5	CD7	CD8	CD25	CD56	CD57	
T-ALL	+	+'(cy)	−	−	+	−				TdT(+)
LGLL	+	+	−	−	−	+	−	+	+	
NK	+	−	−		−/+	−		+	−	
PLL		+	+		+	−/+				
ATLL	+	+	+	+	−	−	+			
Sézary	+	+	+	+	−/+	−				

T-ALL：T 前駆細胞　リンパ芽球性白血病　　PLL：前リンパ球性白血病
LGLL：大顆粒リンパ球性白血病　　　　　　ATLL：成人 T 細胞白血病/リンパ腫
NK：natural killar　　　　　　　　　　　　Sézary：セザリー症候群

表4　B細胞性造血器悪性腫瘍の表面形質

形質	SmIg	CD5	CD10	CD11c	CD19	CD20	CD23	CD25	CD38	79a	
B-ALL			−			+	−			+	TdT(+)
CLL	dim	+	−		+	+	+	−		+	
PLL	bright				+	+	−			+	
HCL	bright	−	−	+	+	+	−	+		+	CD103+
FL	bright	−	+		+	+	+'/−	−		+	Bcl-2+
MCL	milde	+	−		+	+	−	−	−	+	cyclinD1+
LPL	milde	−	−		+	+			+	+	
PCL	negative	−	−/+		−	−/+			+	+	
DLBCL	variable	−/+	+'/−		+	+				+	

B-ALL：B 前駆細胞リンパ芽球性白血病　　MCL：マントル細胞リンパ腫
CLL：慢性リンパ性白血病　　　　　　　　LPL：リンパ形質細胞性リンパ腫
PLL：前リンパ球性白血病　　　　　　　　PCL：形質細胞性白血病
HCL：有毛細胞白血病　　　　　　　　　　DLBCL：びまん性大細胞性リンパ腫
FL：濾胞性リンパ腫

3. リンパ節生検における病型分類

　リンパ節検査は，悪性リンパ腫やリンパ節炎などのリンパ節腫脹の鑑別診断のために行われている．従来は，その診断のためにリンパ節組織やそれを構成する細胞形態に主眼がおかれる病理組織検査が主流であった．しかし，近年，免疫学的な細胞表面抗原検索の手法が急速な進歩を遂げ，リンパ節組織にも応用可能となり，より詳細で確実な病型診断が行われるようになってきた．

　近年，悪性リンパ腫患者が増加したとの報告もあるが，これは外来でリンパ腫の生検ができるようになったこと，FCM などを応用した病型分類が手軽になってきたことも要因の1つである．

　細胞表面抗原検索は，組織切片を用いた免疫組織染色や組織をほぐし細胞浮遊液にして FCM による解析が行われている．ある表面抗原をもった細胞亜群が増加している場合，その細胞集団がクローナルな細胞増殖であることを証明することにより腫瘍性増殖が確定する．

　FCM は B 細胞リンパ腫で L 鎖の偏りがあればクロナリティの確定はできるがそれ以外の病型について表3，4 の範囲であれば推定は可能である．また，B 細胞リンパ腫でよく遭遇するのが反応性に T リンパ球の増加がある場合である．この時は gating(解析領域)設定に注意が必要である．癌のリンパ節転移は CD45 gaiting を用いれば容易に推定できる．厳密には，遺伝子検査など種々の検索を行い総合的に判断する必要がある．

4. 血液疾患・その他における FCM の応用

a. 後天性免疫不全症(acquired immunodeficiency syndrome；AIDS)

　当該疾患の診断で CD4 絶対数測定は必須項目

である．しかし，CD4測定だけでなくリンパ球全体の比率あるいは絶対数を測定することが重要である．

結果解釈に際しては，CD4抗原は単球にも発現するのでgatingの領域とCD45$^+$，CD3$^+$，CD4$^+$のマルチカラー解析になっているかを確認することが重要である．

b. 発作性夜間ヘモグロビン尿症（paroxysmal nocturnal hemoglobinuria；PNH）

当該疾患では従来からハム試験が行われていた．しかし，ハム試験は血液採取量が多く，手技が繁雑，感度・特異度が低いなどから現在ではFCMによる血球表面上のCD55やCD59抗原検出が主流となってきている．

赤血球を測定対象にする場合，PNH重症例やPNH活動期では溶血発作のためPNH赤血球は少なくなっているので臨床所見と矛盾する結果となる．この場合，好中球表面のCD55，59を同時に測定することが重要である．好中球にはCD55，59以外に補体制御蛋白が存在するため赤血球よりは好中球の分析解析が臨床所見と矛盾しないので有用である．また，当該抗原の有無は再生不良性貧血でのステロイド剤選択などにも応用されている．

c. 造血幹細胞移植におけるCD34陽性細胞数算定

造血器悪性腫瘍患者の幹細胞移植は増加の傾向がみられる．ミニ移植の開発や末梢血幹細胞移植が拍車をかけていることは周知の事実である．

移植に際してはCD34陽性細胞の移植細胞数が必須の項目となる．この分野でもFCMは必須のツールとなっている．CD34陽性細胞数算定のガイドラインが前述のJCCLSから提示されているので参照されたい$^{c)}$．

文献

a) 日本臨床検査標準協議会，血液検査標準化検討委員会フローサイトメトリーワーキンググループ：「フローサイトメトリーによる末梢血リンパ球表面抗原検査に関するガイドライン（JCCLS H1-A, V-1.0）」

b) 日本臨床検査標準協議会，血液検査標準化検討委員会フローサイトメトリーワーキンググループ：「フローサイトメトリーによる造血器腫瘍細胞表面抗原検査に関するガイドライン（JCCLS H2-P, V-1.0）」．日本臨床検査標準協議会会誌 18：69-106，2003

c) 日本臨床検査標準協議会，血液検査標準化検討委員会フローサイトメトリーワーキンググループ：「フローサイトメトリーによるCD34陽性細胞検出に関するガイドライン（JCCLS H3-P, V-1.0）」．日本臨床検査標準協議会会誌 13：18-30，2007

参考文献

1) 日本サイトメトリー技術者認定協議会（編）：スタンダードフローサイトメトリー．医歯薬出版，2009
  ※フローサイトメトリーの基礎から臨床応用まで初心者にもわかりやすく記載された本である．また，サイトメトリー技術者認定試験にも対応している

2) 天神美夫（監修），河本圭司，井上勝一，中内啓光（編）：応用サイトメトリー．医学書院，2000
  ※フローサイトメトリーに関する内容であるが，若干難度が高い．フローサイトメトリーを研究で使用するには必読書である

3) 押味和夫（監修）：WHO分類第4版による「白血病・リンパ系腫瘍の病態学」．中外医学社，2009
  ※WHO分類第4版の「白血病・リンパ系腫瘍」について免疫学的表現型の解説が参考になる

第8章 染色体・遺伝子検査

学習のポイント

❶ 造血器腫瘍の診断や分類は，細胞や組織の形態学的所見に基づいた従来の分類法から，染色体・遺伝子所見を加味したWHO分類に基づいて行われるようになった．そのため，染色体・遺伝子検査の知識や技術の重要性が増している．

❷ 造血器腫瘍の診断や治療効果の判定に，染色体検査，FISH検査，PCR法，定性RT-PCR法，定量RT-PCR法，サザンブロット法が用いられており，対象疾患や目的に応じた各検査法の使い分けが必要である．

❸ 先天性の溶血性疾患，血小板機能異常症，凝固・線溶異常症の確定診断や保因者診断の目的で，PCR法を応用した検査法や直接塩基配列決定法による遺伝子検査を行うことがある．

❹ 染色体・遺伝子検査は偽陽性や偽陰性を生じやすい検査法であり，検体の適切な取り扱い，精度管理，標準化を念頭に置いて検査を行う必要がある．

本章を理解するためのキーワード

❶ 染色体
細胞の有糸分裂の一時期に認められるDNAと付随する蛋白質とが凝縮した構造物で，1番から22番までの22対の常染色体と，2本の性染色体(X, Y)の計46本からなる．造血器腫瘍細胞では相互転座など染色体の構造異常や数の異常がしばしば認められる．

❷ 遺伝子
遺伝情報を伝える基本単位が遺伝子である．4種類の塩基(アデニン，チミン，グアニン，シトシン)の配列によって構成されるDNAに情報が書き込まれ，これがメッセンジャーRNA(mRNA)に転写され，蛋白質に翻訳されて，機能を果たす．DNAには，RNAに読み込まれるエクソン部分と取り除かれるイントロン部分が交互に並んでいる．

❸ 相補的DNA (complementary DNA, cDNAと略す)
mRNAから逆転写酵素によって合成されたDNAのことである．PCR法による遺伝子検査を行うにあたり，鋳型がRNAではPCR法で増幅ができず，鋳型が細胞DNAでは2つのプライマーの結合部位の間に長いイントロンが介在するためにPCRがかかりにくい．そのため，合成したcDNAを鋳型としてPCRを行う．

A 染色体・遺伝子検査の意義

染色体検査は先天性の染色体異常症候群を対象とするものと，悪性腫瘍(本章では造血器腫瘍のみを扱う)を対象とするものに分けられる．前者の診断には染色体検査が必須であり，末梢血リンパ球をPHA(phytohemagglutinin)で刺激して培養し，得られた染色体標本の核型を解析する．染色体異常症候群には常染色体異常と性染色体異常とがある．前者では21番染色体のトリソミー(3本あること)によるDown(ダウン)症候群が，後者では47,XXYによるKlinefelter(クラインフェルター)症候群が，いずれも1,000人に約1人と頻度が高い．これらの疾患は本章の扱う範囲から外れるため，解説は省く．

遺伝子検査も同様に，先天性の溶血性疾患，血小板機能異常症，凝固・線溶異常症などを対象とするものと，造血器腫瘍を対象とするものに分けられる．前者の例として血友病があるが，凝血学的検査にて診断が可能であるため，遺伝子検査は必須ではない．

総論の第3章に記載したように，白血病やリンパ腫などの造血器腫瘍の分類が，細胞や組織の形態学的所見に基づく従来の分類から，染色体・遺伝子所見を加味したWHO分類に移行した．そのため，造血器腫瘍の診断に染色体・遺伝子検査は必須である．また，治療効果の判定にも染色体・遺伝子検査は有用である．なお，染色体・遺伝子検査の具体的な手技は本シリーズの『遺伝子検査学』を参照されたい．

B 染色体・遺伝子検査の種類

1. 染色体検査〔G-分染法，Giemsa（ギムザ）分染法〕

染色体検査は，染色体の構造異常や数の異常を網羅的に調べることができるため，造血器腫瘍が疑われるすべての症例の診断時に行われる．検査方法は腫瘍細胞を含む細胞浮遊液を短期間培養し，コルセミド添加によって分裂中期で停止させ，G-分染法（ギムザ分染法）により分染する．写真撮影した染色体標本，もしくは染色体画像解析システムに取り込んだ標本の核型を分析する．通常，20個の分裂期細胞を解析する．慢性骨髄性白血病におけるt(9;22)(q34;q11)のような疾患特異的な染色体異常は，診断確定の有力な根拠となる．なお，tは相互転座を，カッコ内の数字は染色体の番号と転座点の位置を，qは長腕を示す．すなわち，9番染色体長腕34と22番染色体長腕11を切断点とする相互転座を示す（図1）．ちなみにこの転座によって生じた長腕の短い22番染色体をフィラデルフィア（Ph）染色体とよぶ．

軽症の真性赤血球増加症や異形成の程度の軽い骨髄異形成症候群では，腫瘍性か反応性の変化か

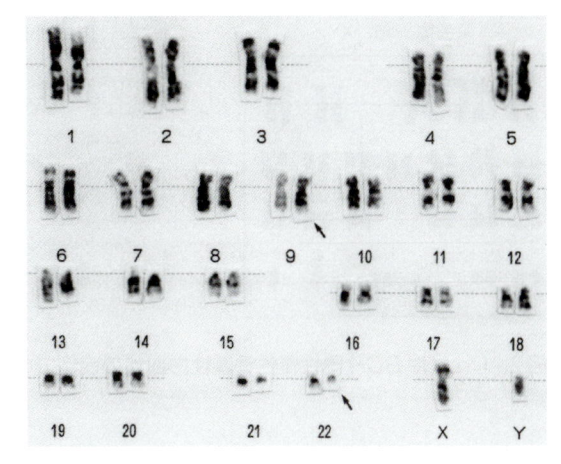

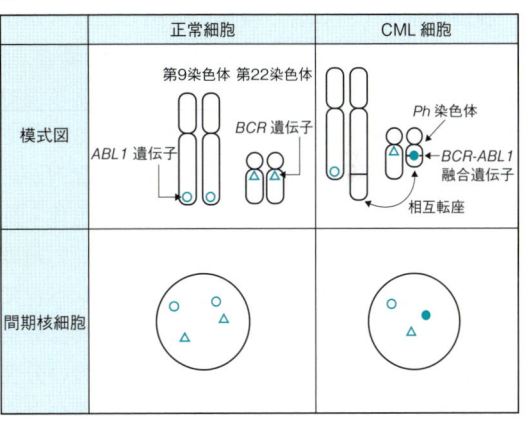

図1 慢性骨髄性白血病細胞の核型（a）と，間期核FISH（single fusionプローブ法）による融合遺伝子の検出の模式図（b）
核型は46XY, t(9;22)(q34;q11)を示す．

の鑑別にしばしば苦慮するが，クローン性の染色体異常が認められれば腫瘍性であることの確証となる．クローン性とは同じ染色体異常が複数細胞で認められることであるが，同一の構造異常や過剰染色体は2細胞以上に，同一の染色体の消失は3細胞以上にある場合と定められている．

慢性骨髄性白血病の急性転化時には，たとえば，17番染色体長腕の同腕染色体i(17q)などの付加的染色体異常の出現が診断に有用であるが，これは染色体検査以外の検査では検出が困難である．染色体検査の短所として，解析に分裂細胞を必要とするため，慢性リンパ性白血病細胞のような分裂能の低い細胞では検査できない症例がある．

染色体：46, XY　　　　　　　　間期核 FISH　　　　　　　　分裂中期核 FISH

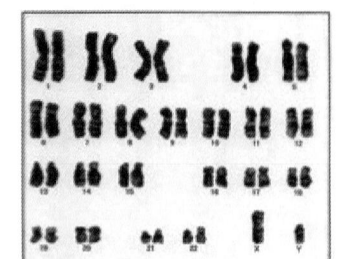

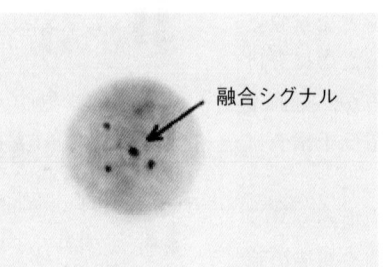

融合シグナル

融合シグナル

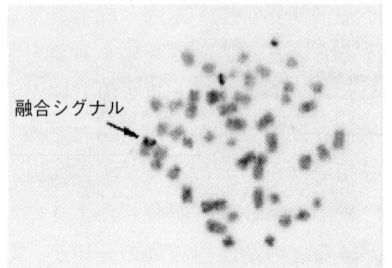

図2　Ph 陰性 BCR 陽性慢性骨髄性白血病の症例での染色体検査と FISH 検査
融合シグナルは黄色のスポットとして観察される．

　腫瘍細胞を十分に含む検体を提出したにもかかわらず，染色体が正常核型のみであった場合，2とおりの解釈ができる．①腫瘍細胞が正常核型であった．すべての腫瘍に染色体異常があるわけではない．急性骨髄性白血病では約4割の症例が正常核型である．正常核型であっても，染色体・遺伝子異常がないわけではない．染色体の短い領域や末端での異常，転座を伴わない DNA レベルでの融合遺伝子の形成，さらには点突然変異は分染法では同定できない．②混在する正常細胞の分裂が拾われて正常核型と判定された．骨髄腫のような腫瘍細胞の増殖が遅い症例で時にみられる．さらには先天異常染色体の検査と誤って，検体にPHA を添加すると，正常リンパ球が分裂して正常核型を呈する．

2. FISH(fluorescence in situ hybridization)法

　スライドグラス標本上の細胞に，目的遺伝子に対する蛍光標識プローブを結合させて蛍光顕微鏡で観察する．慢性骨髄性白血病を例に説明すると第9染色体上の ABL1 遺伝子に赤の蛍光プローブを，第22染色体上の BCR 遺伝子に緑の蛍光プローブを結合させると，融合遺伝子は緑と赤が重なって黄色の融合シグナルとして検出される(図1)．100〜1,000個の細胞を観察して，黄色の点をもつ細胞がいくつあるかを数えて，BCR-ABL1 融合遺伝子をもつ細胞の百分率を求める．診断に際して，臨床所見は慢性骨髄性白血病に一致するにもかかわらず，三棟みの転座や遺伝子レベルでの挿入のために染色体検査では典型的な Ph 染色体が認められず(masked Ph 染色体という)，FISH 法もしくは後述の RT-PCR 法によってBCR-ABL1 融合遺伝子が検出されて診断が確定することがあり，こうした症例を Ph 陰性 BCR 陽性 CML という(図2)．

　FISH 法の欠点は，核内でたまたま BCR 遺伝子と ABL1 遺伝子が近接していると，融合遺伝子が存在しないのに黄色の融合シグナルが生じることである．このため健常人の細胞でも2％程度は融合シグナル陽性となってしまい，治療後の微少残存腫瘍細胞(MRD)の検出には有用でない．最近では切断点を跨ぐプローブを用いる工夫により偽陽性率は低下している．

　CML(慢性骨髄性白血病)の治療効果の判定の目的でも，FISH 検査を定期的に行い，融合遺伝子をもつ細胞の比率の減少を調べることができる．この効果判定は染色体検査でも行われるが，染色体検査は分裂能のある細胞のみが対象となるため，治療開始後では骨髄穿刺液が必要となる．そのため，血液中の分裂能のない細胞でも検査できる FISH 法が用いられる．

　CML における融合 FISH 法以外にも，種々の染色体異常に対する異なった原理の FISH 法が臨床検査として用いられている(図3)．また，FISH検査は通常，間期核細胞(細胞周期のうち，染色体が見えない期間の細胞)を対象とするが，融合シ

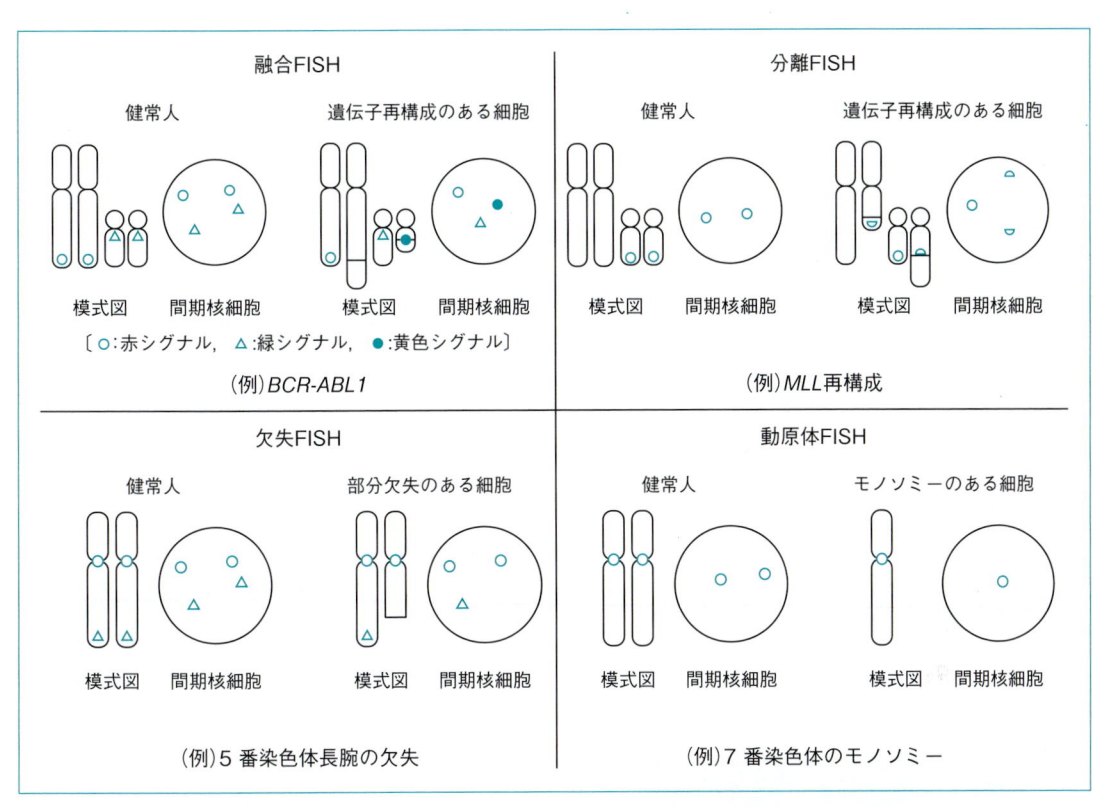

図3 種々のFISH法の原理

グナルがどの染色体上にあるかを確かめる場合には，染色体がみられる分裂中期核細胞を対象としたり（図2），複雑核型の解析の助けとして，24種の染色体を異なった色で塗り分けるSKY（spectral karyotyping）法を行うこともある．

3. PCR法

造血器腫瘍の融合遺伝子を検出するには，それぞれの遺伝子のDNAに結合するプライマーを設定してPCRを行い，予想されるPCR産物が認められれば，融合遺伝子が存在することがわかる．しかし実際には，細胞DNA（ゲノムDNAともいう）を鋳型としたPCR法はあまり有用ではない．これは両者の遺伝子（エクソン）の間に長いイントロンが介在するとPCRがかからないためである（図4）．検出にゲノムDNAを用いることが可能な融合遺伝子は限られている．たとえば，濾胞性リンパ腫などで IGH-BCL2 遺伝子再構成を有する症例のうち，BCL2 遺伝子の major breakpoint とよばれる部位に切断点がある症例では，BCL2 遺伝子と IGH 遺伝子において，限られた狭い領域で切断され再構成されるため，ゲノムDNA検体を用いたPCR法が可能である．これによりPCR産物が生じれば，この遺伝子再構成があることがわかる．しかし，一般に遺伝子再構成の切断点は遺伝子の広い範囲に分散しており，また，長いイントロン領域が介在するため，ゲノムDNAを鋳型とするPCR法は実施が困難である．

4. 定性RT-PCR（reverse transcription-polymerase chain reaction）法

前述のように，融合遺伝子の検出にゲノムDNAを鋳型としたPCR法は有用ではない．そこで細胞から抽出したmRNAを材料とし，逆転写酵素でcDNAを合成する．これによりイントロ

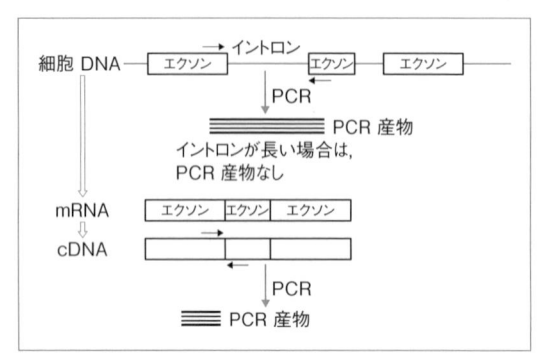

図4 RT-PCR法の原理

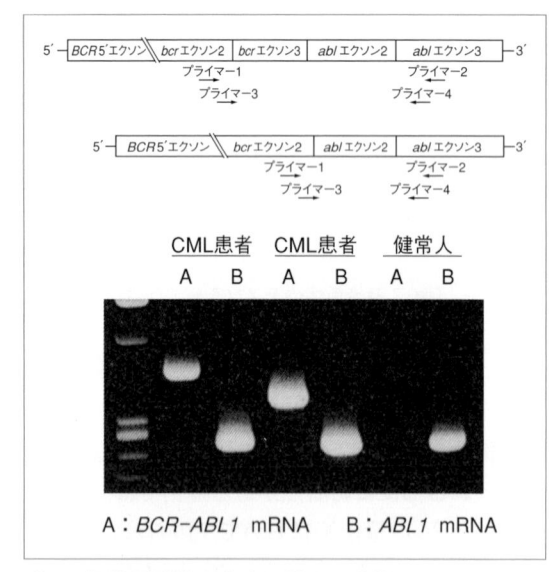

図5 慢性骨髄性白血病に対する定性RT-PCR法の結果

ンが除かれる．このcDNAを鋳型とするRT-PCR法が用いられる(図4)．慢性骨髄性白血病検体に対する定性RT-PCR法では，図5に示すように，検出感度と特異度を高めるために，まず外側の1と2のプライマーでPCRを行い，このPCR産物を鋳型として内側の3と4のプライマーを用いて再度PCRを行う．これをnested PCR法という．このPCR産物をアガロースゲルで電気泳動し，エチジウムブロマイド染色して，バンドの有無を調べる．切断点の違いによってPCR産物のサイズが異なる．検体RNAの分解がないこと，cDNAに逆転写されていること，PCRの反応が適切に行われたことを確認するために，正常細胞にも発現する遺伝子mRNAに対するRT-PCR(この図の場合は*ABL1*のmRNA)をコントロールとして行うことが必要である．定性RT-PCR法により，10万～100万個に1個の腫瘍細胞の検出が可能である．

5. 定量RT-PCR法

定性RT-PCR法の欠点は，PCR産物の有無で判定するため定量性がないことである．定性だけでは経時的に陽性が続く場合に，治療が有効で腫瘍細胞が減りつつある経過での陽性か，無効となって腫瘍細胞が増えつつある陽性かが区別できない．そのため，定量的検査が必要な場合にはreal-time PCR法が用いられる．測定原理としてDNA結合色素法，ハイブリダイゼーションプローブ法，TaqManプローブ法があるが詳細は省く．前述のように合成したcDNAを鋳型として，目的とする融合遺伝子の発現量を計測し，次に*ABL1*遺伝子または*GAPDH*遺伝子などのすべての細胞に発現する内部標準遺伝子の発現量を計測する．前者を後者で割って，前者の相対的な発現量を数値として表す．内部標準遺伝子で補正するのは，検体ごとのcDNA濃度のばらつきによる測定値への影響を減らすためである．ただし，内部標準に用いる遺伝子の種類や結果の数値の表し方などが標準化されておらず，今後の課題である．この方法により，治療経過中にごくわずかに残存する腫瘍細胞が増えつつあるか，減りつつあるかが明確に判定でき，また，ゲル電気泳動が不要で迅速性に優れていることから，急速に普及しつつある．なお，融合遺伝子mRNAの定量的検査はTMA(transcription-mediated amplification)法でも行われる．

6. サザンブロット法

サザンブロット法は，DNAのクローナルな再構成を検出するものである(図6)．前述のPh陰性*BCR*陽性CMLは，FISH法やRT-PCR法が

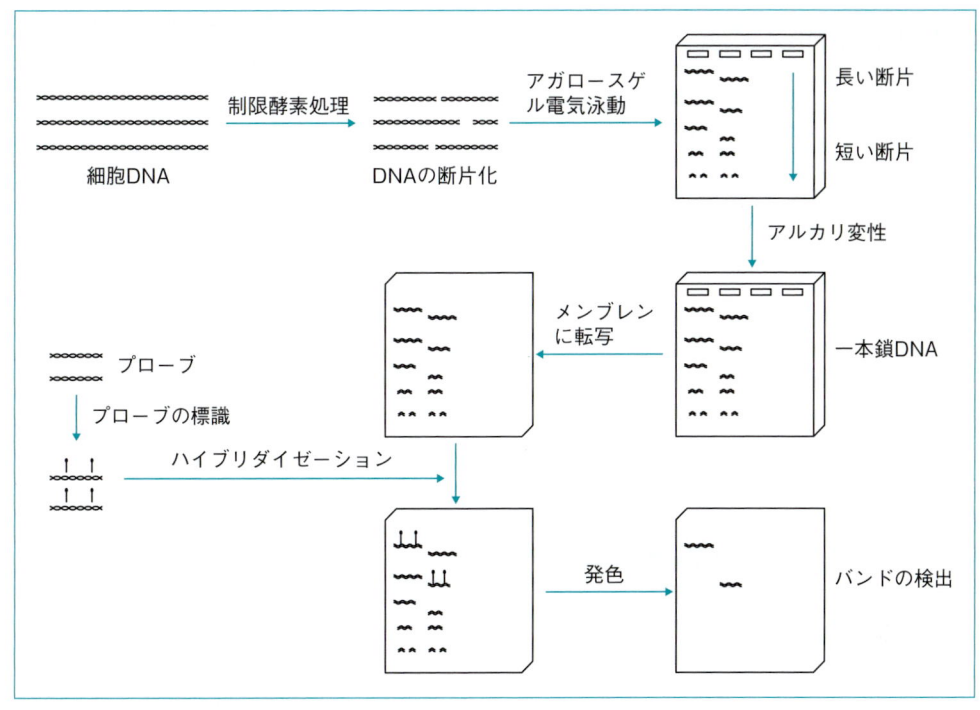

図6 サザンブロット法の手順

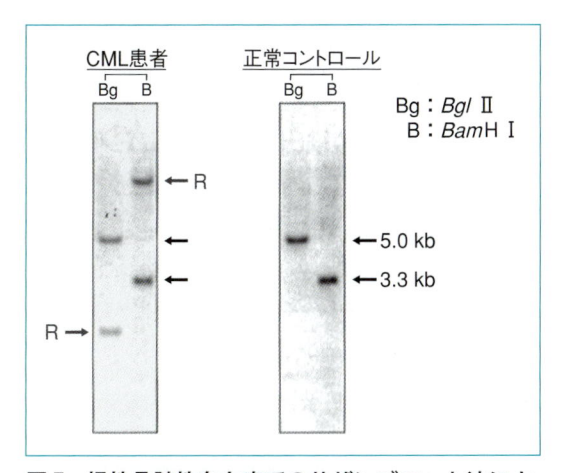

図7 慢性骨髄性白血病でのサザンブロット法によるBCR遺伝子再構成の検出
Bgl ⅡとBamH Ⅰは用いた制限酵素を示す．
R：再構成バンド

なかった1980年代には，サザンブロット法でBCR遺伝子の再構成を検出して診断されていた(図7)．しかしサザンブロット法は手技が煩雑で時間を要するため，施行が容易なFISH法やRT-PCR法にとって代わられ，サザンブロット法はあまり施行されない傾向にある．また，サザンブロット法は異常細胞が検体の5〜10%以上含まれないと異常バンドとして検出できず，検出感度が低い欠点もある．

一方，サザンブロット法が不可欠な症例もある．たとえばリンパ節腫脹をきたして悪性リンパ腫が疑われる症例で，生検病理組織診やリンパ節細胞のフローサイトメトリーによる表面抗原解析では確定診断が困難であり，染色体検査でも分裂像が得られず検査不能である場合には，サザンブロット法による免疫グロブリン重鎖遺伝子またはT細胞受容体β鎖遺伝子のモノクローナルな再構成の検出は，腫瘍性の証明とB細胞性かT細胞性かの区別に重要である．また，HTLV-1ウイルスのキャリアにT細胞性腫瘍が発症した場合には，成人T細胞性白血病/リンパ腫(ATL)であるのか，HTLV-1とは無関係なT細胞性腫瘍の偶然の合併かを鑑別するのに，サザンブロット法によるHTLV-1ウイルスのモノクローナルな組み込みの検索が不可欠である．

7. 直接塩基配列決定法

真性赤血球増加症における JAK2 遺伝子の点突然変異や急性骨髄性白血病における NPM1 遺伝子の 4 塩基挿入のような塩基レベルでの遺伝子変異の検出は，染色体検査や FISH 法，RT-PCR 法では不可能であり，検索領域を PCR 法で増幅し，その PCR 産物の A, T, G, C の塩基配列を決定する方法が標準的である．しかし，検査には高価なシークエンサー（塩基配列解析装置）を要するため実施可能な施設は限られる．

> **サイドメモ：直接塩基配列決定法の代替法**
>
> 塩基レベルでの遺伝子変異を検出したいが，施設にシークエンサーがない場合には，以下のような工夫をすることで変異を検出する．
> 1) アレル特異的 PCR 法（AS-PCR 法）：変異を有する場合のみ結合するように設計されたプライマーを用いて PCR を行う．
> 2) 制限酵素断片長多型解析法（PCR-RFLP 法）：PCR 産物を制限酵素で処理して変異があると切断されなくなることを利用して変異を検出する．
> 3) 一本鎖高次構造多型法（PCR-SSCP 法）：PCR 産物を一本鎖にして 1 塩基でも違うと高次構造に違いが生じて電気泳動で移動度が変わることを検出する．

C 造血器腫瘍の診断における染色体・遺伝子検査

造血器腫瘍では染色体相互転座によって生じる遺伝子異常をはじめとして，多彩な染色体・遺伝子異常が認められる（表1）．染色体・遺伝子検査は造血器腫瘍の診療のさまざまな場面で利用される（表2）．診断において，たとえば，慢性骨髄性白血病では染色体検査による t(9；22)の検出によって確定するが，前述のように，Ph 陰性 BCR 陽性 CML では FISH 法などによって BCR-ABL1 融合遺伝子を検出することで確定する症例がある．また，血清 HTLV-1 抗体陽性者に T 細胞性リンパ腫が生じた場合，HTLV-1 キャリアにウイルスとは無関係のリンパ腫が発症したのではなく，成人 T 細胞白血病/リンパ腫（ATLL）であるというには，HTLV-1 DNA の単クローン性の組み込みをサザンブロット法により証明する必要がある．

表1 造血器腫瘍における主な染色体・遺伝子異常

病型	染色体異常	関与する遺伝子
急性骨髄性白血病		
顆粒球系分化を伴う急性骨髄性白血病	t(8；21)(q22；q22)	RUNX1-RUNX1T1
急性前骨髄球性白血病	t(15；17)(q22；q12)	PML-RARA
好酸球増加を伴う急性骨髄単球性白血病	inv(16)(p13q22)	CBFB-MYH11
急性リンパ性白血病		
B リンパ芽球性	t(9；22)(q34；q11)	minor-BCR-ABL1
T リンパ芽球性	t(1；14)(p34；q11)	TAL1-TRD@
慢性骨髄性白血病	t(9；22)(q34；q11)	Major-BCR-ABL1
真性赤血球増加症	—	JAK2 の点突然変異
骨髄異形成症候群	del(5q)	RPS14 など
悪性リンパ腫		
びまん性大細胞型 B 細胞リンパ腫	t(3；14)(q27；q32)	BCL6-IGH
濾胞性リンパ腫	t(14；18)(q32；q21)	IGH-BCL2
Burkitt リンパ腫	t(8；14)(q24；q32)	MYC-IGH
マントル細胞リンパ腫	t(11；14)(q13；q32)	IGH-CCND1
MALT リンパ腫	t(11；18)(q22；q21)	BIRC3-MALT1
未分化大細胞型リンパ腫	t(2；5)(p23；q35)	ALK-NPM1
多発性骨髄腫	t(11；14)(q13；q32)	IGH-CCND1

・WHO 分類 2001 年版では RUNX1-RUNX1T1 は AML1/ETO と，BIRC3 は API2 と記載されていた．TRD@ は T 細胞受容体 δ 鎖遺伝子

表2 造血器腫瘍における染色体・遺伝子検査の目的

1）診断や病型の確定
　例：好中球が増加し，Ph 染色体や *BCR-ABL1* 融合遺伝子があれば CML
2）クロナリティの決定：単クローン性なら腫瘍性，多クローン性なら反応性
　例：IGH 遺伝子再構成のサザンブロット解析
3）腫瘍細胞の細胞起源の決定
　例：T 細胞受容体 β 鎖遺伝子の単クローン性再構成があれば，ほぼ T 細胞性腫瘍といえる
4）ウイルスによる発癌の証明
　例：HTLV-1 や EB ウイルスの単クローン性の組み込みの証明
5）治療効果の指標
　例：FISH 法や定量 RT-PCR 法による CML に対する治療の効果判定
6）微少残存腫瘍細胞の検出，再発の早期発見
　例：RT-PCR 法による融合 mRNA の検出，*WT1* mRNA の定量 RT-PCR
7）造血幹細胞移植のドナー（提供者）の検索
　例：PCR 法を用いた HLA 遺伝子型の決定
8）造血幹細胞移植後のキメリズム解析
　例：異性間 FISH や繰り返し配列の PCR によるドナー細胞の生着率の定量

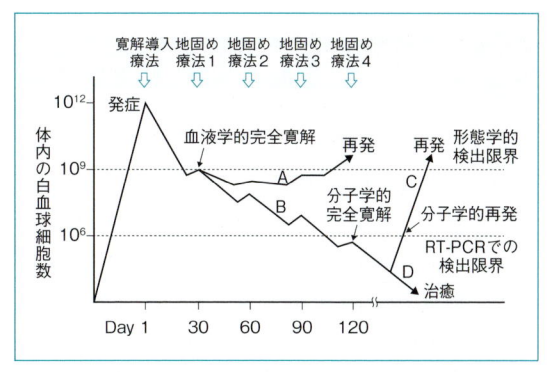

図8　急性白血病の治療経過における遺伝子検査の有用性
それぞれの治療の開始直前に RT-PCR 法で白血病細胞の残存の評価を行う．症例 A では定量 RT-PCR を用いれば，90 日目には白血病細胞が増えつつあり，地固め療法の効果がないことがわかる．定性 RT-PCR では陽性が続くだけで，効果判定が困難である．症例 C では，定性もしくは定量 RT-PCR によって，血液学的再発より早期に分子学的再発を発見し，治療再開などの対応をとることができる．

D 造血器腫瘍の治療効果の判定における染色体・遺伝子検査

　急性白血病の血液学的完全寛解は，末梢血の芽球消失と正常血球数の回復，骨髄の芽球比率5％未満として定義される．この時点での骨髄塗抹標本の検鏡で，正常骨髄芽球と白血病芽球を厳密に区別することは困難である．FISH 法や定量 RT-PCR 法が使える融合遺伝子を有する症例では，FISH 法は残存白血病細胞の検出に有用ではあるが，健常人検体でも2％程度の偽陽性が生じうるため，微少残存腫瘍細胞（MRD）の評価には適切ではない．定性 RT-PCR 法は，特に nested PCR 法を用いれば，10万～100万個に1個程度の残存白血病細胞を検出でき，この方法で融合遺伝子の PCR 産物が検出されなくなると"分子学的完全寛解"という．定量 RT-PCR 法は MRD の推移を数値として追うことができ，再燃の早期発見に有用である（図8）．
　現在，慢性骨髄性白血病の治療の第1選択は BCR-ABL1 蛋白に対する分子標的治療薬の内服であり，6か月ごとに染色体検査を行い，解析した20細胞中の Ph 染色体のある細胞の割合で評価する．染色体検査には分裂細胞が必要であり骨髄穿刺を要するため，分裂細胞を要しない FISH 法による末梢血の検査で代用することもある．骨髄細胞の Ph 染色体が20細胞中0細胞になれば，細胞遺伝学的完全寛解という．同時に血液や骨髄液を用いて *BCR-ABL1* に対する定量 RT-PCR を3～6か月ごとに行う．検出されなくなったら確認のため定性 RT-PCR を行い，検出されなければ分子学的完全寛解である．定量値が2倍以上増加した場合には，治療抵抗性になった可能性があるので，薬の増量や造血幹細胞移植を検討する．なお，急性転化に伴う付加的染色体異常の検出には染色体検査が必須である．一方，融合遺伝子を有さない白血病症例では RT-PCR は使えない．*WT1* 遺伝子はほとんどすべての白血病細胞で高発現しているため，定量 RT-PCR による *WT1* mRNA 発現量の推移で MRD を評価することができる．

E 先天性の血液疾患の遺伝子検査

先天性の種々の溶血性疾患，血小板機能異常症，凝固・線溶異常症の診断のために，遺伝子検査が用いられることがある．しかし，これらの症例のほとんどは，従来からの血液学的検査，凝血学的検査，血漿中の蛋白の抗原量と活性の測定，イムノブロットによる蛋白質分析などによって診断は可能である．遺伝子検査を行うのは，これらの検査で診断が確定しない場合や保因者診断が必要な場合に限られる．目的とする遺伝子の変異の様式に応じて，PCR法を応用した検査法や直接塩基配列決定法などを行う．

1. 先天性溶血性貧血

a. 遺伝性球状赤血球症

赤血球膜骨格の構成蛋白であるprotein 4.2などの遺伝子の異常により，蛋白の量的不足もしくは機能異常をきたし，赤血球が変形能を失い，脾臓で壊される．ミスセンス変異，ナンセンス変異，スプライシング異常などが報告されており，PCR-SSCP法，アレル特異的PCR法，直接塩基配列決定法などを行う．

b. サラセミア

ヘモグロビンはα鎖グロビンとβ鎖グロビンの各2本から構成される．これらの遺伝子の欠損，点変異，塩基挿入，塩基欠失，プロモーター変異などの異常によって両グロビン鎖の合成の不均衡が起こり，グロビン鎖の沈殿や赤血球の変形による溶血をきたす．診断確定のため，あるいは軽症者同士の結婚で重症型の子が生まれる可能性を調べるために，PCR-SSCP法，アレル特異的PCR法，直接塩基配列決定法などで検査する．

2. 血小板機能異常症

a. 血小板無力症

GPⅡbもしくはGPⅢaの遺伝子の異常により，フィブリノゲン受容体である血小板のGPⅡb/Ⅲaの量的減少や質的異常をきたして，血小板の凝集能が低下し，出血傾向をきたす．それぞれの遺伝子のさまざまなミスセンス変異，ナンセンス変異，フレームシフト変異などがあり，PCR-SSCP法によるスクリーニングや直接塩基配列決定法などを行う．

b. von Willebrand病

VWF遺伝子の異常により，血液中のvon Willebrand因子の量的減少や質的異常をきたして，血小板粘着能が低下する．血小板自体には異常はない．さまざまなミスセンス変異，ナンセンス変異，フレームシフト変異などがある．

3. 先天性血液凝固異常症

a. 血友病A

X染色体に存在する第Ⅷ因子遺伝子($F8$)の異常により，第Ⅷ因子の量的減少や質的異常が生じ，血液凝固に障害をきたす．その異常の特徴的なものとして，イントロン22と上流500 kbにある遺伝子との間の逆位があり，これ以外ではミスセンス変異やナンセンス変異がある．逆位はイントロン22の一部をプローブとしたサザンブロット法やlong PCR法によって，点突然変異などはPCR-SSCP法によるスクリーニングや直接塩基配列決定法によって検出する．

b. 血友病B

第Ⅸ因子遺伝子($F9$)の異常により，第Ⅸ因子の量的減少や質的異常が生じ，血液凝固に障害をきたす．その異常のほとんどはミスセンス変異を主とした点突然変異である．

4. 先天性血栓性疾患

a. アンチトロンビン欠乏症

アンチトロンビン遺伝子($SERPINC1$)の異常により，量的減少や質的異常が生じて血栓を起こす．蛋白量減少型ではナンセンス変異やフレーム

シフトによるストップコドンの出現などの変異が多い．分子異常型はミスセンス変異による．PCR-SSCP法によるスクリーニングや直接塩基配列決定法などを行う．

b．プロテインC欠乏症

プロテインC遺伝子(*PROC*)の異常により，量的減少や質的異常が生じて，血栓を起こす．プロモーター部位の変異，スプライシング異常，フレームシフト変異，ナンセンス変異，ミスセンス変異など多様である．

c．プロテインS欠乏症

プロテインS遺伝子(*PROS1*)の異常により，量的減少や質的異常が生じ，血栓を起こす．日本人特有のプロテインS欠乏症の1つに，プロテインS徳島(K155E)があり，その頻度は健常人の1〜2％で，深部静脈血栓症の危険因子である．

F 検体の取り扱い，精度管理，標準化

染色体検査には細胞分裂しうる生きた腫瘍細胞が必要である．そのため，腫瘍細胞を含む血液，骨髄液，生検検体を清潔下にヘパリンや培養液などの入った指定の容器に入れる．抗癌剤投与後に採取した検体では分裂像が得られにくくなる．生検検体は乾燥，凍結，ホルマリン固定すると検査不能となる．FISH法や遺伝子検査には分裂細胞は不要だが，DNAやRNAが分解していない新鮮な検体を要する．特にRNAは汗や唾液に含まれるRNA分解酵素によって容易に分解されるため，RNA抽出操作はディスポグローブをはめて行い，検査室での会話を慎む．

PCR法は検出感度が高い一方，偽陽性や偽陰性を生じやすい検査法である．PCRを行うときは一緒に陽性コントロールと陰性コントロールも施行する必要がある．また，他の患者検体が混入しないよう注意する．

造血器腫瘍の遺伝子検査の現在の問題点は，検査の標準化が遅れていることである．特に，定量RT-PCR法では，施設により用いるプライマー，定量法，内部標準遺伝子がさまざまである．結果の表記法も，内部標準との比，RNA 1 μg あたりのコピー数，特定細胞株の発現量との比と多様であるため，施設間での結果の比較が困難であり，標準化が今後の課題である．

参考文献
1) 臨床検査 増刊号51『遺伝子検査：診断とリスクファクター』，2007

第9章 鉄代謝

学習のポイント

❶ 生体内の鉄代謝は半閉鎖系で行われており，食餌から吸収される鉄や排泄される鉄の量はきわめて少ない．日々生体内で利用される鉄のほとんどは，老廃化しマクロファージで処理された赤血球由来の再利用鉄である．
❷ ヘプシジンは，生体内の鉄需要を感知して，鉄吸収，鉄再利用を制御する重要なペプチドホルモンである．
❸ 血清フェリチン値は生体内の貯蔵鉄量を反映する指標として重要である．

本章を理解するためのキーワード

❶ 血清鉄
血清中のトランスフェリンに結合している鉄量を表す．鉄欠乏状態で低値を示すが，慢性炎症においても低値を示すため，必ずしも生体内の鉄量を反映するとは限らない．

❷ フェリチン
フェリチンは生体内の主要な鉄貯蔵蛋白質である．フェリチン1分子あたり最大で4,500の原子鉄を格納することができる．血清フェリチン値の低下は鉄欠乏性貧血の診断基準として重要である．

❸ ヘプシジン
肝臓から分泌されるペプチドで，腸管上皮細胞，マクロファージにおける鉄排出蛋白質であるフェロポルチンと結合し，フェロポルチンの分解を誘導する．したがって，ヘプシジンの濃度が上昇すると，フェロポルチンの発現が低下し，結果的に生体の鉄の吸収・再利用が抑えられることになる．

A はじめに

鉄は，酸素運搬だけでなく，細胞の増殖，核酸の合成，薬物代謝，エネルギー代謝など生命の維持に必須の金属元素である．一方で過剰な鉄は活性酸素種を産生し，高度な細胞障害をもたらす．したがって，生体は鉄を過不足なく保つような制御機構を有している．本章では，鉄代謝の基本的知識，鉄代謝に関する検査項目，そして鉄関連の疾患について概説する．

B 鉄代謝機構

1. 鉄代謝の特徴

体内の鉄の総量は3～4gであり，その約70%は赤血球に含まれるヘモグロビン鉄として利用されており，残りの30%がミオグロビン，呼吸鎖酵素，薬物代謝酵素の補欠分子としてのヘム鉄，および網内系細胞における貯蔵鉄として存在している．健常成人の鉄の体内分布を**表1**に示す．

鉄の代謝を考えるうえで重要な点は，鉄が半閉鎖系で利用されているという点である．毎日食餌から吸収される鉄は1～2mgであり，ほぼ同量の鉄が粘膜の脱落や汗などで失われる．すなわち生体内の鉄の総量と比較して，鉄の吸収・排泄はきわめて少なく，鉄は生体内の鉄プールの中で循環・再利用されている．

表1　健常成人の鉄の体内分布

鉄の形	鉄の量(mg)	%
ヘモグロビン鉄	2,500	67
・血液		64
・骨髄		3
貯蔵鉄	1,000	27
・フェリチン		12
・ヘモシデリン		15
ミオグロビン	130	4
不安定鉄	80	2.2
組織鉄	8	0.2
・チトクローム		0.1
・カタラーゼ		0.1
血漿鉄	3	0.1

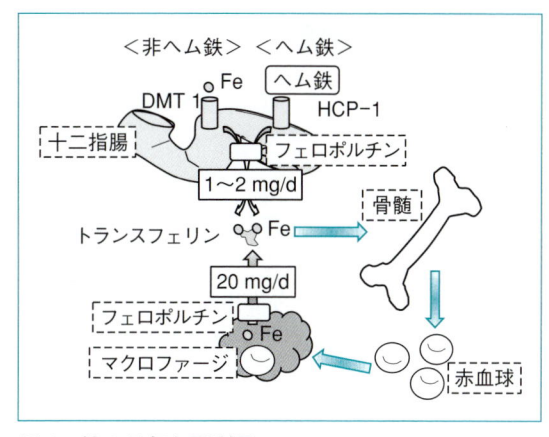

図1　鉄の吸収と再利用

　この再利用鉄は老廃化して処理された赤血球由来である．赤血球の寿命は120日であることから，毎日1/120の赤血球が入れ替わり，この処理された赤血球に含まれていた鉄が再利用される．たとえば体重65 kgの人間の循環血液量は約5 Lであり，ヘマトクリット(Ht)が48%とすると赤血球量は2.4 Lとなる．このうち1/120，すなわち20 mLが処理されるとすると，この過程により約20 mgの鉄が放出されることになる．この数値から考えても，吸収される鉄に比べ，再利用される鉄のほうが圧倒的に多いことが理解できる．

　この一定のプールの中で鉄が循環・再利用されるというシステムは，鉄の摂取量に左右されずに鉄が確保できるというメリットがある一方で，鉄が容易に補充されないことから，持続的に少量でも出血があると鉄欠乏になりやすいというデメリットがある．

　たとえば生理を有する女性の場合，1回の生理で60 mLの出血があるとすると，赤血球量で30 mL分，すなわち30 mgの鉄が失われることになる．この量を1日あたりに換算すると1 mgとなり，吸収量に匹敵する鉄が喪失していることになる．したがってこの年齢の女性では高頻度で鉄欠乏性貧血が認められる(後述)．また逆に，輸血や過剰な鉄剤の経静脈的投与などにより鉄が負荷された場合，排出できる鉄の量が限られているため，容易に生体に鉄が蓄積することになる．

2. 鉄の吸収形態

　食餌に含まれる外来性の鉄は主として十二指腸で吸収されるが，鉄の吸収形態として，非ヘム鉄とヘム鉄の2種類がある．吸収効率はヘム鉄が10～20%，肉以外に含まれる非ヘム鉄が1～5%であり，さらに非ヘム鉄の吸収は食物に含まれる他の因子の影響を受けやすいため，ヘム鉄のほうが吸収効率がよい．また，鉄はその吸収のために胃酸による修飾が必要であるため，胃切除後，無酸状態でその吸収が低下する．吸収効率以外に吸収様式もヘム鉄と非ヘム鉄で異なっている．

　非ヘム鉄は，腸管内腔側細胞膜に存在するduodenal cytochrome b(Dcytb)によって2価に還元され，2価の金属トランスポーターであるdivalent metal transporter 1(DMT1)によって細胞内に取り込まれる．一方，ヘム鉄はheme carrier protein-1(HCP-1)によって細胞内に取り込まれ，heme oxygenase-1(HO-1)によって分解される．非ヘム鉄として細胞内に取り込まれた鉄，細胞内でヘムから派生した鉄は，いずれも血管内腔側細胞膜に存在するフェロポルチンによって血管腔側に放出され，トランスフェリンと結合する(図1)．

　トランスフェリン結合鉄は骨髄に運搬され，トランスフェリン受容体と結合し細胞内に取り込まれる．細胞内に取り込まれた鉄はミトコンドリアに輸送されヘム合成に利用される(3. ヘモグロビンの生合成→p.16)．

3. 鉄の循環機構

十分なヘモグロビンを蓄積した赤血球は，120日間体内を循環し，酸素を運搬する．最終的に老化した赤血球はマクロファージに貪食され，赤血球に含まれていたヘモグロビンは細胞内で分解され，鉄が再利用される．このヘモグロビン由来の鉄をマクロファージから排出するトランスポーターは，十二指腸と同じフェロポルチンである．

すなわちフェロポルチンは，鉄の吸収，貯蔵が行われる，腸管上皮細胞，マクロファージの両方で細胞外への鉄の排出を担っている蛋白質である．これらの細胞で，フェロポルチンの発現量が低下すると，血液中への鉄の排出が低下することになり，結果的に鉄の吸収や再利用が抑制されることになる．したがって，このフェロポルチンの発現量を制御することが，生体内の利用鉄量の制御に直結する．

最近，このフェロポルチンの発現量を調節している分子が，肝臓から分泌されるペプチドホルモンであるヘプシジンであることが明らかとなった．ヘプシジンと結合したフェロポルチンは細胞内に取り込まれ，分解されるため，ヘプシジンの分泌量が増加すると，フェロポルチンの発現量が低下し，鉄の取り込みや再利用が抑制される．

すなわちヘプシジンは鉄代謝の抑制因子であるといえる．前述のように，鉄は生体内で多様な働きをしていることから，その量を調節するヘプシジンも生体内の鉄飽和度，IL-6 や IL-1 などの炎症性サイトカイン，低酸素，造血シグナルなど，複数の因子により調節されている（図2）．具体的には，生体内の鉄量の増加，もしくは炎症などで，生体内の鉄量を低下させる必要がある場合は，ヘプシジンの分泌が亢進する．逆に低酸素状態などで赤血球造血が亢進し，鉄量を増加させる必要がある場合は，ヘプシジンの分泌が抑制される．

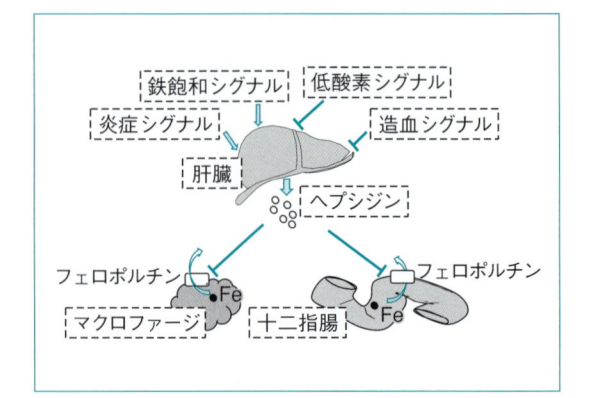

図2　ヘプシジンによる鉄代謝の制御

C 鉄代謝のバイオマーカー

鉄関連の主たる検査項目は，血清鉄，不飽和鉄結合能，総鉄結合能，トランスフェリン飽和度，血清フェリチン値である．このうち，血清鉄が最も普遍的に用いられる検査項目であるが，鉄の代謝状況を評価するには本検査のみでは不十分であり，他の関連検査結果を総合して判断すべきである．

不飽和結合能は，鉄と未結合のトランスフェリンが結合できる鉄量を表しており，総鉄結合能は血清中のすべてのトランスフェリンが結合できる鉄量を表している．したがって，TIBC－血清鉄＝UIBC となる．

またトランスフェリン飽和度（％）は，（血清鉄÷TIBC）×100 で表され，鉄と結合しているトランスフェリンの割合を示す．通常30％程度であり，鉄が不足している場合は，飽和度は低下し，過剰の場合は飽和度が上昇する．

図3に各病態での TIBC，UIBC，血清鉄の変化およびトランスフェリン飽和度を示す．鉄欠乏性貧血では鉄飽和度が低下するのに対し，造血不全症である再生不良性貧血では鉄の利用が減少することから鉄飽和度が上昇する．

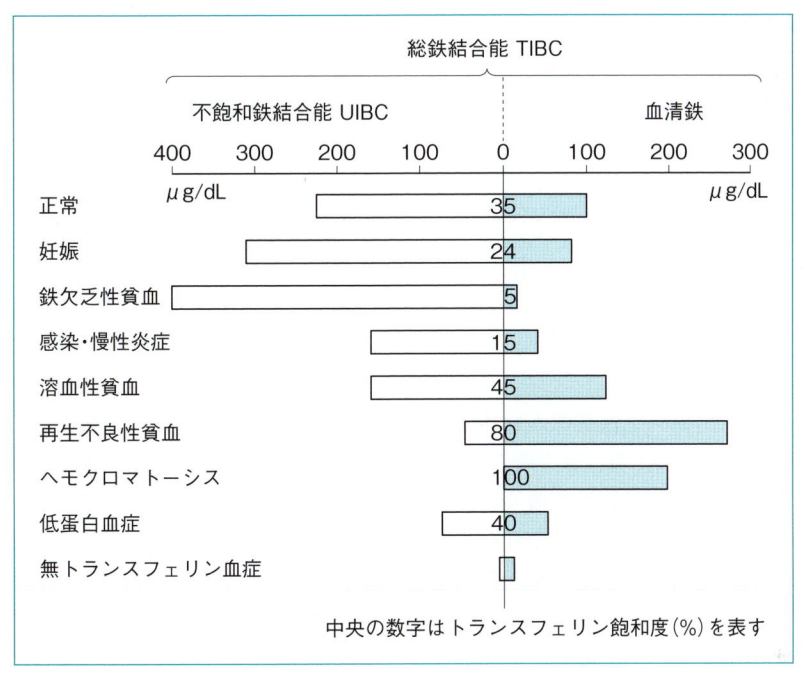

図3 種々の病態における血清鉄，TIBCとUIBCの関係

病態	トランスフェリン飽和度(%)
正常	35
妊娠	24
鉄欠乏性貧血	5
感染・慢性炎症	15
溶血性貧血	45
再生不良性貧血	80
ヘモクロマトーシス	100
低蛋白血症	40
無トランスフェリン血症	—

中央の数字はトランスフェリン飽和度(%)を表す

生体内の鉄の貯蔵を最も鋭敏に反映する指標が血清フェリチン値である．血清フェリチン値は基本的に組織フェリチン値を反映しており，鉄欠乏状態では低値を示し，鉄過剰状態では高値を示す．

D 鉄関連貧血と鉄過剰症

1. 鉄欠乏性貧血

a. 概念

日常診療で遭遇する最も頻度の高い貧血である．前述のように外部から吸収される鉄の量は少量であるため，出血が少量でも持続すると，容易に鉄欠乏状態となる．鉄欠乏状態においては鉄の吸収が亢進するものの，生理がある年代の女性においては約50％が鉄欠乏状態にあるとされており，30～40代の女性においては貧血の頻度が20％を超えることが報告されている．鉄欠乏状態が続くと，まず貯蔵鉄が減少し，次に血清鉄，最終的にヘモグロビン鉄が減少し貧血が明らかとなる．

b. 検査・診断

血清フェリチン値は貯蔵鉄量の指標であることから，最も鋭敏な鉄欠乏のマーカーであり，血清フェリチン値が低下する場合は鉄欠乏状態を示している．潜在的鉄欠乏状態が貧血へと進行する場合は，血清鉄飽和度の低下，ヘモグロビンの低下

> **サイドメモ**
>
> 若年女性の多くは鉄欠乏状態にあり，積極的な鉄の摂取が必要である．食餌には，ヘム鉄，非ヘム鉄の両方が含まれており，魚・肉に含まれるヘム鉄のほうが野菜・海藻に含まれる非ヘム鉄より吸収がよい．また，ビタミンCは鉄吸収を高めることが知られている．若年女性は，このようなビタミンの摂取を心がけながら，栄養のバランスを考慮した鉄の摂取を心がける必要がある．また，サプリメントなどの補助食品はヘム鉄として製品化されているため，効率よく鉄を摂取することができることから，やはり若年女性においてはその利用を考慮してもよい．海外では，小麦粉などに鉄が添加されている国もあり，鉄欠乏率の低下に一定の効果をあげているが，日本では基本食品への鉄の添加は行われていない．

表2 鉄欠乏性貧血の診断基準

	ヘモグロビン g/dL	総鉄結合能 (TIBC) μg/dL	血清フェリチン ng/mL
鉄欠乏性貧血	<12	≧360	<12
貧血のない鉄欠乏	≧12	≧360 or <360	<12
正常	≧12	<360	≧12

(鉄剤の適正使用による貧血治療指針：日本鉄バイオサイエンス学会編, 2009)

をきたす．したがって，鉄欠乏性貧血の具体的な検査所見は，TIBC，UIBC の上昇，血清鉄の低下，フェリチン値の低下，および小球性貧血である．

日本鉄バイオサイエンス学会では，これらの検査項目の中でより特異的な項目を抽出し，鉄欠乏性貧血の診断基準として，ヘモグロビン 12 g/dL 未満，TIBC 360 μg/dL 以上，血清フェリチン 12 ng/mL 未満を提唱している(表2)．血清鉄は炎症，感染症で低値を示すため，血清鉄の低下のみで鉄欠乏性貧血と診断すると誤診につながる可能性があることに留意する．

ほかの赤血球形態の特徴的所見として，細胞の菲薄化により明るい中心部が広く見える中央淡明部(central pallor)，大小不同などがあげられる．赤血球以外の異常として，軽度の白血球数の低下，脾腫を認めることもある．

身体的特徴・特異的症状として，爪の菲薄化，平坦化による spoon nail，舌乳頭の萎縮・舌炎があげられる．この口腔内の病変が咽頭・喉頭に及ぶと，嚥下困難・異物感をきたすようになる．この症状はプランマー-ビンソン(Plummer-Vinson)症候群として知られている．

2. 炎症に伴う貧血

細菌はその増殖のために鉄を必要とするため，生体は感染時の防御機構として鉄の吸収，放出を抑制する方向に働く．また感染症に限らず炎症の際には活性酸素種が発生し組織障害を生じるため，防御機能として鉄の体循環への放出を回避する生体内の反応が生じる．この反応の中心となる物質が前述のヘプシジンである．感染・炎症時には炎症性サイトカインを介して肝臓からのヘプシジン分泌が亢進する．

ヘプシジンは十二指腸，マクロファージにおけるフェロポルチンの発現を抑制するため，鉄の吸収や放出が抑制され，マクロファージに鉄が保持されることになり，結果として細菌の増殖や，活性酸素の増加が抑えられることになる．

ただし，長期的に炎症が持続すると，マクロファージからの鉄の排出が減少するため，利用可能な鉄が不足し徐々に貧血が顕在化してくる．したがって慢性炎症に伴う貧血においては，マクロファージにおける貯蔵鉄が増加しているため，鉄欠乏性貧血と異なり，血清フェリチン値が高値を示す．この点が鉄欠乏性貧血と慢性炎症に伴う貧血を鑑別するうえで，非常に重要な点である．血清鉄は，慢性炎症に伴う貧血においても低値を呈するため，血清鉄の低下所見により鉄欠乏性貧血と誤診され，漫然と鉄剤が投与されている場合があり，臨床的に注意が必要である．

3. 鉄過剰症

a. 概念

前述のとおり，生体は積極的に鉄を排除する機構を有していない．したがって輸血などにより鉄が負荷されると，容易に鉄過剰状態となり，鉄の毒性が顕在化する．通常，鉄は循環血液中ではトランスフェリンと，細胞内ではフェリチンと結合することによって，その細胞傷害作用は抑制されている．しかし鉄過剰状態になると，トランスフェリンと結合しきれなくなった鉄は非トランスフェリン結合鉄(non-transferrin bound iron；NTBI)となる．

NTBI は，トランスフェリン結合鉄と異なり，トランスフェリンレセプターを介さず細胞内へ侵入し，細胞内において活性酸素種(ROS)を発生させる．この活性酸素種は，DNA，蛋白質，脂質などを酸化し，細胞を傷害することにより，肝臓の線維化による肝硬変，膵内分泌機能障害による耐糖能低下，糖尿病，心不全などの全身の臓器障害

をもたらす.

b. 鉄過剰症をきたす疾患

大きく分けて，遺伝性ヘモクロマトーシス，輸血依存性の造血不全症・先天性貧血があげられるが，日本においては前者はきわめて稀であり，主たる鉄過剰症は輸血後鉄過剰症である．急性出血の場合は，鉄の喪失があるため輸血によって鉄過剰症となる可能性は低いが，再生不良性貧血や，骨髄異形成症候群（MDS）などの慢性造血不全の場合，輸血により負荷された鉄はそのまま蓄積され，鉄過剰症となる．

赤血球輸血 1 単位（全血 200 mL 由来）に含まれる鉄量は約 100 mg であり，たとえば，月 2 回，計 4 単位の頻度で赤血球輸血が行われると鉄負荷量は 400 mg/月にのぼり，この量は通常の鉄排泄量の 200〜400 日分に相当する．実際に，輸血依存 MDS 例の心疾患発生率は，非輸血依存患者より有意に高いことが報告されており，輸血量に応じてその生存率が低下することが知られている．また，MDS の予後スコアリングシステムにおいても，輸血依存が独立した予後因子としてカウントされている．

c. 診断

現在，鉄過剰症のモニタリングとして，血清学的検査，肝鉄濃度，画像診断などが用いられている．これらの中で最も容易に評価できる方法は血清学的検査であり，具体的には，血清鉄，不飽和鉄結合能（UIBC），総鉄結合能（TIBC），血清フェリチン値があげられる．特に血清フェリチン値は，体内の鉄総量を反映するため貯蔵鉄の重要な指標であり，実際に MDS, Diamond Blackfan（ダイアモンドブラックファン）貧血，β-サラセミアなどでは，肝鉄濃度と血清フェリチン値との間に相関性が認められている．安価で測定の侵襲性も低いことから，頻回で定期的な測定が可能であるため，鉄過剰の評価法としては血清フェリチン値が最も実用的である．

E まとめ

鉄はさまざまな生命機能を維持するうえで必須の元素であるが，とりわけヘモグロビンの構成元素としてきわめて重要である．血液臨床上，最も頻度が高い貧血は鉄欠乏性貧血であり，鉄の十分な摂取は栄養学的にも大きな課題である．一方で，鉄は過剰になると強い毒性を発揮する元素であり，いわば諸刃の剣であることから，生体は精密な鉄の制御機構を兼ね備えている．

最近，その具体的な分子機構が，急速に明らかになってきた．鉄の代謝異常は，造血を主として全身の臓器の機能不全をもたらすことから，鉄の制御機構を学習し，関連する検査の臨床的意義を理解することは，検査血液学上重要である．

参考文献
1) 日本鉄バイオサイエンス学会（編）：鉄剤の適正使用による貧血治療指針，2009
   ※鉄代謝の基礎，鉄欠乏性貧血の治療をわかりやすく解説した本である．栄養学的な見地からの解説も含まれている
2) 髙後 裕編：特集：鉄過剰症—その病態と治療．日本医師会雑誌 139(2), 2010
   ※鉄過剰症の病態について幅広い領域の専門家が基礎・臨床両方の視点から解説している
3) 澤田賢一編：特集：鉄の臨床—鉄欠乏と鉄過剰．日本内科学会雑誌 99(6), 2010
   ※鉄欠乏・鉄過剰両方の病態を鉄関連のトピックスとともに解説・紹介している

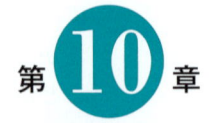

第10章 溶血に関する検査

学習のポイント

❶ 溶血性貧血とは，赤血球崩壊亢進によって生じる貧血の総称である．この溶血亢進状態に対して，代償性の造血亢進状態が伴っているのが通例である．

❷ 貧血の成因が溶血であることをまず証明する．続いて溶血性貧血の病型診断を進めるが，この場合，病因的に先天性（遺伝性）と後天性に分けて考え，それぞれ疾患頻度を考慮して確定診断のための検査を計画すると理解しやすい．

❸ 先天性溶血性貧血は，赤血球膜異常症，赤血球酵素異常症，ヘモグロビン異常症が代表である．このうち赤血球膜異常症である遺伝性球状赤血球症が最も頻度が高い．

❹ 後天性溶血性貧血は，免疫機序による自己免疫性溶血性貧血（温式と冷式）と，血管内溶血を呈する発作性夜間ヘモグロビン尿症が代表である．このうち自己免疫性溶血性貧血である温式自己免疫性溶血性貧血が最も頻度が高い．

❺ 代表的な溶血性貧血について，診断確定のために必要な検査を理解する．まずクームス（Coombs）試験（抗グロブリン試験）によって，自己免疫性溶血性貧血を確定診断あるいは除外診断する．続いて先天性溶血性貧血の可能性がある場合は，末梢血赤血球の形態を注意深く観察する．遺伝性球状赤血球症の確定診断のためには赤血球食塩水浸透圧抵抗試験が有用である．後天性の血管内溶血である発作性夜間ヘモグロビン尿症の診断法には砂糖水試験（ショ糖溶血試験），ハム（Ham）試験（酸性化血清試験）がある．

本章を理解するためのキーワード

❶ **正常赤血球形態**
直径：6.5〜8.5 μm，厚さ：2.0 μm で，中央部が陥凹した円盤状を呈しており discocyte といわれる．中央の陥凹部分は淡くこれを中央淡明部（central pallor）とよび，ヘモグロビンの含有量を反映している．Central pallor の範囲は，細胞直径の約 1/3 以下である．

❷ **赤血球膜**
脂質二重層を基本構造とし，その脂質層に種々の膜蛋白質が埋め込まれている細胞膜．膜にはこのほか，この内側に細胞骨格と称する収縮蛋白質網が存在している．

❸ **血管外溶血**
循環血液外で溶血するものをいう．主に脾臓の網内系のマクロファージによって貪食され，赤血球が崩壊する．

❹ **血管内溶血**
赤血球が血管内で溶血するものをいう．赤血球膜が破れ溶出したヘモグロビンが血漿と混じりヘモグロビン血症を呈し，腎臓から排泄されてヘモグロビン尿となる．

❺ **遺伝性球状赤血球症（hereditary spherocytosis；HS）**
赤血球膜蛋白質の異常によってみられる小型球状赤血球症で，多くは常染色体優性遺伝形式をとる．

❻ **自己免疫性溶血性貧血（autoimmune hemolytic anemia；AIHA）**
自己免疫疾患の一種であり，なんらかの原因で後天的に抗赤血球抗体が産生され，赤血球が溶血することによって生じる貧血の総称である．本症は

抗赤血球自己抗体の至適温度作動域によって，温式と冷式のAIHAに分類され，後者には寒冷凝集素症とドナート・ランドシュタイナー（Donath-Landsteiner）抗体を有する発作性寒冷ヘモグロビン尿症とが知られている．

❼ 発作性夜間ヘモグロビン尿症（paroxysmal nocturnal hemoglobinuria；PNH）

造血幹細胞において後天的にPIG-A遺伝子変異が起こり，その幹細胞が増殖を繰り返して溶血を来すほどのクローン性の造血を呈する状態になったのが発作性夜間ヘモグロビン尿症である．臨床的には補体介在性の血管内溶血，造血不全，血栓症を主徴とする．PNHタイプ血球はCD55やCD59などのGPIアンカー型膜蛋白を欠いている．

A はじめに

溶血性貧血（hemolytic anemia；HA）とはなんらかの原因によって赤血球の崩壊が亢進した状態の総称であり，多くの疾患を包括する一種の症候群である．したがって，ある疾患を特定するには，まず溶血亢進が存在することを確認し，次いで，その原因となる特定の病因を同定することになる．赤血球の寿命は正常では120日であるが，赤血球崩壊が亢進し赤血球寿命が短縮してくると，骨髄はその産生能力を高め，通常よりも多くの赤血球を産生する．この産生の程度が赤血球の崩壊の範囲内にある場合には貧血がみられず（代償性溶血），赤血球崩壊に産生能が追いつかない場合にはじめて貧血を生ずることになる（非代償性溶血）．実際には貧血を呈さない溶血性貧血も存在することになり，総じて溶血性疾患とよばれるゆえんである．

B 溶血性貧血の診断

溶血性貧血の診断は2つの病態を考えて検索する．まず溶血亢進状態の確認を行い，続いて溶血性疾患の病型診断を行う．

溶血亢進の判断は赤血球崩壊の亢進によるものと，骨髄での代償性赤血球造血亢進に基づくものに分けてアプローチされる．赤血球崩壊亢進に基づくものとして，①ヘモグロビン（Hb）濃度低下（必発ではない），②血清間接ビリルビン高値，③血清LDH高値，④血清ハプトグロビン低値，⑤糞便，尿のウロビリン体増加が認められる．なかでも血清ハプトグロビン測定は感度が高く，溶血初期から極低値になるので早期診断によい．ただしその半面，重篤度を十分には反映せず定量性には乏しい．一方，赤血球の代償性産生亢進として，①末梢血で網赤血球増加や多染性赤血球の増加，②骨髄で赤芽球過形成をみることになる（表1）．

一般に血管外溶血が主体であれば，間接ビリルビン高値が顕著で，LDH高値は軽度となる傾向があり，脾腫を伴うことが多い．一方，血管内溶血が主体であれば，血清LDH高値が顕著となる傾向があり，加えてヘモグロビン尿が認められる．非溶血時であっても，尿沈渣の鉄染色でヘモジデリン顆粒が観察できるのが特徴である．

さらに診断を進めるにあたって先天性（遺伝性）と後天性とに二大別した疾患頻度を理解しておくことが重要である（表2）．先天性溶血性貧血を疑

表1 溶血性貧血の診断基準

1. 臨床所見として，通常，貧血と黄疸を認め，しばしば脾腫を触知する．ヘモグロビン尿や胆石を伴うことがある．
2. 以下の検査所見がみられる．
    1）ヘモグロビン濃度低下
    2）網赤血球増加
    3）血清間接ビリルビン値上昇
    4）尿中・便中ウロビリン体増加
    5）血清ハプトグロビン値低下
    6）骨髄赤芽球増加
3. 貧血と黄疸を伴うが，溶血を主因としない他の疾患（巨赤芽球性貧血，骨髄異形成症候群，赤白血病，congenital dyserythropoietic anemia，肝胆道疾患，体質性黄疸など）を除外する．
4. 1．，2．によって溶血性貧血を疑い，3．によって他疾患を除外し，診断の確実性を増す．しかし，溶血性貧血の診断だけでは不十分であり，特異性の高い検査によって病型を確定する．

厚生労働省特発性造血障害に関する調査研究班（平成16年度改訂）

表2　わが国における溶血性貧血の病型別頻度

先天性疾患　280例(33.6%)		後天性疾患　514例(61.6%)	
赤血球膜異常症	207(74.0)	免疫性溶血性貧血	229(44.6)
遺伝性球状赤血球症	201(71.8)	温式自己免疫性溶血性貧血	195(37.9)
遺伝性楕円赤血球症	6(2.1)	寒冷凝集素症	8(1.6)
		発作性寒冷ヘモグロビン尿症	3(0.6)
ヘモグロビン異常症	14(5.0)	薬剤による免疫性溶血性貧血	23(4.5)
不安定ヘモグロビン症	3(1.1)		
サラセミア	10(3.6)	発作性夜間ヘモグロビン尿症	58(11.3)
その他	1(0.4)		
		赤血球破砕症候群	26(5.1)
赤血球酵素異常症	18(6.4)		
G6PD欠乏症	6(2.1)	新生児溶血性疾患	146(28.4)
ピルビン酸キナーゼ欠乏症	9(3.2)	Rh不適合による	40(7.8)
その他	3(1.1)	ABO不適合による	106(20.6)
病因不明	41(14.6)	異型輸血	4(0.8)
		病因不明	51(9.9)

※先天性か後天性か不明　40例(4.8%)

(1974年度厚生省特定疾患溶血性貧血調査研究班，一部改変)

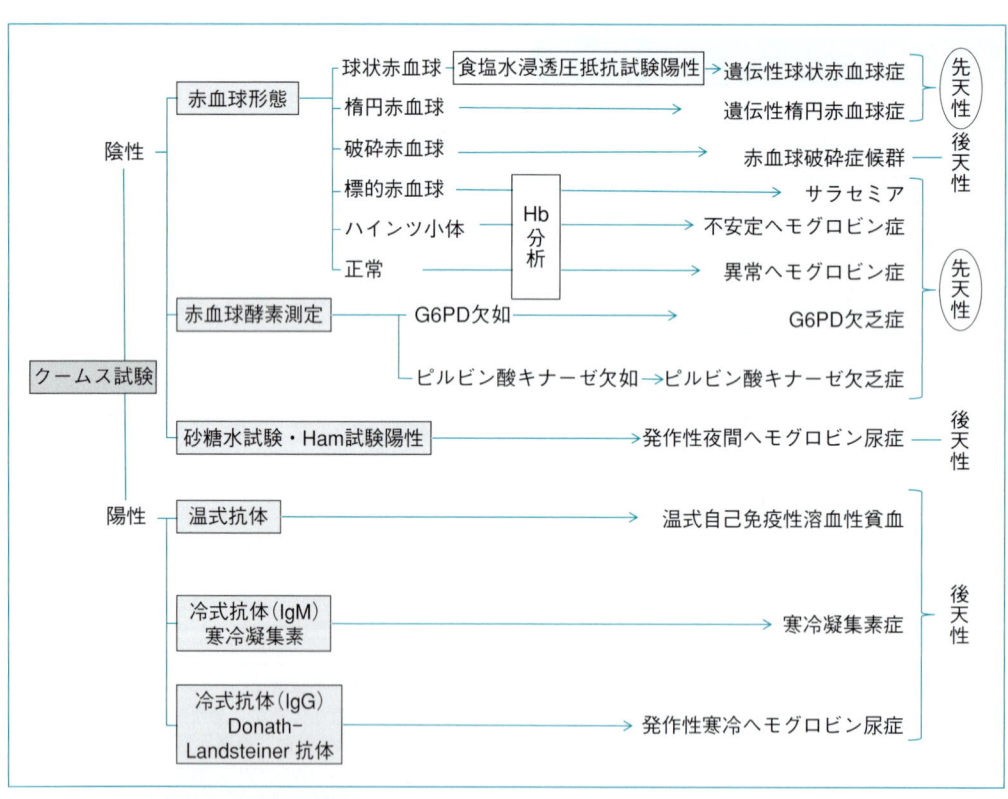

図1　溶血性疾患における病型診断のためのアプローチ

うポイントとして，家族歴の聴取が重要であるが，家族歴が明らかでない孤発例(劣性遺伝症例や de novo 症例など)の存在にも留意する必要がある．

以上から各病型が推定診断されたら，図1を参考に特殊検査を加えて溶血性貧血病型の最終診断を決定することになる．

1. 赤血球形態異常

　赤血球の形態が通常の許容範囲を超えて変形している状態を奇形赤血球症といい，形態に基づき奇形赤血球として10数種類が定義されている(表3 → p.85)．代表的な変化に楕円赤血球，破砕赤血球，標的赤血球，球状赤血球などがある．特に先天性溶血性貧血では，しばしばその疾患固有の赤血球形態異常を有しており，塗抹標本にて赤血球の形態を注意深く観察することは，有力な診断の手がかりになる．たとえば最も頻度が高い遺伝性球状赤血球症(HS)の診断は末梢血塗抹標本において小型球状赤血球を見つけることから始まる．小型球状赤血球は central pallor を失った小型の円形細胞として見分けがつき，塗抹標本のやや厚めの個所を視野に選ぶとよく観察できる．球状赤血球は実際には全赤血球の10%前後の割合であることが多く，赤血球の有口化から球状化への一連の形態変化をとらえるのがコツである．

2. 抗赤血球自己抗体

a. クームス(Coombs)試験(抗グロブリン試験)

　抗赤血球抗体を検出する有力な検査方法がクームス試験であり，抗グロブリン試験ともよばれる．もし赤血球膜表面に赤血球抗体(免疫グロブリンIgや補体C3)が付着していれば，ヒトグロブリンに対する抗体(クームス血清)を作用させることにより凝集反応が起こる．直接クームス試験は生体内において赤血球表面に結合する免疫グロブリンや補体を検出する方法であり，患者赤血球とクームス血清を直接作用させる．また間接クームス試験は血清中に浮遊している抗体を検出する方法であり，患者血清と健常者赤血球を前孵置して洗浄後にクームス血清を作用させる．通常に用いられるクームス血清は，Ig抗体と補体を同時に検出する広範囲クームス試薬であり，凝集の強さにより，(−)〜(4+)と判定される．いわゆる溶血性貧血の診断基準を満たし，直接クームス試験が陽性であれば自己免疫性溶血性貧血(AIHA)の診断に至る(表3)．平成22年度に一部改訂された同基準の大きな特徴はクームス陰性AIHAを診断する場合に，患者赤血球結合IgGを定量することを推奨していることである．赤血球に結合した抗体量を高感度で定量する方法としてRIA法がわが国では一般的で，それによると健常者の結合IgG分子が10〜58/赤血球(平均33±13)であるのに対し，クームス陽性AIHAでは141〜12,421/赤血球，クームス陰性AIHAでは123〜271/赤血球と報告されている．

　AIHAは抗赤血球自己抗体の至適温度作動域によって，温式と冷式に分類され，さらに後者には寒冷凝集素症とドナート-ランドシュタイナー(Donath-Landsteiner；DL)抗体(二相性溶血素)を有する発作性寒冷ヘモグロビン尿症とが知られている．この分類別にみた抗赤血球抗体の性質をまとめると表4のようになる．AIHAの約80%を占める温式抗体は37℃を至適温度とし，主にIgGポリクローナル抗体が担っている．IgG抗体は貪食細胞のFcレセプターに認識され，IgGに感作された赤血球は脾臓を主とする網内系の貪食細胞に捕捉される．貪食細胞のIgG-Fcレセプターへの親和性はIgGサブクラスで差が認められ，IgG3, IgG1の順に強く，IgG2, IgG4には親和性を示さない．また網内系の内皮細胞は補体第3成分(C3b)に対するレセプターをもち，補体が活性化されるとこれらを介して血管外溶血が促進される．このIgGの補体活性化能もまたIgG3が最も強く，IgG2はごくわずかでIgG4はこれを欠いている．よってIgG2やIgG4サブクラスの自己抗体では直接クームス試験陽性であっても，溶血所見が明らかでない場合がある．

b. 寒冷凝集反応

　自己免疫性溶血性貧血の約20%を占める冷式抗体は寒冷凝集素で，寒冷凝集素症の原因となる．自己免疫性寒冷凝集素による溶血は，主として補体の活性化による血管内溶血である．寒冷凝集素の免疫グロブリンクラスはほとんどの場合IgMであり，IgM抗体はIgG抗体と異なり一分子でも補体第1成分(C1)を結合しうる．よって赤血球

表3　自己免疫性溶血性貧血（AIHA）の診断基準

1. 溶血性貧血の診断基準を満たす．
2. 広スペクトル抗血清による直接クームス試験が陽性である．
3. 同種免疫性溶血性貧血（不適合輸血，新生児溶血性疾患）および薬剤起因性免疫性溶血性貧血を除外する．
4. 1．～3．によって診断するが，さらに抗赤血球自己抗体の反応至適温度によって，温式（37℃）の1）と，冷式（4℃）の2）および3）に区分する．
   1）温式自己免疫性溶血性貧血：
   　臨床像は症例差が大きい．特異抗血清による直接クームス試験でIgGのみ，またはIgGと補体成分が検出されるのが原則であるが，抗補体または広スペクトル抗血清でのみ陽性のこともある．診断は2），3）の除外によってもよい．
   2）寒冷凝集素症：
   　血清中に寒冷凝集素価の上昇があり，寒冷曝露による溶血の悪化や慢性溶血がみられる．直接クームス試験では補体成分が検出される．
   3）発作性寒冷ヘモグロビン尿症：
   　ヘモグロビン尿を特徴とし，血清中に二相性溶血素（Donath-Landsteiner抗体）が検出される．
5. 以下によって経過分類と病因分類を行う．
   急　性：推定発病または診断から6カ月までに治癒する．
   慢　性：推定発病または診断から6カ月以上遷延する．
   特発性：基礎疾患を認めない．
   続発性：先行または随伴する基礎疾患を認める．
6. 参考
   1）診断には赤血球の形態所見（球状赤血球，赤血球凝集など）も参考になる
   2）温式AIHAでは，常用法による直接クームス試験が陰性のことがある（クームス陰性AIHA）．この場合，患者赤血球結合IgGの定量が有用である．
   3）特発性温式AIHAに特発性血小板減少性紫斑病（ITP）が合併することがある（Evans症候群）．また，寒冷凝集素価の上昇を伴う混合型もみられる．
   4）寒冷凝集素症での溶血は寒冷凝集素価と平行するとは限らず，低力価でも溶血症状を示すことがある（低力価寒冷凝集素症）．
   5）自己抗体の性状の判定には抗体遊出法などを行う．
   6）基礎疾患には自己免疫疾患，リウマチ性疾患，リンパ増殖性疾患，免疫不全症，腫瘍，感染症（マイコプラズマ，ウイルス）などが含まれる．特発性で経過中にこれらの疾患が顕性化することがある．
   7）薬剤起因性免疫性溶血性貧血でも広スペクトル抗血清による直接クームス試験が陽性となるので留意する．診断には臨床経過，薬剤中止の影響，薬剤特異性抗体の検出などが参考になる．

厚生労働省特発性造血障害に関する調査研究班（平成22年度一部改訂）

膜上に多数のIgM分子が結合し古典的経路（classical pathway）による補体の活性化が生じれば，急激な血管内溶血をきたす．またIgM抗体は低温条件でも補体第1成分（C1）を結合し，再加温ではIgMは赤血球から遊離するもののC3bやC3dは赤血球から遊離しないため，これらC3に対する直接クームス試験は陽性を示すこととなる．寒冷凝集素が高い場合，室温（20～30℃）の温度範囲内でも採血管内で凝集が起こり，測定値が低下するため，採血後はすぐに37℃の湯で保存して検体を提出する．基準値は256倍未満である．

c. ドナート-ランドシュタイナー試験

ドナート-ランドシュタイナー（Donath-Landsteiner；DL）抗体は，AIHAの1%程度の稀な疾患である発作性寒冷ヘモグロビン尿症の原因となる抗体で，低温で補体第1成分（C1）とともに赤血球に結合し，37℃に加温すると抗体自体は赤血球から離れるものの，補体成分は赤血球に残って活性化されるため溶血をきたす．DL抗体は，低温と37℃の二相で異なった反応を示すため二相性溶血素とよばれている．検体を冷やすと患者血清中の二相性溶血素と補体の早期成分が自己赤血球と結合し，その赤血球と血清は検査に不適当となるため，採血後はすぐに37℃の湯で保存して検体を提出する．

3. 赤血球食塩水浸透圧抵抗試験

赤血球浸透圧脆弱性試験（osmotic fragility test）

表4　自己免疫性溶血性貧血の分類別にみた抗赤血球抗体の性質

	温式抗体	冷式抗体	
	温式 AIHA	寒冷凝集素症	発作性寒冷ヘモグロビン尿症
症例の割合	約 80%	約 20%	1%以下
直接クームス試験	陽性 IgG のみ：20〜66% Ig+C3：24〜63% C3 のみ：7〜14%	陽性 C3 のみ：91〜98%	陽性 C3 のみ：94〜100%
間接クームス試験	約 50%に陽性		
感作抗体の免疫グロブリンタイプ	主に IgG ポリクローナル （±IgA または IgM）	IgM （特発性はモノクローナル 続発性はポリクローナル）	IgG ポリクローナル
免疫グロブリンL鎖	λ および κ	通常は κ	不明
補体結合性	＋または−	＋	＋
抗体特異性	Rh ポリペプチド 赤血球膜蛋白 band3	Ii 式血液型物質	P 式血液型物質
血球解離液の抗体活性	IgG	−	−
寒冷凝集反応(4℃)		通常は 1,024 倍以上	
二相性溶血素			Donath-Landsteiner 抗体
至適反応温度	37℃	4℃	4℃

ともいわれ，遺伝性球状赤血球症の診断に有用である．正常赤血球に比べ，より高張な溶液中で溶血する場合を赤血球の浸透圧抵抗減弱（浸透圧脆弱性亢進），より低張な溶液中で溶血を起こす場合を浸透圧抵抗増強（浸透圧脆弱性低下）という．抵抗性（resistance）と脆弱性（fragility）とは意味が逆になる点に注意する．

a. 測定法の原理

赤血球は食塩液中で食塩濃度が薄く低張になるにしたがって膨化し，ついには膜が破れて溶血に至る．溶血の要因には，①溶液の低張の度合，②赤血球厚径の度合（球状か菲薄か）が関与する．球状赤血球では球形に近いため水分の取り込みが少なく，正常赤血球に比べて高張溶液中で溶血をきたす．これに対して菲薄赤血球では球形になるまでに多量の水分を取り込むことができるので，正常赤血球よりむしろ低張溶液中でないと溶血を生じない．本試験は一般にパーパート（Parpart）法が用いられる．まず各種濃度の低張食塩液を調製しておき，これに患者赤血球を加えて混和し，どの濃度から溶血が始まり（溶血開始点），どの濃度で 100%溶血するか（溶血完了点）を検査する．患者赤血球は，新鮮血と 37℃で 24 時間加温後の血液（24 時間孵置血）の両者を用いて，それぞれの浸透圧抵抗を測定する．24 時間孵置血では，新鮮血では明瞭ではない軽度の抵抗減弱を検出できる利点がある．赤血球厚径が増大した球状赤血球では，それ以上容積を増す余裕がないため，正常赤血球よりも高張な溶液で容易に溶血をきたす（浸透圧抵抗減弱）．一方，赤血球厚径の小さい赤血球では低浸透圧に対して抵抗性である（浸透圧抵抗増強）．

b. 試薬準備

pH 7.4 の 10%緩衝食塩液（正しくは 10%食塩液と等張な溶液）を原液として作成し，使用時に精製水で薄めて 1%緩衝食塩液を作る．

1) 緩衝食塩液（原液）：塩化ナトリウム（特級）180.00 g，リン酸二ナトリウム（無水）27.31 g，リン酸一ナトリウム　4.86 g
   ＊精製水に溶解し，全量 2,000 mL とする．密栓して保存すると，4℃で数か月は保存可能である．

c. 操作法

① 食塩濃度 1.00〜0.00% までの緩衝食塩液の希釈系列を 1% 緩衝食塩液(pH 7.4) と精製水を用いて 14 本作る(表5).
② 各濃度の緩衝食塩液各 5 mL にヘパリン採血した被検血液を 14→1 の順に 0.05 mL ずつ加え, 静かに転倒混和後, 室温に 30 分間放置する.
③ 2,500 rpm で 5 分間遠心する.
④ 試験管 1 番の上清をブランクとして, 540 nm で各試験管の吸光度 E を測定する.
⑤ 試験管 14 番の上清の吸光度 E^{100} を溶血 100% とみなし, 各上清の溶血度(%) $= E/E^{100} \times 100$ を算出する.
⑥ 図 2 のようにグラフ用紙の縦軸に溶血度, 横軸に食塩濃度をとり, 溶血曲線を描く.
⑦ この曲線から 50% 溶血度を示す食塩濃度を求め, 平均赤血球抵抗(または 50% 溶血値)で表現する.
⑧ 翌日, 37℃ で 24 時間加温後の試験管を室温に戻し, 同様の手順で検査をする. なお一般に 24 時間孵置血で行う場合は, 無菌的脱線維素血を使用する(自己溶血試験の項 → p. 127).

d. 基準範囲(表6)

1) 新鮮血
- 溶血開始点(HSP)　0.50〜0.45% NaCl
- 完全溶血点(HEP)　0.30〜0.20% NaCl

表5　赤血球食塩水浸透圧抵抗試験希釈系列(Par-part 法)

試験管	1% 緩衝食塩水(mL)	精製水(mL)	食塩濃度(%)
1	10.0	—	1.00
2	8.5	1.5	0.85
3	7.5	2.5	0.75
4	6.5	3.5	0.65
5	6.0	4.0	0.60
6	5.5	4.5	0.55
7	5.0	5.0	0.50
8	4.5	5.5	0.45
9	4.0	6.0	0.40
10	3.5	6.5	0.35
11	3.0	7.0	0.30
12	2.0	8.0	0.20
13	1.0	9.0	0.10
14	—	10.0	0.00

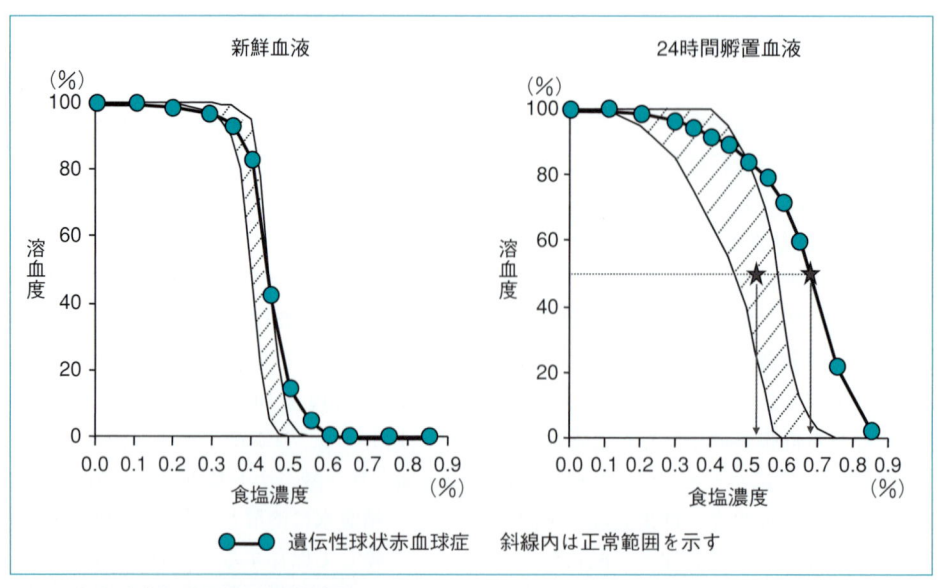

図2　赤血球食塩水浸透圧抵抗試験

表6 赤血球食塩水浸透圧抵抗試験の正常値（Par-part法）

試験管	食塩濃度(%)	新鮮血溶血度(%)	37℃, 24時間孵置血溶血度(%)
1	1.00	0	0
2	0.85	0	0
3	0.75	0	0
4	0.65	0	0～10
5	0.60	0	0～40
6	0.55	0	15～70
7	0.50	0～5	40～85
8	0.45	0～45	55～95
9	0.40	50～90	65～100
10	0.35	90～99	75～100
11	0.30	97～100	85～100
12	0.20	100	95～100
13	0.10	100	100
14	0.00	100	100

2）24時間孵置血
- 溶血開始点（HSP）　0.70～0.60% NaCl
- 完全溶血点（HEP）　0.40～0.20% NaCl

e. 注意点

新鮮血では浸透圧抵抗の減弱が証明し得ない症例もしばしば存在するため、より感度の高い24時間孵置血での結果も合わせて判定する．24時間孵置血で行う場合には無菌操作を完全にする必要がある．本試験では基本的に対照コントロールとして正常人男性の赤血球を測定する．女性は潜在性鉄欠乏を有する頻度が高いためコントロールには不向きである．

f. 臨床的意義

溶血の所見，遺伝性，脾腫や小型球状赤血球が認められ，さらに浸透圧抵抗減弱が証明されればHSと診断できる．増悪期のAIHAの症例でも，浸透圧抵抗減弱が認められる場合があるため，HSとしては非典型な点が認められれば，浸透圧抵抗減弱が認められてもクームス試験や赤血球結合IgG量を確認しておくべきである．なお鉄欠乏性貧血あるいはサラセミアなど菲薄赤血球が多く

を占める貧血では浸透圧抵抗は増強（脆弱性は低下）する．

4. 自己溶血試験

先天性溶血性貧血の中で遺伝性球状赤血球症を除いた先天性非球状赤血球性溶血性貧血などで，自己溶血の亢進がみられる場合があり，本法はそのスクリーニングとして考案された方法である．先天性非球状赤血球性溶血性貧血には，赤血球酵素異常症が含まれグルコース-6-リン酸脱水素酵素（G6PD）欠乏症，ピルビン酸キナーゼ欠乏症などが知られている．

a. 試薬準備

① 無菌的脱線維素血を作製する．
　滅菌三角フラスコ（ビーズ入り）に針を取った注射器から直接血液を管壁に添わせながら静かに分注する．水平回転を5～10分間行い，時々血液が固まっていないかを確認する．フィブリンが析出しビーズにつき，転がる音がしなくなったらさらに1～2分回転を続ける．この脱線維素血を滅菌三角フラスコに移して検査に用いる．
② グルコース：10%ブドウ糖点滴用ボトルから滅菌試験管に2 mLずつ分注し，冷凍保存していたものを使用．
③ ATP：アデホスコーワ2号10 mg（ATP2 Na）（冷蔵保存）を無菌的に秤量する．

> **サイドメモ：赤血球 Eosin-5-maleimide（EMA）結合能**
>
> 最近，Eosin-5-maleimide（EMA）処理赤血球を用いフローサイトメトリーにてband 3を定量する方法が遺伝性球状赤血球症（HS）の新しいスクリーニング法として注目されている．EMAは赤血球膜蛋白band 3のLys-430に1：1で特異的に結合する．HS赤血球では膜成分を失い球状化しているため，EMA結合能は正常赤血球の約70%程度に減少することになる．感度，特異度ともに良好であり，少ない採血量で検査可能なため，将来的には赤血球食塩水浸透圧抵抗試験に代わりHS診断法の第一選択になると考えられる．

表7　自己溶血試験の実施要領
a．採血直後の検体処理

	試験管1	試験管2	試験管3	試験管4の準備	試験管4（ブランク）
無菌的脱線維素血血清	1 mL	1 mL	1 mL	2 mL（遠心後上清を試験管4へ分注）	1 mL
ATP		10 mg			
10%グルコース			0.1 mL		

b．37℃, 4時間後の検体処理

	試験管1	試験管2	試験管3	試験管4（ブランク）	standard（100%溶血液）
0.04%アンモニア水	1.8 mL	1.8 mL	1.8 mL	1.8 mL	19.9 mL
上清	0.2 mL	0.2 mL	0.2 mL	0.2 mL（血清）	
試験管3の血球					0.1 mL

④ 0.04%アンモニア水：25%アンモニア0.16 mLを精製水で100 mLにする（48時間後の測定時に作製する）．

b．操作法
① 滅菌試験管を5本用意し，**表7a**のように分注する．
② 各々の試験管にモルトン栓の上からパラフィルムを5〜6重巻いて，37℃で48時間 incubateする．
③ 48時間後とり出して，試験管1〜3のヘマトクリットを毛細管法にて測定する．
④ 各試験管を3,000 rpmで5分間遠心する．
⑤ 0.04%アンモニア水に上清をそれぞれ**表7b**のように分注する．
⑥ 混和後，試験管4（ブランク）→1→2→3→standard（100%溶血液）の順に，540 nmで吸光度を測定する．最終的にブランクの吸光度を引いたものを各試験管の吸光度とする．
⑦ 計算式

$$溶血度(\%) = \frac{R_T(100 - HtT)}{Ro \times 20}$$

　　Ro：standardの吸光度（100%溶血の検体）
　　R_T：希釈された各試験管の吸光度…⑥
　　HtT：各試験管のヘマトクリット値…③

c．基準範囲
無添加：　　　溶血度0.2〜2.0%
グルコース添加：溶血度0.0〜0.9%
ATP添加：　　　溶血度0.0〜0.8%

d．注意点
各試験管の希釈は10倍，standardは200倍であるので，計算式ではRo×20となる．溶血が著明な場合は25倍または50倍希釈を行い，計算のとき調整する．

e．臨床的意義
先天性非球状赤血球性溶血性貧血は，Selwyn-Dacieによって自己溶血の程度からtype Ⅰ, type Ⅱの2型に分けられた．type Ⅰは自己溶血の程度は正常ないし軽度亢進し，グルコース添加で軽減するものであり，G6PD欠乏症はこれに属する．type Ⅱは著しい溶血を呈し，グルコース添加によっても軽減しないものであり，解糖系に障害があるピルビン酸キナーゼ欠乏症がこれに属する．なお遺伝性球状赤血球症では，溶血度亢進（正常の5〜10倍）がみられるが，グルコース添加では改善がみられる（**表8**）．なお解糖系障害であっても必ずしもⅡ型を呈するとは限らず，赤血球酵素異常症の確定診断には赤血球中の当該酵素の測定による活性低下の証明と，遺伝子解析が必要である．

表8　自己溶血試験の判定

	遺伝性球状赤血球症	先天性非球状赤血球性溶血性貧血	
無添加	亢進	Dacie type I Dacie type II	ともに亢進
グルコース添加	正常または正常よりやや亢進	Dacie type I Dacie type II	軽度に抑制 抑制されない
ATP添加	亢進	Dacie type I Dacie type II	ともに抑制

5. ヘモグロビン異常の検出

　ヘモグロビンの異常をきたす疾患は，グロビン鎖のアミノ酸配列異常をきたす異常ヘモグロビン症と，グロビン鎖産生の量的異常をきたすサラセミアに分けられる．異常ヘモグロビン症は，糖尿病検診の際に利用される glyco-HPLC による HbA1c の測定にて異常パターンや異常値を呈して発見される例が多い．溶血性貧血を呈する異常ヘモグロビン症としては，鎌状赤血球貧血（HbS症）や不安定ヘモグロビン症が知られている．イソプロパノール不安定性試験陽性，あるいはハインツ小体染色によって赤血球内に封入体が観察されれば不安定ヘモグロビン症が疑われる．

　サラセミアはグロビンの α 鎖または非 α 鎖の合成欠損によって無効造血，小球性低色素性貧血を呈する疾患群で，末梢血塗抹標本で標的赤血球などの奇形赤血球の出現をみる．α 鎖合成障害を α サラセミア，β 鎖合成障害を β サラセミアとよんでいる．Hb 分析にて HbA_2 値や HbF 値の異常などがみられる．確定診断は網赤血球を用いた Hb 合成試験によって α サラセミアあるいは β サラセミアの判定を行い，当該グロビン遺伝子の解析を行って病因遺伝子異常を同定する．

6. 砂糖水試験(sugar-water test)（ショ糖溶血試験 sucrose hemolysis test）

　発作性夜間ヘモグロビン尿症(PNH)は，補体感受性が亢進した異常赤血球が発作性あるいは慢性に血管内溶血を起こす後天性溶血性貧血である（表9）．PNH タイプ赤血球といわれる補体感受性赤血球を検出するための検査が，砂糖水試験（ショ糖溶血試験）と Ham 試験（酸性化血清試験）である．両者ともに鋭敏ではあるが，特異性の面で Ham 試験のほうが優れており，砂糖水試験はスクリーニング検査としての役割を担っている．

a. 測定法の原理
　等張ショ糖のような低イオン強度下では，赤血球膜への抗体結合に引き続いて補体系が活性化するため，PNH タイプ赤血球では溶血を起こす．

b. 試薬準備
1) 生理食塩水
2) 0.26 mol/L ショ糖溶液
　　特級ショ糖　　　　92.5 g
　　50 mM NaH_2PO_4　91 mL
　　50 mM Na_2HPO_4　9 mL
　　＊以上の試薬を溶解し，pH を 6.1 に調整し，精製水を加えて全量を 1,000 mL とする．
3) 健常者は，被検者と同じ血液型あるいは AB 型を選択する．

c. 操作法
1) 試験管を4本準備し，表10のように分注していく．
2) 37℃ 30 分加温後，遠心(2,000 rpm, 5 分)して上清を分離する．
3) 肉眼で溶血が認められれば，540 nm で吸光度を測定する．
4) 試験管3をブランク，試験管4を100％溶血液とし，溶血度を求める．
　　溶血度％＝各上清の吸光度×100/100％溶血液の吸光度

d. 基準範囲
　PNH 赤血球はショ糖溶液の添加で溶血するが，正常の場合は溶血しない．判定は，溶血度5％以下は陰性，5〜10％は疑陽性，10％以上を陽性とする．

表9　発作性夜間ヘモグロビン尿症(PNH)の診断基準

1. 臨床所見として，貧血，黄疸のほか肉眼的ヘモグロビン尿(淡赤色尿～暗褐色尿)を認める．ときに静脈血栓，出血傾向，易感染性を認める．先天発症はないが，青壮年を中心に広い年齢層で発症する．
2. 以下の検査所見がしばしばみられる．
   1) 貧血および白血球，血小板の減少
   2) 血清間接ビリルビン値上昇，LDH値上昇，ハプトグロビン値低下
   3) 尿上清のヘモグロビン陽性，尿沈渣のヘモジデリン陽性
   4) 好中球アルカリホスファターゼスコア低下，赤血球アセチルコリンエステラーゼ低下
   5) 骨髄赤芽球増加(骨髄は過形成が多いが低形成もある)
   6) Ham(酸性化血清溶血)試験陽性または砂糖水試験陽性
3. 以下の検査所見によって診断を確実なものとする．
   1) グリコシルホスファチジルイノシトール(GPI)アンカー型膜蛋白の欠損血球(PNHタイプ血球)の検出と定量
   2) 骨髄穿刺，骨髄生検，染色体検査などによるほかの骨髄不全疾患の判定
4. 以下によって病型分類を行う．
   1) 臨床的PNH(溶血所見がみられる)
      (1) 古典的PNH
      (2) 骨髄不全型PNH
      (3) 混合型PNH
   2) PNHタイプ血球陽性の骨髄不全症(溶血所見は明らかでないPNHタイプ血球陽性の骨髄不全症は，下記のように呼び，臨床的PNHとは区別する)
      (1) PNHタイプ血球陽性の再生不良性貧血
      (2) PNHタイプ血球陽性の骨髄異形成症候群
      (3) PNHタイプ血球陽性の骨髄線維症，など
5. 考察
   1) PNHは溶血性貧血と骨髄不全症の側面を併せ持つ造血幹細胞異常による疾患である．骨髄不全型PNHは，再生不良性貧血-PNH症候群によって代表される．
   2) PNHタイプ血球の検出と定量には，抗CD55および抗CD59モノクローナル抗体またはFLAERを用いたフローサイトメトリー法が推奨される．PNHタイプ好中球比率はしばしばPNHタイプ赤血球のそれより高値を示す．
   3) 溶血所見として，肉眼的ヘモグロビン尿，網赤血球増加，血清LDH値上昇，間接ビリルビン値上昇，血清ハプトグロビン値低下が参考になる．PNHタイプ赤血球が1～10%であれば，溶血所見を認めることが多い．

厚生労働省特発性造血障害に関する調査研究班(平成22年度改訂)

表10　砂糖水試験(ショ糖溶血試験)

試験管	1	2	3 ブランク	4 100%溶血液
健常者血清	0.05 mL	0.05 mL	0.05 mL	0.05 mL
ショ糖溶液		0.85 mL	0.85 mL	
生理食塩液	0.85 mL			
精製水				0.85 mL
50%被検者赤血球液	0.1 mL	0.1 mL		
50%健常者赤血球液			0.1 mL	0.1 mL

e．注意点

溶血度10%以上であればPNHの可能性が高いが，白血病などでも陽性を示すことがあり，特異性に欠けるので，確認のために次のHam試験を行う．

7. Ham試験(酸性化血清試験 acidified serum test)

酸性化血清内で補体が活性化しやすいことを利用して，補体感受性赤血球を検出する検査である．砂糖水試験と比べて，PNHに特異性が高い．

表11 Ham試験（酸性化血清試験）

試験管	本試験			対照試験（コントロール）			ブランク	100%溶血液
	1	2	3	4	5	6	7	8
健常者血清	0.5 mL	0.5 mL		0.5 mL	0.5 mL		0.05 mL	0.05 mL
不活化健常者血清			0.5 mL			0.5 mL		
0.2 mol/L HCl		0.05 mL	0.05 mL		0.05 mL	0.05 mL		
ショ糖溶液							0.85 mL	
精製水								0.85 mL
50%被検者赤血球液	0.05 mL	0.05 mL	0.05 mL					
50%健常者赤血球液				0.05 mL	0.05 mL	0.05 mL	0.1 mL	0.1 mL

a. 測定法の原理

塩酸添加により血清を酸性化（pH 6.5）すると，補体が活性化され，PNHタイプ赤血球は溶血する．酸性化血清試験ともいう．

b. 試薬準備

① 0.2 mol/L HCl
② 不活化健常者血清の作製：56℃の恒温水槽で30分間孵置し，補体を不活化（非働化）する．
③ 健常者は，被検者と同じ血液型あるいはAB型を選択する．

c. 操作法

① 試験管を8本準備し，表11のように分注していく．
② 37℃ 60分加温後，遠心（2,000 rpm，5分）して上清を分離する．
③ 肉眼で溶血が認められれば，540 nmで吸光度を測定する．
④ 試験管7をブランク，試験管8を100%溶血液とし，溶血度を求める．

　　溶血度% ＝ 各上清の吸光度×100/100%溶血液の吸光度

d. 基準範囲

試験管2にのみ明らかな溶血が認められれば陽性である．具体的に溶血度で表すと5%以下は陰性，5〜10%は疑陽性，10%以上が陽性となる．なおPNHでは試験管1に痕跡程度（以下＜2%）の溶血を認めることがある．

e. 注意点

PNH以外にcongenital dyserythropoietic anemia（CDA）II型（hereditary erythroblastic multinuclearity with positive acidified serum test；HEMPASともよばれている）でも陽性となることが知られている．HEMPASの場合には正常血清の代わりに患者血清を用いると陰性となり，また砂糖水試験は陰性であるため，PNHと鑑別することは可能である．

f. 臨床的意義

PNHであっても患者血液中にPNHタイプ赤血球の比率が低い場合には陽性とならないことがある．よって本検査が陰性であってもPNHが疑われる場合には，フローサイトメトリー法によって赤血球と末梢血顆粒球のCD55やCD59の陽性率を確認する．陽性率が低下（正常ではほぼ100%陽性）していればPNHと診断される．

C まとめ

溶血性貧血は先天性疾患に限ってみると，1949年PaulingとItanoによる鎌状赤血球症におけるヘモグロビンSの発見から病因の研究が始まり，その8年後IngramによってヘモグロビンSが成人型ヘモグロビンとアミノ酸が1個異なるのみであることが証明され，疾患が分子生物学的に解明される時代の幕開けとなった疾患群である．1960年代にはヘモグロビン異常症を中心にアミノ酸レ

ベルでの解析が進み一気に分子病の時代に突入し，1980年代には分子遺伝学的手法を用いて赤血球酵素異常，さらには赤血球膜異常症の遺伝子レベルでの解明に発展してきた．しかし遺伝子レベルでの確定診断が当たり前になった今日であっても，やはり最初の診断のきっかけは日常診療における一般的な血液検査および末梢血塗抹標本の注意深い観察である．本章で解説した古典的な溶血に関する検査法の実践が，確定診断につながり，また想定外の結果が得られたときの新たな発見につながるのである．

参考文献

1) 真鍋紀子：溶血の検査．三村邦裕（編）：血液検査学実習書，医歯薬出版，2009，pp41-50
   ※血液検査学の学内実習書として企画された最新のテキストである
2) 西村純一，金倉　譲：第Ⅳ章　発作性夜間ヘモグロビン尿症．難治性貧血の診療ガイド編集委員会（編）：難治性貧血の診療ガイド，南江堂，2011，pp93-130
   ※PNHに関する最新の診療エッセンスがまとめられている
3) 亀崎豊実，梶井英治：第Ⅴ章　自己免疫性溶血性貧血．難治性貧血の診療ガイド編集委員会（編），難治性貧血の診療ガイド，南江堂，2011，pp131-169
   ※AIHAに関する最新の診療エッセンスがまとめられている

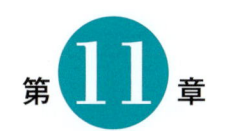

第11章 赤血球沈降速度

学習のポイント

❶ 赤血球沈降速度(赤沈)には疾患特異性はないが,簡便な検査法で炎症,組織破壊,血漿蛋白異常などをよく反映するので,初診時や慢性疾患の経過観察に汎用される検査項目である.
❷ 赤沈現象には血漿粘度,荷電状態,赤血球数,温度など種々の変動要因が存在する.病態による変動だけでなく,測定温度,赤沈管の傾斜などの測定時の人為誤差による影響を受けやすいことに留意する.

本章を理解するためのキーワード

❶ **ウエスターグレン(Westergren)法**
3.2%クエン酸ナトリウム溶液1容に血液4容の割合で混合し,赤沈管に入れて垂直に立てて室温で1時間静置後に血漿層の長さを計測する.赤沈管には1mmの間隔で200目盛が刻んであり,目盛の上端が0,下端が200になっている.

❷ **赤沈促進と遅延**
促進要因にはフィブリノゲン増加・γグロブリン増加,アルブミン減少および貧血,遅延要因には赤血球増加症,フィブリノゲン減少がある.生理的には妊娠で促進し,技術的には高温,赤沈管の傾斜で促進し低温で遅延する.

A はじめに

赤血球沈降速度(赤沈または血沈ともいう)は,抗凝固した血液を細い管の中に入れて静置し,赤血球が沈む速度を測定する簡便な検査である.しかし,その機序は複雑であり,種々の要因がかかわっている.

赤血球の沈降距離と時間の関係を示した図を沈降曲線とよぶ.沈降曲線は3期に大別され,第1期は赤血球が凝集・連銭形成する時期で沈降は緩徐であり(凝集期),第2期は赤血球塊がほぼ等速度で急速に沈降し(沈降期),第3期は沈降した赤血球が重積して密度が高くなり,沈降は緩徐になる(堆積期).

赤沈現象に関連する理論に,球体が液体中を沈降する速度を説明するストークス(Stokes)の式があり,次式で示される.

$$V = 2r^2(\rho_1 - \rho_2)g/9\eta$$

V:沈降速度,r:球体の半径,ρ_1:球体の密度,ρ_2:液体の密度,g:重力の加速度,η:液体の粘度

ストークスの式からは,赤血球沈降速度は赤血球塊の大きさ(r),血漿の粘度(η)による影響が大きいことがわかる.すなわち赤沈は,赤血球塊が大きいほど促進し,血漿粘度が高いほど遅延することになる.しかしながら,たとえばマクログロブリン血症では血漿粘度は高いにもかかわらず赤沈は促進する.このことは,赤沈にはストークスの式では考慮されていない赤血球の数,形態,相互の摩擦,荷電状態などの要因による影響があることを示唆している.

これらのうち,強く影響すると考えられているのが,赤血球の凝集しやすさである.血液中にある赤血球の膜表面は主にシアル酸の存在により陰性に荷電し,その周囲を陽性荷電イオンが取り巻いて電気的二重層を形成している.赤血球が移動する際に付随する荷電状態の指標をゼータ電位という.通常,このゼータ電位の反発により,赤血球の凝集は抑制され分散している.しかし血漿中

にγ-グロブリン，フィブリノゲンなどの陽性荷電蛋白が増加して赤血球膜の陰性荷電表面に結合すると，ゼータ電位による赤血球相互の反発が弱まり，赤血球は凝集・連銭形成しやすくなり，赤沈は促進する．一方，陰性荷電蛋白であるアルブミンが増加すると，凝集は抑制されて赤沈は遅延する．

貧血では赤沈は促進し，赤血球増加症では遅延する．貧血では赤血球数の減少により赤血球相互の間隔が離れるため，赤血球相互の反発が弱まり，赤血球増加症では距離が近づくため反発が強まることになると考えられる．

赤沈は簡便な検査法だが，血漿蛋白異常，炎症の程度，組織の崩壊などをよく反映することから，特異性には欠けるものの，疾患の診断，治療効果や予後の判定によく利用されている．

B ウエスターグレン(Westergren)法

a. 測定原理
抗凝固剤を加えた血液を赤沈管に入れて垂直に立て，一定時間内に赤血球が沈む速度を血漿層の長さで計測する．

b. 準備
注射器（2 mL 用）と静脈採血用具，ウエスターグレン管（赤沈管または血沈管ともよぶ），赤沈台，時計

c. 試薬
滅菌済み 3.2％クエン酸ナトリウム溶液（109 mmol/L），クエン酸ナトリウム 2 水塩（$C_6H_5Na_3O_7・2H_2O$）3.28 g を蒸留水に溶解して 100 mL とする．

d. 操作
① 注射器に滅菌済み3.2％クエン酸ナトリウム溶液を注射器の目盛りの0.4 mLまで採り，肘正中皮静脈から血液を1.6 mL採取して全量を2.0 mLにする．
② 採血後は注射筒に空気を少量吸引し，注射器を 2～3 回静かに転倒混和して，空気を排出する．
③ 抗凝固した血液を赤沈管の目盛りの上端（0 目盛り）まで採取して，赤沈台に垂直に立てる．
④ 室温で1時間静置後に，血漿層の長さを読み取る．

e. 注意

1) 抗凝固剤
ウエスターグレン法に示されるように，3.2％クエン酸ナトリウム溶液入り注射器で採取する方法と，血球計数に用いる EDTA で抗凝固した全血液と 3.2％クエン酸ナトリウム溶液を正確に 4：1 の容積比で混合する方法がある．わが国では，1973 年に国際標準法として採用され1977 年に改訂されたウエスターグレン法が広く利用されている．1993 年に示された ICSH の国際標準法では，EDTA で抗凝固した全血液を試料として用いる．

2) 赤沈管
1 mm の間隔で 200 目盛りが刻んであるガラス管（内径 2.4～2.7 mm，長さ 300 mm）で，目盛の上端が 0，下端が 200 になっている．

3) 検体保存
抗凝固後の血液は室温で 2 時間，4℃ では 6 時間以内に測定する．

4) 赤沈管の立て方
赤沈管が傾斜していると促進するので，必ず垂直に立てる．振動の影響を受けるので，ドアや遠心機など振動する装置の近くには置かない．

5) 逆転現象
室温（18～25℃）では温度の影響はほとんどないが，これよりも高温では促進し，低温では遅延する．しかし，寒冷凝集素価が高いと低温であるにもかかわらず赤沈が促進するので，これを逆転現象とよぶ．

6) 自動赤沈測定装置
機種によって測定原理は異なる．たとえば，測定手順はウエスターグレン法に準じるが光学的に

自動計測する機種，変法として①180秒ごとに赤外線センサーで計測し，30分，60分後の赤沈値を1時間，2時間値に換算する機種，②測定管を20度傾斜させて配置し，CCDカメラを用いて自動計測し，10分，20分，40分後の赤沈値をウエスターグレン法の30分，1時間，2時間値に換算する機種，③傾斜角度を18度にして配置し，自動撹拌操作を加えて光学的に自動計測し，10分，15分後の赤沈値をウエスターグレン法の1時間，2時間値に換算する機種，④EDTA全血を内径0.5 mmのキャピラリーチューブに吸引して光学的に計測し，凝集期20秒間に起こる光学密度の変化からウエスターグレン法の1時間値を算出する機種などがある．自動赤沈測定装置は，多数検体の自動測定，短時間測定，ランダムアクセス，沈降パターン描画，検体量モニタリング，機器エラーチェックなどが可能であり，専用の採血管を赤沈管としてそのまま使用することで感染を予防でき，少量検体での測定が可能などの利点を有する．

f．基準範囲

1時間値は男性2〜10 mm，女性3〜15 mmであるが，個人差が大きく，生理的変動も認められる．

g．臨床的意義

赤沈の異常には促進と遅延があるが，臨床的意義は促進する場合のほうが大きい．それぞれの主

サイドメモ：C反応性蛋白（CRP）と赤沈

CRPは急性相反応性物質の1つであり，急性炎症反応では赤沈に先行して上昇し，赤沈は炎症症状が改善してCRPが低下した後も亢進状態が継続する．これは同じく急性相反応性物質であるフィブリノゲン濃度による影響が大きい．急性炎症性疾患ではフィブリノゲンは上昇し，アルブミンは低下する．これらの動態はCRPが正常化しても継続するので，赤沈は急性炎症性疾患の経過観察に役立つ．他方，慢性炎症性疾患の結核では，CRPなどの急性相反応性物質の産生量は亢進せずに基準範囲内にあることも少なくないが，赤沈は亢進する．このことから赤沈は結核の活動度の判定に広く利用される．

表1　赤沈に影響を及ぼす要因

A．促進
 1．疾患要因
  ①フィブリノゲンの増加
   感染症（特に細菌性），炎症性疾患
  ②γ-グロブリンの増加
   感染症（特に細菌性），炎症性疾患，多発性骨髄腫，原発性マクログロブリン血症
  ③低アルブミン血症
   ネフローゼ
  ④赤血球の著減
   重症貧血
  ⑤複合
   組織傷害（心筋梗塞，悪性腫瘍，大外傷など）
 2．生理的要因
  妊娠
 3．技術的要因
  高温，赤沈管の傾斜
B．遅延
 1．疾患要因
  ①フィブリノゲンの減少
   DIC，重症肝障害，一次線溶
  ②γ-グロブリンの減少
   無γ-グロブリン血症
  ③赤血球増加症（真性，二次性）
 2．技術的要因
  低温

実際には各種疾患において，複数要因が影響して赤沈値が変動することが多い．

な原因は**表1**に示すとおりである．

1）促進

病的な促進要因は，血漿蛋白異常（フィブリノゲン，β_2グロブリン，γグロブリンの増加，アルブミンの減少）および貧血（ヘマトクリット値30％以下）などである．

2）遅延

病的な遅延要因は，ヘマトクリット高値（真性・二次性赤血球増加症），フィブリノゲンの減少〔播種性血管内凝固症候群（DIC），線溶亢進〕などである．

参考文献
1) 河合　忠，屋形　稔，伊藤喜久（編）：異常値の出るメカニズム　第5版．医学書院，2008
　※検査法の測定原理，結果に影響を及ぼす病態・技術的要因が詳細に記述されている

第12章 血小板・血管の検査

学習のポイント

❶ 血液は血管を通じてあらゆる組織に栄養分や酸素を供給するとともに，老廃物や二酸化炭素を組織から受け取って，生体の恒常性維持に重要な役割を果たしている．そのため，外傷を負って出血しても血液の漏出を最小限に食い止めるため，強力な止血機構が生体には備わっている．

❷ 止血という生体防御反応は血管，血小板，血液凝固因子，線溶など複数の因子がかかわりあって維持されており，これら因子の異常が出血傾向（あるいは逆の反応である血栓傾向）をきたす．

❸ 出血傾向とは外傷を受けていない，あるいはわずかな外傷によって出血しやすく，しかも容易には止血しにくい状態のことである．

❹ 出血傾向がみられる場合，血小板数，凝固検査（PT，APTT，フィブリノゲン）をスクリーニング検査として実施し，どちらの検査にも異常がみられない場合は血小板機能の異常を疑って出血時間や血小板凝集能検査を実施する．以上にあげたいずれの検査にも異常がみられない場合は血管の異常を疑って毛細血管抵抗試験を実施する（第XIII因子異常や線溶系因子の異常も同時に疑うが，本章では取り上げない）．

❺ 本章で取り上げる検査法の中には現行のカリキュラムから逸脱しているものもあるが，検査の意義と疾患とのかかわりを理解するうえで重要であると考え収載している．

本章を理解するためのキーワード

❶ 出血時間
刃物で皮膚表面を傷つけて出血させ，どの程度の時間で止血されるかを調べる検査である．血小板の減少や機能異常で延長する．

❷ 血小板機能検査
血小板の機能には粘着，放出，凝集があり，この機能が障害されると出血傾向をきたす．なかでも血小板凝集能検査は血小板機能異常症において多くの情報を得ることができる診断的意義の高い検査である．

❸ 血小板無力症
血小板膜上にあるフィブリノゲン受容体GP IIb/IIIaの欠損症である．検査上の特徴として，血小板凝集能検査でリストセチンによる凝集のみが起こり，ADP，コラーゲンによる凝集が欠如する．また，血小板粘着能，血餅収縮能は低下する．

❹ ベルナール-スーリエ（Bernard-Soulier）症候群
血小板膜上にあるフォン・ウィルブランド（von Willebrand）因子受容体GP Ibの欠損症である．検査上の特徴として，血小板凝集能検査でリストセチンによる凝集のみが欠如する．

❺ 血小板減少症
減少の理由にかかわらず，血小板数が減少すると出血傾向がみられる．

❻ EDTA偽性血小板減少症
抗凝固剤として使われているEDTAは，血小板と反応して採血管内で血小板凝集を起こすことがある．これはEDTAによる偽性血小板減少症とよばれ，本来の減少症とは区別されなければならず，血液塗抹標本の観察が有効である．ときにクエン酸ナトリウムやヘパリンといった抗凝固剤でも偽性血小板減少を起こすことがある．生体内で血小板減少が起こっているわけではないので，出血傾向はみられない．

A 血小板の検査

血小板の検査は出血傾向がみられる場合に実施され，数的異常（減少・増加）と質的異常を知る2つの検査に大別される．

血小板数が減少している場合は，血液塗抹標本にてEDTA偽性血小板減少症を除外したうえで，血小板減少をきたす疾患について検索する（表1）．一方，血小板数が正常であり，凝固・線溶に関連する検査に異常がみられない場合は質的な異常である血小板機能異常症を疑って出血時間や血小板凝集能検査を行い（表2），必要に応じて血小板粘着能検査，血小板放出能検査を追加して実施する（図1）．これらすべてが正常の場合は血管の異常を疑って毛細血管抵抗試験を行う（第XIII因子異常や線溶系因子の異常も同時に疑うが，本章では取り上げない）．

1. 血小板数

血球計数測定に関する検査を参照のこと．

2. 出血時間（bleeding time）

a. 測定法の種類と原理

皮膚に創傷を作って，わき出す血液を30秒ごとに濾紙に吸い取り，血液が濾紙に付かなくなるまで，すなわち一次止血するまでの時間を測定する検査方法である．

耳朶を穿刺するDuke法，穿刺による血管の収縮を防ぐために上腕にマンシェットを巻き，40 mmHgの一定圧を加えた状態で前腕を穿刺するIvy法がある．また，切創を一定の大きさにするために型板（template）を使用するtemplate Ivy法，型板と刃を固定する刃ハンドルが一体化してあるディスポーザブルな器具を使用するSimplate法（Ivy変法）などもあるが，これらの器具は販売が中止されていることから，template法やSimplate法による出血時間の実施は困難である．

近年では，出血性疾患の検出感度，測定再現性，侵襲的であるなどの観点から出血性疾患のスクリーニング検査として実施されることは少なくなっている．

表1 出血時間の延長を示す疾患

血小板減少症	1．血小板産生低下 　a．先天性：Fanconi貧血 　b．後天性：再生不良性貧血，白血病，多発性骨髄腫，放射線・骨髄抑制薬物 　c．無効造血：巨赤芽球性貧血，発作性夜間ヘモグロビン尿症 2．血小板崩壊の亢進 　a．免疫性：特発性血小板減少性紫斑病（ITP），続発性血小板減少症（全身性エリテマトーデス，輸血後紫斑病），新生児血小板減少症 　b．非免疫性：巨大血管腫，播種性血管内凝固症候群（DIC），血栓性血小板減少性紫斑病（TTP），溶血性尿毒症症候群（HUS） 3．血小板分布の異常 　脾腫，脾機能亢進 4．体外への喪失 　大量出血
血小板機能異常	1．先天性 　血小板無力症，Bernard-Soulier症候群（BSS），von Willebrand病（VWD），先天性無フィブリノゲン血症 2．後天性 　尿毒症，骨髄増殖性疾患，薬剤性（アスピリン，クロピドグレルなどの抗血小板薬や一部の抗生物質）
血管異常	遺伝性出血性毛細血管拡張症（Osler病），エーラス・ダンロス（Ehlers-Danlos）症候群

表2 血小板系異常のスクリーニング検査の結果と診断

血小板数	出血時間	診断
減少	延長	血小板減少症
正常	延長	血小板機能異常症 von Willebrand病
正常	正常	凝固・線溶系の異常 血管の異常

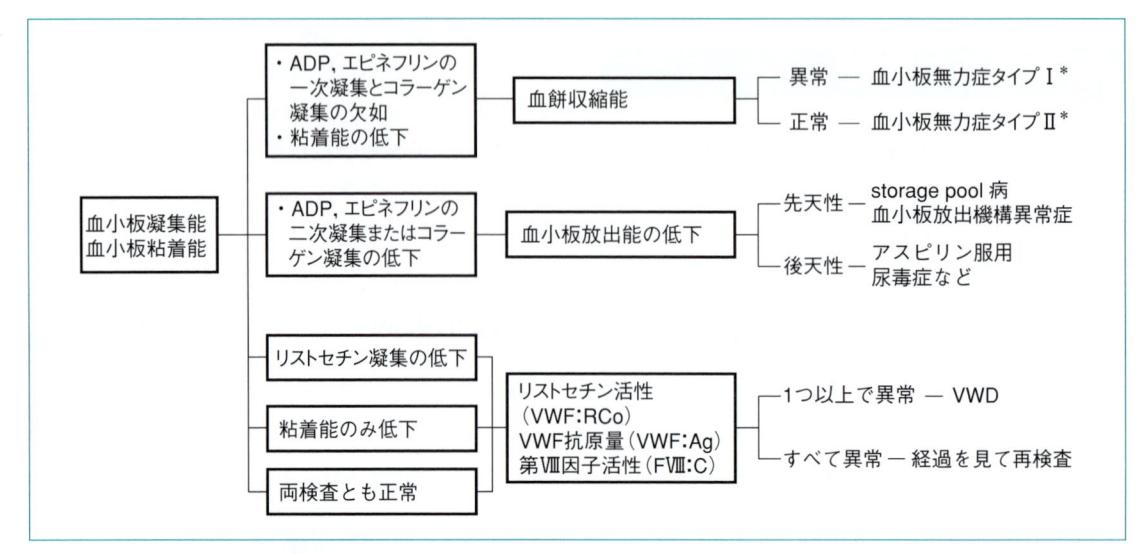

図1　血小板機能異常症の診断フローチャート
*血小板無力症には，GPⅡbⅢa量が，正常の5%以下に著減しているタイプⅠと，10〜20%存在するタイプⅡが存在する．

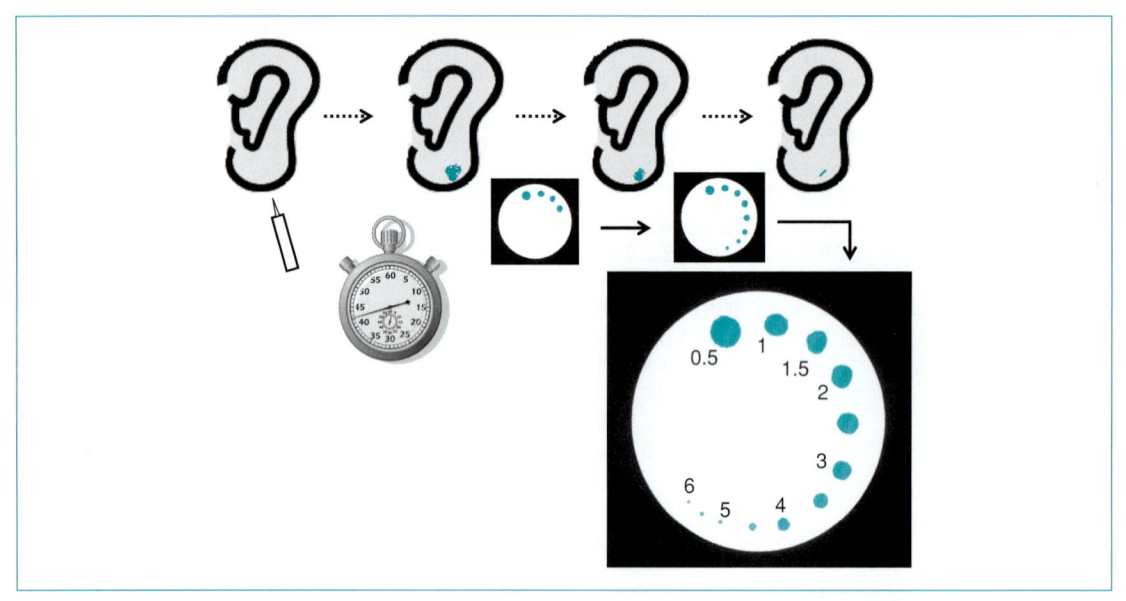

図2　Duke法の測定手技
ランセットで耳朶を穿刺し，ストップウォッチを動かす．30秒(0.5分)ごとに濾紙に血液を吸い取る．濾紙に血液が付着しなくなったらストップウォッチを止め，濾紙の血液斑から出血時間を求める．図では6分となる．

b. デューク(Duke)法(図2)

1) **器具**
穿刺用メス(ランセット；図3)，円形濾紙，ストップウォッチ，アルコール綿，滅菌ガーゼ．

2) **操作**
① ガーゼを被検者の一方の肩に置く．
② 耳朶をアルコール綿で消毒し，乾燥するのを待つ．
③ 穿刺用メスで一定の切創(深さ3mm，長さ2

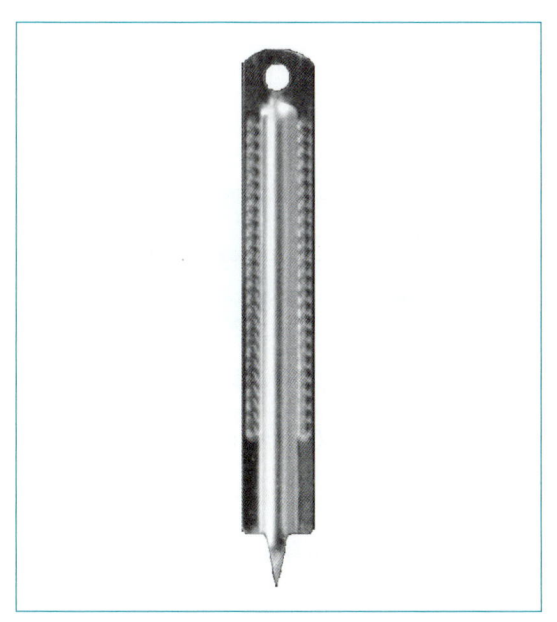

図3 出血時間に用いる器具
穿刺用メス(ランセット). これ以外にもいくつかの形状がある.

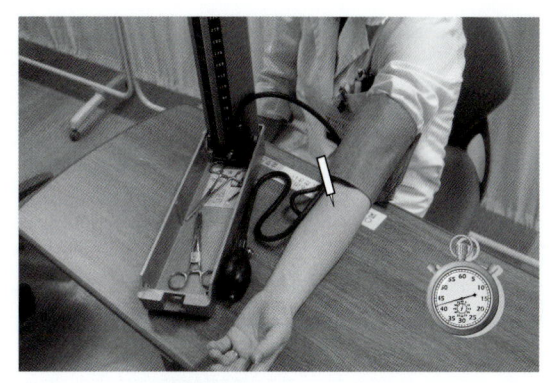

図4 Ivy法の測定手技

mm)を作り, ストップウォッチをスタートさせる.
④自然にわき出る血液を30秒ごとに濾紙に吸い取る.
⑤血液が濾紙に付かなくなったとき(あるいは血液斑の大きさが直径1mm以下になったとき)ストップウォッチを止める.
⑥濾紙に付いた血液斑を数え, これを2で割って出血時間を求める.

3) 注意点
・穿刺部位は耳朶の下部で, 軟骨のあるところから離れた部位を選ぶ.
・耳朶の状態は個体差があり, 上記の一定の切創は平均的なものである. 最初の血液斑が直径1 cmぐらいとなるように切創を作る. しかし, 一定の切創を作るのが難しく, バラツキが大きい原因となっている.
・切創に形成される血小板血栓をはがさないよう, 濾紙はこすらないように切創にあてる.
・10分を経過しても止血しない場合は検査を中止し, 結果を10分以上として報告する. 切創を

圧迫するなどして止血を確認のうえ, 検査を終了する.

4) 基準値
1～3分であるが, ときに健常人でも4～5分の値となることから5分以上を延長とする.

c. アイビー(Ivy)法(図4)
1) 器具
Duke法に必要な器具に加え, 血圧計を用意する.

2) 操作
①上腕にマンシェット(うっ血帯)を巻いて, 血圧計で約40 mmHgの圧をかける.
②前肘窩部より5 cm下部(前腕尺骨側で円回内筋の上)を消毒し, よく乾燥させる.
③Duke法と同様に切創を作り, ストップウォッチをスタートさせる.
④わき出る血液を30秒ごとに濾紙に吸い取り, 止血するまでの時間を出血時間とする.

3) 基準値
報告者により切創の大きさが異なるため基準値もさまざまである. 10分以上を明らかな延長とする.

d. 臨床的意義
この検査は一次止血を反映し, 血小板の量的,

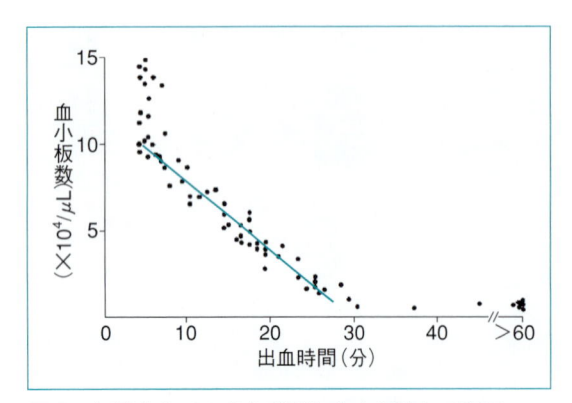

図5　各種疾患での出血時間と血小板数との関係
(Harker LA : N Engl J Med 287 : 155-159, 1972 から引用)
血小板数が1万〜10万/μLの範囲では出血時間(template Ivy)と血小板数は反比例の関係にあり，一般に次の関係式が当てはまる．
出血時間(分)＝30.5－血小板数(μL)/3,850

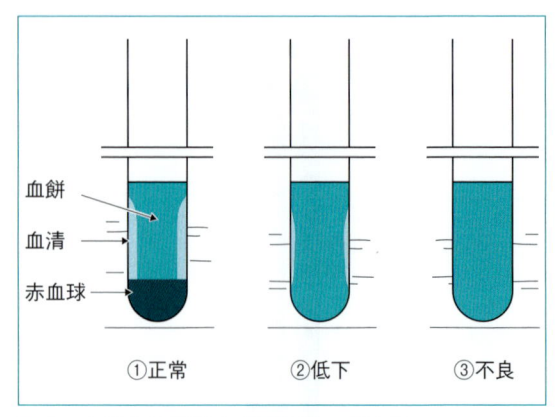

図6　血餅収縮能検査(定性法)の測定例

質的異常により延長する．すなわち，血小板減少症や血小板機能異常症あるいは血管の異常で延長する(表2)．また，血小板の機能を抑制する薬剤(アスピリンなど)の服用でも延長する．

① 血小板減少：血小板数が8万/μL以下になると出血時間が延長し，延長の程度は血小板数と逆相関する(図5)．血小板数が8万/μL以上で出血時間の延長がある場合は血小板機能異常やvon Willebrand病(VWD)，血管の異常を考える．
② 血小板機能異常：表1ならびに血小板凝集能検査の臨床的意義を参照．
③ 血管の異常：表1ならびに毛細血管抵抗試験の臨床的意義を参照．

3. 血餅収縮能(退縮能)
(clot retraction)

a. 測定法の種類と原理

採血した血液を試験管に入れて放置しておくと，血液凝固反応により血液の流動性が低下して凝血塊(血餅)が形成される．そのままさらに放置しておくと，凝血塊は次第に収縮(退縮)し，その周囲に血清が絞り出されてくる．この現象を血餅収縮とよび，血餅中で血小板膜糖蛋白GP Ⅱb/

Ⅲaとフィブリンが結合し，その後に血小板のもつ収縮性蛋白によりフィブリンが引っ張られて血餅が収縮すると考えられている．通常は定性法で十分なことが多いが，貧血でヘマトクリット値が低くなると，見かけ上，収縮能が大きくなるため，貧血がある場合はAggeler法やMacfarlane変法といった定量法を実施することで貧血の影響を除外することができる．

b. 測定法
1) 定性法
器　具
① ガラス製試験管(内径10 mm，長さ100 mm)
② 恒温槽
③ 時計
④ 採血道具一式

操　作
① 静脈血を約3 mL採血し，ガラス製試験管に1 mL分注して37℃の恒温槽に放置する．
② 採血1時間後に血餅収縮の有無を観察する．
③ 収縮していなければ，細い竹棒などで試験管壁を1周させて壁に付いている血餅をはがし，さらに1時間放置する．
④ 2時間後の状態を最終観察結果として報告する．

結果の評価
測定例を図6に示す．① では試験管中央に血餅が観察され，血餅が収縮したためにその周囲に血

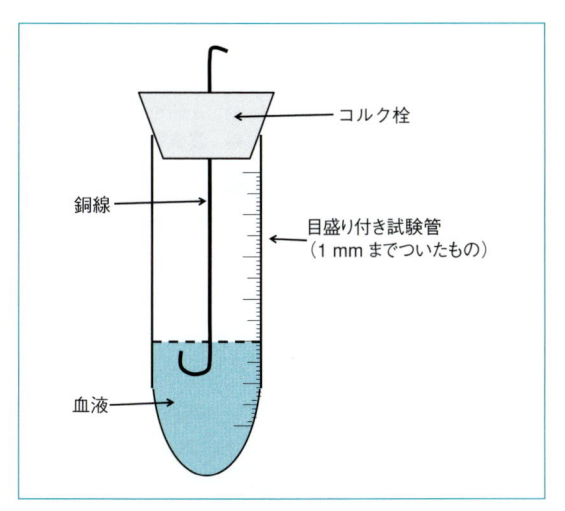

図7 血餅収縮能(定量法)の測定

清(黄色い液体)が観察される。この状態であれば、血餅収縮能は正常であると判断する。一方、②は血清の部分が少なく血餅収縮能が低下していると判断し、③では血清がまったくみられず、血餅収縮が起こっていないため不良と判断する。

2) 定量法(アゲラー Aggeler 法)

器具

15 mL の目盛り付きガラス遠心管、コルク栓(あるいはゴム栓)、直径約 1 mm の銅線(先端を鉤状にしたもの)、恒温槽、時計、採血道具一式

操作

① 静脈血を約 6 mL 採血し、目盛り付きガラス遠心管に正確に 5 mL 入れる。残りの血液でヘマトクリット値(Ht)を測定する。
② 先端を鉤状にした銅線にコルク栓をつけ、銅線の先端が血液の中央部にくるようにコルク栓を固定する(図7)。
③ 37℃の恒温槽に入れ、ここから 1 時間放置する。
④ 時間がきたら遠心管を取り出し、全血液量を読む(T mL)。
⑤ コルク栓と銅線を静かに引き上げ、血餅を分離する。
⑥ 遠心管内に残った血清の量を目盛りから読み取る(S mL)。
⑦ 次式より血餅中血清量を求める。
 血餅量(C mL) = T − S
 血餅中血清量(%) = C/T × 100 − Ht

注意点

・血餅を引き上げる際は、血餅を管壁に押しつけて血餅中に含まれる血清成分を出さないよう注意する。
・遠心管に多量の赤血球が混じった場合は 1,500 rpm で 10 分間遠心して、赤血球層の高さを読み取り(R mL)、⑥で読み取った血清量から差し引いて補正する。
・このほかに、多血小板血漿にトロンビンを加える Castaldi らの変法などがある。

基準値

血餅中血清量は 4～20%とされ、血餅収縮が不良な場合は増加する。

c. 臨床的意義

① 血小板無力症:本症の診断に重要であり、血餅収縮能は低下する(ただし、GP Ⅱb/Ⅲa が正常の 10～20%存在するタイプⅡでは、血餅退縮能は低下しないことが多い;図1)。
② 血小板減少症:血小板数が 10 万/μL 以下に減少すると血餅退縮能の減弱が認められ、5 万/μL 以下では明らかな減弱がみられる。
③ 血液凝固因子(特にフィブリノゲン)に異常がある場合、血餅形成が不良となることがあるので、凝固因子のスクリーニング検査と合わせて評価する。

4. 血小板凝集能
(platelet aggregation)

a. 測定法の種類と原理

血小板の機能には粘着(図8b)、放出(図8c)、凝集(図8d)があり、その機能の1つである凝集能を調べる検査法である。血小板膜表面には ADP やコラーゲンなどに対する受容体があり、それら血小板活性化物質が受容体に結合すると、その情報が細胞内情報伝達物質を介して最終的に膜糖蛋白 GP Ⅱb/Ⅲa を活性化型に変換する。活性化型 GP

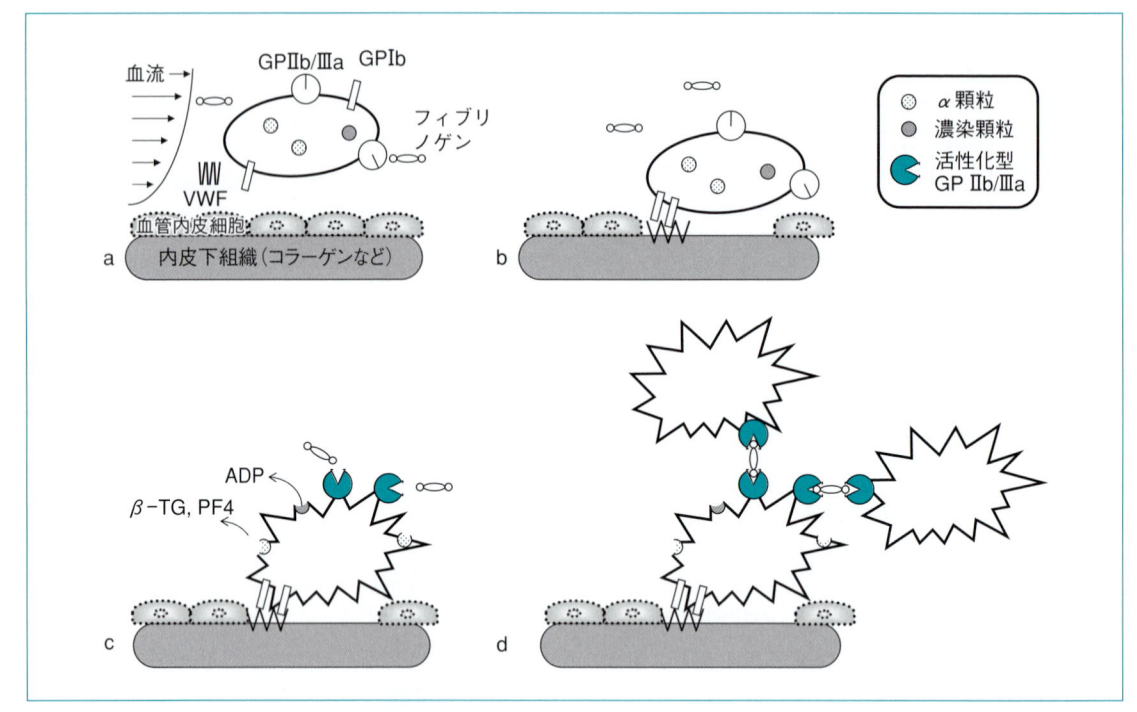

図8 血小板の機能：粘着，放出，凝集
正常な血管では血管内皮細胞が血管内腔を覆っているが(a)，外傷などにより内皮細胞が傷害された部位では内皮下組織であるコラーゲンが血流に曝露され，VWF(von Willebrand因子)がコラーゲン上に結合(粘着)する(b)．血流中の血小板は糖蛋白(glycoprotein；GP)Ⅰbを介してコラーゲン上に粘着しているVWFに結合し，この結合に伴って血小板の活性化が起こる．続いて，GPⅡb/Ⅲaの構造変化(活性化型GPⅡb/Ⅲa)やα顆粒・濃染顆粒の放出が起こってさらに血小板が活性化される(c)．活性化型GPⅡb/Ⅲaはフィブリノゲンとの結合により血小板同士を結びつけて血小板凝集を形成する(d)．

Ⅱ/Ⅲaにはフィブリノゲンが結合できるようになり，これを介して血小板同士が集合して凝集反応が起こる．

リストセチンは他の血小板活性化物質と凝集機序が異なり，von Willebrand因子(VWF)とその受容体である血小板膜糖蛋白GPⅠbとの結合を介した血小板凝集を起こす．

血小板凝集能の測定は多血小板血漿(PRP)を測定試料とするBornの透過光法(吸光度法，濁度法)や，全血を測定試料とするインピーダンス法，スクリーンフィルター圧法などがあるが，ここでは一般的な透過光法を例にあげて測定操作法を説明する．

b. 透過光法(Born法)

1) 器具
血小板凝集能測定装置，ガラスキュベット，マグネチックスターラー，遠心機，クエン酸ナトリウム入り採血管，採血道具一式

2) 試薬
血小板凝集惹起物質には種々あるが，通常用いられる物質とその最終濃度は以下のとおりである．

ADP(adenosine 5′-diphosphate) 1～10 μmol/L，コラーゲン 1～4 μg/mL，エピネフリン 0.5～10 μmol/L，リストセチン 1.2～1.5 mg/mL．

3) 操作
① 採血により得られた静脈血を室温で100 g，10分間遠心して上清を分離し，多血小板血漿(platelet-rich plasma；PRP)とする．
② 残りの血液を室温で2,000 g，10分間遠心し

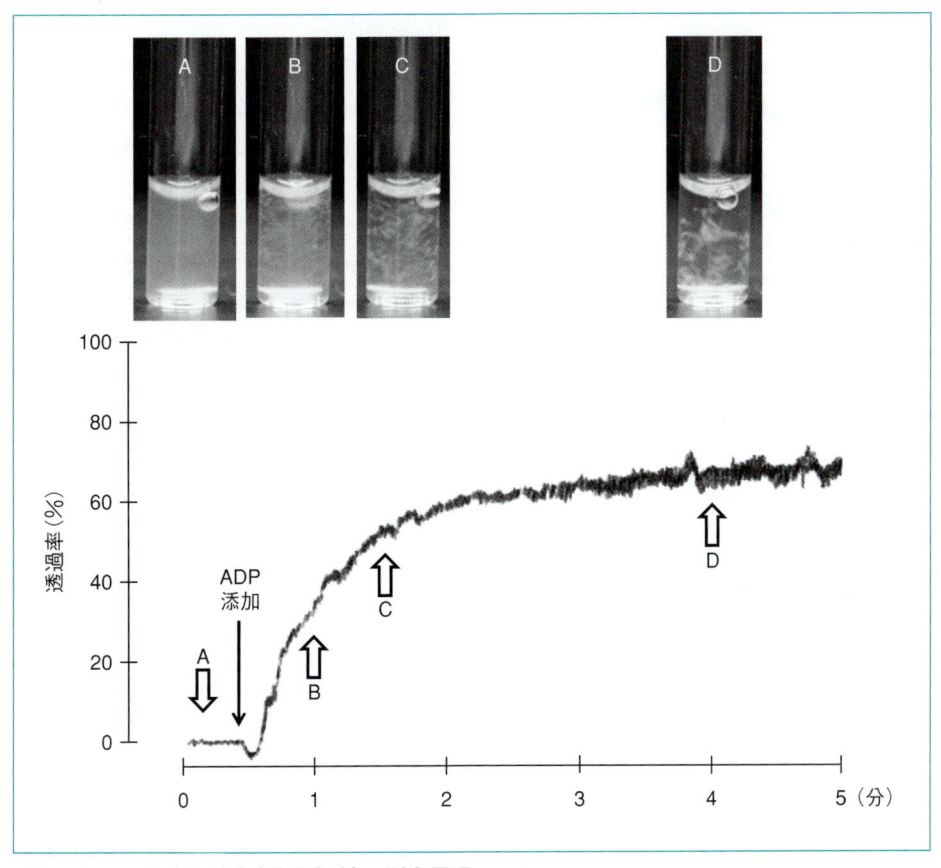

図9 血小板凝集能検査（透過光法）の測定原理
血小板活性化物質（ここでは ADP）を加える前後の PRP の変化と凝集曲線との関係を示している．ADP を加える前の PRP の光透過性を 0％とする（A）．ADP を加えると血小板同士がフィブリノゲンを介して集まり凝集する（B）．その凝集塊は時間の経過とともにさらに集まって，より大きな凝集塊を形成する（C→D）．D は A と比べて透明性が増しており，光透過性が増していることがわかる．このような凝集塊の形成過程は，光を継続的に照射することで透過率の変化として記録でき，図10 に示した凝集曲線となる．

て，上清を分離し，乏血小板血漿（platelet-poor plasma；PPP）とする．
③ PRP の血小板数を計測する．血小板数は 20万～40万/μL で測定するが，40万/μL 以上の場合は自己 PPP にてこの範囲に希釈する．20万/μL 以下の場合は，健常人 PRP を同数に希釈して対照とする．
④ 血小板凝集能測定装置の電源を入れ，測定部が 37℃になるまで待つ．
⑤ キュベットに 200～400 μL（加える量は機種やキュベットによって異なる）の PPP を加えて透過率を 100％に設定する．
⑥ 別のキュベットに同量の PRP を加えて，マグネチックスターラーを入れ，透過率を 0％に設定する．
⑦ 装置の測定スタートボタンを押し，30～60秒後に血小板活性化物質を加えて 5～10分間凝集能を測定する．PRP 9容に対して活性化物質 1容を加える．
⑧ 血小板凝集が起こると光透過性が増加するので，その変化を記録して血小板凝集能とする（図9）．

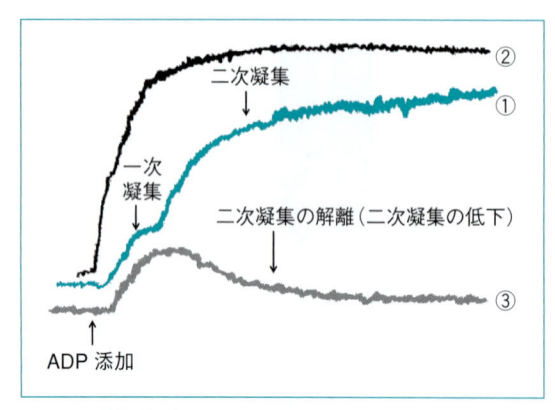

図10 凝集曲線の読み方
凝集能の曲線パターンは二次凝集の有無が解釈のポイントとなる．血小板活性化物質の添加によって血小板は凝集塊を形成し，初期の凝集塊形成過程を一次凝集とよぶ．続いて血小板放出反応が起こって顆粒内容物（ADP，セロトニンなど）が放出される．血小板にはADP受容体やセロトニン受容体が発現しており，ADPやセロトニンが受容体に結合することで血小板凝集反応が増幅され，二次凝集が引き起こされる．この一連の反応が起こると①のような凝集パターンとなる．コラーゲンや高濃度のADPではこの一連の反応が，ほぼ同時に起こるため，一次凝集・二次凝集が区別できない②の凝集パターンとなる．一方，放出反応が起こらないと二次凝集が形成されず③のような凝集パターンとなる．二次凝集がみられない場合は血小板放出反応が起こっていないと解釈できる（正確には血小板放出能検査を行う必要がある）．

サイドメモ：粒子計測法による血小板凝集能測定

粒子に光が当たると光散乱が起こるが，血小板くらいの大きさの粒子の場合，直径の2乗に比例して散乱強度が増加する．血小板は血小板活性化物質による刺激で凝集塊を形成するが，凝集すると単一血小板と比較して粒子サイズが増加する．そのため，PRPにレーザー光を照射して連続的に散乱強度を測定することで，血小板凝集塊の生成を経時的に検出することができる．これが粒子計測法の測定原理であり，わが国で開発された血小板凝集能測定法である．

その特徴として，透過光法よりも高感度なため，透過光法では検出できなかった数個～数十個くらいの血小板が集まった凝集塊を測定可能であること，血小板凝集塊を大きさで評価できることがあげられる．粒子計測法で糖尿病や心筋梗塞患者の血小板凝集能を測定すると，血小板活性化物質を加えなくても小さな血小板凝集塊の生成が観察され，それら疾患の血小板機能亢進を反映する指標と考えられている．

4）注意点

- 血小板数が低下している場合は，見かけ上凝集能が低下することがあるので，必ず同数に血小板数を補正した健常人対照をおく．
- 乳び検体では最大凝集率が100％を超えることがあるので，できるだけ空腹時に採血する．
- Bernard-Soulier症候群（BSS）のような巨大血小板が存在する場合は，通常の遠心条件では血小板が遠心で除かれてしまうため，PRP作成時の遠心条件を緩くする．

5）基準値

図10のような凝集曲線のパターン（一次凝集，二次凝集，二次凝集の解離）が得られるので，このパターンにより血小板凝集能を評価する．

健常人なら低濃度のADPやエピネフリンでは一次凝集のみがみられ，高濃度のそれでは一次凝集に引き続き二次凝集が起こる．コラーゲンでは一次凝集と二次凝集が同時に起こるため，凝集パターンから2つの反応の明確な区別はできない．リストセチンはコラーゲンと類似の凝集パターンがみられるが，前述したように凝集機序は大きく異なる．

c. 臨床的意義

血小板機能異常症における血小板凝集パターンは表3にあげたとおりである．なかでも，ADPの一次凝集が低下するのは血小板無力症（GP Ⅱb/Ⅲa欠損症）のみであり，またリストセチン凝集が低下するのはvon Willebrand病とBernard-Soulier症候群の2疾患であることから，これらのパターンがみられた場合はきわめて診断的意義が高い．

ADPやエピネフリンの二次凝集は血小板放出反応に依存しており，放出反応が障害されるstorage pool病やアスピリン服用患者で二次凝集の低下がみられる．アスピリンは抗炎症薬としてよく処方されているが，血小板の機能を抑制する作用があり抗血小板薬としても使われている．血小板機能に影響を与える薬剤には非ステロイド系

表3　先天性血小板機能異常症の凝集曲線

	正常対照	血小板無力症	Bernard-Soulier症候群
ADP	(凝集あり)	(凝集なし)	(凝集あり)
コラーゲン	(凝集あり)	(凝集なし)	(凝集あり)
リストセチン	(凝集あり)	(凝集あり)	(凝集なし)

血小板無力症ではリストセチンによる凝集を除いて，一次・二次凝集がみられない．Bernard-Soulier症候群ではリストセチンによる凝集のみ一次・二次凝集がみられない．
（東京大学医学部附属病院・金子誠氏，国立病院機構名古屋医療センター・國島伸治氏　提供）

表4　抗血小板薬服用による凝集曲線の変化

	正常対照	アスピリン服用	ADP受容体阻害薬
ADP	(凝集あり)	(二次凝集低下)	(二次凝集低下)
コラーゲン	(凝集あり)	(二次凝集低下)	(凝集あり)
アラキドン酸	(凝集あり)	(凝集なし)	(凝集あり)

アスピリンではアラキドン酸による凝集で一次・二次凝集がみられず，コラーゲンによる凝集で二次凝集が低下する．ADP受容体阻害薬（クロピドグレル，チクロピジン）ではADPによる凝集で二次凝集が低下する．

抗炎症薬や抗血小板薬などがあり（表4），血小板凝集能検査をする際には服用している薬剤の情報をチェックする必要がある．そのほか，表1の血小板機能異常症にあげた疾患や病態において血小板凝集能が異常を示す．

5. 血小板粘着能（血小板停滞率）
(platelet adhesion test)

a. 測定法の種類と原理
　血管内腔は血管内皮細胞で覆われており，血管内皮細胞がバリアとなって血小板は血管に粘着しない．しかし外傷や血管病変により内皮細胞が損傷されると，露出した内皮下の組織に血小板は粘着・凝集して血栓を形成する．この血小板粘着反応には血小板膜上の糖蛋白 GP Ⅰb と，その結合蛋白である von Willebrand 因子が重要な役割を果たしており，VWF の量的，質的異常を知るうえで血小板粘着能は重要な検査である．

　ガラスビーズや，血管内皮下組織の成分であるコラーゲンを塗布したビーズを充填したカラムに静脈血を一定速度で通過させて，通過前後での血小板数の差から粘着能を評価する．実際は粘着だけでなく，粘着した血小板に対して凝集反応も同時に起こっており，粘着と凝集によりカラム中に残った血小板の割合との意味で血小板停滞率ともよばれる．

b. ザルツマン（Salzman）変法，ヘレム（HellemⅡ）法
　静脈血を直接（Salzman 変法）あるいはプラスチック注射器に採血後ただちに（HellemⅡ法）ガラスビーズを詰めたカラムに血液を通過させて出てきた血液と，カラムを通過させない血液の血小板数とを測定して比較する．本測定に用いるガラスビーズカラムの製造は中止されており，方法名の紹介にとどめる．

c. コラーゲンコートビーズ法・改良型
1) 器具
　　プラビーズカラム（ラージサイズビーズ），シ

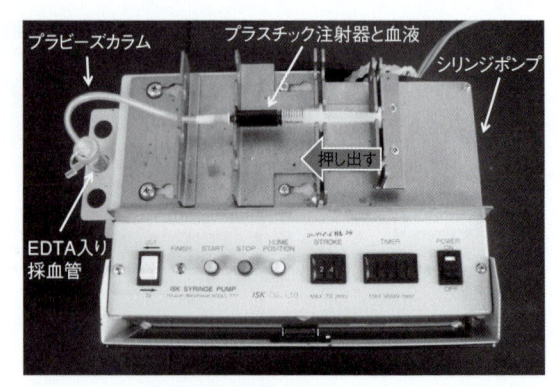

図11　血小板粘着能検査（コラーゲンコートビーズ法・改良型）の測定

ンジポンプ，クエン酸ナトリウム入り採血管，EDTA 入り採血管2本，5 mL および 2.5 mL プラスチック注射器，血小板数を測定するための装置，採血道具一式

2) 操作
① クエン酸ナトリウム入り採血管に採血し，1時間放置する．
② 測定前に37℃で5分間加温し，2.5 mL プラスチック注射器に 1.5 mL の血液を吸引してシリンジポンプにセットして，プラビーズカラムに接続する（図11）．
③ 一定の速度（1.5 mL/40秒）でプラビーズカラム内を通過させ，出てきた血液を EDTA 入り採血管に採取する（A）．
④ カラムを通過させない血液を EDTA 採血管に加え（B），血小板数を測定する．
⑤ 次式により血小板粘着能（停滞率）を算出する．
　粘着能（%）＝（B−A）/B×100
　　A：カラム通過前の血小板数，B：カラム通過後の血小板数．

3) 注意点
・本法はコラーゲンに対する粘着反応を測定するため，コラーゲン受容体欠損症では粘着が起こらず著明な低下をきたす（ガラスビーズを使う Salzman 変法や HellemⅡ法では低下しない）．
・ここでは患者血液を注射器に取りシリンジポンプで押し出しているが，プラビーズカラムの先

端から血液を吸引する方法もある．

4) 基準値

15～70％(Salzman 変法)，40～90％(Hellem Ⅱ 法)，30～70％(コラーゲンコートビーズ法・改良型)．同一の測定法であっても手技・操作が異なるため，報告者によって基準値が異なることから，おのおのの施設で基準範囲を設定すべきである．

d. 臨床的意義

血小板粘着能の低下を示す代表的疾患は von Willebrand 病と Bernard-Soulier 症候群である．前者は VWF の異常，後者は血小板膜上に存在する VWF 受容体の糖蛋白 GP Ⅰb の欠損症である．そのほかに血小板機能異常を呈する血小板無力症，storage pool 病などの先天性疾患や骨髄増殖性疾患，腎不全などにおいて血小板粘着能の低下が認められる．一方，虚血性心疾患，脳梗塞，糖尿病などの血栓性疾患においては一定の傾向を示さず，これらの疾患における臨床的意義は少ない．

6. 血小板放出能

a. 測定法の種類と原理

α顆粒にはβトロンボグロブリン(β-TG)や血小板第4因子(PF-4)，PF-3 などが，濃染顆粒には ADP，ATP，セロトニンなどが蓄えられており(表5)，血小板活性化に伴って顆粒内容物が細胞外に放出される．そのため，放出されたこれらの物質を定量することで血小板放出能を評価できる．

b. セロトニン放出能

ラジオアイソトープで標識したセロトニン(^{14}C 標識セロトニン)を血小板と混合すると，^{14}C 標識セロトニンは能動的に血小板濃染顆粒に取り込まれる．外液に残った余分なセロトニンを洗浄後，血小板をトロンビンなどで強力に刺激して，上清中に放出された ^{14}C 標識セロトニンの放射活性を測定する．本測定法ではアイソトープを用いるので，一般の施設では実施されていない．

表5 血小板内の顆粒とその内容物

顆粒の種類	内容物
α顆粒	β-トロンボグロブリン(β-TG) 血小板第4因子(PF-4) フィブリノゲン von Willebrand 因子(VWF) 血小板由来増殖因子(PDGF)
濃染顆粒	adenosine 5′-triphosphate (ATP) adenosine 5′-diphosphate (ADP) セロトニン
リソソーム (lysosome)	加水分解酵素
ペルオキシソーム (peroxisome)	ペルオキシダーゼ

基準値

標識したセロトニンの70～95％が放出される．

c. ルシフェリン・ルシフェラーゼ法(ATP 放出能)

ATP の測定原理は生物発光法によるもので，ルシフェラーゼにより ATP とルシフェリンが反応してオキシルシフェリンに変化するときに発する 560 nm の光の量が ATP 量に比例することを利用している．

発光物質ルシフェリンは ATP 存在下にルシフェラーゼという酵素によって蛍光を発する性質をもっている(これはホタルのおしりが光るのと同じ原理である)．トロンビンなどで強力に血小板を刺激すると濃染顆粒から ATP が放出され，ここにルシフェリンとルシフェラーゼが存在すると，放出した ATP 濃度に依存して蛍光が増加する．増強する蛍光強度を定量することで放出された ATP 濃度を求めることができ，これを血小板放出能として評価する．測定には専用試薬とルミ-アグリゴメーターが必要で，この装置を用いると ATP 放出能と同時に血小板凝集能を測定することができる．

基準値

血小板内顆粒に含まれる ATP の 20～30％，ADP の 60～80％が放出される．半定量法の域を出ず，厳密にはセロトニン法を実施する．

d. 臨床的意義

血小板放出能の低下がみられるときには，血小板の貯蔵顆粒が欠損ないしは減少する場合(storage pool 病)と顆粒内容物は正常に存在していても放出機構に障害がある場合(放出機構異常症)が考えられる．

storage pool 病にはグレイ(Gray)血小板症候群やヘルマンスキー-パドラック(Hermansky-Pudlak)症候群などの先天性の疾患と慢性骨髄増殖性疾患などの基礎疾患に付随して出現する後天的なものがある．放出機構異常症にはシクロオキシゲナーゼ欠損症やトロンボキサン A_2 欠損症などの先天性の疾患と非ステロイド系抗炎症薬などの薬剤服用による後天的なものがある．

7. βトロンボグロブリン(β-thromboglobulin；β-TG)，血小板第4因子(platelet factor 4；PF-4)

a. 測定法の種類と原理

β-TG と PF-4 は血小板 α 顆粒内に含まれ，血小板の活性化に伴って血液中に放出される．これら2つの成分は血小板に特異的な蛋白質であるため，血漿中の濃度を EIA 法や RIA 法により定量することで，生体内(in vivo)での血小板活性化の程度を評価できる．

注意点
① 採血に手間取るなど検体採取が不適切な場合には，in vitro での血小板活性化により偽高値を示す．
② 採血後の採血管内で血小板が活性化することを防ぐため，血小板活性化を抑制する薬剤の入った採血管を使用する．

基準値
β-TG は 50 ng/mL 以下，PF-4 は 20 ng/mL 以下であるが，測定キットにより異なる．

b. 臨床的意義
① in vivo での血小板活性化マーカーで，心筋梗塞，脳梗塞，深部静脈血栓症，DIC といった血栓症で増加する．

表6　β-TG・PF-4 の臨床的意義

	β-TG	PF-4
in vivo 活性化	上昇	正常～軽度上昇
in vitro 活性化	上昇	上昇
ヘパリン投与	正常	上昇
腎不全	上昇	正常

β-TG：β-トロンボグロブリン，PF-4：血小板第4因子

② 血小板から放出された PF-4 は血管内皮細胞表面のヘパリン様物質に吸着されるため，その大部分は速やかに血漿中から消失する．したがって，in vivo で血小板放出反応が起こる場合は，血管内皮細胞の機能が正常である限り，PF-4 の濃度はほとんど上昇せず β-TG のみが上昇するが，in vitro すなわち採血時や試験管内で血小板放出反応が起こった場合には，β-TG と PF-4 は同程度に増加する(表6)．
③ PF-4 はヘパリン投与により血管内皮細胞から遊離して血中濃度が上昇する．また，β-TG は主に尿中に排泄され，腎機能障害で血中濃度が増加する(表6)．

8. 抗血小板抗体 (anti-platelet antibodies)

血小板に対する抗体には，特発性血小板減少性紫斑病(ITP)のような自己免疫性疾患により産生される自己抗体と，頻回の輸血や妊娠により産生される同種抗体とがあり，これらを総称して抗血小板抗体とよぶ．抗血小板抗体には，生体内ですでに血小板と結合している抗体を測定する PAIgG (platelet-associated IgG)と，血小板に結合しうる抗体を測定する PBIgG (platelet-binding IgG)の2種類があり，その検出法には凝集法，ELISA 法，リンパ球細胞毒性試験などがある．

a. platelet-associated IgG(PAIgG；血小板関連 IgG)

血小板減少症を引き起こす抗血小板抗体の中でも特に，血小板膜上に結合しているヒト IgG のことを PAIgG とよび，その検出方法として ELISA の競合法がある．その原理は，酵素標識抗ヒト

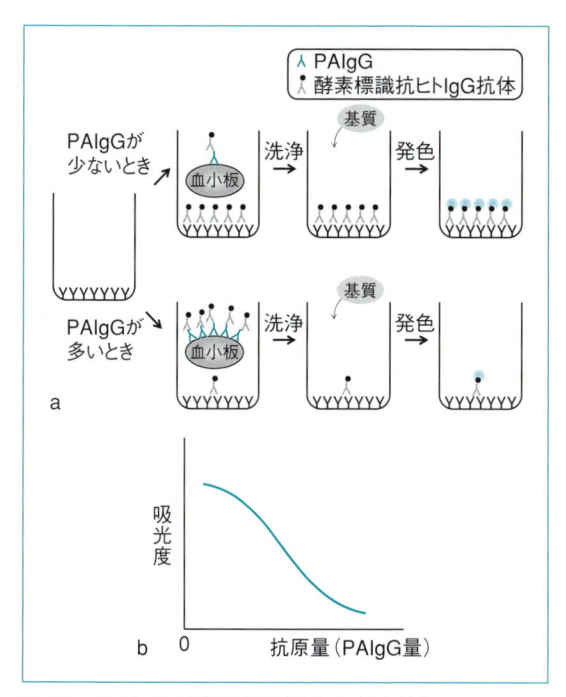

図12 PAIgG 検出法（ELISA の競合法）

抗体を固相化したマイクロプレートに血小板（に結合した抗血小板抗体）と酵素標識抗ヒト IgG 抗体を添加し，抗原・抗体反応をさせる．この場合，PAIgG は抗体であるが，本測定系においては酵素標識抗ヒト IgG 抗体に対する抗原である．洗浄後，酵素基質と反応，発色させ，吸光度を測定して検体中の抗原量を測定する．
PAIgG が多い場合は，固相化された抗体に対して酵素標識抗原の反応は少なくなる．逆に，PAIgG が少ない場合は，酵素標識抗原が多く捕捉されるので，基質による酵素の発色が強くなるため，b のようなグラフを示す．

IgG 抗体に対して患者の洗浄血小板膜上の PAIgG とマイクロプレート上に固相化したヒト IgG とを競合させて，固相表面上に結合した酵素量から PAIgG を求めるものである（図12）．

基準値

$25\,\mathrm{ng}/10^7\,\mathrm{cells}$ 未満（測定キットにより異なるのでキット添付書類を参照すること）．

b. 臨床的意義

・PAIgG は ITP 患者の90％程度が高値を示す．血液中に抗血小板抗体が産生されると，これが血小板に結合して血小板の寿命短縮や，補体の活性化を介して血小板が破壊されることがある．このために循環血液中の血小板数が減少し，ITP に代表される免疫学的血小板減少症を引き起こす．一方で，血小板には IgG の Fc 部分に対する受容体が発現しており，この Fc 受容体を介して結合している非特異的 IgG や免疫複合体が PAIgG として測定されてしまうため ITP 以外の血小板減少症でも高値を示すことがあり，PAIgG が高値であっても ITP であるとは限らない．
・ITP 患者では PAIgG 値と血小板数，血小板寿命が逆相関を示すため，病態の重症度や治療効果の指標として有用である．
・PBIgG は血小板輸血不応状態，新生児同種免疫血小板減少症，輸血後紫斑病などで陽性になる．また，PBIgG は ITP 患者において陽性となるが，その頻度は PAIgG よりも低く，ITP 診断の臨床的意義は高くない．

B 血管の検査

出血傾向を示す患者において凝固・線溶因子や血小板数・血小板機能に異常がみられない場合，血管の機能異常を疑う．血管の機能異常を測定する検査としては毛細血管および皮膚表在性の小血管の抵抗性（脆弱性）を反映する毛細血管抵抗試験がある．

1. 毛細血管抵抗試験
（capillary resistance test）

a. 測定法の種類と原理

静脈を圧迫して皮膚の毛細血管内圧を高めたり，皮膚に陰圧を加えることで毛細血管の抵抗性を知ることができる．前者を陽圧法といいルンペル-レーデ（Rumpel-Leede）法がある．後者を陰圧法といい，フォン・ボーベリー（von Borbély）法やその変法である佐藤の紫斑計測法，加藤-上村法などがある．

b. Rumpel-Leede 法

1) 器具

血圧計，聴診器，時計．

2) 操作
① 患者を仰向けに寝かせて，上腕に血圧計のマンシェットを巻いて，血圧を測定する．
② 最高血圧と最低血圧の中間圧をマンシェットにかけて，そのまま5分間加圧する．
③ 時間がきたらマンシェットをはずして，約2分後に前腕から手にかけて点状の皮下出血斑（直径が0.5〜1 mm以上）を数える．

3) 基準値
出血斑の数に応じて（−）から（＋＋＋＋）の5段階で判定する．判定基準を表7に示すが，（＋）までが正常．

表7　毛細血管抵抗試験（Rumpel-Leede法）の判定基準

判定基準 （0.5〜1 mm以下の点状出血）	判定	健常者の分布 （103例）
4個以下	（−）	61
5〜9個	（＋）	33
10〜19個	（＋＋）	5
20個以上	（＋＋＋）	4
前腕全般にわたる	（＋＋＋＋）	0

（岩波，1936年）

c. 陰圧法
4) 器具
口径20 mmの吸角（ロートでも可），陰圧計（真空メータ，水流ポンプ，注射器，佐藤紫斑計などがある），ワセリン，時計．

5) 操作
① 吸角の縁にワセリンを塗って皮膚（鎖骨下部か前腕屈側上部が一般的）に密着させる．
② 1分間，陰圧をかける．
③ 吸角を除き，皮膚に生じた紫斑を観察する．

6) 注意点
① 吸角の縁が当たっていた部分は，機械的刺激により皮下出血が生じることがあるので測定には加えない．
② 測定中に吸角が外れることがあるので，検者は吸角に軽く手を添えておくとよい．

7) 基準値
10個以下の場合（−）が正常．10〜30個で軽度（±），30〜60個で中等度（＋），60個以上で強度（2＋）．

d. 臨床的意義
毛細血管の脆弱性には血小板も密接に関係しており，血管の異常のみならず血小板減少や血小板機能異常があるときにも毛細血管抵抗の減弱を認めることが多い．
① 血管の異常：血管性紫斑病，アレルギー性紫斑病，症候性紫斑病，壊血病，遺伝性出血性毛細血管拡張症〔オスラー（Osler）病〕．
② 血小板の異常：血小板減少症，血小板無力症，Bernard-Soulier症候群．
③ その他の異常：von Willebrand病，異常蛋白血症，尿毒症．

ただし，血管を原因とする出血性素因があっても，血管の変化がもっと太いところにあったり，限局性であったりすると，この検査が陰性となりうる．すなわち，本試験が陰性であったとしても血管性の因子を除外できない．

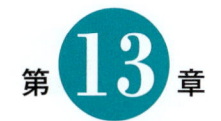

第13章 凝固・線溶の検査

学習のポイント

❶ 血液凝固・線溶反応は複雑な増幅・制御機構を備えた連鎖的酵素反応によって亢進する．
❷ 凝固・線溶検査は適切な採血がきわめて重要である．
❸ 採血時の組織液の混入は試験管内で凝固が亢進して過凝固状態になったり，逆にトロンビン感受性の凝固因子が失活することがある．
❹ 不適切な検体処理は測定が正確に行われても，信頼性の高い良質な検査成績を得ることはできない．
❺ 止血スクリーニング検査の基本となるプロトロンビン時間や活性部分トロンボプラスチン時間は，試験管内実験で考案された cascade waterfall sequence 凝固機序に基づいて解釈される．
❻ プロトロンビン時間や活性化部分トロンボプラスチン時間は出血傾向を対象に考案されたもので，血栓傾向は反映しがたい．
❼ 本章では成人の基準値を記載したが，年齢によって基準値が異なる．

本章を理解するためのキーワード

❶ 凝固時間
採血後，血液が凝固するまでの時間をいうが，クエン酸加血漿では，凝固反応に必要な組織トロンボプラスチン，リン脂質，カルシウムならびにトロンビンを加えた後に，可溶性のフィブリノゲンが不溶性フィブリンになるまでの時間（フィブリン塊が析出するまでの時間）をいう．

❷ 基準血漿（正常プール血漿）
基準血漿は凝固・線溶検査の定量値の算出や成績判定"ものさし"となるが，単一物質ではなく血漿成分に含まれる不安定な生物活性をもった凝固因子および線溶因子の集合体である．それらは年齢，性差，個人差によって異なる．服薬などがない，できる限り多人数（20〜40名）の健常人の血漿を混合して作成したプール血漿を，基準血漿としている．健常人の血漿をプールすることによって，凝固・線溶因子量が互いに補正し，限りなく"基準値"になり，個々の凝固・線溶因子量は任意に100％と値付けされる．実際的には，健常者のプール血漿を得ることは困難なため，WHOの基準血漿に基づいて値付けされた市販基準血漿を用いることが多い．

❸ PT-INR（国際標準比；International Normalized Ratio）
プロトロンビン時間（PT）は試薬として用いる組織トロンボプラスチンの製品によって測定結果の互換性が乏しく，特にワルファリン療法（抗凝固療法）の指標として用いるときに問題となっていた．PT-INRは，これを解決するために考案された方法（1982）である．ワルファリン服用患者血漿および健常人血漿を被検体としてWHOの1次国際標準品としての組織トロンボプラスチンで2次国際標準品の組織トロンボプラスチンの力価（国際感度指数，International Sensitivity Index；ISI）を設定し，市販の組織トロンボプラスチンの力価は2次国際標準品から設定されて，それぞれのキットにISIが添付されている．PT-INRは被検血漿のPT/基準血漿のPTにISIを乗じた値となる．したがって，PT試薬のISIは1.0に近いものほど試薬間の測定誤差は縮小する．

❹ 抗原量の測定
凝固・線溶因子のほとんどは蛋白質であり，それらの特異的異種抗体を用いた免疫学的測定法で定量ができる．血中含有量が比較的多いものは，

A はじめに

　凝固・線溶検査は，先天性および後天性の出血性疾患や血栓性疾患の診断，治療効果や予後の判定に重要な検査である．また，種々の疾患の病態把握に用いられる．術前の止血スクリーニング検査には血小板数，出血時間，プロトロンビン時間（PT），活性化部分トロンボプラスチン時間（APTT）およびFDPの組み合わせ（図1）が用いられ，出血傾向の検出に有用であるが，第XIII因子欠乏やα_2プラスミンインヒビター欠乏などは検出できない．血栓傾向にはアンチトロンビンやプロテインCなどの血栓性素因に対応した個別の検査を行う．スクリーニング検査の基本となるPTやAPTTの成績は，試験管内実験で考案されたcascade waterfall sequence凝固機序に基づいて解釈されるが，生体内での止血機序はさらに複雑な増幅・制御機構を備えている．たとえば，第XII因子，プレカリクレインや高分子キニノゲンの欠乏はAPTTが著しく延長するが，出血症状はない．リン脂質抗体症候群は血栓症状を呈するが，APTTやPTが延長する．

1. 採血と血漿の分離

　凝固・線溶の検査は測定前の採血と検体処理がきわめて重要である．正確に測定が行われても，採血や検体処理・保存が不適切であれば，信頼性の高い良質な検査成績を得ることはできない．血液凝固反応は複雑な増幅制御機構を備えた連鎖的酵素反応によって亢進する．採血時の組織液の混入は試験管内で凝固が亢進して過凝固状態になったり，逆にトロンビン感受性の凝固因子が失活することがある．採血時には駆血帯による長時間の緊迫は血管因子の流出を招く危険性があり，採血針が完全に挿入したことを確認して，組織液の混入がないように注意深く，速やかに採血する．採血に際しては血管を無理に探ったり，強引に吸引は行わない．真空採血では2本目以降の試験管で採取するのが望ましい．適切な採血が行われても

SRIDやローレル免疫電気泳動法で測定できるが，微量なものはEIAやELISAが使われる．試薬の抗体はポリクローナル抗体が用いられるが，D-ダイマーなどのように母蛋白質のフィブリノゲンやフィブリノゲン由来の分解産物と交差反応を示すポリクローナル抗体は用いることができないため，特定の抗原部位を認識するモノクローナル抗体が有効である．ポリクローナル抗体は分子全体を認識するのに対して，モノクローナル抗体はその分子の数残基のアミノ酸を認識するにすぎないため，使用されるモノクローナル抗体の種類によって反応性が異なる．

❺ 凝固・線溶分子マーカー

　凝固亢進状態や血栓準備状態を調べることは，血栓症やDICなどの診断や病態解析，治療効果の判定にとって重要である．トロンビンなどの活性化凝固因子を検出することが合目的であるが，活性化した凝固因子や線溶因子はただちに生理的阻害因子と結合して，網内皮系で処理される．活性凝固因子によって分解されて放出したペプチド，分解産物と非分解産物との複合体，活性凝固因子や活性線溶因子と生理的阻害因子との複合体は微量であるが短時間血中に存在する．これらの物質は凝固線溶系の分子マーカーと称され，検出することによって凝固系や線溶系の活性化を把握することができる．凝固・線溶因子およびそれらの生理的阻害因子のほとんどが肝臓で産生されるため，産生低下か消費によるものかを鑑別するのが困難なことがあるが，分子マーカーの上昇は凝固・線溶系の活性化を反映する有用な検査と考えられている．

サイドメモ：合成基質法

凝固・線溶因子のほとんどはセリン蛋白質分解酵素の前駆体（zymogen）であり，活性化されると基質特異性の高い酵素として特定のポリペプチドを水解する．合成基質は酵素が作用する基質のP1部位のアミノ末端近傍のアミノ酸から構成されるトリペプチドにp-ニトロアニリンなどの発色源を付加して合成される．合成基質はさまざまな凝固・線溶因子の測定に応用されているが，凝固時間法と乖離することがある．

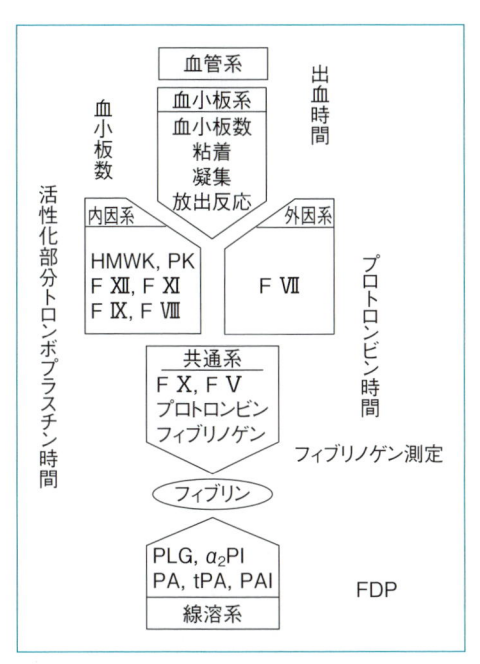

図1 止血スクリーニング検査の組み合わせと止血機序との関係

スクリーニング検査として出血時間，血小板数，プロトロンビン時間，活性化部分トロンボプラスチン時間，FDPの組み合わせで出血傾向をほぼカバーすることができる．いずれかに異常値が出たら，確認検査，さらに定量検査を実施する．HMWK：高分子キニノゲン，PK：プレカリクレイン，FⅫ：第Ⅻ因子，PLG：プラスミノゲン，α₂PI：アンチプラスミン活性，PA：プラスミノゲンアクチベータ，tPA：組織プラスミノゲンアクチベータ，PAI：プラスミノゲンアクチベータインヒビター

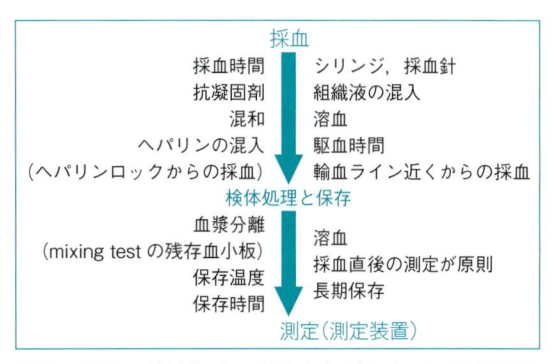

図2 凝固・線溶検査の採血から測定までの誤差要因

凝固・線溶検査は採血から測定までにさまざまな誤差要因がかかわるため，注意深く迅速に検体血漿を準備して正確に測定することが重要である．

抗凝固剤の過不足や不十分な混和は試験管内で凝固が亢進する．ヘパリンの混入や溶血は正確な検査成績が得られない．

混合試験によるループスアンチコアグラントの検査では微量な血小板や血小板断片が被検血漿ならびに正常プール血漿に混入していると検査成績に影響を及ぼすため，血漿を遠心分離した後，さらに3,000 rpmで10分間遠心処理するか，2μmのフィルターで濾過処理した血漿を用いる．線溶検査のPAI-1やtPAは日内変動が大きい．

採血後，測定は4時間以内に終え，長期間保存する場合は－80℃以下で凍結する．一度溶解して使用した後に再凍結された検体の検査成績は信頼性に乏しい（図2）．

a. 基準血漿

凝固線溶検査は複雑な凝固線溶能を測定し，基準血漿を"ものさし"として判定したり，定量値を算出するため，基準血漿が失活したり活性化していると正確な結果は得られない．また，不安定な凝固線溶因子などを含むため，適切な取り扱いと保存が重要である．基準血漿はロット間やメーカー間で互換性がなければならない．市販の表示値の付いた凍結乾燥基準血漿（以下，基準血漿，能書に準じて溶解する），または1週間以上薬剤服用のない健常成人男女40名以上から採取した血漿を等量混合した正常プール血漿（以下，正常プール血漿）を用いる．保存する場合は－80℃で凍結する．再凍結したものは使用しない．

混合試験によるループスアンチコアグラントの検査には血漿を遠心分離した後，さらに10,000 rpmで10分間遠心処理するか，2μmのフィルターで濾過処理した正常プール血漿を用いる．

B 凝固検査

1. プロトロンビン時間 (prothrombin time；PT)

PTはcascade waterfall sequence凝固機序で示される外因系凝固能を総合的に検査するスクリーニング法検査である．また，経口抗凝血剤療

表1 国内で市販されている主要なPT試薬

試薬名	由来	ISI
トロンボチェック PT	ウサギ大脳	1.6
トロンボチェック PT プラス	ウサギ大脳	1.3
ネオプラスチンプラス	ウサギ大脳	1.2
STA 試薬シリーズ PT	ウサギ大脳	1.3
ヒーモス IL PT フィブリノゲン HS	ウサギ大脳	1.8
トロンボレル S	ヒト胎盤	1.0
シンプラスチン HTF	ヒト肺培養細胞	1.1
ヒーモス IL PT フィブリノゲンリコンビナント	ウサギリコンビナント	1.0
ネオプラスチン R	ヒトリコンビナント	1.0
ヒーモス IL リコンビプラスチン	ヒトリコンビナント	1.0
デイドイノビン	ヒトリコンビナント	1.0

ISI は試薬ロットによって多少異なる．

法の服用量のモニタリングとして用いる．1935 年に Quick によって考案された．PT 試薬は動物の肺，脳，胎盤などの臓器から抽出された組織トロンボプラスチンと Ca との混合液からなる．最近は，遺伝子組換え型組織因子にリン脂質を再構成したものがある．特に，経口抗凝血剤療法のモニタリングに使用する場合，市販試薬によって検査成績に差が生じて治療上問題となるため，組織トロンボプラスチン製剤の製品差を補正する目的で WHO の基準試薬の力価をもとに算出された国際感度指数 ISI（International Sensitivity Index）が添付されている（表1）．

a. 原理

クエン酸加血漿に十分量の組織トロンボプラスチンと Ca^{2+} を加えて，フィブリンが析出するまでの時間を測定することにより，外因系凝固能を総合的に検査する（図3）．

b. 手技

1) 器具

エッペンドルフピペットとチップ，ストップウォッチ，恒温槽（37℃），内径 8 mm ガラス試験管．

2) 試薬

市販プロトロンビン時間試薬；能書に準じて溶解する．基準血漿（または，正常プール血漿），精製水．

3) 測定方法

① 溶解したプロトロンビン時間試薬を予備加温する．
② 被検血漿 100 μL を内径 8 mm のガラス試験管に加えて，37℃の恒温槽で 1～2 分間加温する．
③ これにプロトロンビン時間試薬を 200 μL 加えると同時にストップウォッチを押す．
④ ただちに試験管を反復傾斜してフィブリンが出現すると同時にストップウォッチを止めて，凝固時間を計測する．
⑤ 基準血漿を被検血漿と同様にして測定する．

c. 判定・解釈

1) 基準値

10～13 秒（使用する試薬によって設定する）．基準血漿より 2 秒以上の延長があれば，異常とみなす．

検査結果の表記法は ① 被検者と基準血漿の凝固時間を併記，② 国際標準比 INR（international normalized ratio），③ 基準血漿のプロトロンビン活性を 100% として，その希釈列から作製された標準曲線より求められるプロトロンビン活性，④ 被検血漿と NP とのプロトロンビン比（prothrombin ratio；PR）の 4 つがある．特に，経口抗凝血療法（ワルファリン）の指標には組織トロンボプラスチンの抽出源や製造方法によって ISI が異なるため，施設間差の改善を目的とした国際標準化比（International Normalized Ratio；INR）を用いる．PT-INR は（被検血漿の PT/正常参照血漿の PT）^{ISI} で求める．PT-INR の基準値は 0.9～1.1，ワルファリン服用患者は日本人では 2.0～3.0 が推奨されている．

2) 臨床的意義

PT の延長はプロトロンビン，第 V 因子，第 VII 因子，第 X 因子の量および質の低下を反映する．

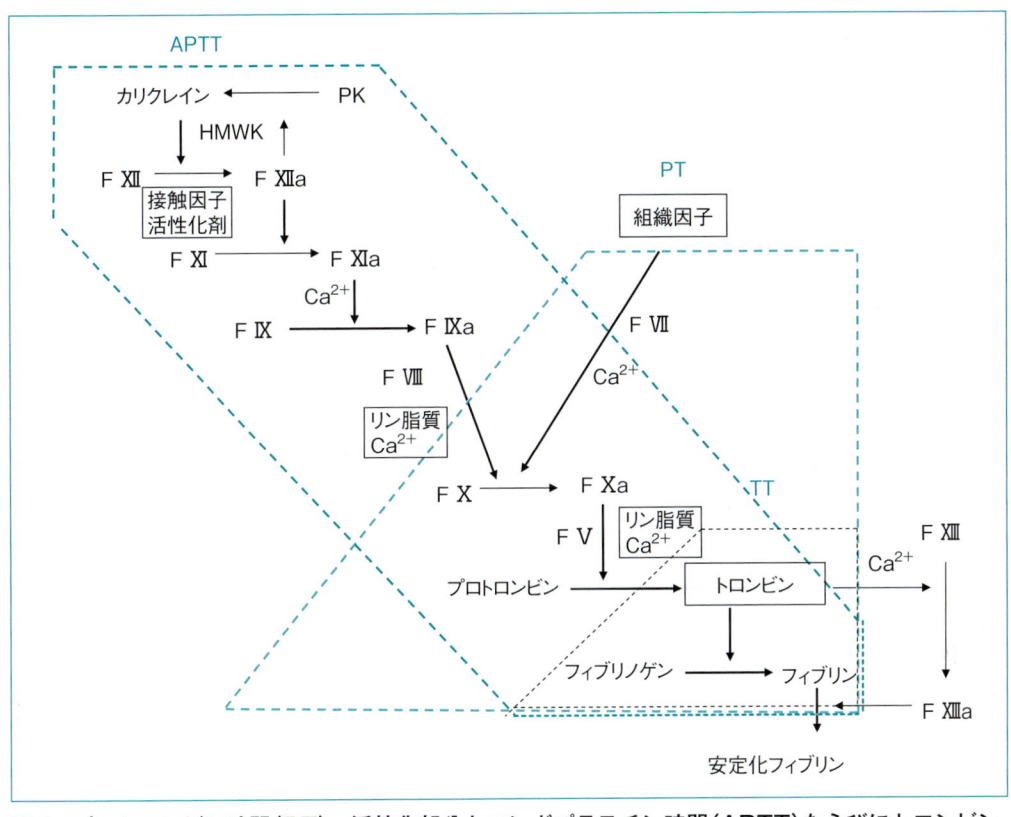

図3 プロトロンビン時間（PT），活性化部分トロンボプラスチン時間（APTT）ならびにトロンビン時間（TT）と cascade waterfall sequence 凝固機序

PK：プレカリクレイン，HMWK：高分子キニノーゲン，FⅫ：第Ⅻ因子（凝固因子はローマ数字の前にFを付けて表示する，以下同じ），FⅫa：活性化第Ⅻ因子（活性凝固因子はローマ数字の後にaを付けて表示する，以下同じ）．第Ⅱ因子と活性Ⅱ因子は慣用名のプロトロンビンとトロンビンが使われることが多い．第Ⅰ因子もまたフィブリノゲンと表示することが多い．PT，APTTおよびトロンビン時間がそれぞれかかわる凝固反応を点線で囲った．3つの検査とも可溶性のフィブリノゲンが不溶性のフィブリン（水素結合）に転化したときに凝固の終点とするため，FⅩⅢはいずれの検査にもかかわることはない．実線で囲ったものが，それぞれの止血スクリーニング検査の試薬として使用される．

フィブリノゲンは著しい低下がないと延長しない．これらの凝固因子の先天性欠乏症や異常症で延長するが，臨床的には続発性の凝固因子低下が多く，肝硬変などの凝固因子の産生障害，ビタミンK欠乏状態によるビタミンK依存性凝固因子の活性低下，播種性血管内凝固（DIC），消費性凝固障害などで延長する．また，外因系凝固に関与する循環抗凝血素や凝固因子に対する抗体などの病的阻害物質の存在で延長する．

3）注意点
① 市販試薬によって凝固時間が異なる．
② PT試薬によって基準値が異なるため，使用する試薬で基準値を設定する．
③ INR/ISIシステムによって施設間誤差は改善されてきたが，同じ試薬を用いても異なった測定装置および基準血漿との組み合わせによって互換性が得られないことがある．
④ PT-INRを用いるときはISIが1.0に近い試薬を用いる．
⑤ PT-INRは経口抗凝血療法の指標に考案されたもので，それ以外の使用には十分な検討はされていない．

2. 活性化部分トロンボプラスチン時間 (activated partial thromboplastin time；APTT)

APTT は cascade waterfall sequence 凝固機序に示される内因系凝固能を総合的に検査するスクリーニング検査法である(図3)．部分トロンボプラスチン時間は Langdell ら(1953)によって血友病の診断と第Ⅷ因子活性の測定のため考案された．試薬には $CaCl_2$ と組織トロンボプラスチンの超遠心物を用いた．健常人血漿も血友病患者血漿も同じように凝固する組織トロンボプラスチンを完全トロンボプラスチン(組織因子とリン脂質の複合体；プロトロンビン時間の試薬)，健常人血漿より血友病患者血漿の凝固時間が遅れるものを部分トロンボプラスチン(リン脂質)と分類した．その後，Bell と Alton(1954)がヒト脳組織トロンボプラスチンのクロロホルム抽出物を作成して，検査室でも使用可能な市販凍結乾燥品となった．また，Proctor と Rapaport(1961)は試薬にカオリンを加えて部分トロンボプラスチン時間の再現性を改良した．さらに，光学式の自動凝固測定装置に適用しやすい可溶性のエラジン酸や無水ケイ酸などが接触因子活性化剤として用いられ，APTT となった．測定試薬は活性化剤と部分トロンボプラスチンの組み合わせによる市販がある(表2)．

a. 原理

クエン酸加血漿に APTT 試薬を加えて，接触因子を十分に活性化した後，リン脂質と Ca^{2+} によって凝固反応を亢進し，フィブリンが析出するまでの時間を測定することにより，内因系凝固能を総合的に検査する(図3)．

b. 手技

1) 器具

エッペンドルフピペットとチップ，ストップウォッチ，恒温槽(37℃)，内径 8 mm ガラス試験管．

2) 試薬

市販 APTT 試薬(リン脂質＋接触因子活性化剤；能書に準じて溶解する)，0.25 mmol/L 塩化カルシウム液，基準血漿，または正常プール血漿，精製水．

3) 測定方法

① APTT 試薬ならびに 0.25 mmol/L 塩化カルシウム液を 37℃ の恒温槽で加温する．
② 被検血漿 100 μL と APTT 試薬 100 μL を内径 8 mm のガラス試験管に加えて，37℃ の恒温槽で2分間予備加温する(予備加温は市販試薬の能書に準じる)．
③ これに 0.25 mmol/L 塩化カルシウム液を 100 μL 加えると同時にストップウォッチを押す．
④ 混和 20 秒後に試験管を反復傾斜してフィブリンが出現すると同時にストップウォッチを止めて，凝固時間を計測する．

表2 国内で市販されている主要な APTT 試薬

試薬名	リン脂質	活性化剤
トロンボチェック APTT	ウサギ脳由来セファリン	エラグ酸
データファイ・アクチン FSL	ウサギ脳由来セファリン 大豆由来脂質	エラグ酸
パトロンチン SL	ヒト胎盤由来リン脂質	カオリン
プラテリン LS Ⅱ	リン脂質(ブタ・ニワトリ)	シリカ
セフォテスト	セファリン	エラグ酸
PTT LA 試薬「RD」	セファリン	シリカ
STA 試薬 セファスクリーン(APTT)	セファリン	ポリフェノール
ヒーモス IL APTT-SP	合成リン脂質	シリカ
ヒーモス IL シンサシル APTT	合成リン脂質	シリカ
コアグピア APTT-S	合成リン脂質	シリカ
トロンボチェック APTT-SLA	合成リン脂質	エラグ酸

⑤ 基準血漿を被検血漿と同様にして測定する．

c．判定・解釈
1) 基準値
30〜40秒(使用する試薬で基準値を設定する)．基準血漿より10秒以上の延長があれば，異常とみなす．

2) 臨床的意義
活性化部分トロンボプラスチン時間の延長は高分子キニノゲン，プレカリクレイン，第XII因子，第XI因子，第IX因子，第VIII因子の量および質の低下を反映する．フィブリノゲンは著しい低下がないと延長しない．これらの凝固因子の先天性欠乏症や異常症で延長するが，臨床的には続発性の凝固因子低下が多く，肝硬変などの凝固因子の産生障害，ビタミンK欠乏状態によるビタミンK依存性凝固因子の活性低下，DICの消費性凝固障害などで延長する．また，内因系凝固過程に関与する病的阻害物質(循環抗凝血素や凝固因子に対する抗体)の存在で延長する．妊娠中期から後期で第VIII因子の上昇によりAPTTは短縮する．

3) 注意点
- 採血時の組織因子の混入はAPTTが短縮する．
- 市販試薬によって内因系凝固因子および病的阻害物質に対する反応性が異なる．
- 基準値はAPTT試薬によって異なるため，使用する試薬で基準値を設定する．

3．補正試験(交差混合試験)

PTまたはAPTTが延長した時，その原因が凝固因子の欠乏によるものか，病的阻害因子(単独抗凝固因子または循環抗凝血素)の発生によるものかを鑑別する．

a．原理
患者血漿と基準血漿の混和液を一定時間加温した後，PT(PTが延長した場合)またはAPTT(APTTが延長した場合)を測定し，延長した凝固時間の補正効果(短縮化)で判定する．

b．手技
1) 試薬
PTまたはAPTTに準じる．

2) 器具
PTまたはAPTTに準じる．

3) 測定方法
① 被検血漿と正常血漿の組み合わせ(10：0，8：2，5：5，2：8，0：10)で5つの混和液を作成する．病的阻害因子には即時型と遅延型があるので，混和後，ただちに測定するものと，37℃で1時間加温してから測定するものを2とおり準備する．
② 混和液の準備ができたら，PTまたはAPTTに準じてそれぞれを測定する．

c．判定・解釈
1) 基準値
凝固因子の欠乏があれば，少量の正常血漿中の凝固因子の添加で延長した凝固時間は補正(短縮)して下に凸の曲線となる．病的阻害因子の存在があれば，正常血漿を添加しても阻害因子によって凝固反応が抑制され補正しないため上に凸の曲線となる(図4)．

2) 臨床的意義
下に凸の曲線パターンとなった場合，凝固因子活性の低下が考えられるため，凝固因子定量を行って，特定の凝固因子の消長を判定する．上に凸の曲線パターンとなった場合，凝固因子活性の定量を行って，特定の凝固因子に低下があれば，さらにBethesda法に準拠して抗凝固因子抗体を測定する．ループスアンチコアグラントは上に凸の曲線パターンを呈するが，特定の凝固因子の阻害(低下)はない．

3) 注意点
ループスアンチコアグラントは被検血漿に血小

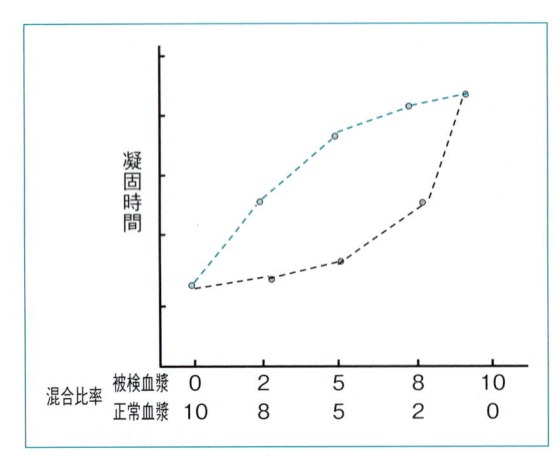

図4　混合補正試験による凝固パターン
被検血漿と基準血漿の混合比をX軸、凝固時間をY軸にとり、パターン化する．凝固因子の欠乏があれば下に凸の曲線となり、病的阻害因子（単独抗凝固因子または循環抗凝血素）の存在があれば上に凸の曲線となる．

板の混入があると判定が困難になる（ループスアンチコアグラント→p.174）．

4. カルシウム再加時間 (recalcification time)

カルシウム再加時間(1914)はLeeとWhiteが確立した全血凝固時間(1913年)に次いで古くから行われている凝固検査法で、臨床的意義はAPTTとほぼ同じであるが、測定感度が鈍いため、現在は日常検査ではほとんど行われていない．

a. 原理

クエン酸加血漿に等量の0.25 mmol/L 塩化カルシウム液を加えて血漿が凝固するまでの時間を測定することにより、内因系凝固能(cascade waterfall sequence 凝固機序)を総合的に検査する．

5. トロンビン時間

トロンビンはセリン蛋白質分解酵素型の代表的な活性凝固因子であり、種々の生理的活性を有するが、可溶性のフィブリノゲンを不溶性のフィブリンに転化して血液を凝固させる．

a. 原理

クエン酸加血漿にトロンビン溶液を加えて凝固するまでの時間を測定することにより、フィブリノゲンの量ならびに質(トロンビンとの反応性)、抗トロンビンの存在を検査する(図3)．

b. 手技
1) 試薬

ウシトロンビン(能書に準じて溶解し、生理食塩水で基準血漿の凝固時間が15～20秒に調整する．溶解したトロンビン液は失活しやすいので氷中で保存する)、生理食塩水、基準血漿(または、正常プール血漿)．

2) 器具

エッペンドルフピペット＋チップ、ストップウォッチ、恒温槽(37℃)、内径8 mmガラス試験管．

3) 測定方法

① 被検血漿100 μLを内径8 mmのガラス試験管に加えて、37℃の恒温槽で1～2分間予備加温する．
② 調整したトロンビン液を100 μL加えると同時にストップウォッチを押す．
③ ただちに試験管を反復傾斜してフィブリン(透明なクロット)が出現すると同時にストップウォッチを止めて凝固時間を測定する．

c. 判定・解釈
1) 基準値

対照となる基準血漿のトロンビン時間の3秒以内．

2) 臨床的意義

フィブリノゲン血症、DIC、重症肝障害、線溶亢進など．フィブリノゲン量が50 mg/dL以下で延長し、10 mg/dLでは凝固しない．また、異常フィブリノゲン血症、抗トロンビン物質の存在、M蛋白成分を伴った異常蛋白血漿(多発性骨髄腫など)で延長する．ヘパリン療法中の血漿はトロ

ンビン時間が延長する.

3）注意点
- 希釈調整したトロンビン液は失活しやすい．保存する場合はグリセリンに溶解した高濃度溶液として-80℃で保存する．
- 析出したフィブリンクロットは透明であるため，判定には注意を要す．

6. フィブリノゲン量 (fibrinogen)

　フィブリノゲンは凝固の最終基質として血栓の骨格となるフィブリンを形成する重要な蛋白質である．また，血小板凝集や創傷治癒にもかかわる．主に肝臓で産生される急性期反応性蛋白質の1つで，血漿中の濃度は凝固因子では最も高い．測定は原理の異なった5つの方法：トロンビン時間法（Clauss 法），免疫学的測定法，Lowry 法（チロシン法），フィブリン塊秤量法および塩析法がある．日常検査にはトロンビン時間法が簡便で測定時間も短くて自動化しやすい利点があり，測定キットも多く市販されている．

a. トロンビン時間法（Clauss 法）

1）原理
　クエン酸加血漿に高濃度のトロンビンを加えてフィブリノゲンがフィブリンに転化するまでの時間を測定して，段階希釈した基準血漿によって作成した検量線から被検血漿のフィブリノゲン量を求める．

2）手技
（1）試薬
　ウシトロンビン（100 U/mL）（能書に準じて溶解する），蒸留水，基準血漿（フィブリノゲン量の表示があるもの），オーレンベロナール緩衝液（pH 7.35）．
（2）器具
　エッペンドルフピペット＋チップ，ストップウォッチ，恒温槽（37℃），内径 8 mm ガラス試験管．

（3）測定方法
① 被検血漿をオーレンベロナール緩衝液で 10 倍希釈する．
② 希釈した被検血漿 200 μL を内径 8 mm のガラス試験管に加えて，37℃の恒温槽で 1～2 分間予備加温する．
③ トロンビン液を 100 μL 加えると同時にストップウォッチを押す．ただちに試験管を反復傾斜してフィブリンが出現すると同時にストップウォッチを止めて凝固時間を測定する．
④ 基準血漿をオーレンベロナール緩衝液で 5 倍，15 倍，40 倍に希釈して，被検血漿と同様に測定して，両対数グラフの横軸にフィブリノゲン量，縦軸に凝固時間をとって検量線を作成する．
⑤ 検量線より被検血漿のフィブリノゲン量を求める．

3）判定・解釈
（1）基準値；150～350 mg/dL
（2）臨床的意義
　産生の低下には無フィブリノゲン血症，低フィブリノゲン血症，異常フィブリノゲン血症（トロンビン時間法と免疫学的測定法で乖離する），重症肝実質障害などがある．消費亢進による低下には DIC，線溶亢進，巨大血栓症，手術侵襲など．その他には L-アスパラキナーゼ投与や脱フィブリノゲン療法による低下がある．
　感染症，悪性腫瘍，脳梗塞，心筋梗塞，ネフローゼ症候群，妊娠中毒などで増加する．
　感染症，悪性腫瘍などを基礎疾患にもつ患者では，DIC などの消費亢進があっても，低下しない場合があり，前回の検査成績を参考にする．
（3）注意点
① トロンビン時間法で異常があった場合には免疫学的測定法でフィブリノゲンの蛋白質量を測定することで低下症と異常症を鑑別する．
② 用手法では，低濃度領域は凝固時間の終末点は判定しにくい．

b. 免疫学的測定法（SRID法）

1) 原理

抗ヒトフィブリノゲン抗体を用いた単一免疫拡散法（SRID法）や免疫比濁法などによってフィブリノゲンの蛋白量を求める．フィブリノゲンの機能異常に関係なく測定される．

2) 手技

(1) 試薬

抗ヒトフィブリノゲン血清（メーカーによって力価が異なる），アガロース，生理食塩加リン酸緩衝液（PBS，pH 7.2），標準血漿（フィブリノゲン量の表示があるもの）．

(2) 器具

エッペンドルフピペット＋チップ，プラスチック試験管，ゲルボンドフィルム（またはガラス板），孔あけ器，湿潤箱，計測用ノギス，イムノビューア（なくても可能だが，抗原抗体反応の沈降輪が判定しやすい），遠心器．

(3) 測定方法

① アガロースをPBSに1％（W/V）に加えて加熱溶解後，50℃に保温する．
② 溶解したアガロースに抗ヒトフィブリノゲン血清を2％になるように加えて，アガロース平板（厚さ1.5 mm）を作成する．
③ アガロース平板が完全に固まったらサンプル孔（直径2 mm）を開ける．
④ PBSで4倍希釈した被検血漿をサンプル孔に5 μL加えて，アガロース平板を湿潤箱に入れ，水平にして室温で放置する．24～48時間後に抗原抗体反応の沈降輪の直径を計測する．
⑤ 標準血漿をPBSで2倍，4倍，8倍に希釈して，被検血漿と同様に操作する．両対数グラフの横軸にフィブリノゲン量，縦軸に沈降輪の直径をとって検量線を作成する．
⑥ 検量線を用いて，被検血漿の沈降輪の直径からフィブリノゲン量を算出する．

基準値：200～400 mg/dL

c. その他の測定法の原理

Lowry法（チロシン法）は血漿にトロンビンを加えて，形成したフィブリンを加水分解してフェノール試薬で発色定量して，基準血漿によって作成した検量線から被検血漿のフィブリノゲン量を求める．

フィブリン塊秤量法は被検血漿にトロンビンを加えて，形成したフィブリン塊を洗浄，乾燥後，フィブリン重量を秤量する．

塩析比濁法は被検血漿中のフィブリノゲンを硫酸アンモニウムで塩析して，その濁度を測定して，基準血漿によって作成した検量線から被検血漿のフィブリノゲン量を求める．

7. 複合凝固因子の検査

Owren（1959）は第Ⅴ因子の発見を契機に経口抗凝血剤の服用量の指標として，PT変法であるトロンボテスト®を考案した．さらに，ウサギ脳由来の組織トロンボプラスチンが含まれた試薬，ヘパプラスチンテスト®を考案した．これらの検査は商品名が検査法となっていたが，特許が切れて類似の商品が市販されるに至り，複合凝固因子検査と称されるようになった．複合凝固因子の検査はバリウム吸着ウシ血漿（第Ⅴ因子とフィブリノゲンの補給）にウシ脳由来の組織トロンボプラスチンが含まれた試薬と，ウサギ脳由来の組織トロンボプラスチンが含まれた試薬があり，両者ともにプロトロンビン，第Ⅶ因子，第Ⅹ因子の凝固活性を総合的に測定する．

トロンボテストは経口抗凝血剤の服用量の指標として北欧，ロシア，オーストリア，ベネルックスや日本で用いられてきた．また，ウサギ脳由来の組織トロンボプラスチンが含まれた複合凝固因子試薬は肝機能検査や乳児検診（ビタミンK欠乏）のスクリーニング検査として利用される．両者とも被検体として毛細血管血（耳朶採血や足蹠採血）を用いることができる．

a. トロンボテストの原理

感度を下げたウシ脳由来の組織トロンボプラスチンとリン脂質をバリウム吸着ウシ血漿（第Ⅴ因子とフィブリノゲンの補給）および塩化カルシウ

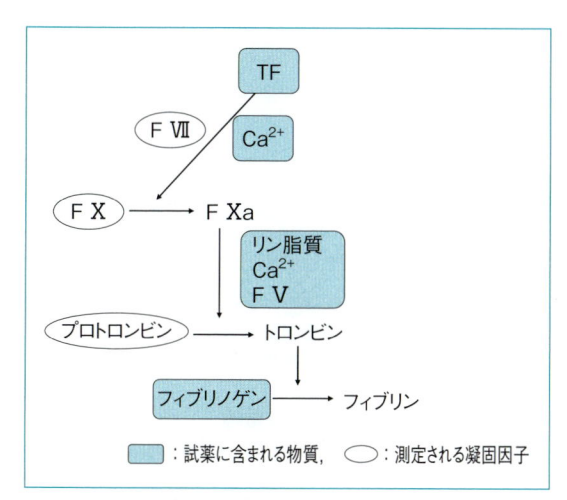

図5 複合凝固因子の検査と cascade waterfall sequence 凝固機序（外因系）
TF：組織因子

ムが含まれた試薬に被検血漿（または全血）を添加して凝固時間を測定する（図5）．

b. 手技

1) 試薬

トロンボテスト（能書に準じて溶解する），3.2 mmol/L 塩化カルシウム液（全血法および血漿法の時の試薬溶解）．

2) 器具

エッペンドルフピペット＋チップ，ストップウォッチ，恒温槽（37℃），内径8 mm ガラス試験管．

3) 測定方法

① トロンボテスト試薬 250 μL を内径 10 mm のガラス試験管に加えて，37℃の恒温槽で 1～2 分間予備加温する．
② 被検体（全血は 50 μL，血漿は 30 μL）を加えると同時にストップウォッチを押す．約 20 秒後に試験管を反復傾斜してフィブリン塊が出現すると同時にストップウォッチを止めて，凝固時間を計測する．
③ 試薬に添付されている検量線を用いて活性％を求める．

c. 判定・解釈

1) 基準値

70～130％．

2) 臨床的意義

トロンボテストはプロトロンビン，第Ⅶ因子，第Ⅹ因子の消長を反映する．ワルファリン治療（経口抗凝固薬）の指標として用いられている．乳児ビタミンK欠乏症，先天性胆道閉塞症，新生児メレナ，肝障害，播種性血管内凝固（DIC）などで低下する．稀な例として，血友病 B^M で低下する．第Ⅴ因子およびフィブリノゲンの異常は低下しない．

3) 注意点

・毛細管血を用いる時には試薬は蒸留水で溶解する．
・全血を被検体にした場合，異常ヘマトクリットは添付の換算表で補正する．

8. 凝固因子定量（coagulation factor assay）

PTまたはAPTTの延長があり，補正試験で凝固因子の欠乏が疑われた場合，凝固因子活性の定量を行う（表3）．凝固因子活性の定量は血友病や血友病類縁疾患などの先天性出血性疾患の確定診断や補充療法の効果判定に重要である．また，種々の後天性疾患についても病態を把握するために凝固因子を測定する．さらに詳細な病態検索には免疫学的測定法による抗原量を測定する．

表3 PTおよびAPTTの成績から推定される単独凝固因子の異常

APTT \ PT	基準値	延長
基準値	異常なし（*FⅩⅢ）	FⅦ
延長	HMWK, PK FⅫ, FⅪ, FⅨ, FⅧ	FⅩ, FⅤ プロトロンビン

*FⅩⅢ欠乏はPTおよびAPTTに異常は示さない．

a. 凝固因子活性の定量

1) 原理

プロトロンビン，第V因子，第Ⅶ因子および第Ⅹ因子の凝固活性はPTを用いて測定する．第Ⅷ因子，第Ⅸ因子，第Ⅻ因子，プレカリクレインおよび高分子キニノゲンの凝固活性はAPTTを用いて測定する．いずれの凝固因子も当該凝固因子の欠乏血漿を基質とし，被検血漿中の凝固因子による補正効果で定量する．希釈した被検血漿ならびに段階希釈した正常プール血漿（凝固因子活性の表示のある基準血漿）を欠乏血漿と混和して凝固時間を測定し，被検血漿の凝固時間から基準血漿の凝固時間に相当する凝固因子活性を求める．

2) 手技

〔試薬〕

市販凍結乾燥凝固因子欠乏血漿（能書に準じて使用時に精製水で溶解する），PT試薬，またはAPTT試薬と25 mM 塩化カルシウム液，ベロナール緩衝液（pH 7.2），正常プール血漿（または基準血漿）．

〔器具〕

PT，APTTに準じる．

〔測定方法〕

① 被検血漿をベロナール緩衝液で10倍希釈する．

② 希釈被検血漿100 μLを内径8 mm ガラス試験管に入れ，そこに当該の欠乏血漿100 μLを加えて，37℃の恒温槽で2〜3分間予備加温する．

③ この混和液にPT試薬200 μL（APTTによる測定ではAPTT試薬を加えて，2分間予備加温した後，0.25 mM CaCl₂液100 μL）を加えると同時にストップウォッチを始動してフィブリンが析出までの凝固時間を測定する．

④ 検量線作成：正常プール血漿をベロナール緩衝液で10倍希釈したものを100%とする（市販基準血漿は表示値に準じる）．さらに倍々希釈して640倍（320倍）までの希釈列を作成し，50%，25%，12.5%，6.25%，3.12%，1.25%とする．これらを希釈被検血漿と同様な方法で測定する．

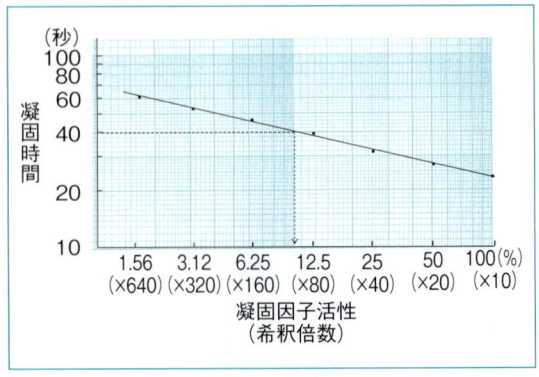

図6 凝固因子活性測定の検量線

両対数グラフのY軸に凝固時間，X軸に凝固因子活性をとる．10倍希釈した正常プール血漿の凝固活性100%として，さらに倍々希釈して20倍，40倍，80倍……希釈液の凝固活性を50%，25%，12.5%……として，それぞれの凝固時間をプロットして検量線を作成する．被検血漿は検量線の凝固時間に相当する凝固活性から求められる．検量線作成用の希釈正常プール血漿は少なくとも5つ以上必要である．たとえば，この検量線では被検血漿の凝固時間が40秒となったら，凝固活性は10%になる．

⑤ 両対数グラフの縦軸に凝固時間，横軸には凝固因子活性をとって検量線を作成して，検量線から被検血漿の凝固時間に相当する凝固因子活性を求める（図6）．

〔判定・解釈〕

・基準値：70〜150%．

・臨床的意義：先天性凝固因子欠乏症（血友病AではFⅧ活性が1%以下を重症，1〜5%を中等症，5%以上は軽症と分類する），肝実質障害，DICなどで低下する．また，ビタミンK依存性凝固因子（プロトロンビン，第Ⅶ因子および第Ⅹ因子）は新生児メレナ，ビタミンK欠乏状態（乳児ビタミンK欠乏症，先天性胆道閉塞症，広域抗生物質の長期間投与）やワルファリン服用時に低下する．妊娠後期や運動後にはほとんどの凝固因子活性が上昇する．

・注意点：凝固因子活性が低値の場合の臨床的意義が重要となるため，正確な結果を得るために，検量線作成用の基準血漿希釈列は5ポイント以上測定する．

b. 凝固因子抗原量の定量
1) 原理

凝固因子抗原量の定量は異種特異抗体を用いた免疫学的測定法を用いる．プロトロンビンは血中含有量が多いため，SRID や Laurell 法（ロケット電気泳動法）で定量が可能である．その他の凝固因子は血中含有量が低いので ELISA 法によって測定する．患者血漿中の凝固因子抗原量は希釈した被検血漿と段階希釈した基準血漿（または精製凝固因子）を同時に測定して，基準血漿の吸光度に相当する凝固因子量から求める．検量線に正常プール血漿を用いた場合には凝固因子抗原量を100％として算出するが，市販基準血漿は表示値に準拠して求める．

2) 判定・解釈
- 基準値：基準血漿の凝固活性を100％とした時，70〜130％．
- 臨床的意義：ビタミン K 欠乏状態やワルファリン服用時のビタミン K 依存性凝固因子は凝固活性に比べて抗原量が高値となる．

先天性凝固因子欠乏症は抗原量と凝固活性がともに欠如するものを CRM−；crossed reactive material，抗原量が正常量存在するが凝固活性が欠如する場合は CRM＋；crossed material positive に分類する．

9. 第XIII因子 (factor XIII, FXIII)

FXIII はフィブリン安定化因子とよばれるトランスグルタミナーゼ前駆体である．凝固過程で形成したトロンビンと Ca^{2+} によって活性化されて，活性 FXIII (FXIIIa) となる．トロンビンによってフィブリノゲンから転換したフィブリンは水素結合した不安定な重合体であるが，FXIIIa によってフィブリン分子間を架橋結合して安定なフィブリンとなる．$α_2$-プラスミンインヒビターをフィブリンに架橋結合してプラスミン分解の抵抗性を与える．また，細胞増殖を助けて創傷治癒にも働く．本因子の先天性欠乏症は一時的に止血して24〜36時間後に再び出血する"後出血"が特徴である．

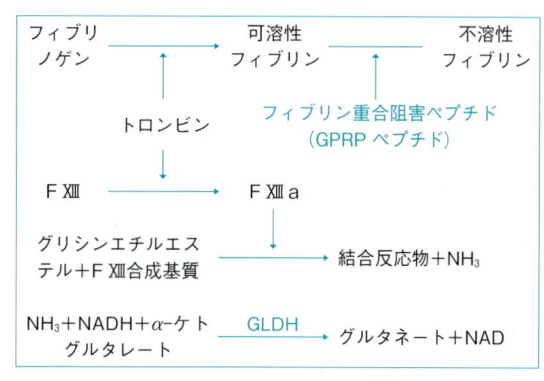

図7 合成基質法による第XIII活性の測定原理
GLDH：グルタミン酸脱水酵素

FXIII 活性は凝固因子欠乏血漿を基質とする凝固因子活性の測定法とは異なり，トランスグルタミナーゼとして測定する．抗原量は FXIII 特異抗体を用いた抗原抗体反応によって測定する．

a. 合成基質法
1) 原理

フィブリン重合阻害ペプチド（GPRP ペプチド）の存在下で，被検血漿中の FXIII をウシトロンビンによって活性化すると，フィブリノゲンは不溶性フィブリンへの転化を抑制されるが，活性化された FXIII はグリシンエステルを FXIII 合成基質に結合させて NH_3 を遊離する．NH_3 はグルタミン酸脱水酵素の存在下で NADH を補酵素として $α$-ケトグルタレートと結合してグルタミネートとなる．この反応における NADH の消費を 340 nm で測定することにより FXIII 活性を測定する（図7）．

2) 手技
(1) 試薬（ベリクローム FXIII®）

ウシトロンビン，塩化カルシウム，NADH，基質試薬（$α$-ケトグルタレート，グリシンエチルエステル，FXIII 合成基質，グルタミン酸脱水酵素），基準血漿（または，正常プール血漿）．

(2) 器具

エッペンドルフピペット＋チップ，ストップウォッチ，恒温槽（37℃），内径 8 mm ガラス試験管，プラスチック試験管．

(3) 測定方法

① 被検血漿 100 μL をセミミクロキュベットにとる.
② 37℃に加温した基質液と FXIII アクチベータ溶液の混合液 1,000 μL を加えると同時にストップウォッチを押す.
③ 5 分後と 10 分後にそれぞれ 340 nm で吸光度を測定する.
④ 5 分後と 10 分後の吸光度の差から 1 分間あたりの吸光度の変化率を求める.
⑤ FXIII 活性は被検血漿の吸光度変化率(ΔA/分)×(基準血漿の FXIII(%)/基準血漿の吸光度変化率(ΔA/分)として算出する.

(4) 判定・解釈
・基準値：70～140％.
・臨床的意義：先天性第 XIII 因子欠乏症・後天性第 XIII 因子欠乏症(抑制物質の獲得), DIC, 重症肝疾患, 巨大血管腫, 糖尿病, Crohn 病, 潰瘍性大腸炎, Schönlein-Henoch 紫斑病, 白血病, 悪性腫瘍, 大手術などで低下する.
・注意点
① 高濃度のアンモニアが存在すると低値になるため, 検体の保存には注意を要する.
② 血小板の残存した血漿の凍結溶解は高値となる.

b. FXIII 抗原量の定量
1) 原理
血漿中の FXIII はトランスグルタミナーゼ活性をもつ A サブユニットと安定化に働く B サブユニットがそれぞれ 2 つからなるヘテロ 4 量体(A_2B_2)で循環している. 一般的には A サブユニットの特異抗体を用いたラテックス免疫比濁法で測定される. 必要に応じて抗 A サブユニット抗体ならびに抗 B サブユニット抗体を用いたローレル法や ELISA 法などの免疫学的測定法で測定する.

10. フォン・ウィルブランド因子
(von Willebrand factor；VWF)

VWF は血管障害によって露出した血管内皮下組織に血小板が粘着する際に分子糊として働く. また, 第VIII因子の担体蛋白質として, 複合体を形成して第VIII因子の安定化に作用する. 測定法は健常人洗浄血小板を用いたリストセチンコファクターの測定, 多血小板血漿を用いたリストセチン血小板凝集能(血小板・血管の検査を参照 → p.136), および免疫学的測定法がある. さらに, フォン・ウィルブランド病(VWD)の病型分類には SDS-アガロースゲル電気泳動によるマルチマー構造の解析を行う.

a. リストセチンコファクター(RCoF)の測定
1) 原理
血小板は VWF の存在下にリストセチン(抗生物質)を加えると凝集する. 被検血漿に健常者の洗浄血小板(凍結乾燥された固定血小板の市販品が便利である)とリストセチンを添加して, 凝集するまでの時間を測定する.

2) 手技
(1) 試薬
フォン・ウィルブランド試薬(固定ヒト血小板＋リストセチン)；能書に準じて使用時に溶解する. 溶解後の安定性は 15～25℃で 8 時間, 2～8℃で 5 日間.

(2) 器具
エッペンドルフピペット＋チップ, ストップウォッチ, プラスチック試験管, 光源(イムノビュアーが便利である).

(3) 測定方法
① 被検血漿を生理食塩水で 20 倍に希釈して, さらに倍々希釈して 40, 80, 160 倍希釈血漿を作成する.
② 希釈血漿 50 μL をガラスプレートに添加する.
③ これにフォン・ウィルブランド試薬 50 μL を加えて, ガラスプレートを 1 分間揺動して混液を撹拌する.

④ 1分間静置した後，黒を背面にしてガラスプレートの斜めから光をあてて凝集の有無を判定する．
⑤ 凝集のあった被検血漿の最大希釈倍数にフォン・ウィルブランド試薬に表示された感度係数を乗じてRCoF(％)を求める．

3) 判定・解釈
・基準値：75～150％．
・臨床的意義：フォン・ウィルブランド病で低下を示す．さらに，SDS-アガロースゲル電気泳動によるマルチマー構造の解析を行って病型分類する．ネフローゼ・川崎病(急性期)で高値を示す．

また，運動，ストレス，妊娠，感染などでは高値を示す．合成バゾプレッシンDDAVPの投与では血管内皮細胞から放出されて数倍に上昇する．
・注意点：O型血液の人は他の血液型と比較してVWF抗原が低い．

b. 免疫学的測定法(ELISA法)

抗VWF抗体を用いてELISA法，ロケット免疫電気泳動法(ローレル法)，ラテックス凝集法などによって定量する．

1) 原理

抗ヒトVWFポリクローナル抗体(1次抗体)を固相化したELISAプレートに希釈被検血漿と段階希釈した正常プール血漿を加えて，反応後によく洗浄する．これにペルオキシダーゼ標識抗ヒトVWFポリクローナル抗体を加え，反応後に洗浄，さらにH_2O_2とo-フェニレンジアミンを加えて比色定量する．正常プール血漿のVWFを100％として，作成した検量線から被検血漿中のVWF抗原量を求める．

c. SDS-アガロース電気泳動

VWFは血管内皮細胞や巨核球/血小板で産生された後，S-S結合によりさまざまな大きさの重合分子として血中を循環している．一般的に高分子のものほど活性が高い．VWDにはVWF抗原が低下するもや高分子VWFが低下するものなどがある．SDS-アガロース電気泳動によってマルチマー構造のパターンを解析してVWDの病型を診断する．

1) 原理

SDS加アガロースを支持体として電気泳動した後，PVDF膜に転写する．このPVDF膜をペルオキシダーゼ標識抗ヒトVWFポリクローナル抗体で反応させた後，H_2O_2と4-クロロ-1-ナフトールを加えて発色させ，VWFのマルチマー構造を解析する．

C 線溶検査

1. プラスミノゲン
(plasminogen：PLG)

PLGは肝臓で産生され，線溶機構の中心的な役割を演じるプラスミンの前駆体として血中を循環している．PLGはプラスミノゲンアクチベータによって活性化されて，フィブリノゲンやフィブリンのほかに第Ⅷ因子や第Ⅴ因子も分解するが，プラスミノゲンアクチベータインヒビターやα_2プラスミンインヒビターが存在して，線溶亢進を制御している．線溶機構はこのバランスによって維持されている．測定はPLGをプラスミンに活性化して発色性合成基質の分解能を測定する方法と，免疫学的なPLG抗原量の測定法がある．

a. 合成基質法
1) 原理

被検血漿に過剰量のストレプトキナーゼ(SK)を加えて，PLG・SK複合体を形成させる．プラスミン様活性をもつこの複合体は発色性合成基質を分解する．遊離するp-ニトロアニリンを比色定量することによってPLGを求める．

2) 手技
(1) 試薬

合成基質液(HD-Nva-CHA-Lys-pNA，所要量の希釈緩衝液で 3 mmol/L に溶解する)，SK 液，反応停止液(酢酸，またはクエン酸)，基準血漿(または正常プール血漿)．

(2) 器具

エッペンドルフピペット＋チップ，プラスッチク試験管，ストップウォッチ，恒温槽(37℃)，分光光度計．

(3) 測定方法

① 被検血漿 20 μL および基準血漿 20 μL に，それぞれ予備加温した SK 液 1 mL を加えて，37℃で 5 分間加温する．

② 発色合成基質液 100 μL を加えて正確に 2 分間加温した後，反応停止液 500 μL を加えて混和する．

③ 精製水を対象にして 405 nm で比色する．

④ 基準血漿の PLG を 100％(表示値に準拠)として，グラフ用紙の Y 軸に吸光度，X 軸に PLG をとり検量線を作成し，被検血漿の吸光度から PLG を求める．

3) 判定・解釈
・基準値：70～150％．
・臨床的意義：先天性 PLG 低下/異常症．PLG は肝臓で生合成されるため，肝機能障害で低下する．DIC などの凝固線溶亢進状態では発生したプラスミンはただちに α_2 プラスミンインヒビターと複合体を形成して消費するが，代償できないと低下する．
・注意点：測定方法は「ベリクローム プラスミノゲンキット」について説明したが，プラスミンに特異的な発色性合成基質は数社から市販され，測定原理はいずれも変わらない．

b. 免疫学的測定法
1) 原理
抗 PLG 抗体を用いた SRID，ELISA，ローレル法，ラテックス比濁法などで PLG 抗原量を測定する．

2) 判定・解釈
・基準値：9.8～14.6 mg/dL．
・臨床的意義：抗原量はプラスミン活性と関係なく測定されるため，合成基質法で異常がみられた際に抗原量を測定することで PLG 異常症の診断に役立つ．

2. フィブリノゲン/フィブリン分解産物(fibrinogen and fibrin degradation products；FDP)

線溶亢進によって生じたプラスミンはフィブリノゲンやフィブリンを分解する．これらの分解産物を FDP と総称して線溶亢進の指標として用いる．フィブリノゲンの分解を一次線溶，フィブリンの分解を二次線溶という．フィブリノゲン分子は 1 つの E 領域が 2 つの D 領域によって挟まれた形であるが，一次線溶によって生じたフィブリノゲンの分解産物は E 領域，D 領域および E 領域と D 領域からなる．一方，凝固亢進によって生じたフィブリンポリマーは活性第 XIII 因子によって架橋結合されているため，高分子の分解産物を経て，最終的には D ダイマーと E 領域になる(図8)．

a. 原理
フィブリノゲン抗体を用いたラテックス凝集法やラテックス免疫比濁法による免疫学的測定法によって測定する．フィブリノゲン分解産物もフィブリン分解産物もフィブリノゲンの由来産物であるため，フィブリノゲン抗体と交差反応する．FDP は血液凝固によって消費することがないため，血清を被検体とすることで FDP を検出することができる．採血後，試験管内での線溶亢進を防ぐために抗プラスミン剤を添加する．

b. 手技
1) 器具
ディスポーサブルスポイト，ディスポーザブル反応板，ディスポーサブル撹拌棒，ガラス試験管(凝固促進剤とアプロチニンを含む)

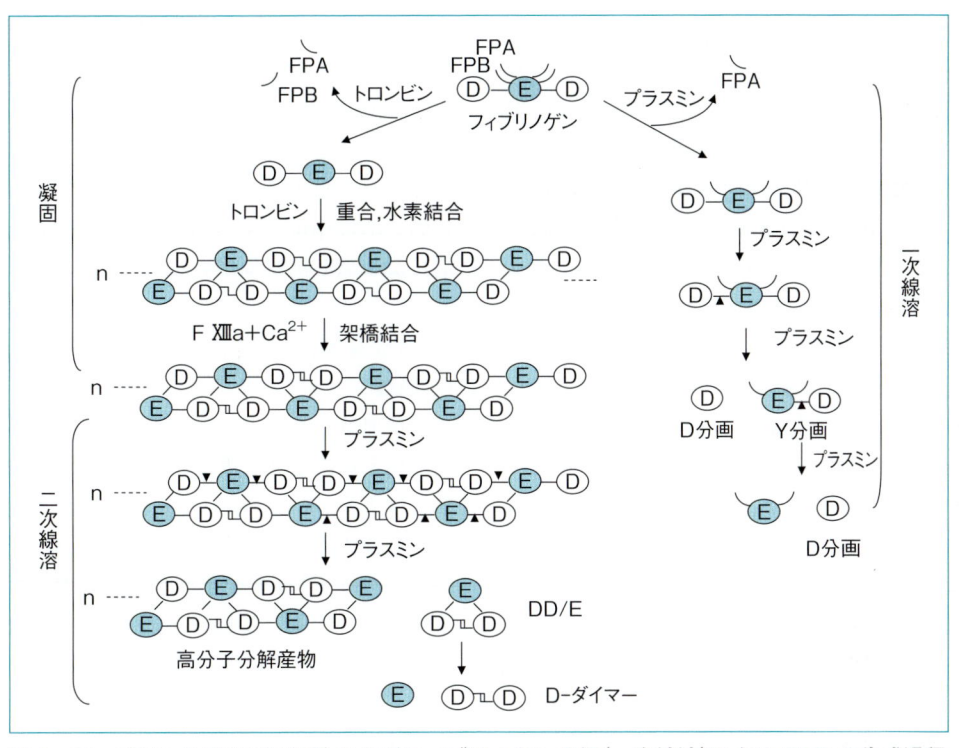

図8 フィブリン分解(二次線溶)およびフィブリノゲン分解(一次線溶)によるFDPの生成過程
FPA：フィブリノペプチドA　⊓：架橋結合
FPB：フィブリノペプチドB　▼：プラスミンによる切断

2) 試薬

抗ヒトフィブリノゲン抗体感作ラテックス試薬（FDPLテスト），検体希釈液．

3) 測定方法

① 採血後，専用ガラス試験管に1 mLの血液を加えて，室温に30分間放置した後，血清を遠心分離（3,000 rpm 5分間）する．
② 検体希釈液で被検血清を5倍から160倍まで倍々希釈する．
③ ディスポーザブルスポイトで希釈した血清2滴をディスポーザブル反応板のリング内に滴下する．
④ よく振とう混和した抗ヒトフィブリノゲン抗体感作ラテックス試薬を1滴滴下する．
⑤ ディスポーザブル撹拌棒でリング内の混液をよく混ぜて，反応板を2分間緩やかに揺動して，凝集の有無を判定する．凝集の認められた最高希釈倍数×0.5＝FDP（μg/mL）．

4) 判定・解釈

・基準値：10 μg/mL以下．
・臨床的意義：DIC，血栓症，血栓溶解療法，手術後，肝硬変，血栓性血小板減少症，溶血性尿毒症などの線溶亢進状態で増加する．
・注意点：
① ラテックス凝集反応は関節リウマチ患者でリウマトイド因子によって非特異的凝集を起こすことがある．
② 敗血症にはプラスミン分解産物とは異なる顆粒球エラスターゼによるFDP上昇がある．
③ X分画，Y分画，D-D分画に対するモノクローナル抗体を組み合わせて，血漿を被検体とする方法があるが，FDPは分解過程にある多分子の集合体から構成されているために反応性が異なり，成績の互換性が乏しい．

3. D-ダイマー（D-dimer）

　総FDPの上昇は線溶亢進を反映するが，一次線溶と二次線溶の鑑別はできない．一次線溶によって生じたフィブリノゲンの分解はE領域，D領域およびE領域とD領域からなるが，凝固亢進によって生じた血栓を構成するフィブリンポリマーは活性第XIII因子によって架橋結合されているため，二次線溶によって生じたフィブリンの分解産物はD-ダイマーを有する（図8）．D-ダイマーを検出することで二次線溶の亢進を判定する（D-ダイマーは一般的に凝固線溶分子マーカーの項に分類されるが，本書ではFDP関連として本項に入れた）．

a. 原理

　D-ダイマーを認識するモノクローナル抗体を用いたラテックス凝集法，ラテックス免疫比濁法，ELISAや蛍光酵素免疫測定法によって測定する．フィブリノゲンにはD-ダイマーが含まれないため，血漿を検体とすることができる．

b. 判定・解釈

・基準値：測定法，キット，測定装置によって異なる．
・臨床的意義：FDPとほぼ同じであるが，D-ダイマーの上昇は二次線溶を反映する．
・注意点：FDPは巨大なフィブリン重合体の分解過程にある多分子の集合体から構成されているために，抗D-ダイマーモノクローナル抗体の特異性や反応性の違いによって成績の互換性が乏しい．キットによってD-dimer換算とフィブリノゲン換算があり，標準化されていない．

D 凝固・線溶阻害因子

1. アンチトロンビン（antithrombin；AT）

　ATはトロンビンや活性第X因子（FXa）などのセリンプロテアーゼ型の活性凝固因子を不活化して凝固亢進を制御する生理的凝固阻害因子である．単独ではゆっくりとした阻害反応を示すが，ヘパリンの存在下で抗AT作用は約1,000倍に加速する．測定は発色性合成基質を用いた抗トロンビン活性や抗FXa活性の測定と，免疫学的測定によるAT抗原量がある．

a. 合成基質法

1）原理

　被検血漿にヘパリンを加えて，AT・ヘパリン複合体を形成させた後，一定過剰量のトロンビンまたはFXaを加える．アンチトロンビン・ヘパリン複合体によって不活されて，残存したトロンビンまたはFXaの発色性合成基質の分解能を比色することによって被検血漿中のAT活性（ヘパリンコファクター活性）を求める（図9）．

2）手技

（1）試薬

　発色合成基質 S-2238〔HD-Phe-Pip-Arg-pNA：希釈緩衝液で溶解する（20 mg/14 mL）〕，希釈緩衝液；100 mmol/L 2-アミノ-ヒドロキシメチル-1,3-プロパンジオール pH 7.4，塩酸モノメチルアミン，トロンビン溶液；トロンビン溶解液（ヘパリンナトリウム含有）で溶解する（80 nkat/20 mL），反応停止液（クエン酸），基準血漿（または，正常プール血漿）．

（2）器具

　エッペンドルフピペット＋チップ，プラスチック試験管，ストップウォッチ，恒温槽（37℃），分光光度計．

（3）測定方法

① 被検血漿50 μLに希釈緩衝液2 mLを加えて希釈検体を作成する．
② 基準血漿50 μLに希釈緩衝液2 mLを加えて希釈基準液（AT活性100％）を作成する．
③ 希釈被検血漿および希釈基準液の50 μLにトロンビン液200 μLを加えて，37℃で5分間加温する．
④ 発色合成基質液200 μLを加えて正確に5分間

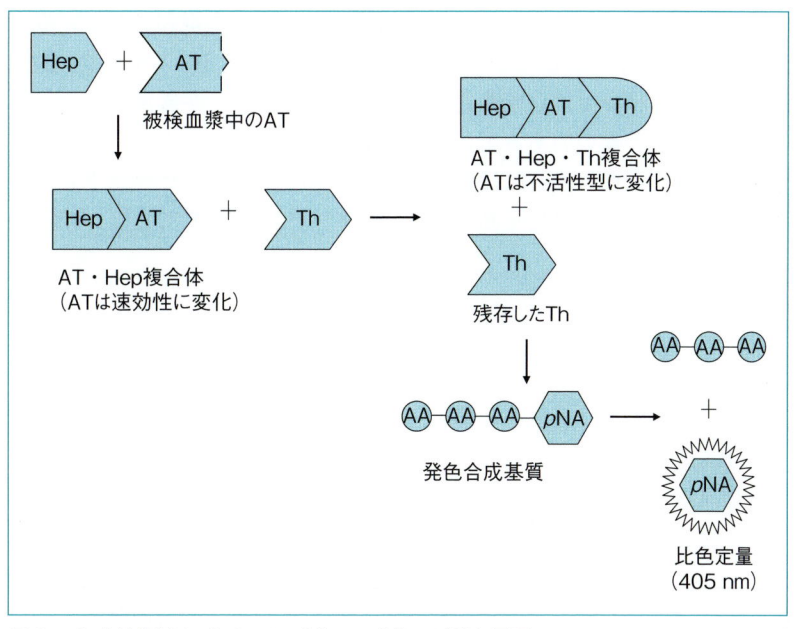

図9 合成基質法によるアンチトロンビンの測定原理
AT：アンチトロンビン，Th：トロンビン，Hep：ヘパリン
AA：アミノ酸，pNA：パラニトロアニリン

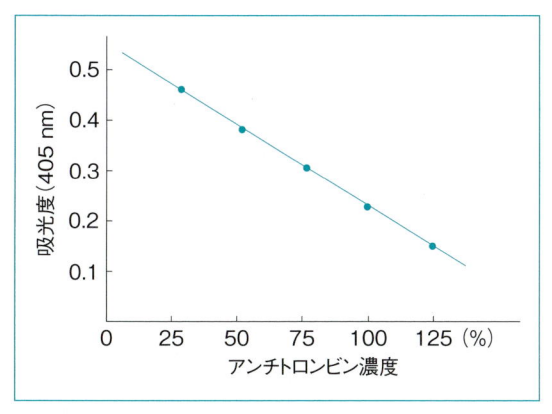

図10 合成基質法によるアンチトロンビン測定の検量線

加温した後，反応停止液 2 mL を加えて混和する．
⑤ 精製水を対象にして 405 nm で比色する．
⑥ 基準血漿の AT 活性を 100％として，グラフ用紙の Y 軸に吸光度，X 軸に AT 活性をとり検量線を作成し，被検血漿の吸光度から AT 活性を求める（図10）．

3）判定・解釈

- 基準値：70～130％
- 臨床的意義：先天性 AT 低下/異常症で低下する．先天性 AT 欠乏症は常染色性優勢遺伝形式を呈し，深部静脈血栓症や肺塞栓症などの原因となる．AT は肝臓で生合成されるため，肝機能障害で低下する．DIC などの凝固亢進状態では発生したトロンビンなどの活性化凝固因子と複合体を形成して消費するが，代償できないと低下する．ネフローゼ症候群，経口避妊薬服用も低下する．
- 注意点：トロンビンや F Xa に特異的な発色性合成基質は数社から市販されているが，測定原理は変わらない．

b．免疫学的測定法

抗 AT 抗体を用いた SRID，酵素免疫測定法（ELISA），ラテックス比濁法などで AT 抗原量を測定する．

1) 原理

アンチトロンビンの抗体を用いた ELISA やラテックス凝集法がある．日常検査では合成基質法が汎用されているが，血栓症の疑いのある患者でヘパリンコファクター活性が低値の場合には免疫学的測定によるアンチトロンビン抗原量を測定して分子異常の有無を確認する．

2) 判定・解釈

- 基準値：23〜31 mg/dL．
- 臨床的意義：抗原量は AT 活性（トロンビンおよびヘパリンとの反応性）と関係なく測定されるため，AT 活性に異常がみられた際に AT 抗原量を測定することで AT 異常症の診断に役だつ．

2. プロテイン C（protein C：PC）

PC は肝細胞で生合成されるビタミン K 依存性の血液凝固制御蛋白質である．PC はトロンビンと血管内皮表層のトロンボモジュリンとの複合体によって活性 PC（activated PC；APC）となり，プロテイン S の補助因子作用によって活性第 V 因子（FVa）と活性第 Ⅷ 因子（FⅧa）を選択的に不活化して凝固亢進を制御する．測定法は凝固時間法と発色性合成基質を用いた PC 活性の測定がある．PC 抗原量は特異抗体を用いて免疫学的に測定する．

a. 凝固時間法

1) 原理

被検血漿中の PC を蛇毒（*Agkistrodon c. contortrix*）由来の PC 活性化物質で活性して，PC 除去血漿中の FVa および FⅧa の阻害効果を APTT の凝固時間の延長効果で測定する（図 11）．

2) 手技

(1) 試薬

PC 除去血漿，PC 活性化剤〔通常は蛇毒と APTT 試薬を個別に加えるが，キットになった試薬は PC 活性化剤に蛇毒と APTT 試薬（セファリン，セライト）が混和されている〕，0.25 mmol/L 塩化カルシウム液，基準血漿（または，正常プール血漿），ベロナール緩衝液．

(2) 器具

エッペンドルフピペットとチップ，ストップウォッチ，恒温槽（37℃），内径 8 mm ガラス試験管．

(3) 測定方法

① 被検血漿をベロナール緩衝液で 10 倍希釈する．

② 基準血漿をベロナール緩衝液で 10 倍希釈する．さらにこれを倍々希釈して 160 倍までの希釈液をそれぞれに作成する．

③ 被検希釈血漿，PC 除去血漿および PC 活性化剤をそれぞれ 50 μL 試験管に加えて，よく混和して 37℃ で 3 分間加温する．

④ この混液に 0.25 mmol/L 塩化カルシウム液を 50 μL 加えると同時にストップウォッチを押して，ただちに試験管を反復傾斜し，フィブリンが出現すると同時にストップウォッチを止めて，凝固時間を計測する．

⑤ 希釈した基準血漿を被検血漿と同様にして測定する．

⑥ 両対数グラフの縦軸に凝固時間，横軸にプロテイン C 活性をとって検量線を作成する．検量線から被検血漿の凝固時間に相当するプロテイン C 活性を求める（図 12）．

3) 判定・解釈

- 基準値：70〜150%．
- 臨床的意義：先天性 PC 欠乏症で低下する．先天性 PC 欠乏症は常染色体優性遺伝形式を呈し，ヘテロ接合体の発生頻度は 0.13% で，10 代後半から血栓症状が出始め，その 80% が 40 歳までに下肢深部静脈血栓症，肺梗塞，浅在性血栓性静脈炎，腸間膜静脈血栓症などのエピソードをもつ．女性では妊娠を契機として血栓を初発することが多い．また，不育症の原因にもなる．高齢になるまで無症状の症例もある．後天性には肝障害，DIC や重症感染症で低下する．ビタミン K 欠乏状態，ワルファリン服用で低

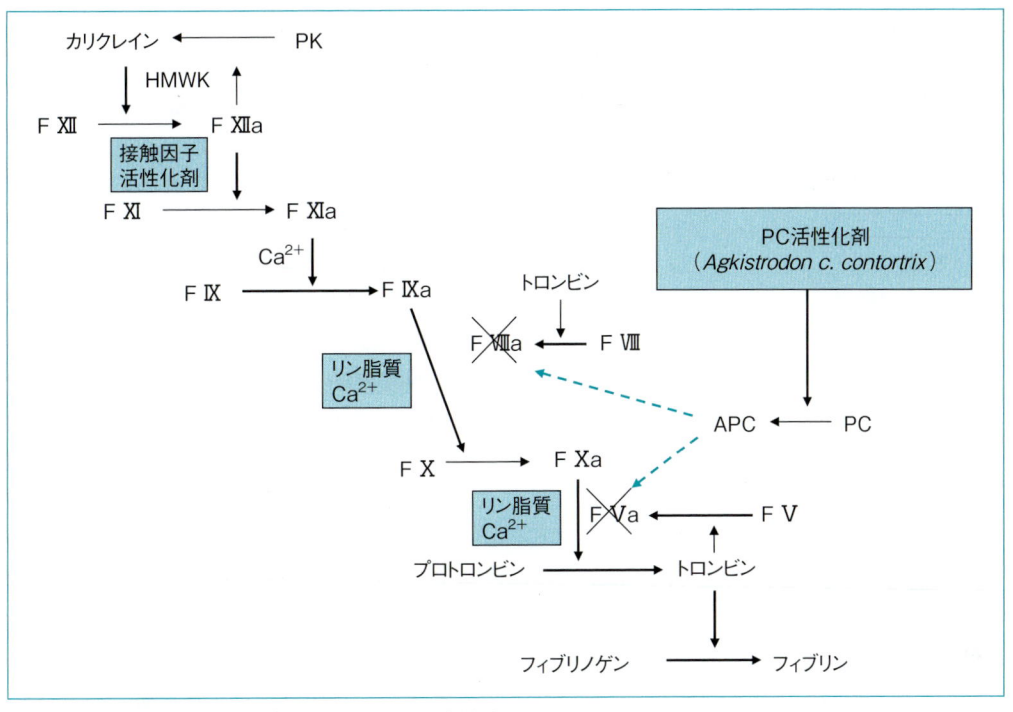

図11　凝固時間法によるプロテインCの測定機序
蛇毒（*Agkistrodon c. contortrix*）由来のPC活性化物質で活性されたAPCがFVaおよびFⅧaを阻害するため，APTTの凝固時間が延長する．HMWK：高分子キニノゲン

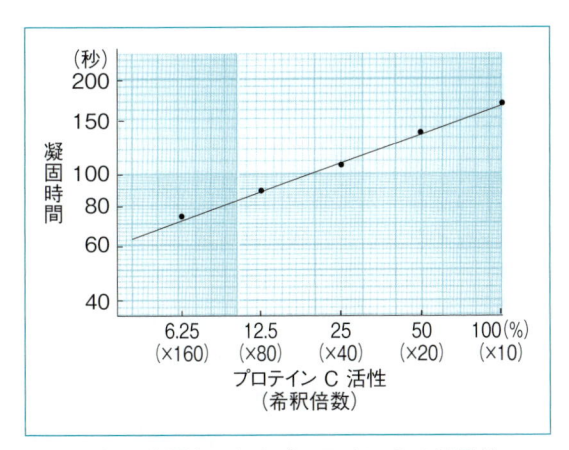

図12　凝固時間法によるプロテインCの検量線

下する．
・注意点：
① 先天性PC欠乏症の診断は後天性の欠乏を除外するため，他のビタミンK依存性凝固因子が基準値内にあることを確認する．
② ワルファリン服用中の患者ではPCを含むビタミンK依存性因子活性が低下するが，治療が安定している時期にPC/第Ⅶ因子比が0.7以下ならば，PC欠乏症と診断する．
③ PC欠乏症は活性と抗原量がともに低下したtype 1と，活性のみ低下したtype 2に分ける．

b. 免疫学的測定法

1) 原理

抗PC抗体を用いたELISA法やラテックス比濁法などの免疫学的測定法によって定量する．

2) 判定・解釈

・基準値：5〜6 μg/mL．
・臨床的意義：PC低下症の臨床的意義は凝固時間法と同じであるが，プロテインCのもつ抗凝固能に関係なく蛋白質量を測定するため，PC異常症の診断に役立つ．

c. 合成基質法
1) 原理
被検血漿中の PC を蛇毒（*Agkistrodon c. contortrix*）由来の PC 活性化物質で活性し，APC の発色合成基質の分解能で測定する．

2) 判定・解釈
・基準値：70〜150%
・臨床的意義：PC 低下症の臨床的意義は凝固時間法と同じであるが，合成基質法は APC のアミダーゼ活性が測定されるため，PC の γ-カルボキシグルタミン酸領域（Gla domain）の異常を検出することはできない．

3. プロテイン S（protein S；PS）

PS は肝細胞と巨核球で生合成されるビタミン K 依存性の血液凝固制御蛋白質である．活性プロテイン C（APC）の補助因子として活性第 V 因子（FVa）と活性第 VIII 因子（FVIIIa）を選択的に不活化して凝固を制御する．血漿中では PS の 60% は補体系制御因子の C4b 結合蛋白質（C4b-binding protein；C4BP）と結合して複合体を形成し，残りの 40% が遊離型として平衡状態にある．測定法は PS の補助因子活性を凝固時間法で測定する方法と抗原量を免疫学的に測定する方法がある．

a. 凝固時間法
1) 原理
PS 除去血漿に被検血漿，APC およびその基質となる FVa を加えて，PS の補助効果を APC の FVa 阻害作用として APTT による凝固時間で測定する．

2) 手技
(1) 試薬

PS 除去血漿（通常，PS 除去血漿と APTT 試薬は個別に加えるが，キットになった試薬には PS 除去血漿にセファリン，FVa 試薬に接触因子活性化剤が含まれる），APC 試薬，FVa 試薬（接触因子活性化剤：カオリンを含む），25 mmol/L 塩化カルシウム液，オーレンベロナール緩衝液，基準血漿．

(2) 器具：APTT に準拠する．

(3) 測定方法

① 被検血漿をオーレンベロナール緩衝液で 10 倍に希釈する．

② 基準血漿をベロナール緩衝液で 10 倍に希釈し，さらに倍々希釈して 20，40，80 倍希釈液を作成する．

③ 希釈血漿 50 μL に PS 除去血漿 50 μL，APC 剤 50 μL，FVa 試薬 50 μL をそれぞれ試験管に加えて，よく混和して 37℃で 3 分間加温する．

④ この混液に 0.25 mmol/L 塩化カルシウム液を 50 μL 加えると同時にストップウォッチを押して，ただちに試験管を反復傾斜し，フィブリンが出現すると同時にストップウォッチを止めて，凝固時間を計測する．

⑤ 希釈した基準血漿を被検血漿と同様にして測定する．

⑥ 両対数グラフの縦軸に凝固時間，横軸にプロテイン S 活性をとって検量線を作成する．検量線から被検血漿の凝固時間に相当するプロテイン S 活性を求める．

3) 判定・解釈
・基準値：70〜150%
・臨床的意義：先天性 PS 欠乏症は常染色体優性遺伝形式を呈し，日本人の有病率は欧米人に比べて高い頻度を示す．先天性 PS 欠乏症は PC 欠乏症とよく似た症状を呈する．PS 欠乏症は総 PS 蛋白量（C4BP 複合体＋遊離型）と遊離型 PS（APC 補助因子活性）から type 1（総 PS 量低下），type 2（総 PS に比して APC 補助因子活性が低下）と type 3（総 PS と遊離型 PS 抗原量が基準範囲であるが APC 補助因子活性低下）に分けられる．後天性には肝障害やビタミン K 欠乏状態，ワルファリン服用で低下する．また，DIC では消費されて低下する．

b. 免疫学的測定法
1) 原理
抗PS抗体を用いたELISAでPS抗原量を測定する．PSは補体系制御因子のC4b結合蛋白質（C4BP）と結合した複合体と遊離型が平衡状態にある．複合体としての総PS抗原量とAPCコファクター活性を有する遊離PS抗原量の測定がある．遊離PS抗原は4.5％ポリエチレングリコール処理した後に測定する方法があるが，抗原認識部位の異なる2種類のモノクローナル抗体によるサンドイッチ法がキットとして市販されている．

2) 判定・解釈
- 基準値：総PS抗原量　15～30 µg/mL
  　　　　遊離PS抗原量　6～13 µg/mL
- 臨床的意義：抗原量はPCコファクター活性と関係なく測定されるため，PS活性に異常がみられた際にPS抗原量を測定することで異常症の診断に役立つ．

4. プラスミンインヒビター
（plasmin inhibitor；PI）

PIは肝臓で生合成される重要な線溶制御因子である．血中でプラスミン活性が生じるとただちに複合体を形成して線溶亢進を抑制する．常染色体性劣性遺伝形式を呈する先天性PI欠乏症は止血部位から再び出血を起こす後出血を特徴とする．測定はプラスミンの阻害効果を発色性合成基質によって測定する方法と，免疫学的に抗原量を測定する方法がある．

a. 合成基質法
1) 原理
被検血漿に一定過剰量のプラスミンを加えてプラスミン・PI複合体を形成する．残存したプラスミンが発色性合成基質を分解し，遊離したp-ニトロアニリンを比色定量することによって被検血漿中のPIを求める（図13）．

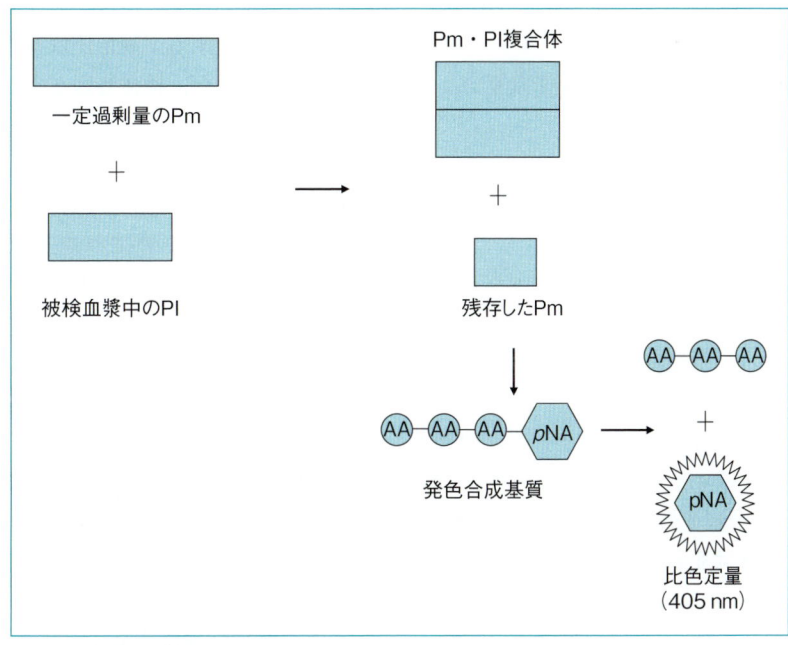

図13　合成基質法によるプラスミンインヒビターの測定原理
PI：プラスミンインヒビター，Pm：プラスミン，AA：アミノ酸，
pNA：パラニトロアニリン

2) 手技
(1) 試薬
発色合成基質液（HD-Nva-CHA-Lys-OH＋pNA；希釈緩衝液で3 mmol/Lに溶解する），希釈緩衝液（グリセロール加食塩燐酸緩衝液 pH 7.5），プラスミン溶解液，生理食塩水，基準血漿（または，正常プール血漿）．

(2) 器具
エッペンドルフピペット＋チップ，プラスチック試験管，ストップウォッチ，恒温槽（37℃），分光光度計．

(3) 測定方法
① 被検血漿および生理食塩水（盲検）のそれぞれ20 μLに37℃に加温したプラスミン液1 mLを加えて，37℃で1分間加温する．
② 37℃に加温した基質液100 μLを加えて，ただちに撹拌した後，30秒以内に405 nmで初期吸光度を測定する．
③ 正確に60秒後と120秒後に吸光度を測定して，1分間あたりの吸光度の変化率（$\Delta A/$分）を求める．
④ 同様にして基準血漿の$\Delta A/$分を求める．
⑤ 被検血漿 PI ＝（被検血漿 $\Delta A/$分 － 盲検 $\Delta A/$分）× F

F＝基準血漿 PI／（盲検 $\Delta A/$分 － 基準血漿 $\Delta A/$分）

3) 判定・解釈
・基準値：70〜130％．
・臨床的意義：α_2-プラスミンインヒビター欠乏症，線溶亢進状態，DIC，肝機能障害，血栓溶解療法中で減少する．急性炎症性疾患，分娩で上昇する．
・注意点：測定法はベリクローム α_2-アンチプラスミンキットによるカイネティク法について説明したが，特異的合成基質は数社から市販され，基本的な測定原理は変わらない．ATに準拠してエンドポイント法で測定することもできる．

b. 免疫学的測定法
日常検査では合成基質法が汎用されているが，PIの抗体を用いた酵素免疫測定法（ELISA）やラテックス凝集法がある．後出血の疑いのある患者で合成基質法が低値の場合には免疫学的測定によるPI抗原量を測定して分子異常の有無を確認する．

・基準値；23〜31 mg/dL

5. ループスアンチコアグラント (lupus anticoagulant；LA)

LAは単一の凝固因子活性を低下させることなく，リン脂質依存性の凝固時間を延長させる．その本態は抗 β_2-glycoprotein I 抗体と phosphatidylserine 依存性抗 prothrombin 抗体と考えられている．血栓症，習慣性流産，血小板減少症などを呈する抗リン脂質抗体症候群の診断に用いられる．測定法はAPTTによる混合試験，希釈ラッセル蛇毒時間（diluted Russell's viper vemon time；DRVVT），カオリン時間などが用いられている．

1) 原理
患者血漿と正常血漿の混合比を変えて作成した混液を一定時間加温した後，APTTの凝固時間のパターンで判定する．測定法は基本的には補正試験と同じであるが，検体処理が異なる．

2) 手技
(1) 試薬
活性化部分トロンボプラスチン時間試薬（LA検査に適した試薬；PTT-LA RD，コアグピアAPTT-S，トロンボチェック APTT-SLAなど，能書に準じて溶解する），0.25 mmol/L 塩化カルシウム液，血小板除去正常プール血漿；クエン酸加血液を3,000 rpmで10分間遠心分離して，その上清血漿をさらに10,000 rpmで10分間遠心分離する．または，0.2 μmフィルターで濾過する．

(2) 器具：APTTに準拠する．

(3) 測定方法
① クエン酸加被検血液を3,000 rpmで10分間遠心分離して，その上清血漿をさらに3,000 rpmで10分間遠心分離する．または，0.2 μmフィ

ルターで濾過する(血小板除去被検血漿).
② 内径8mmのガラス試験管で血小板除去被検血漿と血小板除去正常プール血漿の混合比を0:10, 1:9, 2:8, 5:5, 8:2, 10:0の6ポイントを作成する.
③ 作成した混合血漿100 μLに活性化部分トロンボプラスチン時間試薬100 μLを加えて, 37℃の恒温槽で2分間予備加温する(予備加温はキット添付の能書に準じる).
④ これに0.25 mmol/L塩化カルシウム液を100 μL加えると同時にストップウォッチを押して, 試験管を反復傾斜してフィブリンが出現すると同時にストップウォッチを止めて, 凝固時間を計測する.
⑤ それぞれ6つの混合血漿の凝固時間をグラフ上にプロットする.

3) 判定・解釈

- 基準値:LAが存在した場合は正常血漿の凝固反応が抑制されて, 凝固時間は補正されないため, 上に凸のパターンとなる. 下に凸となったものは陰性と判定する(図4).
- 臨床的意義:LAは悪性腫瘍や感染症でも検出されるが, 血栓症状や妊娠合併症のある患者でLAが12週間以上離れて2回以上陽性となった場合, リン脂質抗体症候群と診断する. さらに, 抗カルジオリピン抗体や抗β_2GP I抗体を測定する.
- 注意点:被検血漿および正常プール血漿は必ず3,000 rpmで10分間遠心分離したものをさらに10,000 rpmで10分間遠心分離した二重遠心処理した血漿, または0.2 μmフィルターで濾過処理したものを用いる.
APTT試薬はLAに感度のよいものを使用する.

6. 抗第Ⅷ因子抗体
   (factor Ⅷ inhibitor;F Ⅷ inh)

補充療法を受けている血友病A患者の5〜10%にF Ⅷ inhが発生する. 血友病A患者の補充療法後に発生するF Ⅷ inhは同種抗体であり, 補充効果が低下し止血困難となる. また, F Ⅷ inhは血友病以外でも自己免疫性疾患, 妊娠, 高齢者などに発生することがある. これらは自己抗体で血友病A患者に発生した同種抗体とは反応様式が異なる. 一般的には測定にはベセスダ(Bethesda)法が用いられる.

1) 原理

被検血漿と正常血漿を混和して, その混液中に残存したFⅧ:Cを測定し, 正常血漿のFⅧ:Cの抑制効果によって被検血漿のF Ⅷ inh力価を定量する. 被検血漿と正常血漿が37℃で2時間加温される間に正常血漿のFⅧ:Cが50%失活するF Ⅷ inh力価を1 Behtesda単位/mLとする.

2) 手技

(1) 試薬

APTT試薬;能書に準じて溶解する. 0.25 mmol/L CaCl$_2$溶液, 第Ⅷ因子欠乏血漿, 基準血漿(または, 正常プール血漿), イミダゾール緩衝液(イミダゾール3.4 gとNaCl 5.85 gを精製水600 mLで溶解し, 0.1 N塩酸を加えてpH 7.3に調整後, 精製水で1,000 mLにする).

(2) 器具:APTTに準拠する.

(3) 測定方法

① 被検血漿100 μLと基準血漿100 μLを混和して37℃で2時間加温する.
② 対照として, イミダゾール緩衝液100 μLと基準血漿100 μLを混和して, 同様に37℃で2時間加温する.
③ ①および②のFⅧ:Cを測定する.
④ 測定に用いた基準血漿を用いてFⅧ:Cの検量線を作成する.
⑤ ②で測定したFⅧ:C(基準血漿が等量の緩衝液で希釈されているため50%になるが, 2時間のインキュベーションで失活して実測値は少し低くなる)の1/2を1 Bethesda単位/mLとし, F Ⅷ inhの検量線を作成する(図14).
⑥ F Ⅷ inhの検量線を用いて, 1)で測定した被検血漿と基準血漿混和液のFⅧ:CからF Ⅷ inh

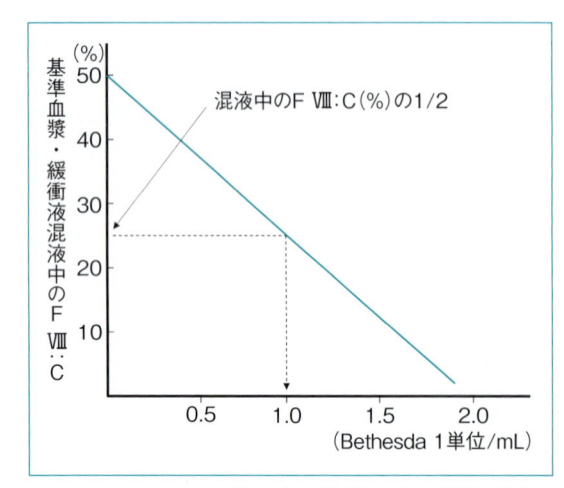

図14 Bethesda 法による抗第Ⅷ因子抗体測定の検量線

2)で測定したFⅧ:C（基準血漿が等量の緩衝液で希釈されているため50%になるが，2時間のインキュベーションで失活して実測値は少し低くなる）の1/2を1 Bethesda 単位/mLとし，FⅧ inh の検量線を作成する．

の力価を求める．

(4) 判定・解釈

- 基準値：0.5 Bethesda 単位/mL 以下を陰性とする．
- 臨床的意義：FⅧ inh が発生した患者は止血管理が困難となり，FⅧ inh 力価の違いによって治療法が異なる．10 Bethesda 単位/mL 以下を low responder とし，高濃度のFⅧ製剤で治療する．10 Bethesda 単位/mL 以上の high responder はFⅧ製剤の投与で，さらにFⅧ inh の上昇が生じるため，バイパス療法として遺伝子組換えFⅦa 製剤などが使用される．
- 注意点
① 本法では高力価のFⅧ inh は原血漿で測定することはできないが，高力価のFⅧ inh の場合は被検血漿を希釈してFⅧ inh の検量線上で1 Bethesda 単位/mL 前後の成績が得られたものにその希釈倍数を乗じて成績とする．
② FⅧ inh 以外でも当該凝固因子の欠乏血漿を用いてBethesda 法に準拠して，抗体力価を測定することができる．FⅤとFⅧ以外の inh は被検血漿と基準血漿との混和液は37℃，10

分間加温でよい．

E 凝固・線溶分子マーカー

1. 可溶性フィブリンモノマー複合体（solible fibrin monomer complex）

凝固亢進によって生成したトロンビンはフィブリノゲンのAα鎖のアミノ酸末端から10数個のペプチド（フィブリノペプチドA）を遊離してフィブリンⅠとなり，次いでBβ鎖のアミノ酸末端から10数個のペプチド（フィブリノペプチドB）を遊離してフィブリンⅡとなる．これらは重合前の可溶性のフィブリンモノマーで，重合してフィブリンポリマーとなる．さらに，フィブリンポリマーは活性第XIII因子とCa^{2+}によって安定化フィブリンになる．フィブリンモノマーの一部はフィブリノゲン，FDPやフィブリネクチンと複合体を形成して可溶性フィブリンモノマー複合体として血中に存在する（図15）．

1) 原理

従来，パラコアグレーションによる定性反応で検出していた．特異性に問題があり，フィブリンモノマー1分子がフィブリノゲン2分子と結合した可溶性フィブリンを特異的に検出するモノクローナル抗体が開発され，ラテックス凝集法や赤血球凝集法などによって定量検査が可能となっている．

2) 判定・解釈

- 基準値
  イアトロ SF Ⅱ：7.0 μg/mL 未満
  オート LIA FM：6.1 μg/mL 未満
- 臨床的意義：血栓症，DIC，膠原病，腎炎，ネフローゼ症候群，糖尿病性網膜症，虚血性心疾患で高値となる．可溶性フィブリンモノマー複合体は凝固活性の早期に出現し，その血中濃度はトロンビンの生成を反映すると考えられる．

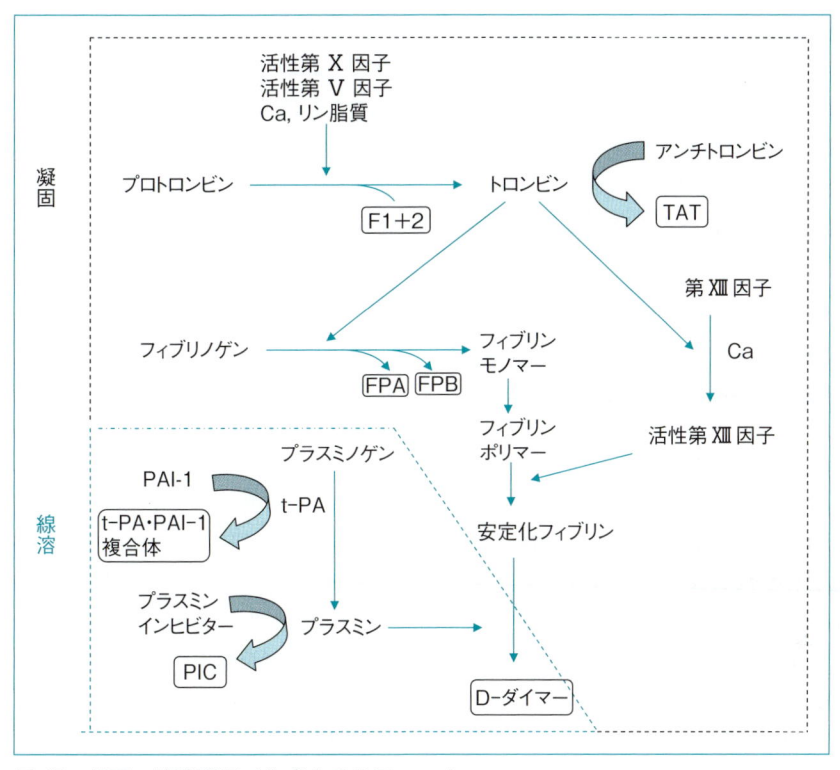

図15　凝固・線溶過程で生成する分子マーカー
黒点線で囲まれたプロトロンビンの活性化から不溶性フィブリンの形成に至る凝固過程および青点線で囲まれたプラスミノゲンの活性化からD-ダイマー生成に至る線溶過程に生じる分子マーカーを ▭ で囲った.
F1+2：プロトロンビンフラグメント1+2, TAT：トロンビン・アンチトロンビン複合体,
FPA：フィブリノペプタイドA, FPB：フィブリノペプタイドB
PAI-1：プラスミノゲンアクチベータインヒビター, PIC：プラスミン・プラスミンインヒビター複合体

・注意点

　試薬に用いられているモノクローナル抗体によってフィブリンモノマーの抗原認識部が異なるため, 測定結果が異なる.

2. トロンビン・アンチトロンビン複合体(TAT)

　凝固亢進によって生体内で生成したトロンビンは, フィブリノゲンからフィブリンへの転化やトロンボモジュリンと複合体を形成してプロテインCを活性化し凝固亢進を制御するなど多様に機能するが, その一部は速やかにアンチトロンビンと1:1の複合体(TAT)を形成して, 失活する. 生体内で産生したトロンビンを直接的に測定することは困難であるが, TATを測定することによって, 凝固亢進状態を推測することができる(図15).

1) 原理

　固相化抗ヒトトロンビン抗体と酵素標識アンチトロンビン抗体を用いてTATをサンドイッチ法によって測定する.

2) 判定・解釈

・基準値：3.0 ng/mL 未満
・臨床的意義

　DIC, 深部静脈血栓症(DVT), 肺塞栓(PE), 広範囲な組織損傷, 敗血症, 悪性腫瘍(癌または白血

病），肝疾患，心筋梗塞，妊婦，妊娠中毒症．
・注意点
① 過度の駆血時間を避け，1回で静脈を穿刺し，組織液の混入を避け速やかに採血する．
② 試薬に用いられているモノクローナル抗体によって抗原認識部が異なるため，測定結果が異なる．

3. プロトロンビンフラグメント1＋2 (prothrombin fragment 1＋2)

凝固亢進によって生じた活性第X因子は活性第V因子，リン脂質，Caと複合体を形成してプロトロンビンをトロンビンに転化する．この時，プロトロンビンのアミノ酸末端からプロトロンビンフラグメント1＋2（F1＋2）が遊離する．したがって，F1＋2を検出することは血中のトロンビン生成の指標となる（図15）．

1）原理
固相化抗ヒトF1＋2モノクローナル抗体と酵素標識抗ヒトF1＋2モノクローナル抗体を用いたサンドイッチ法によって測定する．

2）判定・解釈
・基準値：エンザイグノスト F1＋2 monoclonal；69〜229 pmol/L．
・臨床的意義：DIC，悪性腫瘍，糖尿病，敗血症，深部静脈血栓症，肺動脈血栓塞栓症，解離大動脈瘤，急性心筋梗塞，不安定狭心症で高値となる．
・注意点：F1＋2の生体内半減期（約90分）や代謝の違いによってTAT（生体内半減期；3〜15分）の検査成績と一致しないことがある．

4. プラスミン・プラスミンインヒビター複合体 (plasmin-plasmin inhibitor complex；PIC)

血中で線溶亢進が生じるとプラスミノゲンはプラスミンになり，フィブリンやフィブリノゲンなどを分解するが，生理的阻害因子，プラスミンインヒビター（PI）と即時的に結合して失活する．プラスミンの半減期（0.1秒）は極めて短いため測定することはできないが，半減期の比較的長いプラスミン・プラスミンインヒビター複合体（約6時間）を測定することにより線溶亢進を把握することができる（図15）．

1）原理
固相化抗プラスミノゲン抗体と酵素標識抗プラスミンインヒビター抗体を用いたサンドイッチ法によって測定する．

2）判定・解釈
・基準値：PICテスト「コクサイ」・F；0.8 μg/mL未満．
・臨床的意義：線溶活性化状態に高値となる．DIC，深部静脈血栓症（DVT），肺塞栓（PE），悪性腫瘍，肝障害，線溶療法（t-PA，ウロキナーゼ）施行時．
・注意点：試薬に用いられているモノクローナル抗体によって抗原認識部が異なるため，測定結果が異なる．

5. 組織プラスミノゲンアクチベータ・プラスミノゲンアクチベータインヒビター複合体 (tissue plasminogen activator・plasminogen activator inhibitor 1 complex；PAIC)

プラスミノゲンアクチベータ（PA）はプラスミノゲンをプラスミンに活性化して線溶反応を亢進する．生理的なPAには血管内皮細胞由来のt-PAとウロキナーゼ型PA（u-PA）があるが，t-PAが血栓溶解反応に重要な役割を演じている．血中ではそのほとんどが特異的阻害因子，プラスミノゲンアクチベータインヒビター（plasminogen activator inhibitor；PAI-1）と1：1の結合で複合体（PAIC）を形成している．血中ではt-PAは活性型と潜在型が微量に存在するが，ほとんどがPAI-1との複合体として存在する．非常に不安定

な物質であることから，トータル t-PA/PAI-1 複合体として測定して t-PA 量を推定する（図 15）．

1）原理
固相化抗ヒト PAI-1 抗体と酵素標識抗ヒト t-PA 抗体を用いたサンドイッチ法によって測定する．

2）判定・解釈
- 基準値
  男：17 ng/mL 以下
  女：12 ng/mL 以下
- 臨床的意義：PAI は線溶制御の重要な生理的阻害因子で，炎症，脂質代謝，年齢，性別などの生理的影響を受け血中濃度が変動する．欠損すると線溶亢進となって出血傾向となるが，過剰な場合には線溶抑制となって血栓傾向となる．高値を示す病態には敗血症，動脈硬化，心筋梗塞，肝疾患，悪性腫瘍，重症感染症，DIC などがある．また，メタボリック症候群の血栓症発症のリスクをして注目されている．
  低値を示す病態は先天性 PAI-1 欠乏症がある．
- 注意点：PAI 活性は日内変動が大きいため，早朝空腹時の決まった時間に採血する．駆血時間が長くなると血管内皮細胞の刺激や血小板の活性化によって高値となるため，採血は速やかに行う．採血後は血小板の混入を避け，速やかに遠心分離して，ただちに測定する．PAI は不安定であるため，測定できない場合は－80℃で保存して凍結溶解は繰り返さない．

参考文献
1) 高宮 脩：再考 PT，APTT—PT・APTT の問題点と新たなグローバルスクリーニング検査—．日本検査血液学会雑誌 10：394-417，2009
   ※血液凝固検査の歴史と凝固機序の変遷および凝固検査の問題点などが記述されている
2) 高宮 脩：凝固検査成績と臨床症状との乖離—新しい凝固機序の考え方—．日本検査血液学会雑誌 9：60-68，2008
   ※cascade waterfall sequence 凝固機序による凝固検査の成績解釈の問題点がわかりやすく解説されている

各論 2

第14章
赤血球系疾患の検査結果の評価・解釈

学習のポイント

❶ 貧血の分類には，成因による分類と赤血球恒数に基づく分類がある．前者は病因・病態を理解するうえで重要であり，一方後者は実際に貧血性疾患を鑑別診断していくうえでたいへん有用である．
❷ 赤血球の産生低下による貧血では，骨髄検査が重要な情報を提供してくれる．
❸ 赤血球の成熟障害による貧血の主なものには，鉄欠乏または鉄の利用障害によって起こる小球性低色素性貧血と，ビタミンB_{12}や葉酸欠乏のためにDNA合成障害を来して大球性貧血になる疾患がある．
❹ 溶血性貧血はきわめて多様な疾患・病態からなるが，赤血球の崩壊亢進に伴う所見と赤芽球造血の亢進に伴う所見が共通して認められる．加えてその疾患に特異的な所見を見いだすことによって確定診断される．

本章を理解するためのキーワード

❶ 汎血球減少
赤血球・好中球・血小板のいずれも基準値未満に減少することをいう．造血能自体の障害あるいは巨赤芽球性貧血のような血球成熟障害がある場合にみられる．

❷ 網赤血球数
赤血球造血のよい指標になる．再生不良性貧血では低下，出血や溶血性貧血では増加する．

❸ 環状鉄芽球
骨髄標本の鉄染色にて，核周囲に鉄染色陽性顆粒が点在している異常な赤芽球である．プロトポルフィリンの合成過程に障害があると，利用されない鉄がミトコンドリア内に異常沈着し，これらが鉄染色で核周囲に点在する鉄顆粒として検出される．

❹ 巨赤芽球
ビタミンB_{12}欠乏その他の原因によってDNA合成が障害されると核の成熟が遅延するが，蛋白合成は直接障害されないので，その結果核の成熟と細胞質成熟のアンバランスが起こり，細胞形態学的に核-細胞質成熟乖離とよばれる所見になる．この所見を呈する赤芽球が巨赤芽球であり，クロマチン凝集が不十分で均一にみえる特異な核網を呈し，一方，細胞質は全般に大型化する．

❺ 破砕赤血球
物理的あるいは化学的刺激によって変形・破壊された形状を示す赤血球をいう．red cell fragmentation 赤血球断片化とほぼ同一意味である．大血管や心臓弁の異常による場合，細小血管の障害による場合などがあり，背景に重篤な基礎疾患があることが多い．

❻ 続発性貧血（二次性貧血，anemia of chronic diseases）
主たる疾患が別にあって，それが原因や誘因となって二次的に貧血をきたす場合をいう．主疾患は悪性腫瘍，慢性炎症，腎障害など多岐にわたる．

A 貧血

1. 貧血の定義

単位血液量あたりの赤血球数，ヘモグロビン濃度，ヘマトクリット値が基準値以下に低下した病態を貧血という．赤血球数，ヘモグロビン濃度，ヘマトクリット値はだいたい並行して増減するが，貧血の原因・種類によっては後述するように必ずしも並行しない場合がある．ではどの検査値を最も重視すべきかというと，酸素運搬量をじかに反映するヘモグロビン濃度であり，現に世界保健機関（WHO）の基準はヘモグロビン濃度で規定されている（表1）．すなわち成人男性で 13 g/dL 未満，成人女性と児童・未成年男女で 12 g/dL 未満，高齢者・幼児・妊婦では 11 g/dL 未満が貧血とみなされている．ただし種々の疾患の診断基準では，WHO 基準とは別の貧血判定基準が設定されていることがあり，国内外によっても異なる．

2. 貧血の臨床症状と病歴上の注意点

医療面接（問診）ではまず自覚症状に注意し，いつごろから当該症状があったか，最近の発熱や出血症状の有無，消化器症状として下血や黒色便の有無，手術歴や薬剤服用歴，女性では婦人科的出血や子宮筋腫の有無などが重要である．動悸や起立性低血圧はよくみられる症状であるが，必ずしも貧血の存在を意味しない．健康診断など過去の検査データがあればよく確認する．慢性的な貧血の場合は自覚症状に乏しいことが多いので特に注意を要する．

表1　ヘモグロビン濃度による貧血の基準（WHO による）

Hb 濃度（g/dL）	対象者
≦11	幼児，妊婦，高齢者
≦12	学童，成人女性
≦13	新生児，成人男性

理学的所見では，顔色はあてにならず眼瞼結膜に注目するが，高度の貧血を除いて必ずしも判別は容易でない．球結膜の色合いから黄疸の有無にも注意する．舌痛や舌乳頭萎縮，匙状爪などは長期にわたる鉄欠乏性貧血の存在を示唆する．舌乳頭の高度な萎縮，年齢不相応な白髪（最近は老若男女とも染毛剤を使用する人が増えたため，わかりにくくなったかもしれない）は悪性貧血の場合にみられることがある．出血斑，肝脾腫やリンパ節腫脹の有無にも注意が必要である．

さて上記のような状況から貧血を疑った場合は，さっそく血算検査（complete blood cell count；CBC）を実施する．病歴や理学的所見から明らかに貧血が予想されるときは，計数については至急扱いが望ましい．

3. 貧血の分類

貧血の分類としては，成因による分類と赤血球恒数に基づく分類が一般的である．成因による分類には諸意見があるが，ここでは次の3つの区分を紹介する．すなわち，① 赤血球の産生低下，② 赤血球の成熟障害，③ 赤血球の破壊・喪失の亢進，である．原因となる主な疾患や病態を表2に示す．特に重要なものとして，① では再生不良性貧血のような造血障害，造血器腫瘍や悪性腫瘍の骨髄転移などのような骨髄占拠性病変，② では鉄欠乏性貧血，鉄芽球性貧血，巨赤芽球性貧血，③ では急性失血，溶血性貧血などがあげられる．

実地臨床検査上有用な分類は赤血球恒数に基づ

表2　成因からみた貧血の分類

赤血球の産生低下
・造血幹細胞自体の減少：再生不良性貧血
・他の細胞による占拠：造血器腫瘍，悪性腫瘍の骨髄転移

赤血球の成熟障害
・鉄欠乏性貧血
・ビタミン B_{12} 欠乏：悪性貧血，胃切除後貧血
・葉酸欠乏

赤血球の破壊・喪失の亢進
・急性失血（注：慢性出血が続くと鉄欠乏パターンになる）
・赤血球の破壊亢進：溶血性貧血

く区分である．特に平均赤血球容積（mean corpuscular volume；MCV）によって小球性，正球性，大球性の3つに分けるだけで，その後の検査を効率的に進めることができる．その手順については後述することとして，まず最初に貧血をもたらす病態に力点を置いて，成因による分類に基づいて主な貧血疾患を解説する．

4. 赤血球の産生低下による貧血

a. 再生不良性貧血（aplastic anemia）および赤芽球癆

疾患概念

造血幹細胞の障害の結果，造血幹細胞の絶対数が著減して骨髄低形成となり，末梢血にて貧血を主とする重度の血球減少をきたす疾患である．典型的な場合は赤血球・好中球・血小板のいずれも減少し（汎血球減少 pancytopenia という），しばしば生命にかかわる事態となる．厚生労働省の特定疾患（いわゆる難病）に指定されている．わが国における有病率は10万人あたり2人前後とされている．

病因と病態生理・分類

表3に再生不良性貧血の分類を示す．まず先天性と後天性に大別される．先天性ではファンコニ貧血（Fanconi anemia）が代表的で，常染色体劣性遺伝形式をとり，種々の身体奇形，染色体不安定性が特徴である．原因遺伝子として *FANC* 遺伝子群の異常が種々報告されている．後天性は原因不明の場合（特発性とよぶ）と薬剤起因性（クロラムフェニコール，ベンゼンが有名），さらに特殊型として肝炎後再生不良性貧血，発作性夜間ヘモグロビン尿症（PNH）-再生不良性貧血症候群などがある．後天性の大部分は特発性である．肝炎後再生不良性貧血は急性ウイルス肝炎経過中または回復期に急激に発症するものを指す．PNH-再生不良性貧血症候群は溶血性貧血の中の発作性夜間ヘモグロビン尿症の項で述べる．なお抗腫瘍剤投与後に骨髄抑制をきたして血球減少となる場合は通常再生不良性貧血に含めない．

臨床所見

血球減少に対応して貧血症状，易感染性および発熱，出血症状が現れるが，程度によっては自覚症状がなく健診などで偶然見つかることも稀でない．好中球が著減することによって起こる重篤な感染症や血小板減少による主要臓器の出血が起こるとしばしば致命的である．

検査所見

（1）末梢血検査：一般に正球性正色素性貧血であるが，ときにやや大球性のこともある．網赤血球％は低下するが，特に網赤血球絶対数の減少（6万/μL 未満）が重要である．奇形赤血球の増加はない．白血球の中では好中球減少が重要であるが，これも白血球分画中の比率ではなく絶対数（1,500/μL 未満）で評価すべきである．一方リンパ球は比率上相対的増加を示す．血小板減少（10万/μL 未満）はほぼ必発である．血球形態異常や芽球増加は通常みられない．

（2）骨髄検査：図（血球の動態と機能の章：図3c，9頁の写真）に示すように低形成骨髄（脂肪髄）を呈するが，しばしば穿刺部位によって細胞密度に差がある．生理的に腸骨骨髄は加齢に伴い脂肪化していくが，胸骨骨髄造血は比較的高齢になっても保持される．この傾向は再生不良性貧血にもあてはまるが，発症早期の場合などで細胞密度が保たれていても巨核球が著減するのが特徴である．なお血球形態異常で目立った所見はなく，芽球増加も通常みられない．骨髄染色体は一般に正常核型を示すが，一方染色体異常があった場合にそれだけで再生不良性貧血を否定する根拠にはならないとの見解がある．

表3　再生不良性貧血の分類

先天性
　・Fanconi 貧血
後天性
　・特発性（原因不明）：大部分の成人再生不良性貧血
　・薬剤起因性：クロラムフェニコール，ベンゼンなど
　・特殊型：肝炎後再生不良性貧血，PNH-再生不良性貧血症候群
赤芽球癆
　・先天性：Diamond-Blackfan 貧血
　・後天性：特発性（大部分の赤芽球癆）
　　　　　　続発性（パルボウイルス B19 感染，リンパ系腫瘍に併発）

表4 再生不良性貧血の診断基準

1. 臨床所見として，貧血，出血傾向，ときに発熱を認める．
2. 以下の3項目のうち，少なくとも二つを満たす．
   ① ヘモグロビン濃度；10.0 g/dL 未満　② 好中球；1,500/μL 未満　③ 血小板；10万/μL 未満
3. 汎血球減少の原因となる他の疾患を認めない．汎血球減少をきたすことの多い他の疾患には，白血病，骨髄異形成症候群，骨髄線維症，発作性夜間ヘモグロビン尿症，巨赤芽球性貧血，癌の骨髄転移，悪性リンパ腫，多発性骨髄腫，脾機能亢進症（肝硬変，門脈圧亢進症など），全身性エリテマトーデス，血球貪食症候群，感染症などが含まれる．
4. 以下の検査所見が加われば診断の確実性が増す．
   1）網赤血球増加がない．
   2）骨髄穿刺所見（クロット標本を含む）で，有核細胞は原則として減少するが，減少がない場合も巨核球の減少とリンパ球比率の上昇がある．造血細胞の異形成は顕著でない．
   3）骨髄生検所見で造血細胞の減少がある．
   4）血清鉄値の上昇と不飽和鉄結合能の低下がある．
   5）胸腰椎体のMRIで造血組織の減少と脂肪組織の増加を示す所見がある．
5. 診断に際しては，1．，2．によって再生不良性貧血を疑い，3．によって他の疾患を除外し，4．によって診断をさらに確実なものとする．再生不良性貧血の診断は基本的に他疾患の除外によるが，一部に骨髄異形成症候群の不応性貧血と鑑別が困難な場合がある．

（厚生労働省・特発性造血障害に関する調査研究班　平成22年度改訂案から引用）

(3) その他の検査所見：血清鉄は一般に上昇し，不飽和鉄結合能は低下する．フェロキネティクスにて血漿鉄消失速度の低下および赤血球鉄利用率低下が特徴的であるが，人体に放射性同位元素を注入する検査であるため，近年ほとんど実施されなくなった．本症のみで血清LDが上昇することはなく，もしLDが上昇している場合は，別の疾患か合併症の存在を考えるべきである．

診断

厚生労働省研究班による診断基準を表4に示す．貧血を主とする血球減少と骨髄低形成，血清鉄上昇などの所見により診断が確定するが，軽度ながら血球形態異常がある場合や骨髄芽球の増加傾向がある場合には骨髄異形成症候群や低形成性白血病との鑑別を要するが，ときに鑑別困難例がある．重症度分類は網赤血球数，好中球数，血小板数の3項目の減少の程度によって重症・中等症・軽症に区分される．

治療

薬剤起因性など想定される原因がある場合はただちにそれを除去する．特発性再生不良性貧血では重症度に応じて治療方針が選択される．40歳未満の重症例でHLA一致同胞がいる場合は造血幹細胞移植の絶対適応である．40歳以上で重症ないし中等症，あるいはHLA一致同胞がいない場合は免疫抑制療法（抗リンパ球グロブリン，シクロスポリン）が第一適応であるが，高齢者でなければ同種造血幹細胞移植も考慮される．支持療法としては必要に応じて赤血球輸血・血小板輸血を行うが，最小限にすべきである．輸血に伴う鉄過剰症に対しては鉄キレート剤による除鉄療法を併用する．好中球減少による感染症に対しては抗生物質の他に，好中球増加を期待して顆粒球コロニー刺激因子（G-CSF）製剤を用いることがある．

予後

重症例では治療が奏効しない限り致命的である．造血幹細胞移植が成功すれば長期生存を期待できる．免疫抑制療法はおよそ半数例に有効であるが，しばしば再発することがある．また稀に骨髄異形成症候群や急性白血病に移行する例がある．

赤芽球癆（pure red cell aplasia；PRCA）

再生不良性貧血の特殊型で，赤血球造血のみが著減しており，白血球・血小板には数的異常を認めない．したがって末梢血所見では貧血だけが問題となる．貧血は正球性正色素性で，網赤血球が著減する．先天性赤芽球癆としてはダイアモンド・ブラックファン（Diamond-Blackfan）貧血が有名である．後天性では主に赤芽球造血に対する免疫学的抑制機構が過剰に作用して発症すると考

表5　鉄欠乏性貧血の成因

鉄摂取量の低下
・摂食不足：偏食，ダイエット
・鉄吸収障害：胃切除後，吸収不良症候群

鉄需要の増加
・成長期，妊娠・授乳期，激しいスポーツ

鉄の過剰喪失
・婦人科的出血（過多，不正），消化管出血，尿路出血

えられている．その他の原因として，パルボウイルス B19 感染によって一過性に赤芽球造血が障害されて発症することが知られている．シクロスポリンや副腎皮質ステロイドを用いる免疫抑制療法がおおむね有効である．赤芽球癆の約半数例は胸腺腫を合併しているが，その場合は胸腺摘除によって貧血の改善が期待できる．

b．骨髄占拠性病変

白血病・悪性リンパ腫・多発性骨髄腫のような造血器腫瘍や癌の骨髄転移の場合に腫瘍細胞が骨髄を占拠すると正常造血を営むことができなくなり，血球減少が起こる．また骨髄中で線維組織が拡大して骨髄線維症になったときも同様の事態となる．癌の骨髄転移があると骨髄中のある種のバリアーが破壊されて赤芽球や幼若骨髄細胞が末梢血に出現することがある．骨髄線維症では肝や脾で髄外造血が行われる結果幼若血球が末梢血に出現する．このような所見を白赤芽球症（leukoery-throblastosis），それを伴う貧血を leukoerythroblastic anemia とよぶ．

5．赤血球の成熟障害による貧血

a．鉄欠乏性貧血（iron deficiency anemia）

疾患概念

ヘモグロビンを合成するための必須元素である鉄が不足するために貧血になる疾患群の総称である．貧血の中で最も頻度が高く，また女性に多い．

病因と病態生理・分類

鉄欠乏の原因を表5に示す．すなわち①鉄摂取量の低下，②鉄需要の増加，③鉄の過剰喪失，に大別される．鉄摂取量の低下は偏食傾向で起こりうるが，特に問題になるのは若年世代中心に広まっているダイエット志向である．月経のある女性や妊産婦ではとりわけ鉄欠乏に陥りやすくなる．鉄需要の増加は主に成長期や妊娠・授乳の際にみられるが，前述した鉄摂取量の低下との相乗作用が大きな誘因となる．鉄の過剰喪失は月経に伴う過多出血の他に不正性器出血，消化管の炎症・潰瘍や癌のような出血性病変が重大な原因となる．特に高齢者の貧血では頻度的に消化管癌が多い．

臨床所見

貧血に伴う症状が出現するが，慢性に進行する場合は自覚症状を欠くこともある．過多月経，不正性器出血，消化管出血の際の黒色便が重要なポイントである．鉄欠乏が遷延すると，舌痛や舌乳頭萎縮，嚥下困難，壁土や氷ばかりを口に入れる異食症，手指の爪がスプーン様に反り返るさじ状爪などの特有の症状が出現することがある．

検査所見

（1）末梢血検査：典型的な小球性低色素性貧血を呈する（平均赤血球容積 MCV 80 fL 未満，平均赤血球ヘモグロビン量 MCH 26 pg 未満）．したがって赤血球数が基準範囲内のことがしばしばあるが，ヘマトクリットやヘモグロビン濃度は確実に低下している．塗抹標本では菲薄化（厚みの薄い），小型あるいは奇形赤血球が目立つ．血小板数は反応性に若干増加することが多い．急性失血の際は当初正球性であるが，出血が遷延すると時間経過とともに鉄欠乏の特徴が現れて，次第に小球性になっていく．

（2）骨髄検査：赤芽球過形成であるが，ヘモグロビン合成不良を反映して細胞質が狭く萎縮した赤芽球が特徴的である．また鉄染色にて担鉄赤芽球や担鉄マクロファージの減少がみられる．しかしそもそも鉄欠乏性貧血が確定的である場合は骨髄検査を施行する必要はない．

（3）その他の検査所見：血清鉄は低下し，総鉄結合能と不飽和鉄結合能は上昇する．すなわちトランスフェリン鉄飽和度は著明低下する．また貯蔵鉄を反映する血清フェリチン濃度は低下する．

表6　鉄欠乏の進行による検査所見の変化

	健康者	前潜在性鉄欠乏	潜在性鉄欠乏	鉄欠乏性貧血
貯蔵鉄				
血清鉄				
赤血球鉄				
血清フェリチン(ng/mL)	100±80	20	10	<10
血清鉄(μg/dL)	110±50	110	<60	<40
総鉄結合能(TIBC)(μg/dL)	300±50	360	400	430
トランスフェリン飽和度(%)	35±15	30	<15	<10
赤血球形態	正常	正常	正常	低色素性，小球性

(通山　薫：フェリチン，血清鉄と鉄結合能. medicina 42(増刊号)，286-288，2005 から引用して改変)

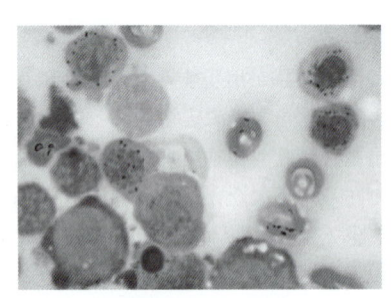

図1　環状鉄芽球(鉄染色)(巻頭カラー図24)
鉄染色陽性顆粒が核周囲を取り巻くように散在している．

表6に鉄欠乏の進行による検査所見の変化を示した．

診断と治療

鉄欠乏や出血を示唆する病歴や検査所見に加えて，小球性低色素性貧血，血清鉄低下，総鉄結合能または不飽和鉄結合能の上昇，血清フェリチン濃度低値によって診断される．治療としては不足している鉄を経口または注射薬として補充することによって貧血は改善する．しかし最も重要なのは鉄欠乏の原因検索であり，特に出血源がある場合その検索と原因疾患の治療の行方が最終的な予後を左右する．

b. 鉄芽球性貧血(sideroblastic anemia)

疾患概念

骨髄標本の鉄染色にて，核周囲に鉄顆粒が点在している異常な赤芽球(環状鉄芽球 ring sideroblast という；図1)の増加がみられる一群の貧血である．

病因と病態生理・分類

赤芽球は本来鉄原子を取り込んでヘモグロビンのヘム合成に利用するが，プロトポルフィリンの合成過程で酵素異常などの障害があると，利用されない鉄がミトコンドリア内に異常沈着し，これらが鉄染色で核周囲に点在する鉄顆粒として検出される．ヘム合成酵素の異常による先天性(遺伝性)と後天性に大別される．後天性で原因不明(特発性)の場合は鉄芽球性不応性貧血(refractory anemia with ring sideroblasts；RARS)とよばれ，骨髄異形成症候群(MDS)の一病型である．他に薬剤性(抗結核剤，クロラムフェニコール，アザチオプリン，鉛中毒など)，尿毒症や自己免疫疾患に合併する場合，さらにビタミン B_6 反応性鉄芽球性貧血が知られている．

臨床所見

しばしば高度の貧血症状を示す．全身性に鉄過剰症を伴うとヘモクロマトーシスの所見を呈することになる．

検査所見

ヘモグロビン合成障害をきたすことから小球性低色素性貧血のパターンになりやすいが，一見正常な赤血球と混合した所見〔赤血球の dimorphism(二相性)という〕が特徴的である．含鉄赤血球が増加するので，パッペンハイマー(Pappenheimer)小体として認識されることもある．白血球，血小板も軽度ないし中等度減少することがある．骨髄は赤芽球系過形成を示し，鉄染色にて赤芽球の大部分(RARSでは赤芽球のうち15%以上

表7 巨赤芽球性貧血の成因による分類

ビタミン B_{12} 欠乏
- 摂取不足：菜食主義，ビタミン補充のない完全静脈栄養
- 吸収障害：内因子欠乏(悪性貧血，胃全摘術後)
  吸収不良症候群(小腸切除，ブラインドループ症候群)
- 需要増加：寄生虫(広節裂頭条虫)

葉酸欠乏
- 摂取不足：偏食，ビタミン補充のない完全静脈栄養
- 需要増加：妊娠，悪性腫瘍
- 薬剤：メトトレキセート投与による葉酸利用障害

その他，原因不明
- 薬剤性：抗腫瘍剤によるDNA合成障害の結果
- 原因不明：骨髄異形成症候群，赤白血病，先天性異形成性貧血(CDA)

と定義されている)が上述した環状鉄芽球である．環状鉄芽球は通常染色で巨赤芽球様変化を示すことがあるが概して軽度である．好中球系，巨核球系の異形成はないか，あっても軽度のことが多い．血清鉄は上昇し，血清フェリチンは高値になる．

診断

貧血があって骨髄検査にて環状鉄芽球の増加が診断の決め手となる．

治療と予後

現時点では骨髄移植のほかに根治療法はない．貧血に対しては輸血で対応するが，鉄キレート剤による除鉄療法を併用する．ビタミン B_6 投与が有効な例がある．RARS の場合は MDS の中では比較的予後良好とされている．

c. 巨赤芽球性貧血

疾患概念

赤芽球の増殖・成熟過程でDNA合成に障害をきたし核の成熟が遅れた結果，骨髄中に巨赤芽球という形態異常細胞の出現を特徴とする貧血の総称である．大型の赤血球がみられる大球性貧血のパターンになる．

病因と病態生理・分類

原因を**表7**に列挙した．①ビタミン B_{12} 欠乏によるもの，②葉酸欠乏によるもの，③薬剤特に抗腫瘍剤による DNA 合成障害の結果，④その他，原因不明，に分けられる．ビタミン B_{12} および葉酸は DNA 合成において必須の要素であるが，もしもこれらが欠乏するとDNA合成が障害されて核の成熟が遅延する．一方，蛋白合成は直接障害されないので，ヘモグロビンその他の蛋白合成は進行する．その結果，核の成熟と細胞質成熟のアンバランスが起こり，細胞形態学的に核-細胞質成熟乖離とよばれる所見になる．この所見を呈する赤芽球が巨赤芽球であり，クロマチン凝集が不十分で均一なレース状あるいはスポンジ様と形容される特異な核網を呈し，一方細胞質は全般に大型化する．

ビタミン B_{12} は動物性食品にのみ含まれているので，完全な菜食主義者では欠乏する．摂取されたビタミン B_{12} は，胃の壁細胞から分泌される内因子と結合して回腸から吸収され，肝臓に貯蔵される．貯蔵量は概して4～5年分といわれており，胃全摘術後など，それ以上の期間にわたってビタミン B_{12} の補給や吸収が途絶えていると欠乏症が出現することになる．ビタミン B_{12} 欠乏は悪性貧血(後述する)や胃全摘術後の内因子欠乏による吸収障害，小腸の障害による吸収障害，条虫によるビタミン B_{12} の横領，完全静脈栄養(ビタミン補充不足)などが原因となる．葉酸欠乏は偏食，完全静脈栄養(ビタミン補充不足)，妊娠や悪性腫瘍による需要増加，薬剤(メトトレキセート)などが主な原因となる．

臨床所見

慢性進行性の貧血症状が主体である．ビタミン B_{12} 欠乏の場合，舌乳頭萎縮を伴う舌のしびれ〔ハンター(Hunter)舌炎〕，神経症状(四肢のしびれ感，位置覚や振動覚といった深部知覚の低下；亜急性脊髄連合変性症という)を合併しやすい．また皮膚白斑や白髪になることがある．

検査所見

(1) 末梢血検査：大球性貧血に加えて好中球減少・血小板減少を伴い，しばしば汎血球減少となる．赤血球形態では卵円形の大型赤血球や大小不同がみられる．成熟好中球の核過分葉(6分葉以上，**図 2a**)は特徴的な所見である．

(2) 骨髄検査：過形成で赤芽球が増加しており，そのほとんどは上述した巨赤芽球(**図 2b**)で，幼若

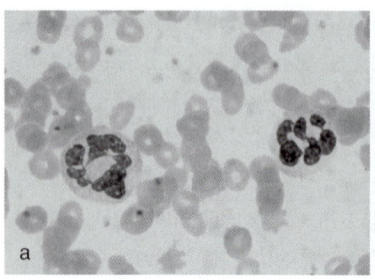

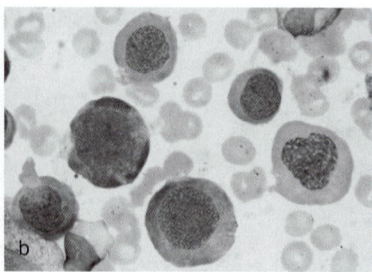

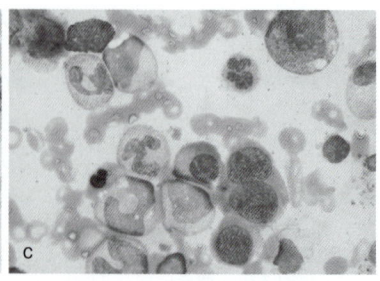

図2 巨赤芽球性貧血のときみられる異常血液細胞（メイ・グリュンワルド・ギムザ染色）（巻頭カラー図25〜27）
a．核過分葉好中球：核が6分葉以上に分かれる．b．巨赤芽球　c．巨大な好中球系細胞：巨大後骨髄球・巨大桿状核球・巨大成熟好中球が見られる．

な段階から成熟段階に至るものまで多数出現する．好中球系では骨髄球以降大型化し，巨大後骨髄球・巨大桿状核球・巨大成熟好中球が特徴的である（図2c）．巨核球にもしばしば分離多核など形態異常が認められる．

（3）その他の検査所見：異常血球は無効造血をきたして骨髄内溶血を起こすため血清LDが上昇する（アイソザイムは1, 2型優位）．間接ビリルビンの軽度上昇を伴うこともある．ビタミンB_{12}欠乏，葉酸欠乏はそれぞれ血中濃度を測定することによって直接判断できる．ビタミンB_{12}欠乏時には尿中メチルマロン酸増加がみられる．

> 診断

大球性貧血がある場合に，ビタミンB_{12}あるいは葉酸欠乏が確認されれば診断できる．その場合骨髄検査は必ずしも必要ない．他の原因が考えられる場合は骨髄検査を含めた精査を要する．

> 治療

ビタミンB_{12}欠乏のあるときはビタミンB_{12}製剤を非経口的に投与する．後述する悪性貧血や胃全摘術後の場合は生涯にわたる投与が必要である．葉酸欠乏に対しては葉酸製剤の経口投与で対応する．血球減少は治療によって速やかに改善し，貧血自体の予後は良好である．

d. 悪性貧血

内因子や胃の壁細胞に対する抗体が産生されるためにビタミンB_{12}の吸収障害が起こって発症するビタミンB_{12}欠乏性貧血である．一種の自己免疫疾患と考えられている．血液学的所見や神経症状は上記の巨赤芽球性貧血と同様であり，加えて胃粘膜の萎縮（萎縮性胃炎という）を合併する．放射性同位元素^{57}Coで標識されたビタミンB_{12}を経口投与してその吸収障害を検出するシリング（Schilling）試験は従来有名であるが，現在は事実上施行されなくなった．代わりに抗内因子抗体や抗壁細胞抗体（いずれも保険未承認）を検出することによって確定診断される．かつては致命的な貧血とされていたが，現在はビタミンB_{12}製剤の非経口的投与によって完治する．なお他の原因によるビタミンB_{12}欠乏性貧血は悪性貧血とはよばない．

6. 赤血球の破壊・喪失の亢進による貧血

a. 出血性貧血

急性失血のために全身血液量が減少した状態を指す．もともと貧血がなければ正球性正色素性貧血のパターンであるが，慢性持続性出血があると次第に鉄欠乏状態となって，小球性低色素性に傾く．

b. 溶血性貧血

> 疾患概念

赤血球の崩壊が異常に亢進して貧血をきたす疾患・病態の総称である．一般に健常な赤血球寿命は120日前後といわれているが，溶血性貧血患者

では放射性同位元素^{51}Crで標識した患者赤血球が体内で短期間に消失する，すなわち赤血球寿命が短縮している．末梢において赤血球の破壊・喪失が起こると，骨髄における赤芽球造血は数倍に亢進して代償する機転が働くが，大規模な溶血が起こると代償が追いつかず貧血に陥る．遊離したヘモグロビンは代謝され，プロトポルフィリン環が開裂し，ビリベルジンを経て間接ビリルビンが増加する．したがって間接ビリルビン優位の黄疸をきたす（溶血性黄疸）．

溶血性貧血はきわめて多種多様な疾患からなるが，個々の疾患については後述する．

溶血性貧血に共通する臨床所見・検査所見

疾患・症例にもよって程度の差があるが，おおむね以下の所見が共通して認められる．

(1) 赤血球の崩壊亢進に伴う所見

① 赤血球寿命の短縮（本検査は現在ほとんど実施されていない），② 溶血性黄疸（間接型優位の高ビリルビン血症），③ 血清LD高値（アイソザイムは1，2型優位），④ 血清ハプトグロビン低下，⑤ 尿中ウロビリノゲン増加，⑥ 便中ウロビリン体増加，⑦ 脾腫，⑧ 胆石症（ビリルビン系結石）．

(2) 赤芽球造血の亢進に伴う所見

① 骨髄赤芽球過形成，② 網赤血球増加，③ 末梢血中への赤芽球出現．

B 赤血球自体の異常

1. 赤血球膜の先天異常

a. 遺伝性球状赤血球症（hereditary spherocytosis；HS）

疾患概念

末梢血中に小型の球状赤血球（spherocyte）が多数出現する先天性溶血性疾患である．主に常染色体優性遺伝形式をとるので家族内発症が多く，先天性溶血性貧血のおよそ2/3を占める．

病因と病態生理

赤血球の細胞骨格・膜骨格を構成するバンド3，バンド4.2，アンキリン，スペクトリンなどの蛋白の先天的欠損や分子異常が原因であるが，症例によって多様である．これらの蛋白異常の結果，赤血球がドーナッツ状の構造を維持できなくなって球状化すると，変形能が低下して脾臓内を通過する際に網内系で捕捉・貪食されやすくなり，溶血性貧血（この場合は血管外溶血）をきたす．

臨床所見

貧血，黄疸，脾腫がある．造血が旺盛であれば貧血は軽度にとどまる．

検査所見

貧血があり，末梢血塗抹標本にて小型の球状赤血球が多数みられる（図3a，b，各論1 → p.85）．赤血球恒数上は正球性正色素性のパターンを示すことが多いが，MCHCは高値である．網赤血球は増加する．本症の特徴は，赤血球浸透圧抵抗試験で浸透圧抵抗が減弱（または浸透圧脆弱性が亢進と表現する）していることである．特に患者血液を24時間孵置後に調べると，より顕著である．生化学検査では間接型優位の高ビリルビン血症，LD高値，血清ハプトグロビン低下など，典型的な溶血性黄疸の所見を示す．

診断

臨床所見，検査所見，特に赤血球浸透圧抵抗試験の結果によって診断される．

治療

摘脾を行うことにより貧血・黄疸は軽減し，生命予後は良好である．

b. 遺伝性楕円赤血球症（hereditary elliptocytosis）（図3c，d）

スペクトリン，バンド4.1など遺伝性球状赤血球症に類似した細胞骨格・膜骨格蛋白の先天異常によって，赤血球形態が楕円状になる．概して貧血はないか軽度にとどまり，無治療のことが多いが有症状患者では摘脾を行う．

c. その他の先天性赤血球膜異常症

有口赤血球が増加する遺伝性有口赤血球症，有棘赤血球が増加するβ-リポ蛋白欠損症などがある．

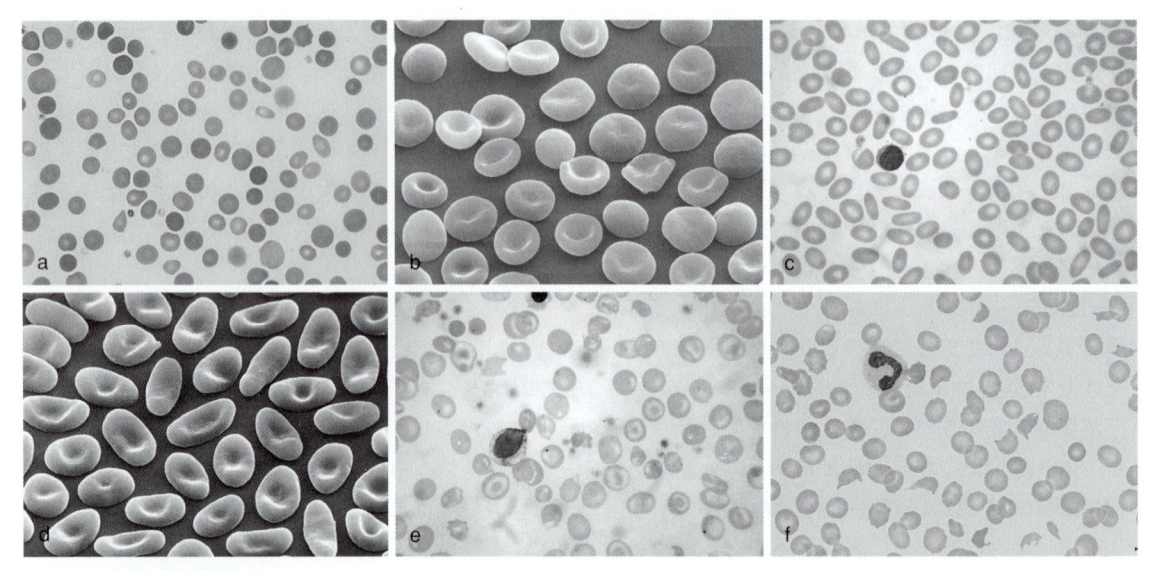

図3 赤血球の形態異常（a, c, e, fは光顕像メイ・グリュンワルド・ギムザ染色，b, dは走査電顕像）
a．球状赤血球（巻頭カラー図28）　b．球状赤血球　c．楕円赤血球（巻頭カラー図29）　d．楕円赤血球　e．標的赤血球（巻頭カラー図30）　f．破砕赤血球（DIC症例）（巻頭カラー図31）

2. 赤血球酵素の先天異常

a. グルコース6リン酸脱水素酵素（G6PD）欠乏症（glucose-6-phosphate dehydrogenase deficiency）

X染色体連鎖（伴性）劣性遺伝形式で男性のみが発症する．本遺伝子異常は黒人に多く，日本人では稀である．G6PDはNADPをNADPHに還元して還元型グルタチオン量の維持にかかわっており，ヘモグロビンその他の蛋白を酸化から防御しているが，G6PDが先天的に欠乏すると，サルファ剤や解熱剤，抗マラリア剤などを服用したときにこれら薬剤の酸化作用がヘモグロビンに及んで，ヘモグロビンはメトヘモグロビンとなってハインツ小体を形成し，急激な血管内溶血に至る．その結果貧血，黄疸，ヘモグロビン尿が出現する．誘因となる薬剤の服用を回避することによって溶血発作を予防する．

b. ピルビン酸キナーゼ（PK）欠乏症（pyruvate kinase deficiency）

常染色体劣性遺伝する疾患で，日本人にもときに見つかる．解糖系酵素異常のために赤血球内のATP産生が低下し，そのため赤血球はエネルギー依存性の形態保持ができなくなって溶血する．本症では自己溶血試験にて溶血亢進がみられ，かつブドウ糖添加しても自己溶血が是正されないのが特徴である．

3. ヘモグロビンの異常

a. 異常ヘモグロビン症

ヘモグロビン蛋白のグロビン部分のアミノ酸配列の一部が先天異常によって別のアミノ酸に置換（ミスセンス変異という）したために，ヘモグロビン構造の異常や酸素結合能異常をきたし，溶血や貧血となる疾患群の総称である．

1）鎌状赤血球症（sickle cell anemia）（HbS症）

1アミノ酸変異のためにヘモグロビンがタクトイドとよばれるとがったゲル状を呈し（ヘモグロビンS），赤血球形態が三日月状に変形する．遺伝子変異が片アリルのみに起こるヘテロ接合体では無症状であるが，両アリルとも変異になるホモ接合体では異常赤血球が血管閉塞や重度の溶血をきたす．日本人での発症はなく，アフリカから中東

にかけてみられる．

2) 不安定ヘモグロビン症

遺伝子変異の結果できた異常ヘモグロビンが構造上不安定になり，変性してハインツ小体を形成し，溶血に至る先天性疾患の総称で，世界で30種類近く報告されている．

3) メトヘモグロビン血症

ヘモグロビンのヘム中の鉄原子は本来還元型(Fe^{2+})であるが，これが酸化型(Fe^{3+})になると酸素結合能を失う．先天異常としてはヘモグロビンM症があるが，他に薬剤服用によって後天的にメトヘモグロビン血症になる場合もある．

b. サラセミア

疾患概念・病因・分類

健常者の赤血球ヘモグロビン中のグロビンは，4本のポリペプチドから成り立っており，構成するポリペプチドの種類によってHbA($α_2β_2$)，HbA_2($α_2δ_2$)，HbF($α_2γ_2$)に分かれるが，いずれもα鎖とそれ以外のポリペプチド鎖が2本ずつで構成されている．サラセミアではグロビン合成経路に先天的な欠陥があるために，ポリペプチド鎖の産生量にアンバランスが生じて正常なヘモグロビンが十分に合成されず，貧血に陥る．主な病型として，α鎖が産生不良で欠乏する病型をα-サラセミア，β鎖が欠乏する病型をβ-サラセミアという(ネーミングに注意)．それぞれにホモ接合体とヘテロ接合体があり，ホモ接合体の場合は重症貧血(死産や乳幼児の重症貧血)になるが，ヘテロ接合体では軽症にとどまる．日本人では3,000人に1人くらいの発症といわれるが，ヘテロ接合体では気がつかない場合があるようである．

検査所見

赤血球恒数上は小球性低色素性貧血で，塗抹標本にて標的赤血球(図3e)が特徴的で，赤血球大小不同，奇形赤血球もみられる．鉄欠乏性貧血と異なり，血清鉄はむしろ高値を示す．骨髄は赤芽球系過形成で，軽度巨赤芽球様変化を伴うことがある．生化学検査にて間接ビリルビン優位の高ビリルビン血症など溶血のパターンがみられる．

診断

家族歴，病歴，ヘモグロビン分析，グロビン遺伝子解析にて確定診断に至る．

4. 発作性夜間ヘモグロビン尿症
(paroxysmal nocturnal hemoglobinuria；PNH)

疾患概念

後天性の造血幹細胞障害である．遺伝子異常をきたした造血幹細胞由来のPNHクローンが骨髄中で拡大するが，産生された赤血球が補体を介した溶血を起こしやすくなり，ヘモグロビン尿を伴う溶血性貧血，血栓症，造血不全に至る難病である．

病因と病態生理・分類

赤血球膜には本来 decay-accelerating factor (DAF，CD55)やCD59という補体制御因子が存在して，赤血球を補体を介した溶血から防御している．CD55とCD59，さらに好中球アルカリホスファターゼ(NAP)はグリコシルホスファチジルイノシトール結合型蛋白(GPIアンカー蛋白)という共通の蛋白質群で，PIG-A遺伝子産物によってGPI部分が合成されて，それぞれ細胞膜に局在するが，PNHでは造血幹細胞レベルでPIG-A遺伝子に後天的異常が起こって，上記のGPIアンカー蛋白が適切に発現できなくなる．こうしてできたPNHクローンからCD55/CD59欠損赤血球が産生され，これらは補体の攻撃を受けやすくなる．特に夜間睡眠時に血液pHが酸性に傾いている間に血管内で補体性溶血を起こすと考えられており，起床時にヘモグロビン尿を自覚する．大量の遊離ヘモグロビン，溶血した赤血球の断片，異常造血幹細胞に由来する血小板の作用などいくつかの原因によって血栓症を合併しやすい．

またPNHクローンが出現・拡大する背景には再生不良性貧血に類似した免疫学的機序による造血障害があると考えられており，汎血球減少が前面に現れる場合もある．そこで診断基準(表8)にも示すように，溶血所見が強くみられる古典的

PNHと,骨髄不全が主所見となる骨髄不全型PNHに分けられることがある.

臨床所見

貧血,黄疸に加えてヘモグロビン尿を認める.ヘモグロビン尿は赤ワイン様と表現され,起床時に典型的といわれるが,溶血は夜間にのみ起こるわけではない.ときに静脈血栓や出血傾向がみられる.

検査所見

貧血に加えて白血球減少,血小板減少を伴うことが多い.間接ビリルビン優位の高ビリルビン血症,LD高値,ハプトグロビン低下など溶血所見がみられる.血管内溶血を反映して,ヘモグロビン尿,尿沈渣のヘモジデリン陽性である.骨髄は赤芽球系過形成が多いが,骨髄不全型PNHでは骨髄低形成となる.

PNHに特異的な検査所見として,酸性条件下での赤血球溶血を調べるHam試験,砂糖水試験が陽性とされるが,感度はあまりよくない.代わって有用性が高いのがフローサイトメトリーによる赤血球および好中球表面のCD55およびCD59測定である.CD55/CD59欠損血球(PNH型血球という)を検出する.なお好中球アルカリホスファターゼ発現も低下するので,NAPスコアは著明低値である.

診断

わが国におけるPNHの診断基準を表8に示す.CD55/CD59欠損血球が1%以上あればPNHを疑い,3%以上ならば確定的である.

治療

重度の貧血に対しては赤血球輸血(理想的には洗浄赤血球が望ましいが,濃厚赤血球でも可),溶血発作のときには十分な輸液とハプトグロビン製剤の使用,血栓や腎不全の防止策をとる.慢性期には再生不良性貧血の治療に準じて,免疫抑制療法が用いられる.最近補体依存性溶血を防止する目的で補体成分C5に対する抗体医薬が開発され,本疾患の溶血を劇的に防ぐことが確認された.わが国でも保険承認されている.

予後

わが国では10年生存率80%と生命予後は比較的良好であるが,出血,感染,血栓症はときに致命的となる.しかし治療法の進歩によってさらなる改善が期待される.

C 赤血球以外の異常

1. 免疫学的要因

赤血球に対する抗体によって溶血が起こる疾患・病態が当てはまる.表9に示すように,①自分自身の赤血球と反応する自己抗体ができる場合(自己抗体型),②自分以外の,他人の赤血球と反応する抗体(同種抗体型),③薬剤に対する抗体が結果的に溶血を引き起こす場合,に分けられる.①の自己抗体型を広い意味での自己免疫性溶血性貧血とよぶが,その中には,体温付近で反応する温式自己抗体によるもの(これを狭義の自己免疫性溶血性貧血といい,自己抗体型の大部分を占める)と,体温よりも低い温度で反応する冷式自己抗体の場合がある.詳細を以下に述べる.

a. 自己免疫性溶血性貧血(autoimmune hemolytic anemia;AIHA)(温式自己抗体によるもの)

疾患概念・病因・分類

自己の赤血球に対する自己抗体(クラスは一般にIgGで,37℃付近で反応する温式自己抗体)が産生され,抗原抗体反応が起こって赤血球が破壊され,溶血をきたす疾患である.自己抗体型の溶血性貧血の大部分はこのタイプである.多くは原因不明(特発性)であるが,悪性リンパ腫,慢性リンパ性白血病,自己免疫疾患などのリンパ球系疾患に続発する二次性もある.自己免疫性溶血性貧血に免疫性血小板減少症を合併する場合はエバンス(Evans)症候群とよばれる.

臨床所見

貧血と黄疸があり,脾腫を伴う.溶血は主に脾で起こる(血管外溶血)が,激しい溶血発作の場合

表8 発作性夜間ヘモグロビン尿症の診断基準（抜粋）

1. 臨床所見として，貧血，黄疸のほか肉眼的ヘモグロビン尿を認める．ときに静脈血栓，出血傾向，易感染性を認める．青壮年を中心に広い年齢層で発症する．
2. 以下の検査所見がしばしばみられる．
   1) 貧血および白血球，血小板の減少
   2) 血清間接ビリルビン値上昇，LDH値上昇，ハプトグロビン値低下
   3) 尿沈渣のヘモジデリン陽性
   4) 好中球アルカリホスファターゼスコア低下，赤血球アセチルコリンエステラーゼ低下
   5) 骨髄赤芽球増加（骨髄は過形成が多いが低形成もある）
   6) Ham試験陽性または砂糖水試験陽性
3. 以下の検査所見によって診断を確実なものとする．
   1) グリコシルホスファチジルイノシトール（GPI）アンカー型膜蛋白の欠損血球（PNH型血球）の検出
   2) 骨髄穿刺，骨髄生検，染色体検査等による他の骨髄不全疾患の除外
4. 病型分類
   1) 古典的 PNH
   2) 骨髄不全型 PNH
   3) 混合型 PNH
5. 参考
   1) PNHは溶血性貧血と骨髄不全症の側面を併せ持つ造血幹細胞異常による疾患である．骨髄不全の強いPNHは，再生不良性貧血―PNH症候群によって代表される．
   2) PNH型血球の検出と定量には，抗CD55および抗CD59モノクローナル抗体を用いたフローサイトメトリー法が推奨される．
   3) 溶血所見として，肉眼的ヘモグロビン尿，網赤血球増加，血清LDH上昇，間接ビリルビン上昇，血清ハプトグロビン低下が参考になる．PNH型赤血球が1～10%であれば，溶血所見を認めることが多い．

（厚生労働省・特発性造血障害に関する調査研究班　平成22年度改訂案を改変引用）

は血管内溶血を伴い，貧血・黄疸が悪化する．

検査所見

正球性正色素性貧血を基本とするが，網赤血球増加に伴い，計測上大球性に傾くことも多い．塗抹標本上球状赤血球が目立つのも特徴である．赤血球表面に自己抗体が結合しているため直接クームス試験が陽性である．さらに重症未治療例など遊離自己抗体が増加している場合は間接クームス試験も陽性になる．生化学検査にて間接ビリルビン優位の高ビリルビン血症など溶血のパターンがみられる．

診断

溶血性貧血が明らかで，直接クームス試験が陽性であれば診断が確定する．稀に通常のクームス試験陰性例が存在し，診断に苦慮する例がある．

治療

副腎皮質ステロイド療法を適切に行えば，多くの症例は寛解に入る．溶血発作の際はハプトグロビン製剤を併用する．

表9　免疫学的要因による溶血性貧血の分類

自己抗体による溶血性貧血（広義の自己免疫性溶血性貧血）
・温式自己抗体型：狭義の自己免疫性溶血性貧血
・冷式自己抗体型：寒冷凝集素症（冷式IgM自己抗体）
　発作性寒冷ヘモグロビン尿症（冷式IgG自己抗体）
同種抗体型による溶血性貧血
・不適合輸血による溶血副作用（ABO型不適合輸血，Rh型不適合輸血）
・新生児溶血性疾患
薬剤による免疫性溶血性貧血

予後

特発性AIHAの5年生存率は約80%，続発性AIHAは原疾患にもよるが概して生命予後不良である．

b. 寒冷凝集素症（cold agglutinin disease）

本症の本態は，体温よりも低い温度で赤血球に

結合する冷式IgM自己抗体(寒冷凝集素)が産生され，寒冷時に四肢末梢血管中でIgMが結合した赤血球が互いに凝集して循環障害をきたす疾患である．寒冷にさらされたときに四肢末端のチアノーゼや神経症状を起こす．採血された血液は速やかに凝集する特徴がある．原因不明(本態性)の場合と，リンパ系腫瘍やマイコプラズマ肺炎に合併する二次性がある．寒冷曝露を避けることで病状は緩和される．

c. 発作性寒冷ヘモグロビン尿症(paroxysmal cold hemoglobinuria)

本症では体温よりも低い温度で赤血球に結合する冷式IgG自己抗体(寒冷溶血素，Donath-Landsteiner抗体ともいう)が産生され，寒冷時にIgGが結合した赤血球が四肢末梢血で溶血をきたす疾患である．血管内溶血のためヘモグロビン尿を伴う．原因不明(本態性)の場合と，梅毒やウイルス感染に合併する二次性がある．

d. 同種抗体による溶血性貧血

不適合輸血による溶血副作用：ABO型不適合輸血の場合，自然抗体である抗A抗体あるいは抗B抗体の作用によって，輸血を受けた患者体内で赤血球凝集を起こす．上述の自然抗体は通常IgMであるが，稀にIgG型を保有している患者では赤血球溶血をきたすことがある．不適合輸血量や抗体の力価にもよるが，致命的な事態となる．

Rh型不適合輸血の場合は本来の自然抗体がIgGであるが，溶血性副作用は比較的軽度にとどまる．

1) 新生児溶血性疾患

妊娠中の母親と胎児の血液型が異なる場合，第1子妊娠中に胎児赤血球に対する同種抗体(IgG)が母体内で産生され，第2子を妊娠したときに同種抗体が胎盤を通過して第2子胎児の赤血球に溶血が起こる事態(胎児赤芽球症という)を指す．Rh型不適合について起こりやすく，つまり母親がもともとRh(－)で第1子がRh(＋)，さらに第2子もRh(＋)であった場合に起こりうる．クームス試験を行うと，母親は間接クームス試験陽性，胎児血は直接クームス試験陽性となる．

e. 薬剤による免疫性溶血性貧血

薬剤服用が溶血性貧血の誘因となることがある．①ペニシリンに代表される抗生物質がハプテンとして作用し，赤血球表面に結合する抗体の産生を誘導する場合，②キニジン服用にて薬剤-抗体複合体が産生される場合，③α-メチルドーパ服用時に抗赤血球自己抗体の産生を誘導する場合，などが知られている．

2. 機械的要因

a. 赤血球破砕症候群(red cell fragmentation syndrome)

赤血球が循環中に機械的・物理的要因によって傷害・破壊されて溶血性貧血となる疾患・病態の総称である．主な原因を表10に示す．大血管性溶血性貧血と細血管障害性溶血性貧血(microangiopathic hemolytic anemia)に大別される．特に臨床上重要なのは後者で，血栓性血小板減少性紫斑病(thrombotic thrombocytopenic purpura；TTP)，溶血性尿毒症症候群(hemolytic uremic syndrome；HUS)，播種性血管内凝固症候群(disseminated intravascular coagulation；DIC)，癌の骨髄転移など，いずれも重篤な病状のときに出現する．

火傷・熱傷など急激な熱刺激・化学刺激によって流血中の赤血球が変形・破壊されることがある．特に熱刺激を受けると，著明に変形・萎縮・断片

表10 赤血球破砕症候群の成因による分類

大血管性溶血性貧血
・心臓弁膜に起因：人工弁，弁膜症
・体外循環に起因：人工透析，人工心肺
細血管障害性溶血性貧血
・血栓性血小板減少性紫斑病(TTP)
・溶血性尿毒症症候群(HUS)
・播種性血管内凝固症候群(DIC)
・癌の骨髄転移
・火傷・熱傷
行軍ヘモグロビン尿症

化した赤血球が塗抹標本上観察される.

特殊型として行軍ヘモグロビン尿症(march hemoglobinuria)がある．これは長距離歩行やマラソン・空手・剣道などの際に，足底に繰り返し衝撃を受けて循環中の赤血球が破壊されるもので，血管内溶血のためにヘモグロビン尿を伴う.

検査所見

貧血，間接ビリルビン高値，LD高値，ハプトグロビン低値など溶血所見に合致するが，最も重要な所見として，末梢血塗抹標本にて多数の破砕赤血球(red cell fragmentation，赤血球断片化ともいう；図3f)が検出される.

3. 病原体

a. マラリア症

マラリア原虫は赤血球内に次々と侵入・寄生し溶血をきたすが，各マラリア原虫特有の生活環によって周期的な発熱・溶血発作を引き起こす．血管内溶血が広汎に起こるとヘモグロビン尿を伴う.

4. 慢性疾患に伴う貧血(続発性貧血，二次性貧血，症候性貧血)

a. 疾患概念

主たる疾患が別にあって，そのために二次的に貧血をきたす場合をいう．英語では anemia of chronic diseases(または disorders)(ACD)とよぶ.

b. 病因と病態生理・分類

主疾患と貧血との間に何らかの因果関係が想定されるものを指し，まったく偶然の合併はこれに該当しない.

1) 悪性腫瘍

造血器腫瘍や癌の骨髄転移がある場合は，骨髄占拠性病変による赤血球産生低下と考えればよいが，それ以外に DIC や赤血球破砕症候群の合併，出血，全身状態の悪化，栄養不良，造血抑制因子の産生などが複合的に絡まって貧血を併発すると考えられる.

2) 慢性炎症

関節リウマチ，慢性感染症などのために長期間炎症状態にあると，網内系に鉄が貯留して造血への鉄利用が停滞する．鉄代謝の項で述べるように，肝臓からヘプシジンという蛋白質が産生され，これがマクロファージに働いて鉄放出を抑制するためと考えられている．この結果鉄欠乏に類似した小球性低色素性貧血になることが多いが，血清フェリチンは高値を示し，また総鉄結合能，不飽和鉄結合能は低下する.

3) 腎障害

赤血球造血促進因子であるエリスロポエチンは主に腎で産生されるが，慢性腎不全になるとその分泌が障害されて正球性正色素性貧血になる(腎性貧血).

4) 肝障害

肝硬変など高度の肝障害でみられる貧血は，造血抑制，赤血球膜異常，脾腫による血球貯留と破壊亢進など複合的要素によって起こると考えられる.

5) 内分泌疾患

甲状腺機能低下症のとき貧血を合併する.

6) 脾機能亢進症(特発性門脈圧亢進症)

古くはバンチ症候群とよばれていた．脾腫とともに脾機能が過剰亢進して，血球の貯留と破壊亢進をきたす．汎血球減少になる.

続発性貧血ではいずれも主疾患に対する治療が基本であり，単なる鉄剤の投与は概して無効である．腎性貧血に対してはエリスロポエチン製剤の注射が効果的である.

5. 赤血球恒数に基づく貧血の分類

a. 小球性貧血の場合(図4)

小球性低色素性貧血の場合は一般にヘモグロビン合成障害を反映している．頻度的には圧倒的に鉄欠乏性が多いので，早い段階で血清鉄をチェックし，低下していれば次にフェリチンまたは総鉄結合能(total iron binding capacity；TIBC)を測定して，血清鉄低下とフェリチン低値またはTIBC上昇を確認できれば鉄欠乏性貧血と確定できる．鉄欠乏性貧血では出血源の精査など原因究明がきわめて重要である．フェリチンの結果を早く知ることは速やかな診断のために必要であり，またTIBCは稀ながら無トランスフェリン血症の診断に不可欠である．

小球性貧血をきたす病態としては，慢性炎症などの際の続発性(または症候性)貧血は高頻度にみられるが，稀にサラセミアのような先天性ヘモグロビン合成障害や骨髄造血障害である鉄芽球性貧血などもありうる．

b. 大球性貧血の場合(図5)

著明な網赤血球増加を伴うときはMCV計測上大球性に傾くので注意しておく．網赤血球増加がなければ巨赤芽球性貧血を考える．その場合病態としてDNA合成障害が背景にあることが多い．ただし巨赤芽球性でなくても軽度大球性を呈することがある．病歴上胃症状や胃切除術歴の有無，神経症状などに注意する．この場合血清ビタミンB_{12}と葉酸を測定し，明らかに低値であればこれらのビタミン欠乏性貧血としてその原因を探りつつ，ビタミン補充による反応の有無を注視する．悪性貧血を疑うときは萎縮性胃炎を想定して上部消化管の精査をしておく．可能ならば抗内因子抗体・抗壁細胞抗体を測定するが，従来有名なSchilling試験は事実上実施不可能である．ビタミン欠乏以外の巨赤芽球性貧血の疑いが高ければ骨髄穿刺を実施すべきで，通常染色・特殊染色と骨髄クロット(病理検査用)，それから骨髄染色体検査もオーダーしておく．骨髄検査の結果によって当然その後の流れは変わってくる．

c. 正球性貧血の場合(図6)

最も多様な病態・疾患が含まれる．まず網赤血球数増加の有無で二分される．網赤血球数は通常赤血球数に対する％または‰で表記されるが，本来は血液1μLあたりの絶対数で判断するべきである．網赤血球増加があれば少なくとも赤血球造血能には問題がないわけで，溶血性貧血か急性失血を考える．貧血の程度や進行，全身状態によっては緊急治療を要することも稀でない．溶血所見が明らかであれば赤血球形態に注目し，球状赤血球や破砕赤血球などのように特徴的な形態が見つかれば疾患・病態をある程度絞り込むことができ

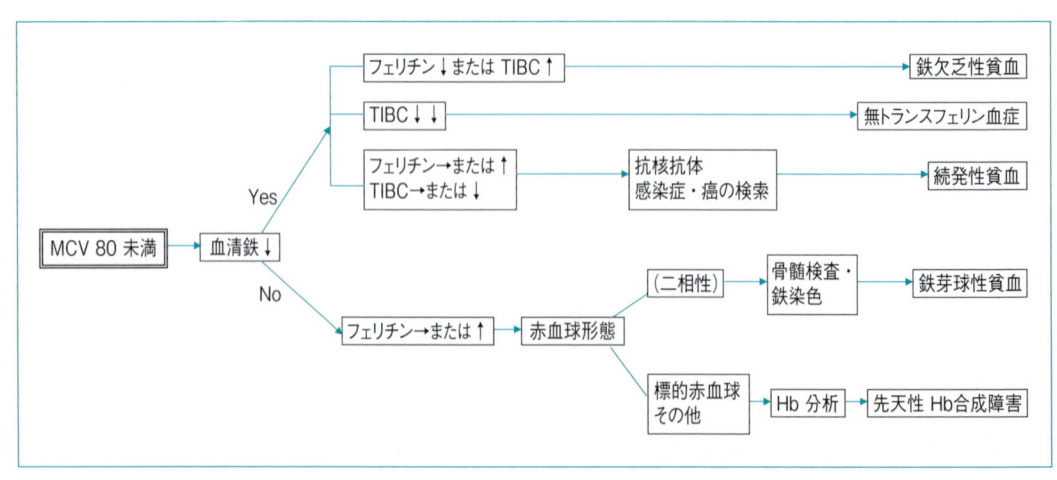

図4　小球性貧血の検査の流れ

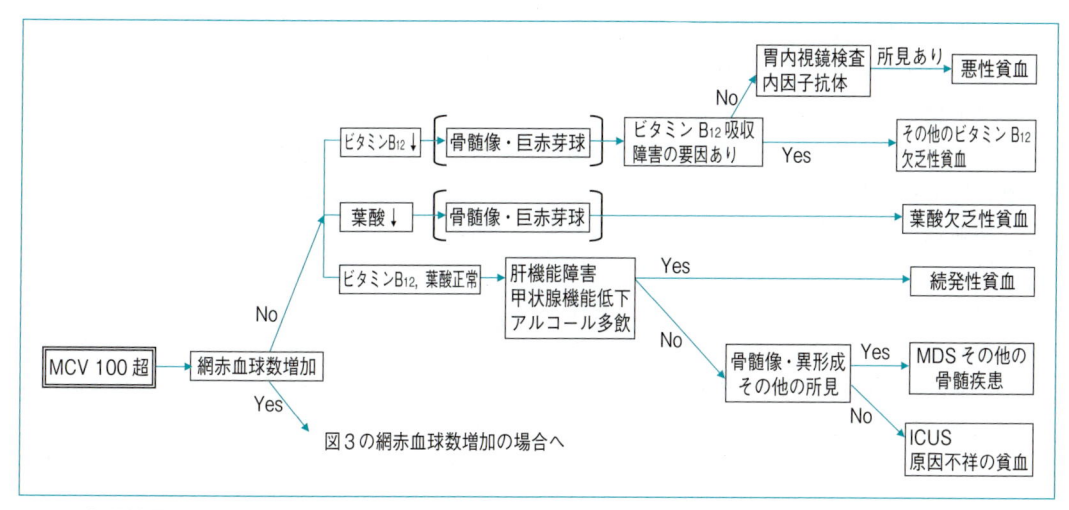

図5 大球性貧血の検査の流れ

ビタミン B_{12} または葉酸欠乏が明らかな場合は，必ずしも骨髄検査をする必要はない．
MDS：myelodysplastic syndromes（骨髄異形成症候群），ICUS：idiopathic cytopenia of undetermined significance

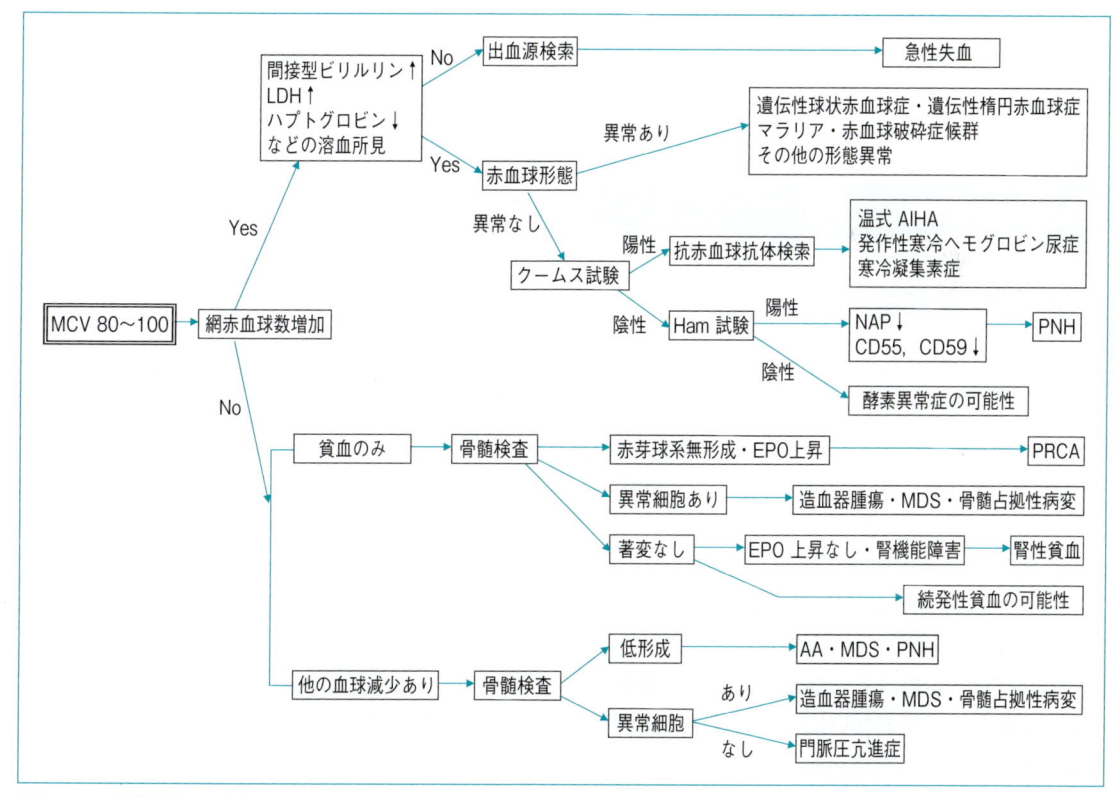

図6 正球性貧血の検査の流れ

AIHA：autoimmune hemolytic anemia（自己免疫性溶血性貧血），NAP：neutrophil alkaline phosphatase（好中球アルカリホスファターゼ），PNH：paroxysmal nocturnal hemoglobinuria（発作性夜間ヘモグロビン尿症），EPO：erythropoietin（エリスロポエチン），PRCA：pure red cell aplasia（赤芽球癆），AA：aplastic anemia（再生不良性貧血）

る．ただし典型例ならばともかく，軽微な形態異常の場合はその判断が難しく，赤血球形態の評価に関する標準化とその普及が望まれる．一方クームス試験をすばやく実施して，抗赤血球抗体の関与する貧血であるか否かを早く見極めなければならない．溶血性貧血の中には最終的に蛋白解析や遺伝子診断が必要となる稀少疾患も含まれる．

網赤血球数が正常もしくは減少の場合は，貧血のみか白血球減少や血小板減少を伴うかで区分する．貧血のみの場合は赤芽球癆，腎性貧血，続発性(症候性)貧血の可能性があり，前2者は血中エリスロポエチン濃度で鑑別できる．二血球減少あるいは汎血球減少の場合は再生不良性貧血や骨髄異形成症候群(MDS)，発作性夜間ヘモグロビン尿症(PNH)のような特発性造血障害，造血器腫瘍，骨髄線維症，癌の骨髄転移など重篤な疾患・病態の可能性が高いので，骨髄穿刺検査が必要である．骨髄生検もなるべく実施すべきであり，特に骨髄穿刺が dry tap に終わった場合は必須である．

D 赤血球増加症

1. 赤血球増加症の定義

貧血とは逆に，単位血液量あたりの赤血球数，ヘモグロビン濃度，ヘマトクリット値が基準値を超えた状態・疾患を赤血球増加症(古くは多血症)という．目安としては，男性の場合は赤血球数600万/μL以上，Hb濃度18 g/dL以上，Ht値55%以上，女性では赤血球数550万/μL以上，Hb濃度16 g/dL以上，Ht値50%以上が該当する．後で述べるように，単に単位血液量あたりの検査値として高値をとる場合も本病名がつけられるが，実際の病態として持続的に高値で推移する症例は臨床上重要である．循環赤血球量を測定すると，男性で36 mL/kg以上，女性で32 mL/kg以上であれば絶対的赤血球増加症とみなされるが，循環赤血球量測定はRI検査のため，最近はほとんど実施されていない．

2. 赤血球増加症の臨床症状

自覚症状はほとんどないか軽度のことが多く，頭痛，頭重感，のぼせ，肩こり，倦怠感などである．他覚所見としては赤ら顔になりやすいくらいである．

3. 赤血球増加症の分類

表11に示すように，まず単位血液量あたりの検査値が見かけ上高値である相対的赤血球増加症と，体内の赤血球量自体が増加する絶対的赤血球増加症に大別される．

相対的赤血球増加症の中で，脱水による血液濃縮は下痢，嘔吐，発熱，熱傷などの際に起こり，循環血液量は減少している．適切な輸液によって体液量を補正することが必要である．ストレス赤血球増加症は肥満型の中年男性に多く，喫煙や飲酒の習慣があって，社会的ストレスにさらされているようなタイプにしばしばみられる．循環血液の分布異常が原因とされるが詳細は不明である．造血能に異常所見なく，脾腫もなく，動脈血酸素飽和度，血中エリスロポエチン濃度のいずれも異常ない．生活習慣の是正やストレスの回避によって改善する．

絶対的赤血球増加症の中で最も重要なのは真性赤血球増加症(polycythemia vera)であるが，これは赤血球系が腫瘍性に増加する疾患であり，別項(骨髄増殖性腫瘍)にて述べられる．二次性赤血球増加症の多くは，表11に掲げたような背景に

表11 赤血球増加症の分類

相対的赤血球増加症
　・脱水による血液濃縮：下痢，嘔吐，発熱，熱傷など
　・ストレス赤血球増加症
絶対的赤血球増加症
　・真性赤血球増加症
　・二次性赤血球増加症
　　酸素欠乏が誘因であるもの(動脈血酸素飽和度 $SaO_2 < 92\%$)：高地居住者，慢性心肺疾患，大量喫煙，過度の肥満，ヘモグロビン異常症
　　その他の原因：エリスロポエチン産生腫瘍，腎疾患のためエリスロポエチン過剰産生

表12 赤血球増加症の鑑別診断

検査項目	相対的	真性	二次性
循環赤血球量	正常	増加	増加
血液学的検査			
好中球数・好塩基球数	正常	増加/正常	正常
血小板数	正常	増加/正常	正常
NAPスコア	正常	高値/正常	正常
骨髄像	正形成	過形成	正形成
生化学的検査			
LD	正常	高値/正常	正常
尿酸	正常	高値/正常	正常
ビタミンB_{12}	正常	高値/正常	正常
エリスロポエチン	正常	低値/正常	高値
動脈血酸素飽和度	正常	正常	低値/正常
脾腫	なし	あり	なし

よる酸素欠乏(動脈血酸素飽和度低下)が誘因となってエリスロポエチン濃度が上昇し,赤芽球造血が刺激された結果である.稀にエリスロポエチン産生腫瘍や,腎動脈狭窄のためにエリスロポエチンが過剰産生されることがある.

表12に相互の鑑別点を示すが,重要なことは真性赤血球増加症であるか否かの鑑別である.

第15章
白血球系疾患の検査結果の評価・解釈

学習のポイント

❶ 白血球増加症には好中球増加症，リンパ球増加症，単球増加症，好酸球増加症などがあるが，それぞれ異なる病因・病態の結果として臨床検査値に現れたものである．鑑別診断が重要で，とりわけ腫瘍性か反応性かの鑑別を迫られることが多い．中でも類白血病反応は，腫瘍性と区別すべき極端な例である．

❷ 白血球減少症も多様な病因・病態を背景として出現する．生体防御能低下，易感染性という臨床上重大な局面をもたらす．薬剤起因性の無顆粒球症はその極端な例である．また後天性免疫不全症候群の際のリンパ球減少は特徴的であり，注意すること．

❸ 先天性白血球機能異常症は概してまれな疾患であるが，本来あるべき好中球機能の重要性を再認識させる．

本章を理解するためのキーワード

❶ 好中球の核左方移動
好中球の成熟過程のフローチャートは一般に左から右方向へと並べて描くことが多い．このことから分葉核好中球よりも若干幼若な桿状核好中球や後骨髄球など，フローチャート上は左方向に位置する細胞が末梢血中に出現してくることをいう．急性炎症の際などによくみられる．

❷ 好中球アルカリホスファターゼ（neutrophil alkalinephosphatase；NAP）スコア
NAP は成熟好中球がもっている酵素で，通常弱陽性～陽性であるが，その発現は本来内因性の G-CSF の影響を受けている．したがって感染症などの急性炎症時には好中球が増加するとともに NAP 活性が上昇し，そのスコアは高値となる．慢性骨髄性白血病では逆に低値である．

❸ ペルゲル核異常好中球
低分葉好中球ともいう．核がほとんど分葉しないか，せいぜい2分葉止まりでクロマチンが凝縮・成熟した様態を示す好中球で，もともとは家族性ペルゲル核異常症の際に特徴的であるとされていたが，骨髄異形成症候群（MDS）や急性骨髄性白血病 M2 でもしばしば見つかることが知られるようになった．MDS では特に重要な異形成所見と位置づけられている．

A 白血球増加症

1. 疾患概念

白血球数の基準値は年齢・施設によって若干の相違があり，また個人差も大きいが，概ね1万/μL 以上を白血球増加症とみなしている．ただし白血球には好中球，リンパ球，単球，好酸球，好塩基球が含まれており，各血球分画の実数（白血球総数×分画比率）と異常細胞の出現の有無を確認することが病態把握と診断のために重要である．白血球増加症の主な原因を表1に示す．

2. 白血球増加症の分類

a. 好中球増加症（neutrophilia）（図1）

およその基準として好中球数 7,000/μL 以上を好中球増加症とみなす．増加するのは成熟好中球

表1　白血球増加症の主な原因

1. 好中球増加症
   (1) 感染症：細菌感染症（肺炎，敗血症その他）
   (2) 炎症性疾患：急性心筋梗塞，他臓器の梗塞，急性虫垂炎，自己免疫疾患（リウマチ熱，多発性動脈炎）など
   (3) 悪性腫瘍：特にCSF産生腫瘍で顕著
   (4) 血液疾患：慢性骨髄性白血病その他の骨髄増殖性腫瘍（真性赤血球増加症，本態性血小板血症，原発性骨髄線維症）
   (5) その他：副腎皮質ステロイド投与時，薬物中毒，ストレスなど
2. リンパ球増加症
   (1) 感染症：ウイルス感染症，百日咳
   (2) 血液疾患：慢性リンパ性白血病，マクログロブリン血症
3. 単球増加症
   (1) 感染症：特に結核，亜急性細菌性心内膜炎などの亜急性感染症
   (2) 無顆粒球症や抗腫瘍化学療法後の白血球回復期
   (3) 慢性骨髄単球性白血病
4. 好酸球増加症
   (1) アレルギー疾患：気管支喘息，アトピー性皮膚炎，花粉症など
   (2) 寄生虫感染
   (3) 造血器腫瘍：慢性骨髄性白血病，好酸球性白血病
   (4) 好酸球増加症候群（hypereosinophilic syndrome；HES）
5. 好塩基球増加症
   (1) 造血器腫瘍：慢性骨髄性白血病，真性赤血球増加症
   (2) アレルギー疾患

分画で，桿状核球と分葉核球が該当する．著明増加の場合は類白血病反応という（後述）．

1) 感染症

細菌感染症の際が典型的であり，特に急性期には核のいわゆる左方移動（桿状核球増加やさらに幼若段階の顆粒球が末梢血中に出現する状態）を示すことが多い．例外的に腸チフス感染では，逆に好中球減少をきたすことが多い．

2) 炎症性疾患

急性心筋梗塞，急性虫垂炎，自己免疫疾患のうちでリウマチ熱と多発性動脈炎など非感染性炎症のときに好中球増加をきたすことが多い．

3) 悪性腫瘍

悪性腫瘍の際にもしばしば好中球増加を伴う．CSF産生腫瘍の際に顕著となる（類白血病反応）．

4) 血液疾患

慢性骨髄性白血病をはじめ，真性赤血球増加症，本態性血小板血症，原発性骨髄線維症といった骨髄増殖性腫瘍の際に好中球増加をきたす．

5) その他

副腎皮質ステロイド投与時は好中球増加がほとんど必発である．他に薬物中毒，ストレスの際にもしばしば好中球増加をきたす．

b. リンパ球増加症（lymphocytosis）

小児ではもともとリンパ球増加傾向にあり，明確な基準値は定かでないが，成人においては4,000/μL以上をリンパ球増加症とみなす．増加するのは成熟リンパ球である．

1) 感染症

ウイルス感染症の際にしばしばリンパ球が増加する．異型リンパ球の出現・増加をみることも多い（伝染性単核球症 → p.207）．細菌感染症では百日咳のときに特異的にリンパ球が著増する．

2) 血液疾患

慢性リンパ性白血病やマクログロブリン血症のように成熟型異常リンパ球が増殖する病型が該当する．

c. 単球増加症（monocytosis）

感染症では特に亜急性感染症（結核，亜急性細菌性心内膜炎）の時に認められることが多い．無顆粒球症や抗腫瘍化学療法後の白血球回復期にはまず最初に単球が増加するのが一般的である．慢性骨髄単球性白血病では持続性かつ末梢血にて1,000/μL以上の単球増加が定義の1つになっている．

d. 好酸球増加症（eosinophilia）（図2）

末梢血中の好酸球数 500/μL 以上を好酸球増加とみなす．これも白血球分画比率のみで判断してはいけない．原因として多いのはアレルギー疾患（気管支喘息，アトピー性皮膚炎，花粉症など）と寄生虫感染の場合である．自己免疫疾患で好酸球増加を伴う場合がある．慢性骨髄性白血病では好塩基球増加のほかに好酸球増加を伴うこともあるが，この場合は白血病クローンの腫瘍性増加である．ほかに原因不明で高度（>1,500/μL）かつ6か月以上持続する好酸球増加をきたす病態が知られており，（特発性）好酸球増加症候群（hypereosinophilic syndrome；HES）とよぶ．骨髄染色体異常など腫瘍性増殖の証拠が得られた場合は好酸球性白血病とみなして，HES から除外する．

e. 好塩基球増加症（basophilia）（図3）

最も重要なのは慢性骨髄性白血病の場合で，白血球分画比率上も絶対数上も明らかに増加し，診断的価値がある．形態学的には正常な好塩基球とやや異なり，好塩基性顆粒が少ない，あるいは顆粒の染色性が弱いことがよくある．ほかに真性赤血球増加症でもしばしば好塩基球増加がみられる．アレルギー疾患のときに軽度の好塩基球増加を伴うことがある．

f. 類白血病反応（leukemoid reaction）

■ 疾患概念

末梢血中の成熟白血球が著増（>5万/μL）する場合か，または末梢血中に幼若芽球が出現する場合を指すが，原因は反応性であって，腫瘍性増殖の結果ではない．それゆえ白血病との鑑別が最も重要である．

■ 病因と病態生理・分類

基礎疾患として重症感染症，中毒，顆粒球コロニー刺激因子（G-CSF）産生腫瘍に併発する場合，G-CSF 製剤投与によって誘発される場合（医原性）などが考えられる．白血病の病型になぞらえて，成熟白血球が著増する場合を慢性白血病型，末梢血中に幼若芽球が出現する場合を急性白血病型ということがある．また好中球系主体に増加することが一般的であるが，ときにリンパ球が主として増加することもある．リンパ球の著増は小児の百日咳の場合にみられる．

■ 臨床所見

基礎疾患の病状が主体である．また基礎疾患にかかわらず，成熟好中球が著増する状態が遷延すると，特に肺組織のように脆弱な組織に傷害を与えて急性呼吸促迫症候群を惹起することがある．

■ 検査所見および診断

末梢血にて白血球の異常増加や幼若細胞出現をみる．原則として赤血球や血小板の異常はない．白血病との鑑別のために骨髄検査をすることがあるが，好中球増加型では骨髄球系過形成を呈する．赤芽球や巨核球系の異常はない．各血球系に形態異常はみられず，骨髄染色体は正常核型であり，クローン性増殖の根拠となる所見はない．これらの所見と基礎疾患の状況を合わせて，特に白血病との鑑別診断を行う．内因性あるいは薬剤として投与された G-CSF によって好中球が増加するときは好中球アルカリホスファターゼ（NAP）活性（陽性率およびスコア）が上昇する．この点は慢性骨髄性白血病（慢性期）との鑑別点になる．

■ 治療および予後

原疾患に対する治療が優先され，予後もその結果に左右される．

B 白血球減少症

1. 疾患概念

白血球数 4,000/μL 未満を白血球減少症と定義する．しかし医療施設や衛生検査所によっては白血球数の基準値下限が 4,000/μL を下回っているところも多く，臨床上問題となるのは 3,000/μL 未満であろう．白血球減少症の主な原因を表2に示す．

2. 白血球減少症の分類

a. 好中球減少症（neutropenia）と無顆粒球症（agranulocytosis）（図4）

好中球が末梢血中で 1,500/μL 未満に減少した病態をいう．以下に述べるように多彩な疾患・病態でみられる．

1）感染症

ウイルス感染症の際にしばしば好中球減少を伴う．細菌感染症でも腸チフスでは好中球減少になる．

2）骨髄疾患

再生不良性貧血，骨髄異形成症候群，発作性夜間ヘモグロビン尿症などの骨髄不全症候群や巨赤芽球性貧血の一所見として好中球減少が頻発す

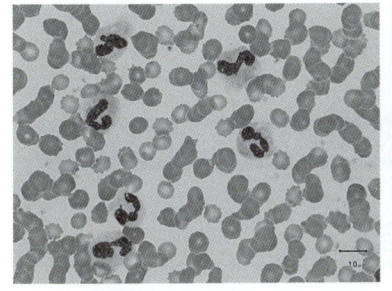

表2　白血球減少症の主な原因
1. 好中球減少症
   (1) 感染症：ウイルス感染症，腸チフス
   (2) 骨髄疾患：再生不良性貧血，骨髄異形成症候群，発作性夜間ヘモグロビン尿症，巨赤芽球性貧血，造血器腫瘍，悪性腫瘍の骨髄転移など
   (3) 免疫学的機序：自己免疫性好中球減少症，全身性エリテマトーデス
   (4) 薬剤性：抗腫瘍剤や放射線照射など用量依存性の好中球減少，用量に関係ない突発的な好中球減少（無顆粒球症）
   (5) 脾機能亢進症：特発性門脈圧亢進症，肝硬変
   (6) その他：特発性好中球減少症，周期性好中球減少症，コストマン（Kostmann）症候群
2. リンパ球減少症
   (1) 原発性免疫不全症
   (2) 後天性免疫不全症候群（AIDS）
   (3) 悪性リンパ腫
   (4) 抗腫瘍剤，副腎皮質ステロイド投与時
3. 好酸球減少症
   (1) クッシング（Cushing）症候群
   (2) 副腎皮質ステロイド投与時
   (3) 腸チフス感染初期

図1　好中球増加症（末梢血，MG染色）（巻頭カラー図32）
桿状核球と分葉核球が主に増加している．本症例では白血球数 24,000/μL で，そのうち 85%を成熟好中球が占めていた．

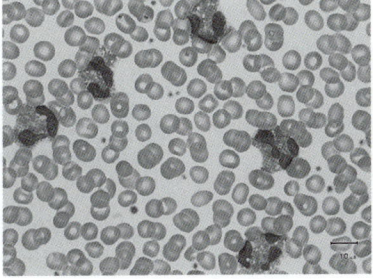

図2　特発性好酸球増加症候群（末梢血，MG染色）（巻頭カラー図33）
本症例では白血球数 25,100/μL で，そのうち 75%を成熟好酸球が占めていた．

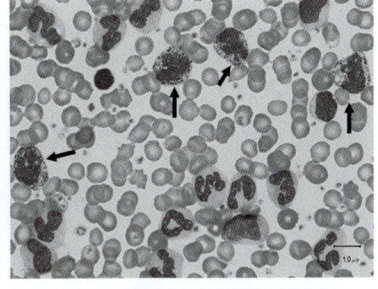

図3　慢性骨髄性白血病慢性期における好塩基球増加（末梢血，MG染色）（巻頭カラー図34）
著明な白血球増加の所見であるが，好塩基球が4個みられる．

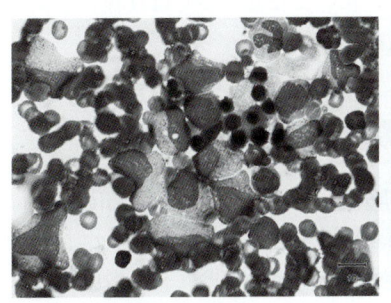

図4　無顆粒球症（骨髄，MG染色）（巻頭カラー図35）
骨髄球系の幼若細胞がみられるが，成熟好中球は少ない．今後回復すると予想される．一方，赤芽球系には異常ない．

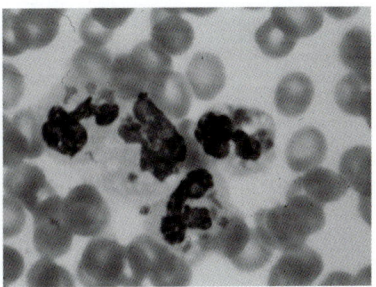

図5　チェディアック・東症候群の末梢血にみられた異常好中球（MG染色）（巻頭カラー図36）
異常な顆粒をもつ好中球が集簇している．

る．造血器腫瘍などの骨髄占拠性病変があると，正常造血機能が損なわれて好中球減少になる．

3）免疫学的機序

好中球に対する自己抗体の産生など自己免疫的機序が働くと好中球減少になる．自己免疫性好中球減少症や全身性エリテマトーデスの副症状としてみられるものである．

4）薬剤性

抗腫瘍剤や放射線照射の場合はほぼ用量依存性に好中球減少が出現するが，これは骨髄抑制という副作用の結果であり，ある意味想定内の現象といえる．しかも好中球特異的ではない．

それに対して，ある種の薬剤服用時に予期せぬ好中球減少が起こることがある．特に急激に500/μL未満になる状況を無顆粒球症とよび，内科的緊急症である．抗甲状腺薬（メチマゾール），抗けいれん薬（ジフェニルヒダントインなど），解熱鎮痛薬，抗生物質，抗結核薬，サルファ剤などの投与を契機として数週間以内に発症する．発症は急激で，高熱，悪寒，口腔粘膜の壊疽・潰瘍形成をきたす．重症例では末梢血好中球がほぼ消失するが，他の血球系は合併症がない限り正常である．薬剤を介した免疫学的機序による好中球の傷害や好中球に選択的な中毒作用が考えられている．

治療方針としては，薬剤起因性を疑う場合は，可能性のある薬剤をすべて速やかに中止し感染予防を行う．すでに感染兆候があるときは，広域スペクトラムの抗生物質を開始する．さらに好中球の回復促進を目指して顆粒球コロニー刺激因子（G-CSF）製剤を投与することが多い．

5）脾機能亢進症

他の血球とともに好中球も減少傾向を示す．

6）好中球の著減をきたす他の病態

特発性好中球減少症，周期性好中球減少症，Kostmann症候群などがある．

b. リンパ球減少症

末梢血中のリンパ球総数が1,000/μL未満をリンパ球減少症とする．リンパ球の減少は原発性免疫不全症のほかに，悪性リンパ腫，抗腫瘍剤や副腎皮質ステロイド投与時にも起こる．後天性免疫不全症候群（AIDS）においてはCD4陽性Tリンパ球が著減するためにリンパ球総数も減少する．

c. 好酸球減少症

副腎皮質ステロイドによって好酸球は抑制されることから，クッシング症候群や副腎皮質ステロイド投与時に好酸球減少が起こる．また腸チフス感染初期に好酸球はほぼ消失することが知られている．

d. 単球減少症

末梢血中の単球総数が200/μL未満とされるが，通常単球のみの減少はなく，好中球減少を伴うことが多い．

C 白血球機能異常症

1. 疾患概念

好中球の機能には遊走能，貪食能，殺菌能などがあり，これらの機能が連続的かつ協調的に発揮されることによって生体防御を担っている．先天的な異常あるいは後天的にこれらの機能障害が起こると，易感染性状態になる．多くは反復性感染症にて幼少時に死亡する．

2. 白血球機能異常症の分類

a. 慢性肉芽腫症（chronic granulomatous disease；CGD）

多くはX染色体劣性遺伝形式，一部常染色体遺伝形式をとる．ニコチンアミドアデニンジヌクレオチドリン酸（NADPH）オキシダーゼ活性が不十分なため，白血球は過酸化水素，ヒドロキシラジカルなどの活性酸素化合物を産生できない．そ

のため貪食した細菌や真菌を殺菌できなくなる．黄色ブドウ球菌や大腸菌などのカタラーゼ産生細菌や真菌感染を幼少時から繰り返し，化膿性の肉芽腫病変を反復して致命的となる．

b. Chédiak-Higashi（チェディアック・東）症候群（図5）

常染色体劣性遺伝形式で，細胞内の小胞輸送を調節する遺伝子の突然変異によって引き起こされる．好中球，単球，リンパ球などの細胞質に特徴的な巨大ライソゾーム（リソソーム）顆粒が生じる．異常なライソゾームは，細菌を貪食したファゴゾームと融合できないため捕食された細菌を殺菌できなくなり，また遊走能も障害される．色素細胞にも異常を生じて白皮症を呈する．難治性感染症のため幼少時に致命的となる．

c. なまけもの白血球症候群（lazy leukocyte syndrome）

好中球の遊走能が先天的に障害されるために，好中球は骨髄中に停留し，末梢血中の好中球減少と反復性感染症をきたす．貪食能，殺菌能は正常である．

d. 白血球粘着不全症（白血球接着分子欠乏症）

常染色体劣性遺伝形式をとる．白血球表面上の接着性糖蛋白の欠損によって，遊走能，血管内皮への接着能や貪食などが障害される．殺菌能は正常である．重症例では幼児期に死亡する．

e. 先天性ミエロペルオキシダーゼ欠損症

先天的に顆粒球系細胞のペルオキシダーゼが欠損しているためH_2O_2産生が低下するが，殺菌能の低下は一般に軽度で，特に易感染性を認めない．臨床検査にてミエロペルオキシダーゼ染色を行うと，好中球は陰性である．またミエロペルオキシダーゼ染色を搭載した自動血球分析装置の普及によって，本症は2,000人に1人程度と高頻度に見つかることがわかっている．

f. 後天性白血球機能異常症

骨髄異形成症候群や慢性骨髄性白血病の好中球は異常クローン由来であり，ときに好中球機能に障害がみられることがある．痛風に用いるコルヒチンや副腎皮質ステロイド，一部の抗腫瘍剤は白血球機能の一部を低下させる．

D 白血球形態異常

1. 疾患概念

正常と思われる白血球形態から逸脱したものを指し，特に疾患や病態に深く関連する形態異常は日常臨床検査において重要であり，その検出が早期診断につながる場合もある．

2. 白血球形態異常の分類

a. 核形態の異常

1) 家族性ペルゲル・ヒュー核異常症（familial Pelger-Huët anomaly）（図6）

単に家族性ペルゲル核異常症ともいう．常染色体優性遺伝形式をとる先天的な好中球核形態異常である．1,000～1万人に1人程度みられホモ接合体患者では骨格・臓器奇形を伴う．好中球は成熟するが核はほとんど分葉しないかせいぜい2分葉核にとどまり（低分葉好中球 hyposegmented neutrophils），典型的な場合は丸いサングラス様にみえる．分葉途上の好中球とは異なり，クロマチンは凝縮・成熟している．好中球機能自体には異常なく，易感染性をきたすことはない．最近核膜形態を保持する蛋白質の遺伝子異常が発見された．

2) 偽ペルゲル核異常（pseudo-Pelger anomaly）

骨髄異形成症候群や急性骨髄性白血病（特にM2）の際に後天的に家族性ペルゲル核異常症類似の好中球形態異常がしばしば見つかるが，その場合をいう．むしろ偽ペルゲル核異常のほうが日常臨床では重要である．病因にかかわらず，このような好中球の核形態異常を単に「ペルゲル核異常

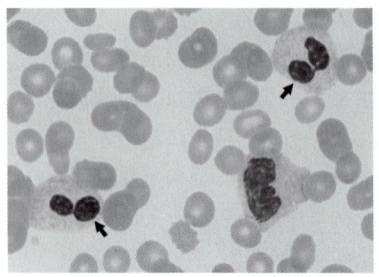

図6 家族性ペルゲル核異常症にみられる成熟好中球（メイ・グリュンワルド・ギムザ染色）（巻頭カラー図37）
2個の好中球はいずれもサングラス様の2核に分葉しているが、核クロマチンは濃縮・成熟している．同視野にみえる単球には特に異常はみられない．

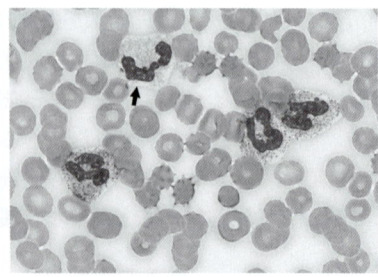

図7 好中球の中毒顆粒（メイ・グリュンワルド・ギムザ染色）（巻頭カラー図38）
顕著な顆粒を有する好中球が3個みえる．ほぼ正常な顆粒の好中球（短矢印）と比較してほしい．

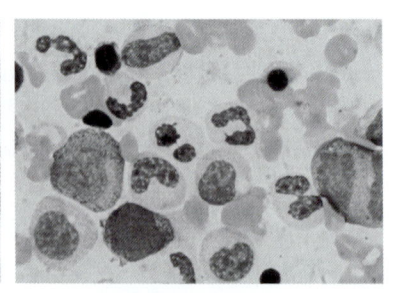

図8 無顆粒（脱顆粒）好中球（メイ・グリュンワルド・ギムザ染色）（巻頭カラー図39）
大部分の好中球において顆粒が脱落している．ペルゲル核異常好中球もみられる．

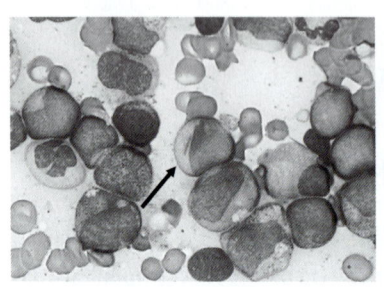

図9 アウエル小体を有する白血病芽球（メイ・グリュンワルド・ギムザ染色）（巻頭カラー図40）
急性骨髄性白血病（M2）症例．

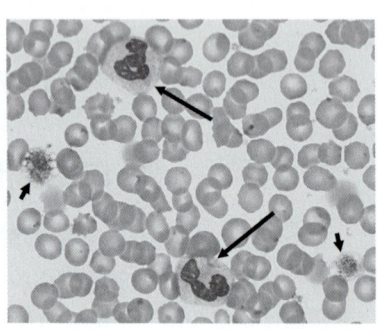

図10 デーレ小体（メイ・グリュンワルド・ギムザ染色）（巻頭カラー図41）
メイ・ヘグリン異常の症例で、好中球細胞質内にある淡青色の斑紋がデーレ小体様の封入体である（長矢印）．巨大血小板もみられる（短矢印）．

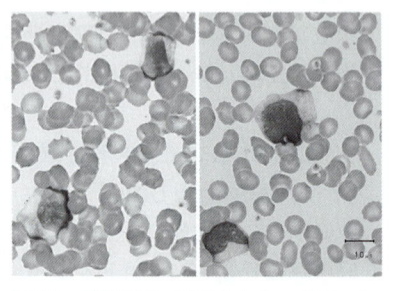

図11 異型リンパ球（メイ・グリュンワルド・ギムザ染色）（巻頭カラー図42）
伝染性単核球症例で、同一標本の別の視野である．いずれも異型リンパ球であるが、形態的に多様性がある．

好中球」あるいは「低分葉好中球」とよぶことも多い．

3) 過分葉好中球 (hypersegmented neutrophils)
（赤芽球系疾患の項の図2a参照）

成熟好中球の核は通常3〜5核に分葉するが、核が6分葉以上になったものをいう．悪性貧血の際によく検出され、診断上重要である．骨髄異形成症候群で見られることもある．

b. 細胞質の異常

1) 中毒顆粒 (toxic granules)（図7）
好中球の顆粒は通常小さくてあまり目立たないが、濃い明瞭な顆粒が多数見られるものを指し、重症感染症やG-CSF投与時にみられる．

2) 無顆粒（脱顆粒）好中球（図8）
好中球顆粒がきわめて乏しいかほとんどみえないものを指す．骨髄異形成症候群にみられる異形成所見の1つである．ただし高倍率で確認することが必要であり、標本作製条件によっては見かけ上無顆粒にみえることもあるので注意を要する．

3) アウエル小体 (Auer rods)（図9）
急性骨髄性白血病や骨髄異形成症候群において、骨髄・単球系の幼若細胞にときにみられる棒

状もしくは針状の構造物で，一次顆粒の異常結晶体と考えられており，ミエロペルオキシダーゼ陽性である．骨髄系腫瘍と診断できる重要な指標とされる．急性前骨髄球性白血病ではアウエル小体を多数もつファゴット(faggot)細胞がみられ，診断的価値がある．

4) デーレ小体(Döhle body)(図10)

好中球細胞質内にみられる淡青色の封入体で，RNAの遺残物と考えられている．重症感染症時にしばしば中毒顆粒とあわせて見つかることがある．メイ・ヘグリン(May-Hegglin)異常では，先天的に同様の封入体が好中球や単球にみられる．

5) 巨大顆粒

チェディアック・東症候群の場合が有名である(図5，白血球機能異常の項を参照)．

E リンパ球の異常

反応性・良性疾患と悪性の造血器腫瘍に大別される．造血器腫瘍は別項にて述べられるので，ここでは反応性・良性疾患として伝染性単核球症をあげ，異型リンパ球と異常リンパ球について説明する．

1. 伝染性単核球症(infectious mononucleosis)と異型リンパ球(atypical lymphocytes)(図11)

伝染性単核球症は主としてEpstein-Barr(EB)ウイルスの初感染によって起こる急性感染症である．EBウイルスは咽頭や唾液中に存在しており経口感染により発症する．日本人の場合90%前後は乳幼児期に不顕性感染に終わるが，ごく少数が青年期に初感染・発症する．サイトメガロウイルスその他のウイルスが同様の病像を引き起こすことがある．本症は発熱・咽頭痛・頸部リンパ節腫脹を主徴とし，肝機能障害を高頻度に合併するが，一般に予後良好で数週間で治癒する．EBウイルスはBリンパ球に感染して細胞を不死化するが，免疫不全のない患者ではTリンパ球が反応性に増加して，感染B細胞を駆逐して病像は終息する．この活性化Tリンパ球は中型ないし大型で，核クロマチンが豊富でしばしば核小体を有し，好塩基性の細胞質をもつ「異型リンパ球」として認識され，血液検査上の特徴とされる．異型リンパ球の増加は他のウイルス感染症でもしばしばみられるが，伝染性単核球症のときが最も典型的である．異型リンパ球には多様性があり，同一の標本上でも比較的多彩な細胞集団として認識される．確定診断にはEBウイルス抗体価の推移を調べる．すなわち，初感染の急性期には抗EBV EA-IgG抗体や抗EBV VCA-IgM抗体が上昇し，経過とともに抗EBV VCA-IgG抗体，抗EBNA-IgG抗体が陽性となる．

2. 異常リンパ球(abnormal lymphocytes)または病的リンパ球(pathological lymphocytes)

上記の異型リンパ球が感染症などの際に反応性に出現する活性化リンパ球，つまり正常に機能するリンパ球であるのに対して，異常リンパ球または病的リンパ球は一般に腫瘍性，つまり悪性リンパ腫のようなリンパ系腫瘍細胞の可能性が高い細胞を指す．核の辺縁不整，核網が繊細で核小体を有するなどの所見があるが，反応性の異型リンパ球との鑑別が困難なことも少なくない．一様に同じような形態の細胞が見られる点が異型リンパ球の場合と異なり，クローン性増殖を示唆する．

第16章
造血器腫瘍の検査結果の評価・解釈

学習のポイント

1. 血球数算定や血液標本観察などのスクリーニング検査から始めて，順次，特殊検査を進め，骨髄穿刺液の塗抹標本やリンパ節生検などによる病理組織標本の観察，細胞抗原検査，染色体・遺伝子検査の結果を総合し，WHO分類に基づいて，造血器腫瘍の診断や病型を確定する．疾患によっては病期診断を行う．
2. 白血病，骨髄増殖性腫瘍，骨髄異形成症候群，骨髄腫の診断の基本は，血液塗抹標本や骨髄塗抹標本の腫瘍細胞の形態学的観察である．細胞の特徴を的確な用語を用いて描写し，その特徴から疾患を鑑別できる能力が求められる．
3. フローサイトメトリー検査の結果を見て，クローン性の証拠となる発現パターンや，種々の疾患に特徴的な発現パターンを認識できるようにする．
4. 主な疾患に特徴的な染色体所見や遺伝子所見を理解する．

本章を理解するためのキーワード

❶ CD番号

CDとはcluster of differentiationの略である．細胞表面にはサイトカイン受容体や接着分子などさまざまな抗原分子が発現しており，フローサイトメトリー解析にあたり，抗原に世界で統一した番号をつけたものである．細胞の系統や分化段階によって，発現する抗原は決まったパターンをとるが，複数の系統の細胞で発現する抗原もある．造血器腫瘍細胞の免疫表現型解析では，発現パターンの異常から腫瘍細胞であることが示唆され，その発現パターンより腫瘍細胞の系統や分化段階を知ることができる．

❷ M蛋白

単クローン性の免疫グロブリンであり，MはMonoclonalを示す．形質細胞は多様な抗原に対応して，細胞ごとに異なった多様な免疫グロブリン（抗体）を産生する．形質細胞やBリンパ球が腫瘍性に増殖すると，これらが産生した同一の免疫グロブリン，すなわちM蛋白が血液中に増加する．骨髄腫，monoclonal gammopathy of undetermined significance（MGUS），原発性マクログロブリン血症，アミロイドーシスなどでみられる．

A 造血器腫瘍に対する検査の進め方

1. 初診時の検査

造血器腫瘍が疑われる症状を呈して医療機関を受診した患者に対して，通常，以下の検査が行われる．

① 血液の血球数算定．
② 血液塗抹標本の鏡検による白血球分類と血球形態観察．
③ LDやCRPなどの基本的な血液生化学検査や免疫学的検査．

これらの検査結果から，たとえば骨髄腫が疑われれば，血清の免疫グロブリン定量検査，蛋白分画や免疫電気泳動検査を追加し，成人T細胞白血病／リンパ腫が疑われれば，血清抗HTLV-1抗体を追加する．また必要に応じ，X線検査や超音

波検査が行われる.

2. 診断と病期を確定するための検査

　診断を確定させるには，白血病，骨髄異形成症候群，骨髄増殖性腫瘍などでは骨髄穿刺検査や骨髄生検を，リンパ腫ではリンパ節やリンパ節外腫瘤の生検を行う．このとき，塗抹標本や病理組織標本の形態観察だけでなく，フローサイトメトリーや免疫組織化学による細胞抗原検査と，染色体検査を行う．必要に応じて遺伝子検査も追加する．これらの結果を総合して，WHO 分類の診断基準に基づいて疾患や病型を確定する．

　悪性リンパ腫では病変の拡がり，すなわち，病期によって治療法が異なるため，病期診断を行う．検体検査として骨髄穿刺・生検など，画像検査として全身のコンピュータ断層撮影（computed tomography；CT）やポジトロン断層撮影（positron emission tomography；PET），必要に応じて内視鏡検査などを行う．また，造血器腫瘍に起因する合併症，たとえば播種性血管内凝固症候群の合併を疑う時には，プロトロンビン時間，フィブリノゲン濃度，フィブリン/フィブリノゲン分解産物（FDP）などの検査を追加する．

3. 治療効果の評価のための検査

　治療開始後には血球減少，肝機能障害，腎機能障害など治療の有害事象の有無や程度を血算や生化学検査によって調べる．さらに治療効果の評価のための検査を行う．たとえば，白血病では骨髄穿刺検査による寛解の判定を行い，悪性リンパ腫では血清可溶性 IL-2 受容体の測定による病勢の評価を行う．以下，本章では疾患ごとに，検査の結果の解釈・評価と疾患の診断について解説する．

B 白血病

1. 急性白血病（acute leukemia）

定義

　急性白血病は骨髄の造血幹細胞や前駆細胞が腫瘍化し，芽球が分化せずに増殖する疾患である．腫瘍化した細胞の系統により，急性骨髄性白血病（acute myeloid leukemia；AML）と急性リンパ性白血病（acute lymphoblastic leukemia；ALL）とに分けられる．なお，WHO 分類では ALL という名称の区分はなく，前駆リンパ球系腫瘍の区分に B リンパ芽球性白血病/リンパ腫と T リンパ芽球性白血病/リンパ腫が記載されている．T リンパ芽球性白血病（T-ALL）と T リンパ芽球性リンパ腫（T-LBL）とは本質的には同じ疾患とみなしているが，腫瘍細胞の白血化や骨髄浸潤が高度であれば T-ALL とし，リンパ節腫脹や腫瘤形成が主体であれば T-LBL とする．B リンパ芽球でも同様である．なお，FAB 分類の ALL-L3 は，WHO 分類では成熟 B 細胞腫瘍の区分のバーキットリンパ腫の白血病型として分類され，ALL には含めない．

病態生理

　造血幹細胞や前駆細胞に，細胞増殖や分化に関与する遺伝子の異常が生じ，自己複製能と分化能に異常をきたして白血病幹細胞が生じる．白血病幹細胞は自己複製能が亢進して自己の分身を過剰に産生する一方，分化成熟能を失っているために，芽球以降の分化段階に成熟せず，この結果，白血病芽球が骨髄で無制限に増殖して，骨髄を占拠す

サイドメモ：急性混合白血病

　1 つの芽球集団に 2 つ以上の異なる系統の抗原（たとえば，骨髄系抗原と B リンパ球系抗原）を発現する症例と，異なる系統の抗原を発現する 2 つの芽球集団が混在する症例とがある．2 カラーのフローサイトメトリーを行うことで両者は区別できる．*BCR-ABL1* 融合遺伝子や *MLL* 遺伝子再構成を有することがある．

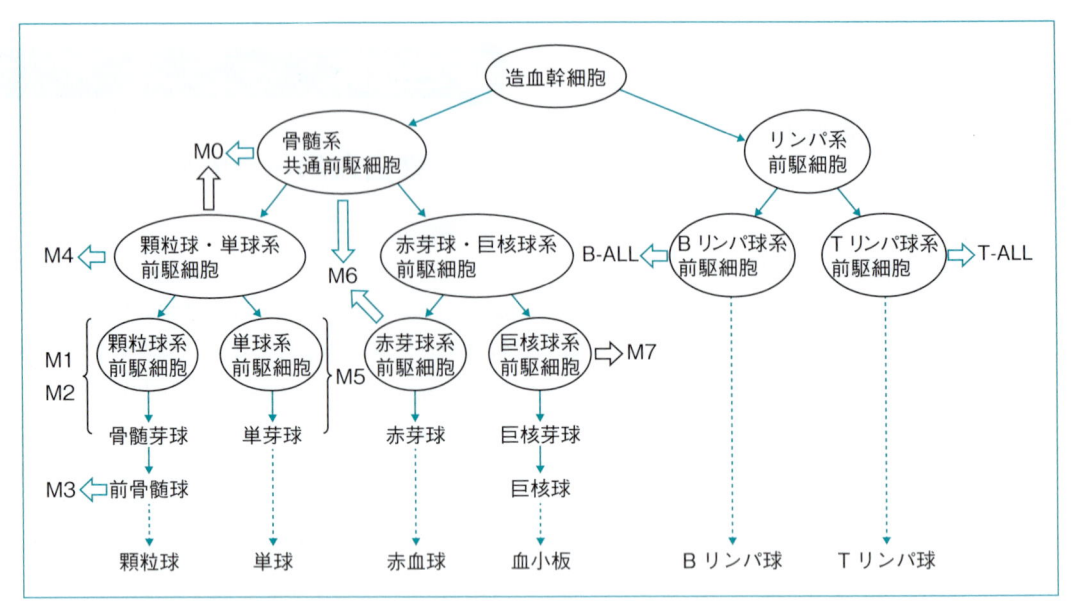

図1 急性白血病の各病型の細胞起源の分化段階
M0〜M7はFAB分類を示す.

る（図1 → p.30）．これにより，骨髄での正常造血細胞が抑えられ，赤血球，正常白血球，血小板が減少する．増殖した白血病芽球は血液へ流出して白血球数を増加させ，臓器浸潤によって臓器障害を引き起こす．急性白血病の病型は，造血のどの分化段階の細胞での腫瘍かによって決まる（図1）．たとえば，顆粒球系と単球系とに分かれる前の段階の細胞に相当する白血病であれば，急性骨髄単球性白血病（FAB分類のM4）に，前骨髄球のレベルでの白血病であれば，急性前骨髄球性白血病（FAB分類のM3）に，T細胞の前駆細胞の白血病であれば，T-ALLになる．

症 状
進行する息切れや全身倦怠感などの貧血症状，感染症合併や細胞増殖による腫瘍熱としての発熱，血小板減少や播種性血管内凝固症候群の合併による皮膚の出血斑や歯肉出血などが生じる．

検査所見
血液検査では白血球数は増加することが多いが，正常や減少のこともある．塗抹標本で白血病芽球を認める．白血球数が著増している例では，そのほとんどが白血病芽球である．好中球は減少し，正球性貧血と血小板減少を認める．骨髄は過形成（細胞がぎっしり詰まっていること）もしくは正形成であり，大半を白血病芽球が占める．芽球は総有核細胞の20％以上を占め，正常の顆粒球系細胞，赤芽球，巨核球は著減する（図2）．

診 断
骨髄検査で芽球が20％以上を占めれば急性白血病と診断する．次に，急性骨髄性白血病（AML）か急性リンパ性白血病（ALL）かを区別する．塗抹標本のミエロペルオキシダーゼ（MPO）染色で芽球の陽性率が3％以上ならばAML，3％未満ならALLである．ただし下で述べるFAB分類のM0，M7，一部のM5症例では，AMLでも陰性となる．なお，塗抹標本で芽球にAuer小体があれば骨髄性であると断定できる．M4やM5でみられる単芽球は非特異的エステラーゼ染色で陽性となる．

次にフローサイトメトリー（FCM）で芽球の表面抗原を調べる．骨髄系抗原（CD13，CD33など）が陽性であればAML，Bリンパ球系抗原（CD79a，CD19など）が陽性であればB-ALL，Tリンパ球系抗原（CD3，CD2など）が陽性であればT-ALLと判断する．従来は骨髄標本の細胞分画

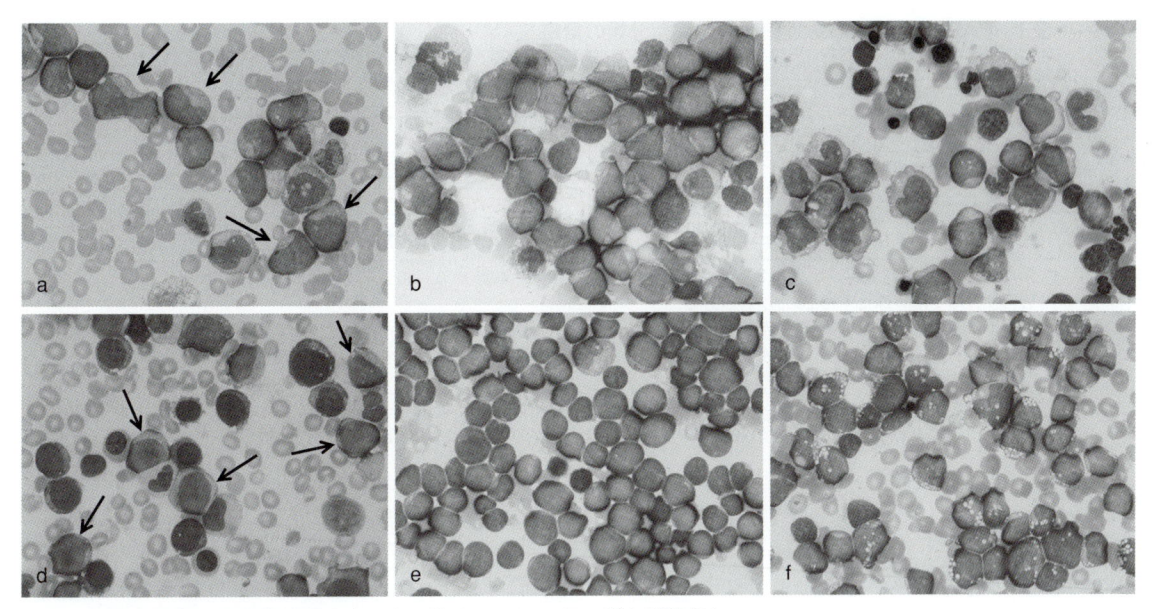

図2 急性白血病の骨髄塗抹標本（メイ・グリュンワルド・ギムザ染色）

a：急性骨髄性白血病分化型（FAB 分類 AML-M2）（巻頭カラー図 49）
芽球の比率は 30％以上であるが，前骨髄球以降の分化傾向を示す．一部の細胞にアウエル小体を認める（矢印）．t(8;21)(q22;q22)の染色体転座，*RUNX1-RUNX1T1*（*AML1/ETO*）の融合遺伝子がみられた症例である．

b：急性前骨髄球性白血病 F（FAB 分類 AML-M3）（巻頭カラー図 50）
微細ないし粗大な顆粒を有する異常な前骨髄球で占められる．多数のアウエル小体をもつファゴット細胞が特徴である．

c：急性骨髄単球性白血病（FAB 分類 AML-M4）（巻頭カラー図 52）
中型で N/C 比が大きく，核網繊細な芽球の増加を認める．顆粒球系細胞と単球系細胞への分化傾向も示す．

d：赤白血病（FAB 分類 AML-M6）（巻頭カラー図 59）
赤芽球（50％以上）と骨髄芽球（赤芽球以外の細胞のうち 20 ないし 30％以上を占める；矢印）の増加を認める．赤芽球系細胞はしばしば巨赤芽球様変化を示す．

e：急性リンパ性白血病（FAB 分類 ALL-L1）（巻頭カラー図 62）
小型から中型で，細胞質は狭く N/C 比は大，核網繊細な芽球が大部分を占める．本症例はフローサイトメトリーや免疫組織染色で CD10，CD19 陽性の B 細胞性の形質を示した．ほかに CD3 陽性で T 細胞の形質を示す急性リンパ性白血病もある．

f：急性リンパ性白血病（FAB 分類 ALL-L3）（巻頭カラー図 64）
中型から大型で，細胞質の塩基性が強く，空胞が顕著である．FAB 分類では急性リンパ性白血病（ALL）の L3 である．

の比率により**表 1** の FAB 分類に基づいて，AML を M0〜M7，ALL を L1〜L3 の病型に分けていた．現在では細胞の分画や形態所見に加え，染色体・遺伝子所見，表面抗原，異形成や化学療法の既往の有無なども含めて WHO 分類（**表 1** → p.28）に当てはめて分類する．なお，FAB 分類の ALL-L3 は，WHO 分類では ALL には含まれず，成熟 B 細胞腫瘍の"バーキットリンパ腫の白血病型"になる．

2. 慢性骨髄性白血病（chronic myelogenous leukemia；CML）

定義

CML は腫瘍化した造血幹細胞が各血球系への分化・成熟能を保ったまま過剰に増殖し，特に顆粒球系細胞の増加をきたす疾患である．慢性に経過するが，急性転化すると致死的となる．

病態生理

造血幹細胞において，第 9 染色体と第 22 染色

表1　FAB 分類による急性白血病の病型分類の概略

骨髄細胞中の比率(%)		M1	M2	M4	M5	M6
芽球	全有核細胞中	>30	>30	>30	>30	
	赤芽球を除く細胞中	≧90	30〜89			>30
赤芽球(全有核細胞中)		<50	<50	<50	<50	>50
顆粒球系細胞(赤芽球を除く細胞中)		<10	>10	>20	<20	
単球系細胞(赤芽球を除く細胞中)		<20	<20	20〜79	>80	

- FAB 分類では骨髄の芽球比率が 30％以上で急性骨髄性白血病と診断する．30％未満は骨髄異形成症候群である．WHO 分類では芽球比率は 20％以上である．
- M0 は MPO 染色陰性だが，FCM で CD13，CD33，cyMPO（細胞質内 MPO）が陽性．
- M7 は MPO 染色陰性だが，FCM で CD41，CD61 陽性で，電顕で血小板ペルオキシダーゼ陽性．
- M5 の一部は MPO 染色陰性だが，非特異的エステラーゼ陽性．
- M4 は二重エステラーゼ染色で各々に陽性の細胞が混在もしくは両者に陽性の細胞あり．
- L1 と L2 は核/細胞質比，核小体の数，核の変形の有無，細胞の大きさを点数化して分類．L3 はバーキット型．

体の長腕間の相互転座が起きることにより，長腕の短縮した第 22 染色体，すなわちフィラデルフィア（Ph）染色体が形成される．この染色体には BCR 遺伝子と ABL1 遺伝子との融合遺伝子が形成される．この融合遺伝子から作られた BCR-ABL1 融合蛋白は，強いチロシンキナーゼ活性をもち，これにより細胞増殖が促進されて CML が発症する．この CML 幹細胞が自己複製する一方で，3 血球系細胞に分化・成熟しながら過剰に増殖する．数年間の慢性期の後，なんらかの遺伝子異常が付加され，移行期を経て，急性白血病様の病態になり，芽球が急激に増加する（図 3）．

症状

慢性期には細胞増殖の亢進による微熱や体重減少，脾腫による腹部膨満，好塩基球増加に起因する胃潰瘍の合併による腹痛などをきたす．無症状で検診での白血球増加によって発見されることも多い．

検査所見

血液検査では白血球が数万〜数十万/μL と増加し，骨髄芽球から成熟好中球に至る各成熟段階の細胞が，ピラミッド型の構成比率を呈する（図 4）．多くの症例で好塩基球の増加を，ときに好酸球の増加を伴う．赤血球数は正常もしくは軽度減少，血小板数は通常増加する．好中球アルカリホスファターゼ陽性指数（NAP スコア）が低下する．骨髄は高度に過形成で，顆粒球系細胞/赤芽球系細胞（M/E 比）が著しく高く，巨核球数は増加する（図 5）．染色体検査で Ph 染色体が，もしくは FISH 検査や RT-PCR 検査で BCR-ABL1 融合遺伝子が検出される．

診断

成熟好中球を主体とした白血球数増加，NAP スコア低値，骨髄の過形成と M/E 比高値で CML を考え，Ph 染色体もしくは BCR-ABL1 融合遺伝子の検出によって確定する．

3. 慢性リンパ性白血病（chronic lymphocytic leukemia；CLL）

定義

CLL は成熟小リンパ球の形態を呈する単クローン性の B 細胞が，骨髄や末梢血で緩徐に増殖する疾患である．

病態生理

CD5 陽性の分化段階にある成熟 B 細胞の白血病細胞が骨髄，末梢血，リンパ節，脾臓などで緩徐に増殖する．骨髄浸潤が高度になると正常造血が抑制されて，貧血や血小板減少をきたす．正常リンパ球による免疫能も低下し，低 γ-グロブリン血症などによる易感染性をもたらす．

症状

リンパ節腫大や全身倦怠感などを認めるが，約半数の症例は無症状で，検診などの血液検査で発

見される.

検査所見

血液検査では白血球が増加し，その大半を成熟リンパ球が占める．リンパ球数は 5,000/μL 以上で，多くの症例では 15,000〜200,000/μL である．リンパ球は小型から中型で細胞質は狭く，クロマチンは濃縮し，正常リンパ球と区別しにくい（図6）．進行すると貧血，好中球数減少，血小板減少を伴う．骨髄は上記のリンパ球が有核細胞の 30% 以上を占める．表面抗原解析では CD5，CD19，CD23 が陽性，CD20 と表面免疫グロブリンが弱陽性，軽鎖は κ か λ の一方のみを示す．

診 断

血液と骨髄で小型の成熟リンパ球が増加し，このリンパ球が単クローン性の B 細胞で，CD5，CD19，CD23 陽性であることから診断される．

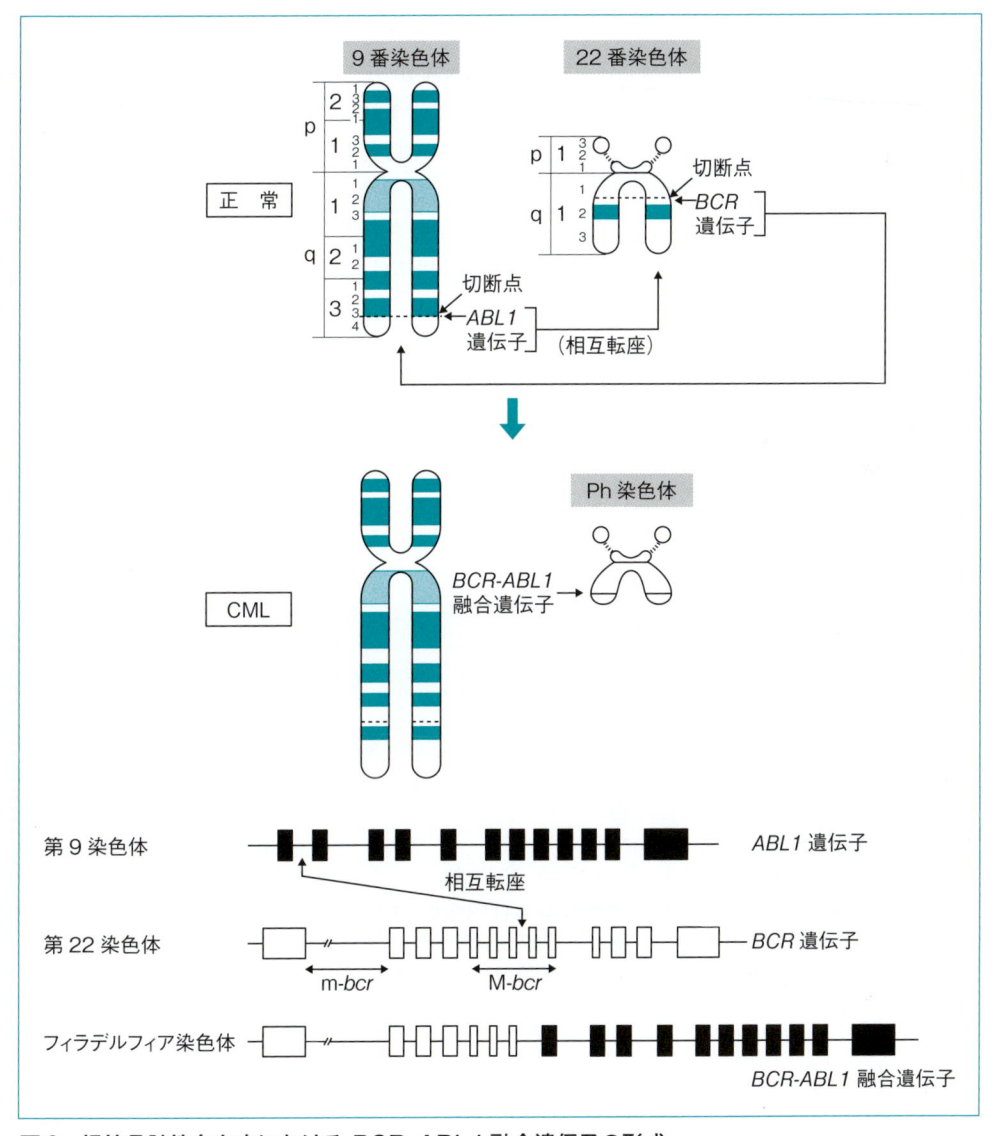

図3　慢性骨髄性白血病における *BCR-ABL1* 融合遺伝子の形成

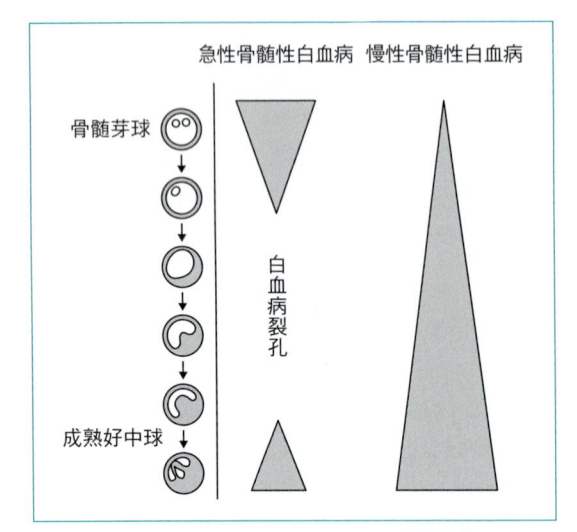

4. 成人T細胞白血病/リンパ腫
（adult T cell Leukemia/Lymphoma；ATLL）

定義

ATLLはレトロウイルスであるヒトT細胞白血病ウイルスⅠ型（human T-cell leukemia virus type Ⅰ；HTLV-Ⅰ）感染によって引き起こされるCD4陽性の成熟T細胞の白血病・リンパ腫である．

病態生理

HTLV-Ⅰが母乳中の感染リンパ球などを介して，乳児のヘルパーT細胞に感染し，ウイルスRNAがプロウイルスDNAとして細胞DNAに組み込まれる．当初はHTLV-Ⅰキャリア（保有者もしくは持続感染者）として多クローン性にゆっくりと増殖するが，DNAの変異が蓄積されると悪性のクローンが出現し，単クローン性に増殖して，平均して55～60歳頃にATLLが発症する．HTLV-Ⅰキャリアが生涯にATLLを発症するのは約3％である．ATLLは細胞増殖の病態から，くすぶり型，慢性型，リンパ腫型，急性型の4病型に分類される（表2）．典型例ではflower cellとよばれる花弁様に分葉したリンパ球が血液中にみられる．ATLL細胞が産生する副甲状腺ホルモン

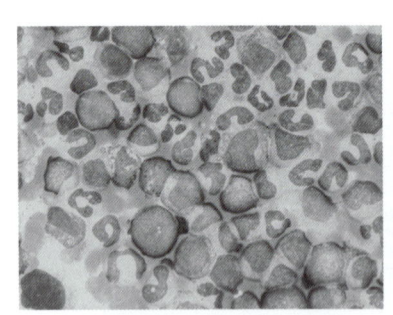

図4　急性骨髄性白血病と慢性骨髄性白血病における白血球分画の分布パターン
急性骨髄性白血病では芽球の増加と成熟好中球の残存がみられ，分化の中間段階の細胞はなく，この状態を白血病裂孔という．慢性骨髄性白血病では各成熟段階の細胞がみられる．

図5　慢性骨髄性白血病の慢性期（骨髄，メイ・グリュンワルド・ギムザ染色）（巻頭カラー図65）
白血球数は著増，骨髄芽球から分葉核好中球の各成熟段階の顆粒球を認め，白血病裂孔はない．また好塩基球，好酸球の増加もみられる．t(9;22)(q34;q11.2)の染色体転座，*BCR-ABL1*の融合遺伝子が認められる．

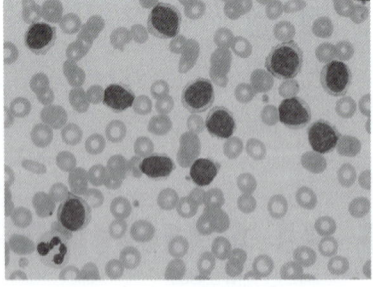

図6　慢性リンパ性白血病（末梢血，メイ・グリュンワルド・ギムザ染色）（巻頭カラー図66）
白血球数は増加し，円形または類円形で小型の成熟リンパ球が大部分を占める．本症例はフローサイトメトリーや免疫組織染色でCD19，CD20陽性で，B細胞の形質を示した．

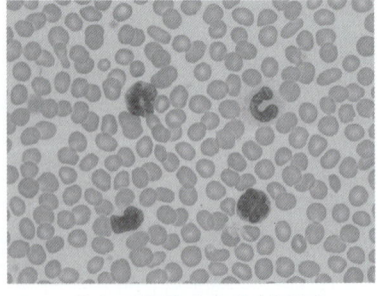

図7　成人T細胞白血病（末梢血，メイ・グリュンワルド・ギムザ染色）（巻頭カラー図67）
花弁様の核を有するリンパ球が特徴的である．フローサイトメトリーや免疫組織染色でCD4陽性のヘルパーT細胞の形質を示す．HTLV-Ⅰ抗体が陽性である．

表2 ATLLの4病型の特徴

病型	特徴
くすぶり型	血液中に異常リンパ球を認めるが，リンパ球数の増加はない．皮疹をしばしば伴う．リンパ節腫大や臓器病変，高カルシウム血症はない．
慢性型	血液中に異常リンパ球を認め，リンパ球数は増加している．皮疹をしばしば伴う．高カルシウム血症はない．
リンパ腫型	リンパ節腫大を認めるが，血液中に異常リンパ球はほとんど認めない．
急性型	血液中に異常リンパ球，特にflower cellを認める．高カルシウム血症を高頻度に認める．

> サイドメモ：T細胞性大顆粒リンパ性白血病（T-cell large granular lymphocytic leukemia；T-LGL）
>
> 単クローン性の成熟したT細胞性大顆粒リンパ球（大きな顆粒のあるリンパ球ではなく，顆粒のある大きなリンパ球）が慢性的に血液中に増加する疾患である．赤芽球癆をしばしば合併する．なお，NK細胞がLGLとしての細胞形態を示すことがあるが，この疾患単位には含めない．

関連蛋白による高カルシウム血症がみられることがある．

症状

腫瘍細胞の浸潤によるリンパ節腫大や皮疹，口渇や意識障害などの高カルシウム血症による症状，免疫能の低下により合併した感染症による症状などを呈する．検診の血液検査で異常リンパ球が検出されて見つかることも多い．

検査所見

白血球数は正常〜著増とさまざまで，核に切れ込みや分葉をもつ異常リンパ球を認める．典型例では分葉の著しいflower cellとよばれる細胞が出現する（図7）．ATLL細胞の一般的な表面抗原はCD3，CD4，CD25，HLA-DRが陽性，CD8は陰性で，活性化したCD4陽性成熟T細胞の性質を示す．CD8陽性の症例もある．赤血球数と血小板数は正常のことが多い．骨髄でのATLL細胞の比率は低いことが多い．

診断

末梢血で上記の異常リンパ球，もしくはリンパ節生検でリンパ腫の所見を認め，その細胞がCD4陽性T細胞の性質を示し，血清の抗HTLV-Ⅰ抗体が陽性であればATLLを考える．サザンブロット法によりHTLV-Ⅰプロウイルスの単クローン性の組み込みを証明して診断が確定する．

5. ヘアリー細胞白血病（有毛細胞白血病）（hairy cell leukemia）

定義

毛髪に似た多数の不規則な細い突起をもつ成熟B細胞の白血病である．

症状

倦怠感や出血傾向など汎血球減少に伴う症状と脾腫がみられる．

検査所見

血算では汎血球減少を認める．細い突起の観察は血液塗抹標本では難しく，位相差顕微鏡や電子顕微鏡を要する．ヘアリー細胞は酒石酸抵抗性酸フォスファターゼ染色が陽性を示す．

診断

上記の細胞形態の特徴と，フローサイトメトリーでCD11c，CD22，CD103などを強く発現することで診断される．

6. 慢性骨髄単球性白血病（chronic myelomonocytic leukemia；CMML）

定義

FAB分類では骨髄異形成症候群の5病型の1つであったが，WHO分類では骨髄異形成/骨髄増殖性腫瘍に含まれる．骨髄異形成症候群と骨髄増殖性腫瘍の両方の性質をもつ．

症状

貧血による倦怠感，血小板減少による出血傾向，肝脾腫などがみられる．

診断

1,000/μLを超える持続的な単球の増加，血液や骨髄の芽球比率20%未満，1血球系以上にわたる

異形成，*BCR-ABL1* 融合遺伝子を認めないといった検査所見により診断される．

C 骨髄増殖性腫瘍

骨髄増殖性腫瘍（myeloproliferative neoplasms；MPN）に含まれる主な疾患として，前述の慢性骨髄性白血病，真性赤血球増加症（真性多血症ともいう），原発性骨髄線維症，本態性血小板血症がある．真性赤血球増加症のほとんどの症例と，原発性骨髄線維症と本態性血小板血症の約半数の症例に *JAK2* 遺伝子の点突然変異を認める．この変異により JAK2 チロシンキナーゼが恒常的に活性化して細胞増殖を促進することが発症に関与する．*JAK2* 遺伝子の同じ変異によって，異なった3疾患が生じる機序は明確ではない．

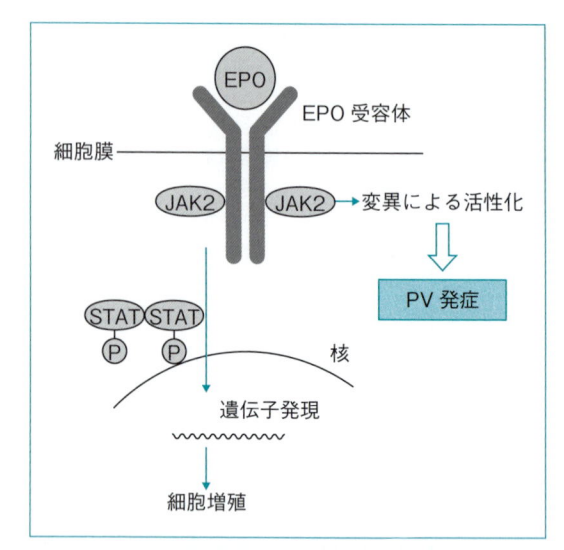

図8 エリスロポエチンのシグナル伝達系の JAK2 蛋白の変異による恒常活性化
EPO：エリスロポエチン，PV：真性赤血球増加症

1. 真性赤血球増加症
（polycythemia vera；PV）

定義

PV は造血幹細胞の異常により3血球が腫瘍性に増殖し，特に赤血球数の絶対的増加をきたす疾患である．

病態生理

PV の造血細胞では *JAK2* 遺伝子の1849番目の塩基の G が T に変異することにより，JAK2 蛋白の617番目のアミノ酸のバリンがフェニルアラニンに置換（V617F 変異という）される．正常細胞ではエリスロポエチン（EPO）がその受容体に結合すると JAK2 蛋白，次いで STAT 蛋白が活性化されて核へシグナルが伝わる（図8）．V617F 変異により，JAK2 蛋白が恒常的に活性化し，EPO 非存在下もしくは低濃度でも赤血球産生が亢進し，赤血球が過度に増加する．この変異は顆粒球系細胞や巨核球にも存在するため，白血球や血小板の増加もきたす．

症状

赤血球量増加により赤ら顔になり，脳の循環障害により頭痛やめまいなどの症状が生じる．

検査所見

血液検査でヘモグロビン濃度の増加（男性 18.5 g/dL 以上，女性 16.5 g/dL 以上），白血球増加，血小板増加，血清エリスロポエチン低値を示す．骨髄は3血球系統の過形成がみられる．95%以上の症例で *JAK2* 遺伝子の V617F 変異が検出される．

診断

上記のヘモグロビン濃度増加，*JAK2* 遺伝子変異，骨髄所見により診断される．従来は放射性同位元素を用いて循環赤血球量を測定し，その増加を確認していたが，現在では行われない．低酸素症やエリスロポエチン産生腫瘍に起因する二次性赤血球増加症，脱水やストレスによる相対的赤血球増加症との鑑別が必要である．

2. 本態性血小板血症
（essential thrombocythemia；ET）

定義

ET は基礎疾患なしに 45 万/μL 以上の血小板増加が持続する疾患である．

病態生理

　JAK2遺伝子変異などによる造血幹細胞の異常により3血球が腫瘍性に増殖し，3血球系が単クローン性に増殖し，特に巨核球・血小板が過剰に増殖する．血小板増加による種々の血栓症を起こす一方，産生される血小板に機能異常があるため，出血症状も生じる．

症状

　指趾の虚血，脳梗塞，狭心症などの血栓症状がみられる一方，紫斑や鼻出血などの出血症状もみられることがある．

検査所見

　血液検査で血小板は45万/μL以上（症例の多くは100万/μL以上）で，塗抹標本で巨大血小板や血小板の大小不同を認める．白血球数は正常か軽度増加する．血小板凝集能低下により出血時間が延長する例もある．骨髄は正〜軽度過形成で，巨核球数は著しく増加し，大型で分葉した巨核球がみられる．ときに軽度の線維化を伴う．約半数の症例でJAK2遺伝子のV617F変異がみられる．

診断

　基礎疾患がなく，45万/μLを超える血小板増加が持続し，骨髄で巨核球数の著しい増加を認め，MPNの他疾患や，関節リウマチなどの慢性炎症，感染症，悪性腫瘍，鉄欠乏性貧血，脾摘後などによる反応性血小板増加を除外することで診断する．

3. 原発性骨髄線維症
（primary myelofibrosis；PMF）

定義

　基礎疾患なしに全身の骨髄に広範な線維化をきたす疾患である．

病態生理

　JAK2遺伝子変異などによる造血幹細胞の腫瘍化に起因する疾患で，異常造血細胞，特に巨核球が線維芽細胞の増殖を促進するサイトカインを分泌して，骨髄の線維化を起こす．線維化によって骨髄に造血の場を失った造血細胞は，脾臓など骨髄外の臓器に移動し，ここで造血するために脾腫

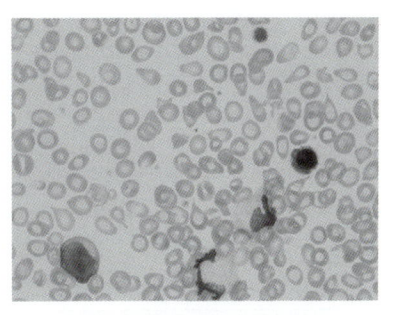

図9　原発性骨髄線維症（末梢血，メイ・グリュンワルド・ギムザ染色）（巻頭カラー図70）
涙滴赤血球，赤芽球，骨髄芽球がみられる．骨髄の線維化により，造血は脾や肝などの髄外で行われる．

をきたす．髄外造血の場には，骨髄のような未熟造血細胞をとどめる機能がないため，幼若顆粒球や赤芽球が末梢血中に出ていく．これを白赤芽球症（leukoerythroblastosis）という．骨髄での赤血球の産生低下，造血細胞の質的異常による無効造血，巨脾による血球貯留と脾機能亢進によって貧血が生じる．

症状

　貧血による全身倦怠感や脾腫による腹部膨満がみられる．

検査所見

　血液検査では正球性貧血を認め，白血球数と血小板数は約半数で増加するが，減少する症例もある．塗抹標本では涙滴赤血球などの奇形赤血球や巨大血小板がみられる（図9）．赤芽球や骨髄芽球などの幼若顆粒球がみられ（白赤芽球症），小型の巨核球を認めることもある．骨髄穿刺では線維化のため吸引不能（dry tapという）である．骨髄生検の組織像では線維の増生が著明で造血細胞は著減しているが，巨核球は多数認める．約半数の症例でJAK2遺伝子のV617F変異がみられる．

診断

　涙滴赤血球や白赤芽球症を伴う貧血と脾腫からPMFを考え，上記の骨髄生検所見を認め，骨髄線維化をきたす他疾患（癌の骨髄転移などによる続発性骨髄線維症，本態性血小板血症，急性巨核芽球性白血病，骨髄線維化を伴う骨髄異形成症候

表3　骨髄増殖性腫瘍の4疾患の鑑別

	真性赤血球増加症	慢性骨髄性白血病	骨髄線維症	本態性血小板血症
赤血球	増加	正常～軽度減少	減少	正常
白血球	軽度増加	高度増加	軽度増加	時に増加
血小板	軽度増加	正常～増加	増加～減少	高度増加
塗抹標本	時に幼若顆粒球	芽球～好中球	涙滴赤血球	血小板形態異常
NAPスコア	上昇	低下	上昇(一部低下)	上昇(一部低下)
Ph染色体	なし	あり	なし	なし
骨髄	過形成	M/E比高値	線維化	巨核球著増
脾腫	軽度～中等度	軽度～中等度	高度	軽度

群)を除外することで診断する．表3にMPNの代表的4疾患の鑑別表を示す．

D 骨髄異形成症候群

定　義

骨髄異形成症候群(myelodysplastic syndromes；MDS)は遺伝子変異などによって生じた異常な造血幹細胞から単クローン性に異常な血球が産生され，無効造血による血球減少と異形成をきたし，前白血病的性格をもつ疾患である．

病態生理

骨髄の造血幹細胞になんらかの遺伝子異常をきたし，この異常クローンが増殖する．この細胞はある程度の分化成熟能をもつが，その質的異常のため，多くの血球は成熟途中で死滅する．これを無効造血という．このため，骨髄は正ないし過形成でありながら，血液では3血球が減少し，産生された血球に形態異常(異形成)や機能障害がみられる．その結果，貧血，易感染性，出血傾向を生じる．この異常造血幹細胞の増殖は前白血病状態でもあり，遺伝子異常のさらなる付加により，MDS症例の約1/3は急性骨髄性白血病に進展する(図10)．

症　状

貧血による労作時の息切れや易疲労感，感染症の合併による発熱，皮膚や粘膜の出血傾向などをきたす．症状はなく検診の血液検査により偶然発見されることもある．

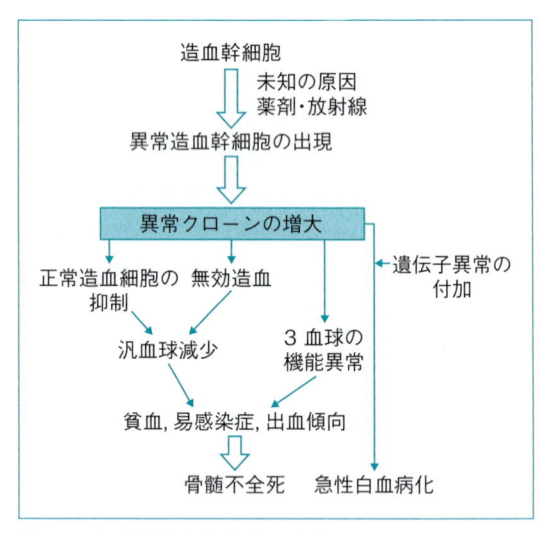

図10　骨髄異形成症候群の病態

検査所見

血液検査では1～3血球減少をきたす．貧血は大球性または正球性で，鉄芽球性貧血では2相性(正色素性血球と低色素性血球の混在)を呈する．骨髄は正～過形成で，芽球比率は増加するが20%未満である(図11)．血液塗抹標本と骨髄塗抹標本で1～3血球で表4のような異形成を認める．これらの形態異常所見は当該細胞の10%以上に認められれば有意とする．染色体分析では5番，7番染色体の完全または部分欠失や，8番染色体のトリソミーなどがしばしばみられる．

診　断

1～3血球の減少があり，単球数は1,000/μL以下(1,000/μLを超えれば慢性骨髄単球性白血病)で，骨髄は正～過形成で血球の異形成を認め，芽

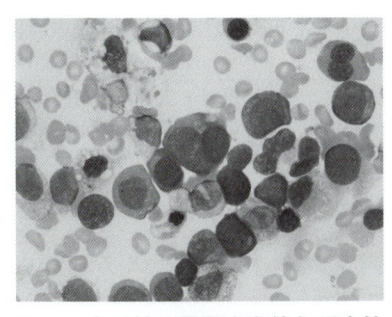

図11 多系統の異形成を伴う不応性血球減少症（骨髄異形成症候群）（骨髄, メイ・グリュンワルド・ギムザ染色）（巻頭カラー図79）
赤芽球系細胞に巨赤芽球様変化や多核赤芽球を認める.

球比率は20％未満で, 血球減少をきたす他の疾患が除外されればMDSと診断される. クローン性の染色体異常があれば確実である. 芽球比率, 異形成を呈する血球系統の数などによりWHO分類に基づいて7病型に分類する（表5）. 鑑別すべき疾患として以下のものがある.

- 再生不良性貧血：3血球が減少するが, 骨髄は低形成で異形成なし.
- 悪性貧血などのビタミンB_{12}欠乏症や葉酸欠乏症：汎血球減少やMDSに類似した血球形態異常を認めるが, ビタミンB_{12}や葉酸を測定することで鑑別される.
- 急性骨髄性白血病：骨髄の芽球比率が20％以上.

表4 骨髄異形成症候群における血球の主な異形成所見

血球系	血液や骨髄の塗抹標本での異形成所見
赤血球系	<u>環状鉄芽球（5個以上の鉄顆粒をもつ赤芽球が核周の1/3以上を占める）</u>, 巨赤芽球様変化, 多核赤芽球
顆粒球系	<u>低分葉（偽Pelger）核好中球（サングラスのような形の核をもつ好中球）</u>, 脱顆粒好中球（顆粒の80％以上の減少）, 過分葉好中球
巨核球系	<u>微小巨核球（単核または2核で成熟し, 大きさは前骨髄球以下）</u>, 単核巨核球, 円形分離多核巨核球

下線は診断上重要な所見

E 悪性リンパ腫

定 義

悪性リンパ腫（malignant lymphoma）はリンパ節や全身のリンパ組織に存在するリンパ球の悪性腫瘍である. 病理組織学的にホジキンリンパ腫と非ホジキンリンパ腫とに大別される. 後者は前駆細胞型と成熟細胞型とに分けられ, それぞれB細胞性とT細胞・NK細胞性に分けられる. WHO分類に基づいて, 腫瘍の細胞起源によりさらに細分化される.

表5 MDSのWHO分類

病型	主な所見
1系統の異形成を伴う不応性血球減少症（RCUD）	1か2系統の血球減少, 骨髄の芽球＜5％, 1系統のみに異形成
環状鉄芽球を伴う不応性貧血（RARS）	貧血, 環状鉄芽球が赤芽球の15％以上, 骨髄の芽球＜5％, 赤芽球系のみ異形成
多系統の異形成を伴う不応性血球減少症（RCMD）	2～3血球減少, 2血球系以上で10％以上の細胞に異形成あり, 骨髄の芽球＜5％
芽球増加を伴う不応性貧血タイプ1（RAEB-1）	血球減少, 1～3血球系に異形成, 骨髄の芽球5～9％, アウエル小体なし
芽球増加を伴う不応性貧血タイプ2（RAEB-2）	血球減少, 1～3血球系に異形成, 骨髄の芽球10～19％, アウエル小体を認めることあり
分類不能のMDS（MDS-U）	他の病型に該当しないMDS
5q-を伴うMDS（5q-syndrome）	貧血, 血小板数は正常～増加, 5番染色体長腕の欠失のみの染色体異常, 骨髄の芽球＜5％

病態生理

さまざまな遺伝子異常によってリンパ球は腫瘍化する．免疫グロブリン遺伝子やT細胞受容体遺伝子が，細胞増殖やアポトーシス抑制に関連する遺伝子（*MYC* や *BCL2* など）と再構成を起こし，前者の遺伝子のエンハンサーによって，後者の遺伝子の発現が脱制御されることが異常増殖につながる．また，遺伝子再構成によって2つの遺伝子が融合遺伝子を形成し，これから融合蛋白が産生されてアポトーシス抑制や異常増殖を起こすものもある．一方，EBウイルスや *Helicobacter pylori* の感染や，シェーグレン（Sjögren）症候群や橋本病などの慢性炎症が発症にかかわるリンパ腫もある．

リンパ腫の腫瘤形成による臓器・脈管・神経の圧迫や臓器浸潤により，さまざまな臓器障害をきたす．リンパ腫細胞の増殖による腫瘍熱を伴うことがある．さらに，リンパ腫細胞が産生するサイトカインや，免疫異常に伴う自己抗体産生や感染症合併によって多彩な症候を生じることもある．

ホジキンリンパ腫では病理組織学的にホジキン細胞やリード・シュテルンベルグ（Reed-Sternberg）細胞を認める．これらは大多数の症例で単クローン性のB細胞であることが立証された．ホジキンリンパ腫では1つのリンパ節群から隣接するリンパ節群に順次進展するが，非ホジキンリンパ腫では遠隔部位への進展や消化管などリンパ節外の発症や侵襲も多くみられる．

症状

無痛性のリンパ節腫脹（頸部が多く，次いで鼠径，腋窩など）で気づくことが多い．全身症状として，発熱，盗汗，体重減少などがみられることがある．腫瘍による局所の圧迫や浸潤により，浮腫，嚥下障害，呼吸困難などさまざまな症状をきたす．

検査所見

リンパ節（もしくは節外病変）の生検検体の病理組織標本の観察により，病型（組織型）に応じたリンパ腫細胞や組織構築がみられる．検体の細胞浮遊液のフローサイトメトリーや免疫組織染色した病理標本の観察により，細胞抗原の異常な発現パターン（表6）を呈する細胞集団があり，これはリ

表6 フローサイトメトリーでの細胞抗原の異常な発現パターン

1. 免疫グロブリン軽鎖の κ 鎖と λ 鎖との発現の偏り（κ 鎖発現細胞が λ 鎖発現細胞の3倍以上もしくは半分以下）があれば，B細胞性腫瘍が存在するといえる
2. 正常細胞でみられる発現の組み合わせの欠失：たとえば正常T細胞はCD2，CD3，CD5，CD7を発現するが，ATLL細胞ではCD7を欠失する
3. 抗原の異常な発現：たとえば，CLL細胞ではT細胞系抗原であるCD5が発現する
4. 正常組織での存在率を大きく超える細胞集団の存在：たとえば，リンパ節でCD56陽性のNK細胞が多数を占めたら，NK細胞腫瘍が考えられる

サイドメモ：血球貪食症候群（hemophagocytic syndrome）

血球貪食リンパ組織球症（hemophagocytic lymphohistiocytosis）ともよばれる．悪性リンパ腫，EBウイルスなどのウイルス感染症，膠原病などを基礎疾患として，リンパ球やマクロファージを活性化するサイトカインが大量に放出され，これにより活性化したマクロファージが骨髄や脾臓で血球を貪食し，汎血球減少をきたす．

ンパ腫の各病型に特徴的なパターンを示す（表7，図12）．フローサイトメトリーではサイトグラム上で腫瘍細胞集団を適切にゲーティング（解析対象として選択すること）する必要がある．血液検査では病勢に応じて可溶性IL-2受容体やLDの上昇がみられる．ホジキンリンパ腫では好酸球増加がみられることがある．白血化すれば血液塗抹標本でリンパ腫細胞を認める．

診断

リンパ節（もしくは節外病変）生検検体の病理組織所見と，リンパ腫細胞の免疫学的表現型に基づき，WHO分類（表1 → p.29）にしたがって，病型を含めた診断を確定する．染色体・遺伝子検査所見を参考にする．さらに，身体所見やX線検査，CT検査，PET検査，骨髄穿刺，骨髄生検などの所見をもとに下記のように病期を決める．

表7 主なリンパ系腫瘍細胞における標準的な免疫学的表現型

病型	抗原の標準的な発現パターン（免疫グロブリン軽鎖は除く）
濾胞性リンパ腫	CD10，CD19，CD20，CD22，CD79a は陽性，CD5 は陰性
びまん性大細胞型B細胞リンパ腫	CD19，CD20，CD22，CD79a は陽性，CD5，CD10 は一部の症例で陽性
多発性骨髄腫	CD38 は強陽性，CD56 は多くの例で陽性，CD19 と表面 Ig は陰性
慢性リンパ性白血病	CD5，CD19，CD22，CD23，CD79a は陽性，CD20 は弱陽性，CD10 は陰性
成人T細胞白血病/リンパ腫	CD2，CD3，CD4，CD5，CD25 は陽性，CD7 は陰性，CD8 は陰性だが陽性例あり
慢性NK細胞増加症	CD16，CD56 は陽性，CD3 は陰性
ホジキンリンパ腫	古典的ホジキンリンパ腫では CD15，CD30 は陽性

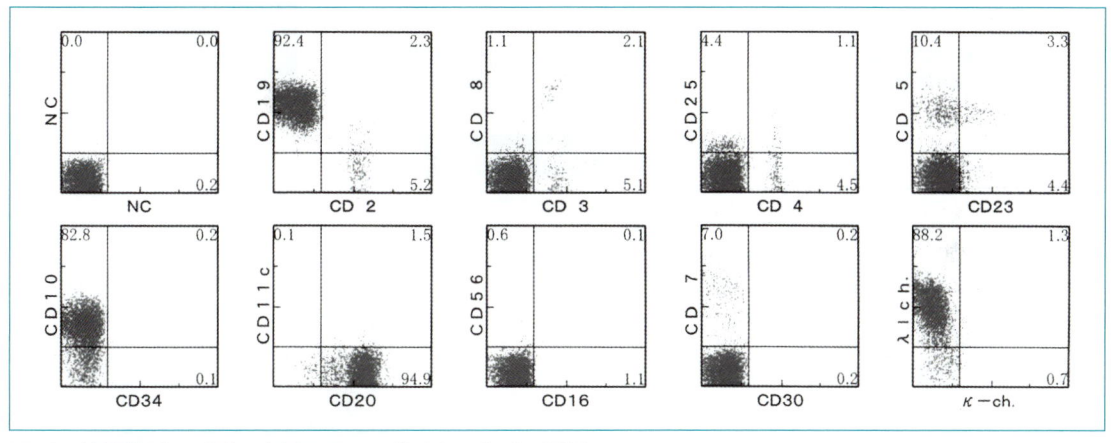

図12 濾胞性リンパ腫の症例のフローサイトメトリー所見
免疫グロブリン軽鎖の発現がλ鎖に偏っており（下段右端），CD10，CD19，CD20 が陽性で，CD5 は陰性である．

- Ⅰ期：1つのリンパ節領域または1節外臓器に限局
- Ⅱ期：横隔膜の上下の片側にとどまる
- Ⅲ期：横隔膜の両側にわたる
- Ⅳ期：リンパ節以外の組織や臓器へのびまん性ないし播種性浸潤あり

F 骨髄腫および類縁疾患

1. 多発性骨髄腫（multiple myeloma）

定義

多発性骨髄腫は骨髄に存在する形質細胞が腫瘍化して増殖する疾患である．なお，形質細胞とはBリンパ球が最終分化して免疫グロブリンを産生するようになった細胞であり，骨髄腫細胞も単一の免疫グロブリンを産生する．

病態生理

骨髄腫細胞は体幹部に近い骨の骨髄に集簇性に増殖する．これにより造血，特に赤血球産生が阻害されて貧血をきたす．また，骨髄腫細胞は破骨細胞を活性化するサイトカインを産生し，これに

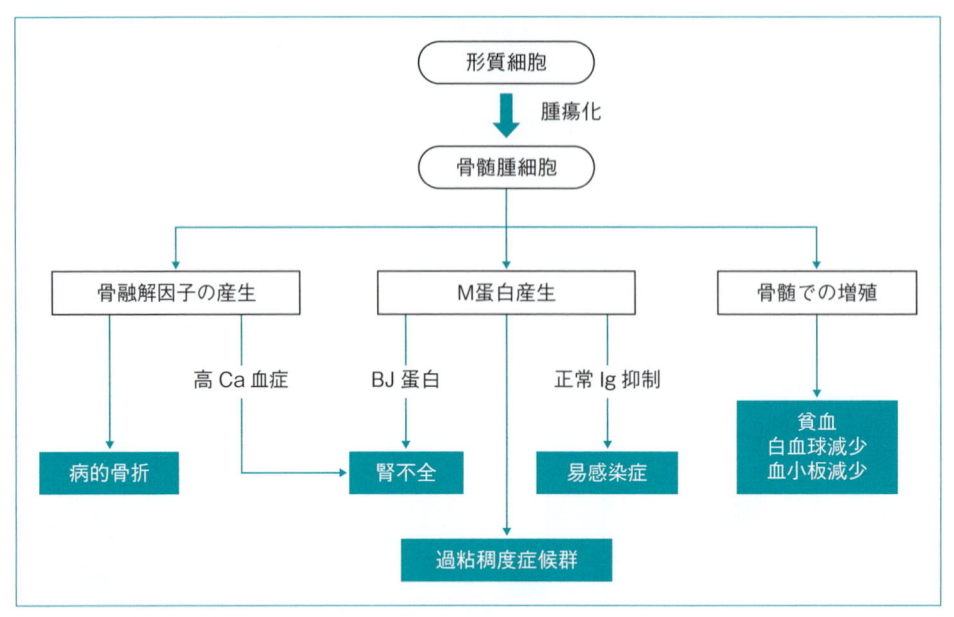

図13 多発性骨髄腫の病態

よって骨融解が起き，病的骨折や高カルシウム血症をきたす．骨髄腫細胞は単一の免疫グロブリンを産生するため，血液中に大量の単クローン性の免疫グロブリン（M蛋白という）を認める．これにより血液の循環障害をきたして過粘稠度症候群を起こすこともある．過剰に産生された免疫グロブリンの軽鎖が2量体を形成してベンスジョーンズ蛋白（Bence Jones protein；BJP）となり，分子量が小さいため，腎臓の糸球体を通過して尿細管に沈着し腎障害をきたす．BJPの組織沈着によりアミロイドーシスを合併することもある．正常の免疫グロブリン産生は抑制されて免疫能低下をきたす（図13）．

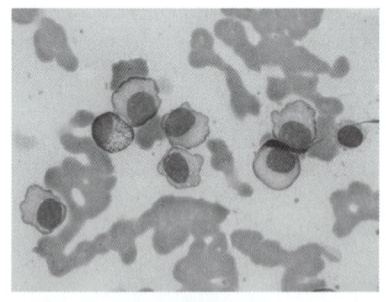

図14 多発性骨髄腫（骨髄，メイ・グリュンワルド・ギムザ染色）（巻頭カラー図82）
核は偏在し，細胞質は好塩基性で，細胞質の辺縁が赤みを帯びる形質細胞の増加を認める．本症例はIgA産生型である．

症状

脊椎の圧迫骨折による腰痛，息切れなどの貧血症状，浮腫などの腎不全症状などがみられる．症状はなく検診の血液検査で総蛋白高値，赤沈亢進，貧血で見つかることもある．

検査所見

血液検査で貧血を認め，塗抹標本では免疫グロブリンの増加による赤血球の連銭形成がみられる．骨髄腫細胞は血液標本では通常みられない．骨髄検査では有核細胞の10％以上を骨髄腫細胞が占める．骨髄腫細胞は正常な形質細胞のように核の偏在や核周明庭を認める分化度の高い症例から，大型不整形の細胞で繊細な核クロマチンと明瞭な核小体をもつなど異型性の強い症例まである（図14）．血清蛋白分画で幅の狭い急峻なM-peak（M-spikeともいう）を認める（図15）．免疫電気泳動検査ではM蛋白の型に対応するM-bowが形成される（図16）．尿検査でベンスジョーンズ蛋白（BJP）を認めるが，試験紙法ではBJPは検出され

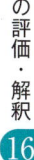

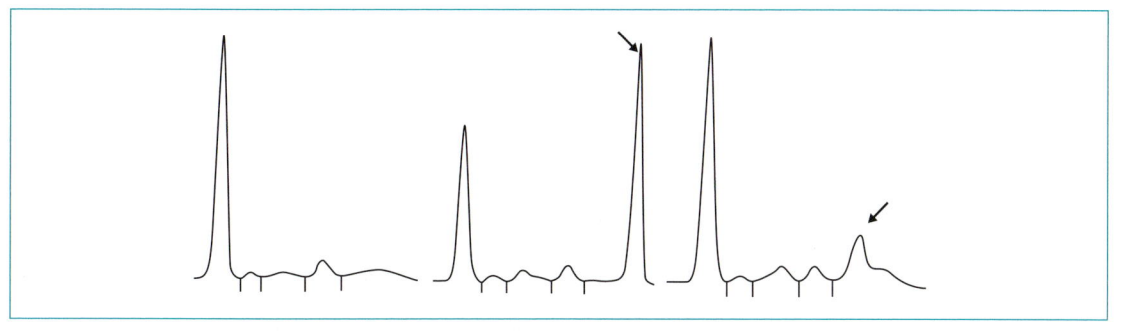

図15　健常人(左)，骨髄腫症例(中)，MGUS 症例(右)の血清蛋白分画
骨髄腫症例ではγ位に大きな M ピークを，MGUS 症例では小さな M ピークを認める．

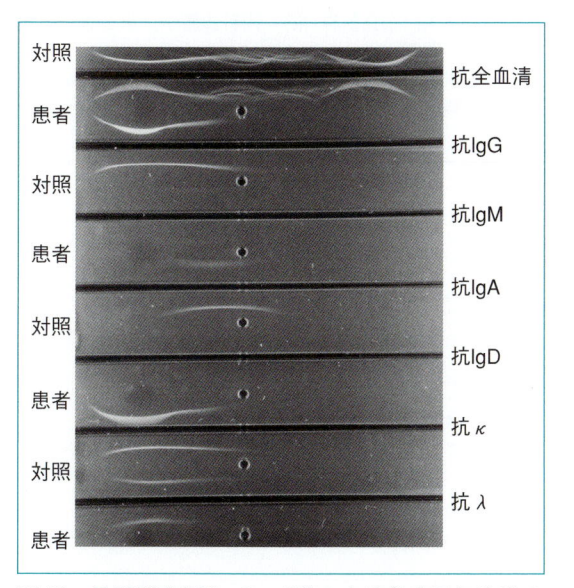

図16　骨髄腫症例(IgG-κ 型)の血清免疫電気泳動の所見
IgG と κ の沈降線に M-bow を認める．

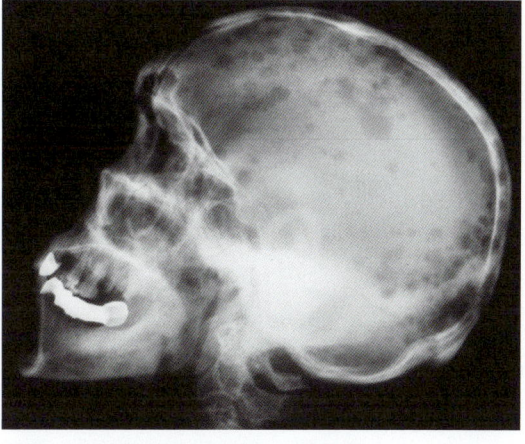

図17　骨髄腫症例の頭蓋骨 X 線写真
多数の打ち抜き像を認める．

ないことに注意する．骨 X 線検査で頭蓋骨の打ち抜き像(図17)や脊椎の圧迫骨折を認める．

診断

血清や尿に多量の M 蛋白がみられ，骨髄に10％以上を占める骨髄腫細胞を認めることで診断する．M 蛋白の型により，IgG，IgA，IgD，IgE(おのおのの κ，λ)型，軽鎖のみを産生する BJP(おのおのの κ，λ)型，血中・尿中に M 蛋白を認めない非分泌型や非産生型に分けられる．鑑別すべき疾患として monoclonal gammopathy of undetermined significance(MGUS：意義不明な M 蛋白血症)がある．MGUS でも M 蛋白は認められるが，その量は少なく，骨髄の形質細胞比率は10％以下で，貧血や骨病変がないことより鑑別され，治療も不要である．

2. 原発性マクログロブリン血症
(primary macroglobulinemia)

定義

Waldenström macroglobulinemia ともいい，IgM を産生する成熟 B リンパ球の腫瘍性増殖により，血液中に IgM 型 M 蛋白が著しく増加する疾患である．

病態生理

成熟 B 細胞から形質細胞への分化の中間段階

にあるリンパ形質細胞が骨髄，リンパ節，肝，脾などで緩徐に増殖する．リンパ節はリンパ形質細胞性リンパ腫としての病理組織像を呈する．悪性リンパ腫や慢性リンパ性白血病および骨髄腫とオーバーラップするような症候を示す．IgM は 5 量体を形成するため，血液の粘稠度が著しく亢進して血流のうっ滞を起こす．

症 状

過粘稠度症候群としての全身倦怠感，意識障害などの神経症状や腫瘍細胞の増殖によるリンパ節腫大がみられる．

検査所見

中等度の貧血を認め，赤血球の連銭形成がみられる．白血球数は症例により減少〜増加とさまざまで，増加する例では形質細胞様リンパ球，小リンパ球，形質細胞を混在して認める．フローサイトメトリーで κ か λ の一方だけの軽鎖からなる IgM の発現がみられる．骨髄腫とは異なり，骨 X 線検査で骨融解像はみられない．

診 断

血液中に多量の IgM 型 M 蛋白が存在し，骨髄やリンパ節にリンパ形質細胞の単クローン性の増殖を認めることにより診断される．

参考文献

1) 福井次矢，奈良信雄（編）：内科診断学　第 2 版．医学書院，2008
   ※症候や異常な検査所見から疾患を鑑別するのに有用な教科書

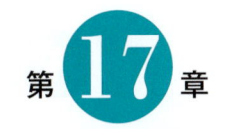

第17章
出血性疾患の検査結果の評価・解釈

学習のポイント

❶ 出血性疾患への対応は日常診療においてきわめて重要であるが，その原因を同定することが具体的な治療を進めるうえにおいても求められる．

❷ 出血の原因として，1)血管の脆弱性亢進，2)血小板の異常，3)血液凝固能の低下，4)線溶の亢進を鑑別するが，2)と3)が頻度的にも高く，特に重要である．

❸ 病歴，出血パターンなどの臨床情報（検査前の情報）も，検査所見と合わせて評価することが重要である．

❹ 血小板減少症は出血性疾患を引き起こす病態として，最も重要なものの1つであるが，大部分は後天性である．血小板減少が産生低下によるか，末梢での消費・破壊亢進によるかを鑑別することが重要である．

❺ 血小板減少を引き起こす血小板固有の疾患の中で，特発性血小板減少性紫斑病と血栓性血小板減少性紫斑病は特に重要であるともに，近年の診断・治療の進歩が著しい．

❻ 一次止血の異常を認めるためには，血小板数が正常な場合は血小板機能低下症を疑い，血小板機能検査，特に血小板凝集能検査を施行する．

❼ 血液凝固因子のほぼすべてに先天性の欠乏症ないし異常症が存在し，通常，出血症状を呈するが，特に血友病A（第Ⅷ因子活性低下）と血友病B（第Ⅸ因子活性低下）が重要である．

❽ フォン・ウィルブランド病（VWD）は，血漿に存在する粘着蛋白フォン・ウィルブランド因子の異常により，血小板粘着異常を呈する疾患である．したがって，VWDは，先天性凝固異常症に分類されることもあるが，（一部の病型を除き）血小板自体に異常がないものの，血小板機能が正常に発揮できない外因性血小板機能異低下がその病態の本体である．

❾ 播種性血管内凝固（DIC）は，種々の基礎疾患を有する患者において，組織因子の発現により全身性に凝固系の活性化が起こる病態であり，凝固因子・血小板の消費による出血症状と微小血栓形成に伴う虚血性臓器障害をきたす症候群である．

本章を理解するためのキーワード

❶ 出血関連スクリーニング検査
具体的には，血小板数と基本的凝固検査（PT，APTT，フィブリノゲン）であり，この評価がきわめて重要である．臨床症状とスクリーニング検査結果だけから，ほとんどの出血性疾患の診断の推定が可能と思われる．

❷ 血小板数偽低値
ほとんどの場合，血小板数の算定は自動血球計数器でなされている．この際，ときに血小板数が偽低値を呈することがあることに注意する．出血症状がないのに，不相応な血小板数低値を認める場合には要注意であり，この場合には，EDTA依存（偽性）血小板減少症と巨大血小板に注意する．

❸ 特発性血小板減少性紫斑病
抗血小板自己抗体により引き起こされる自己免疫性疾患．血小板系疾患の中で最も重要な1つとして，多くの研究対象となっており，最近もトロンボポエチンに絡んで診断面，治療面とも大きく進歩している．

A はじめに

　出血性疾患への対応は，日常診療においてきわめて重要である．特に，なぜ患者が病的な出血を起こしているのか，その原因を同定することが求められる．これは適切な治療にも直結する（**表1**）．一般に出血性疾患の治療として，疾患特異的な治療と，（非特異的な）止血に必要な成分を補う補充療法がある．後者に関しては，足りないものを同定して補充しなければならない．たとえば血小板減少による出血に対して（凝固因子の補給を目指した）新鮮凍結血漿を輸注すること，また凝固の異常である血友病に対して血小板輸血を施行することは，治療効果が得られないばかりでなく，有害でさえある．

　本章の的確な理解のためには「総論　第4章　血栓形成機構」の理解が必要であるが，簡単にまとめると，1) 血管の脆弱性亢進，2) 血小板の異常，3) 血液凝固能の低下，4) 線溶の亢進のどれが出血の原因になっているのかを臨床検査によって鑑別し，出血の原因の同定に結びつけるわけである．ただ実際の診療においては，単一の原因ではなく複合異常を認める場合があることも頭に入れておく必要がある．さらには，臨床検査はきわめて重要であるが，検査以外の臨床情報も大切であることも認識することが重要であり，本章においても記述する．当然ながら，検査室と診療現場のコミュニケーションの大切さを意味するものである．

❹ 血栓性血小板減少性紫斑病

非免疫学的機序に基づく消費・破壊亢進による血小板減少症の1つとしてきわめて重要な疾患であり，特徴的な5徴が昔から知られていた．しかし本症の発症要因がADAMTS13の活性低下による血小板凝集活性の強い超高分子量VWFマルチマーの血漿中への出現であると理解されるようになったのは，最近のことである．

❺ 血小板凝集能検査

先天性血小板機能低下症の診断に必須である．ADP，コラーゲン，リストセチンなどと刺激物を変えることにより，血小板の刺激伝達機構の異常部位を同定する．

❻ 血友病

血液凝固因子のほぼすべてに先天性の欠乏症ないし異常症が存在するが，臨床的に最も重要なものは血友病である．血友病とは，血液凝固第Ⅷ因子活性（血友病A）または第Ⅸ因子活性（血友病B）が先天的に欠乏しているため，出血傾向を呈する疾患である．一方，第Ⅷ因子に対する抗体（インヒビター）が出現して，血友病類似の出血症状が突然発症することがあり，後天性血友病と称する．

❼ von Willebrand（フォン・ウィルブランド）病（VWD）

血漿に存在する粘着蛋白フォン・ウィルブランド因子（VWF）の異常により，血小板粘着異常を呈する疾患である．したがって，（一部の病型を除き）血小板自体に異常がないものの，血小板機能が正常に発揮できない外因性血小板機能異常低下がその病態の本体である．1～3型に分類されており，この理解は，VWFの理解に重要である．

❽ 播種性血管内凝固（DIC）

種々の基礎疾患を有する患者において，全身性に凝固系の活性化が起こる病態であり，凝固因子・血小板の消費による出血症状と微小血栓形成に伴う虚血性臓器障害をきたす症候群である．基礎疾患の異常にDICの異常が加わり，検査所見は複雑であるが，診断基準を用いて，客観的な診断ができる．抗凝固療法と不足因子の補充療法が治療の基本である．

表1　出血性疾患の治療

疾患特異的治療（例）
・特発性血小板減少性紫斑病（ITP）に対する免疫抑制療法
・血栓性血小板減少性紫斑病（TTP）に対する血漿交換
・DICに対する抗凝固療法
　　　　　など
補充療法
・血小板減少・機能低下に対する血小板輸血（濃厚血小板「日赤」）*
・凝固因子活性の低下に対する新鮮凍結血漿や凝固因子製剤の輸注

*一部，例外あり

表2 臨床症状による一次止血と二次止血の鑑別

	一次止血	二次止血
障害されている止血成分	血小板，血管	凝固系
止血異常のパターン	止血するまで時間がかかる(出血時間延長)．ただ，いったん血小板血栓ができれば二次止血(凝固系)が正常であるため止血は完了する(圧迫止血が有効)	圧迫止血は無効．いったん止血するものの(出血時間は正常)，再度出血が起きたりする
皮膚・粘膜の表在性出血	特徴的(特に点状出血)	稀．発生する場合は，大斑状出血
深部出血	稀	皮下，筋肉内，関節内などの深部出血が特徴的
範囲	全身(多発性)	局所

B 臨床情報（検査前の情報）の重要性

ここでは出血性疾患の評価に特に重要な病歴情報，身体所見に関して，重要なポイントをまとめる．

1. 病歴

すべての疾患に共通であるが，患者の性別，年齢を確認することはきわめて重要である．たとえば伴性劣性遺伝形式をとる血友病は，当然ながらほとんどの患者が男性である．また出血症状がいつからどのように始まったかも重要な情報である．幼少時から出血症状が続いている場合は，先天性の出血性疾患が考えやすい．この際，家族歴の情報も重要である．

また，手術・抜歯歴，出産歴の確認も重要である．たとえば，過去の手術で出血関連の合併症がなければ，それだけで先天性の重篤な出血性疾患はないと判断してよい．さらには薬剤の服用歴の確認も重要である．ヘパリン，ワルファリンなどの抗凝固薬はPT，APTTなどのデータに大きく影響するので，これらの検査で異常データを認めた場合の評価において確認を要する．非ステロイド系抗炎症薬はアスピリンを代表として抗血小板作用を有する．このグループの薬剤の服用の有無は，血小板機能検査の結果の評価において必須の情報である．心筋梗塞などのアテローム血栓症患者に対しての抗血小板療法として処方されている場合は容易に判別できるが，鎮痛解熱目的で服用している場合は見逃されている場合もあり注意が必要である．いずれにしても検査結果の評価・解釈においては，検査室内だけの情報だけでなく，臨床科との密な情報交換が重要であり，出血性疾患においては，特にこれが当てはまる．

2. 出血のパターンによる鑑別

「総論 第4章 血栓形成機構」において，一次止血と二次止血の区別の重要性を記述したが，この両者は臨床症状からも鑑別がかなり可能であり(表2)，そのエッセンスは次のとおりである．一次止血(血小板，血管)の異常による出血では，とりあえずの血栓がなかなか形成されないので，多部位に小出血が起きうるが，圧迫などでなんとか一次止血栓が形成されれば，強固な二次止血が形成され，以後の大出血は少ない．一方，二次止血(凝固)の異常では，一次止血では対応できない大きな負荷・侵襲による出血が起きた場合に，しっかりとした二次止血栓が形成できないため，局所的に大きな血腫形成が起きてしまう．

C スクリーニング検査の重要性

以上のように，臨床症状，臨床検査により，出血の原因を同定するわけであるが，検査を行う場合，手順を踏んで系統的に施行することが重要である．その際，スクリーニング検査結果の評価が何より重要である．これには，血小板数と基本的凝固検査(PT，APTT，フィブリノゲン)が含まれ

る．実際，臨床症状とスクリーニング検査結果だけから，ほとんどの出血性疾患の診断の推定が可能と思われる．ただ実際には多くの出血関連検査が不適切な形で依頼される場合も多い．たとえば二次止血異常の患者でも，スクリーニング検査としての血小板数の確認程度は必要であるが，血小板機能検査の施行は不適切である．また，一次止血異常の患者では，PT，APTT，フィブリノゲンが正常であれば，それ以上の凝固系の特殊検査は不要である．しかし，このような場合に，凝固因子定量の検査が依頼される場合も現実にはありうる．このような場合，検査の専門家として，当該検査の施行が不適切であることを指導できるようになるべきである．

D 出血性疾患概論

以下，臨床検査結果を中心として出血性疾患の概要を，臨床検査技師国家試験出題基準に掲載されている疾患を中心に記述する．ここでは大局的なまとめを記述する．一次止血の異常は血小板，血管の異常を意味するが，日常診療では前者の異常が主である．血小板の異常には，数の異常と機能の異常があるが，これまた日常診療においては前者，つまり血小板減少のほうが主でありかつ重要である．したがって一次止血能の低下が疑われた場合には，まず血小板数をチェックし，これに異常がない場合に血小板機能低下を疑い，血小板機能検査を施行するのが一般的である．また骨髄増殖性疾患，特に本態性血小板血症では，血小板が増加しているにもかかわらず出血傾向を呈しうるが，これに関しては同項で触れる．

一方，二次止血の異常の場合は，PT，APTT，フィブリノゲンの結果により，凝固カスケードの異常部位を推定する．なお凝固第XIII因子の異常は，これらスクリーニング検査には反映されないことを知っておく必要がある．

表3 主な血管異常による出血性疾患
- 血管壁自体の異常
  - 先天性
    - 遺伝性出血性毛細血管拡張症（Osler 病）
  - 後天性
    - アレルギー性紫斑病（Schönlein-Henoch 紫斑病）
    - 単純性紫斑
- 血管を支持する周囲の結合組織の異常によるもの
  - 先天性
    - Ehlers-Danlos 症候群
    - Marfan 症候群
  - 後天性
    - 老人性紫斑
    - Cushing 症候群
    - 副腎皮質ステロイド治療

E 血管異常による出血性疾患

主なものを表3に挙げた．血管壁自体の異常と血管周囲の結合組織の異常に分け，それぞれ，先天性と後天性に分けると理解しやすい．ただ日常診療において一定の頻度で遭遇し，疾患として重要なものはアレルギー性紫斑病（Schönlein-Henoch 紫斑病）と副腎皮質ステロイド過剰状態（Cushing 症候群と治療目的の投与）程度と思われる．

単純性紫斑，老人性紫斑は，頻度は高いが，臨床検査の異常は認めず，治療も不要である．遺伝性出血性毛細血管拡張症（Osler 病）などの先天性の血管異常は特徴的な所見を呈するが，頻度はきわめて低い．

1. アレルギー性紫斑病

概念・病態

IgA 免疫複合体が関与する免疫学的機序が考えられている．先行感染，薬物，食物に対する異常免疫応答により IgA 抗体の産生が惹起され，IgA 免疫複合体の形成や血管壁への沈着が起こることによって，血管透過性の亢進や血管壁の脆弱化を伴う血管炎となり，紫斑，浮腫などが生じると想定されている．その結果，点状出血を含む発疹，腹部症状，腎障害，関節症状が発生する．

検査所見

特異的な検査所見に乏しい．血小板数を含め，血球数にも大きな異常はないが，軽度の白血球増加を認める場合がある．PT，APTT も異常を示さない．凝固第XIII因子の活性低下を認めることが知られている．

尿検査では，血尿を中心とした異常を認めることが多い．

治療

多くは自然治癒し，対症療法のみで済むことが多いが，重症例で副腎皮質ステロイド，第XIII因子製剤を使用することがある．

2. 遺伝性出血性毛細血管拡張症

先天的な ALK-1 遺伝子の異常による血管形成異常のため，血管が脆弱となり易出血性を示す．常染色体優性遺伝形式をとる．多発性の毛細血管拡張と頑固な鼻出血を主とする粘膜出血が特徴的である．通常の臨床検査では，特徴的な異常所見を示さない．

F 血小板減少症

日常臨床において，血小板減少による出血症状を呈する患者に遭遇する機会は多い．現在ではほとんどの場合，血小板数の算定は自動血球計数器でなされている．この際，ときに血小板数が偽低値を呈することがあることに注意する．出血症状がないのに，不相応な血小板数低値を認める場合には要注意である．自動血球計数器の原理を知り，血小板数偽低値の可能性を認識できている一般臨床医は残念ながら多くはない．したがって真の血小板減少症を提示する検査室の役割は重大である．

ここではまず，偽性血小板減少を解説した後，真の血小板減少症（表4）のうち，純粋な血小板疾患を概説する．たとえば急性白血病では血小板減少，さらにはそれに伴う出血症状を認めることが多いが，この疾患自体は造血器腫瘍であるので，

表4 主な血小板減少症

産生低下による血小板減少
（後天性）
  骨髄巨核球の低形成：再生不良性貧血，発作性夜間血色素尿症，薬剤性骨髄抑制（化学療法など），放射線障害，ウイルス感染
  無効血小板産生：巨赤芽球性貧血，骨髄異形成症候群
  骨髄占拠病変：急性白血病，慢性骨髄性白血病急性転化，悪性リンパ腫・癌の骨髄浸潤
（先天性）
  Bernard-Soulier 症候群，May-Hegglin 異常とその類縁疾患（MYH9 異常症），先天性無巨核球性血小板減少症，橈骨欠損に伴う血小板減少症（TAR），Wiscott-Aldrich（ウィスコット・アルドリッチ）症候群

末梢での消費・破壊亢進による血小板減少
  免疫学的機序に基づくもの：特発性血小板減少性紫斑病，全身性エリテマトーデス，ヘパリン起因性血小板減少症[1]，抗リン脂質抗体症候群[1]，薬剤性（NSAIDなど），後天性免疫不全症候群（AIDS），同種免疫性血小板減少症（新生児血小板減少症，輸血後紫斑病）
  非免疫学的機序による血栓形成に基づくもの：血栓性血小板減少性紫斑病[2]，溶血性尿毒症症候群，播種性血管内凝固症候群，巨大血管腫〔Kasabach-Merritt（カサバッハ・メリット）症候群〕
  脾機能亢進によるもの：肝硬変などの重症肝障害[3]，Banti（バンチ）症候群

その他
  希釈による血小板減少：保存血大量輸血
  血小板の体外への喪失：大量出血，体外循環

[1] 出血症状よりもむしろ血栓症状を起こす（サイドメモ参照）．
[2] 抗 ADAMTS-13 自己抗体により発症する場合は，自己免疫性疾患ととらえることができる．
[3] トロンボポエチンの産生低下の要因もあり，産生低下による血小板減少の側面もありうる．

その項で記述される．

ただ単に血小板数が減っていることがわかっただけでは治療はできない．その原因が同定できて，初めて疾患特異的な最適な治療が可能となる（表1）．非特異的治療として，かなりの血小板減少症において補充療法としての血小板輸血が有効であるが，たとえば血栓性血小板減少性紫斑病のように，原則として血小板輸血が禁忌である疾患もある．

血小板減少症はいろいろな細分類が可能であるが，最も重要なことは産生低下によるか，末梢での消費・破壊亢進によるかを見極めることである（表4）．その目的のために，これまでは骨髄検査

> **サイドメモ：ヘパリン起因性血小板減少症（heparin-induced thrombocytopenia；HIT）**
>
> HITは，治療のために投与されたヘパリンにより血小板が活性化され，血小板減少とともに新たな動静脈血栓症を併発する病態であり，ヘパリンの副作用としてその重要性が確立している．抗ヘパリン-血小板第4因子複合体抗体（HIT抗体）による血小板活性化が病因である．この血小板活性化により，消費性の血小板減少症と血栓症が惹起される．この際，トロンビン産生も亢進し，HITの病態を増悪させる．典型的HITでは，血小板数がヘパリン投与前の50％以下，または10万/μL以下となるが，出血傾向は認めにくく，各種静脈血栓症（深部静脈血栓症，肺塞栓症など），動脈血栓症（脳梗塞，心筋梗塞など）を認める．
>
> これを診断するための検査診断としては，免疫学的方法と血小板機能検査を用いる方法がある．前者はELISA法によりHIT抗体を検出するものであり，感度が高い．後者はヘパリン惹起血小板凝集能をみるものであり，健常者の多血小板血漿に患者血漿を1：1の割合で混和し，ヘパリン（終濃度0.1～1.0単位/mL）惹起血小板凝集を観察する．この方法は特異度は高いが，感度に問題がある（陰性をもって否定できない）．

合は，以上の可能性を考慮する必要がある．

を行って骨髄巨核球を評価していたが，最近はより非侵襲的に血小板キネティクスを評価できる有用な検査が導入されつつある．特発性血小板減少性紫斑病の箇所で記述する．

1. 血小板数の偽低値に注意

血小板数に関しては，特に偽低値が発生する可能性があることに注意する．血小板数低値の結果を得た際は，まずEDTA依存（偽性）血小板減少症を除外することが重要である．抗凝固剤EDTAにより抗体依存性に血小板凝集が起きるものであり，鏡検すれば血小板凝集塊の存在により，すぐに判別できる．この場合，他の抗凝固剤で採血して再検する．

また，巨大血小板の場合も血小板数の偽低値が発生しうる．正常血小板より大幅に容積が大きい巨大血小板は，通常の電気抵抗法に基づく自動血球計数器では血小板と認識されないためである．

臨床症状に合致しない血小板数低下を認めた場

2. 特発性血小板減少性紫斑病
(idiopathic thrombocytopenic purpura；ITP)

概念・病態

ITPの原因については今なお完全には解明されていないが，免疫学的な機序が関与するのは確実であり，自己免疫疾患と考えられる．ITPにおける血小板減少の主要な原因は，血小板膜に反応する抗血小板抗体と考えられており，抗体産生のメカニズムとしては，他の自己免疫疾患と同様に免疫調節機構の異常が原因と想定されている．

検査所見・診断

従来，表5の診断基準にしたがって臨床診断がなされていたが，近年，診断の進歩がめざましく，新しい診断基準案が提案されている（表6）．ただ実際には，ITPの診断にはいまだに他の疾患の除外診断が重要である．血球検査では血小板減少以外に特に異常所見を認めないが，出血の持続により貧血を示すことがある．実際の臨床においては，血小板減少が先行する再生不良性貧血や骨髄異形成症候群などはITPとの鑑別が難しいことがある．

表5にあるとおり，従来，血小板関連IgG（platelet-associated IgG；PAIgG）の測定がなされることが多かった．ようやく2006年より保険適応になったが，PAIgGの上昇はITP以外の血小板減少性疾患でも認められ，その特異性の低さから，皮肉なことに，現在では診断的意義は少ないとされている．表6の新しい基準案では，PAIgGは含まれていない．

一方，ITPを診断するうえでより特異的な検査が開発されている．その検出感度はやや低いものの，血小板膜糖蛋白GPⅡb/Ⅲaもしくは GPⅠb-Ⅸに対する自己抗体検出の診断的意義は高いとされている．ITPでは，基本的には，末梢での消費・破壊亢進により血小板減少が起きており，血小板の回転が亢進している．したがって骨髄検査を行って，骨髄巨核球数は正常ないし増加して

表5　特発性血小板減少性紫斑病の診断基準（厚生省特発性造血器障害調査研究班，1990より）

1. 出血症状がある
   出血症状は紫斑（点状出血および斑状出血）が主で，歯肉出血，鼻出血，下血，血尿，月経過多などもみられる．関節出血は通常認めない．出血症状は自覚していないが血小板減少を指摘され，受診することもある
2. 下記の検査所見を認める
   a. 末梢血液
   1) 血小板減少
      $10 \times 10^4/\mu L$ 以下．自動血球計数のときは偽血小板減少に留意する
   2) 赤血球および白血球は数，形態ともに正常
      ときに失血性または鉄欠乏性貧血を伴い，また軽度の白血球増減をきたすことがある
   b. 骨髄
   1) 骨髄巨核球数は正常ないし増加
      巨核球は血小板付着像を欠くものが多い
   2) 赤芽球および顆粒球の両系統は数，形態ともに正常
      顆粒球/赤芽球比（M/E比）は正常で，全体として正形成を呈する
   c. 血小板結合性免疫グロブリンG（PAIgG）増量
      ときに増量を認めないことがあり，他方，本症以外の血小板減少症においても増量を示しうる
3. 血小板減少をきたしうる各種疾患を否定できる（注）
4. 1. および2. の特徴を備え，さらに3. の条件を満たせば特発性血小板減少性紫斑病の診断をくだす．除外診断にあたっては，血小板寿命の短縮が参考になることがある
5. 病型鑑別の基準
   1) 急性型：推定発病または診断から6か月以内に治癒した場合
   2) 慢性型：推定発病または診断から経過が6か月以上遷延する場合
   ※小児においては，ウイルス感染症が先行し発症が急激であれば急性型のことが多い

注）血小板減少をきたす疾患としては，薬剤または放射線障害，再生不良性貧血，骨髄異形成症候群，発作性夜間血色素尿症，全身性エリテマトーデス，白血病，悪性リンパ腫，骨髄癌転移，播種性血管内凝固症候群，血栓性血小板減少性紫斑病，脾機能亢進症，巨赤芽球性貧血，敗血症，結核症，サルコイドーシス，血管腫などがある．感染症については，特に小児のウイルス性感染症やウイルス生ワクチン接種後に生じた血小板減少は本症に含める．先天性血小板減少症としては，Bernard-Soulier症候群，Wiskott-Aldrich症候群，May-Hegglin症候群，Kasabach-Merritt症候群などがある．

表6　ITPの診断基準案（厚生労働省特発性凝固異常症研究班による，2007年）

1. 血小板減少（$10 \times 10^4/\mu L$ 以下）．
2. 末梢血塗抹標本で3系統全てに明らかな形態異常を認めない．
3. 以下の検査所見のうち，3），4），5）のいずれかを含む3つ以上を満たす．
   1) 貧血がない．
   2) 白血球数が正常．
   3) 末梢血中の抗GP Ⅱb/Ⅲa抗体産生B細胞の増加．
   4) 血小板関連抗GP Ⅱb/Ⅲa抗体の増加．
   5) 網状血小板比率の増加．
   6) 血漿トロンボポエチンは軽度上昇にとどまる（<300 pg/mL）．

・ITPの診断には上記の3項目全てを満たすこと．
・二次性ITPをきたす疾患または病態（全身性エリテマトーデス，リンパ増殖性疾患，ヒト後天性免疫不全ウイルス感染症，肝硬変など）を欠如する場合は特発性ITPと診断できる．
・3項目を満たしてもITPとして非典型的な所見を認める場合は骨髄検査を行うことが望ましい．

＊国際的には，ITPの診断に骨髄検査は必ずしも必要ない（60歳以上と，非典型例でのみ推奨される）ことになっているが，日本では現在のところ，特定疾患認定のために骨髄検査が必須となっている．

いることを確認することが必要とされていた（表5）．しかし最近では，非侵襲的に血小板キネティクスを評価できる検査が導入されつつある．たとえばITPでは幼若血小板の指標としての網血小板数比率が増加している一方，血清トロンボポエチン値は正常ないしは軽度増加しているのみである（サイドメモ参照）．これらの検査はITPの病態に基づく診断補助として，将来の有用性が期待されているが，詳述は本書の目的を超えていると思われるので，興味のある読者は参考文献を参照されたい．いずれにしても血小板疾患，さらには出血性疾患の代表の1つであるITPの診断基準の変遷（表5と表6の比較）は，この領域の検査の進歩の反映と考えられる．

治療

自己免疫性疾患であることを反映して，副腎皮質ステロイドなどの免疫抑制療法が中心である．血小板破壊の場を除去するための摘脾療法も重要な治療である．他に，ヘリコバクター・ピロリ除菌療法，トロンボポエチン受容体作動薬（サイドメモ参照）など，新しい治療法も導入されている．

3. 血栓性血小板減少性紫斑病
（thrombotic thrombocytopenic purpura；TTP）

表7　血栓性血小板減少性紫斑病の5徴

・消費性血小板減少症（一次止血の異常）
・微小血管障害性溶血性貧血（破砕赤血球を伴う溶血）
・動揺性精神神経症状
・腎機能障害
・発熱

概念・病態

血小板血栓の形成に伴う5徴（表7）を主症状とし，非免疫学的機序に基づく消費・破壊亢進による血小板減少症の1つとしてきわめて重要な疾患である．長らく本疾患の原因は不明であり，類縁疾患である溶血性尿毒症症候群（hemolytic uremic syndrome；HUS）との鑑別も困難な場合が多かったが，ADAMTSファミリーに属する亜鉛型メタロプロテアーゼであるADAMTS13がvon Willebrand因子（VWF）切断酵素として2001年に単離・同定されたことにより，飛躍的に解明が進んだ．つまりADAMTS13酵素活性の機能不全による血小板凝集活性の強い超高分子量VWFマルチマー（unusually large VWF；ULVWF）の血漿中への出現，さらには血小板血栓形成の過剰促進がTTPの発症要因と理解されるようになった（サイドメモ参照）．

検査所見・診断

血球数算定では，血小板減少（多くは3万/μL以下）と貧血を認める．また末梢血液像において，破砕赤血球を認めることは重要である．血液生化学検査では，溶血の所見（間接ビリルビンの上昇，

サイドメモ：トロンボポエチン（thrombopoietin；TPO）

TPOは血小板産生を促進する最も重要な因子であり，その受容体であるc-Mplを介して作用する．*TPO*遺伝子の発現は肝臓，腎臓など種々の臓器で認められるが，その中で肝臓が最も重要と考えられている．血中のTPO濃度は，主として，血小板/骨髄巨核球の表面のTPO受容体（c-Mpl）によって吸着・捕捉されることにより制御されていると考えられている．再生不良性貧血患者における血中TPO濃度は著増しており，血中TPOレベルと血小板数は負の相関関係にある．これは，再生不良性貧血においては，巨核球・血小板ともに減少しているため，TPOの吸着が非常に少ないためと考えられている．一方，ITP症例では，血小板数の減少にもかかわらず血中TPO濃度の上昇は軽微で，健常人に比し，微増程度である報告が多い．これは，ITPにおいては，再生不良性貧血などと異なり，骨髄の巨核球は減少しておらず，これによる吸着があるためと考えられる．ITP患者では血小板数が減少しているにもかかわらず，TPO濃度は十分に増加しないので，本症ではTPO受容体作動薬が効果を示すと想定されていたが，それが，現実のものとなっている．TPOアナログとしてのペプチド化合物もしくは非ペプチド化合物が，わが国でも，難治性ITPに対して認可された．以上のように，TPOは，血小板減少症の診断（検査），治療の両面において，きわめて重要である．

サイドメモ：ADAMTS13

ADAMTS13（a disintegrin-like domain, and metalloprotease, with thrombospondin type 1 motif13）はADAMTSファミリーに属する亜鉛型メタロプロテアーゼであり，von Willebrand因子（VWF）切断酵素として2001年に単離・同定された．ADAMTS13はVWFのA2ドメインに存在するTyr842-Met843間のペプチド結合を特異的に切断するが，何らかの原因によりこの酵素活性の機能不全が引き起こされるとVWFが切断されなくなり，血小板凝集活性の強い超高分子量VWFマルチマー（unusually large VWF；ULVWF）が血漿中に出現することになる．これによる血小板血栓形成の過剰促進が，TTPの発症要因と理解されるようになった．TTPはいくつかに病型分類されているが，大きく，先天性と後天性に大別し，後者に関しては，ADAMTS13活性が著減する定型的TTPとそうでない非定型TTPに分けると理解しやすい．先天性TTPはUpshaw-Schulman症候群（USS）と称されているが，その本体は，*ADAMTS13*遺伝子異常によるこの酵素活性の著減である．一方，定型的TTP（特発性TTPが主）でADAMTS13活性の著減している多くは，ADAMTS13に対する活性阻害抗体（インヒビター）が産生されることにより発症する．つまり，特発性TTPは自己免疫疾患であるという，以前では考えられない概念が確立している．

LDHの上昇，ハプトグロビンの低下）と腎障害の所見（クレアチニンの上昇）を認める．自己免疫性溶血性貧血を除外するため，直接Coombs試験の陰性を確認することも多い．

本疾患は，早期診断に基づく早期治療がきわめて大切であり，上記の5徴がそろう前に診断をつけるべきである．その目的のために，上述の病態生理に基づきADAMTS13の酵素活性を測定（著減を確認）して確定診断することは重要と思われるが，まだ保険適用外である．

治療

定型的TTPには血漿交換療法を行う．本症が自己免疫疾患としての性格を有することから，通常は免疫抑制療法を併用する．先天性TTPでは活性阻害抗体（インヒビター）が存在しないので，新鮮凍結血漿輸注でよい．血小板輸血は血小板血栓の原料補給となりうるため，病態を悪化させる可能性が高く，原則禁忌である．

4．その他の血小板減少症

ITP，TTPは，真の血小板疾患として血小板減少，さらには，出血症状を呈する．しかし日常診療においては表4に示したように，血小板疾患ではない基礎疾患に血小板減少が合併することが多い．

Bernard-Soulier（ベルナール-スーリエ）症候群（BSS）とMay-Hegglin（メイ-ヘグリン）異常（MHA）は，先天性巨大血小板性血小板減少症の代表である．BSSでは，von Willebrand因子（VWF）の受容体である血小板膜GP Ib/IX複合体が先天性に欠損しており，血小板粘着能が低下して一次止血能が障害され，出血傾向が生じる．一方，MHAは，巨大血小板，血小板減少，白血球封入体を特徴とし，類縁疾患として，封入体形態が異なるSebastian（セバスチャン）症候群，Alport（アルポート）症状（腎炎，難聴，白内障）を合併するFechtner（フェクトナー）症候群，封入体をもたずAlport症状を合併するEpstein（エプスタイン）症候群が知られていた．臨床検査所見および臨床症状が異なるため，それぞれは独立

した疾患と考えられていたが，いずれの疾患も非筋ミオシン重鎖ⅡA（NMMHC-ⅡA）蛋白をコードする*MYH9*遺伝子異常が原因であることが判明し，包括したMYH9異常症が提唱されている．これらの巨大血小板性血小板減少症は，巨大血小板ゆえ，自動血球計数器では，実際の血小板数よりも少なめに算定されることが多い．

他に，常染色体劣性遺伝形式をとる先天性無巨核球性血小板減少症（トロンボポエチンの受容体である*c-mpl*遺伝子変異に起因），橈骨欠損に伴う血小板減少症（TAR）などがあるが，一般に先天性の血小板減少症は頻度が少なく，日常臨床で遭遇する機会は少ない．

G 血小板機能低下症

血小板機能（粘着，凝集，放出能）の低下に起因する一次止血能の低下，そしてそれに伴う出血傾向を呈する疾患の総称であり，表8にその分類を示す．血小板機能低下症が疑われた場合は，血小板凝集能検査（表9）を代表とする血小板機能検査を施行する．

血小板機能低下症は先天性と後天性に分けられる（表8）．先天性血小板機能低下症は，特徴的な

表8 血小板機能低下症の分類

先天性
血小板粘着の異常：Bernerd-Soulier症候群，コラーゲン不応症（コラーゲン受容体欠損症）
血小板凝集の異常：血小板無力症
血小板放出能の異常：ストレージプール病，放出機構異常症
血小板procoagulant activityの異常：Scott（スコット）症候群

後天性
尿毒症
骨髄増殖性腫瘍
異常蛋白血症：多発性骨髄腫，マクログロブリン血症
膠原病
白血病
肝疾患
体外循環，心肺バイパス
薬剤（アスピリンなど）

表9 先天性血小板機能異常症，von Willebrand病の血小板凝集能検査所見

疾患名 \ 刺激の種類	ADP（一次凝集）	ADP（二次凝集）	コラーゲン	リストセチン
血小板無力症	欠如	欠如	欠如	正常
血小板放出障害	正常	欠如	欠如〜低下	正常〜低下
コラーゲン不応症	正常	正常	欠如	正常
BSS[1]	正常	正常	正常	欠如
VWD[2]（ただし，タイプ2Bを除く）	正常	正常	正常	欠如〜低下

[1]Bernard-Soulier症候群（BSS）
[2]von Willebrand病（VWD）

検査結果を示し（表9），その分子レベルでの病態解明の研究が血小板活性化のメカニズム解明に果たした役割は大きい．しかし，実際の日常臨床における遭遇頻度は高くない．大部分を占める後天性血小板機能異常症は，基礎疾患により症状の程度は多彩であり，一般的には強い止血異常はきたさない．

1. 先天性血小板機能異常症

概念・病態

低下している血小板機能別に分類するのが一般的である．すなわち，1）血管障害部位で露出した内皮下組織への血小板粘着の障害，2）血小板凝集能の障害，3）血小板放出反応の障害などである（表8）．以下，代表的なものを簡単に解説する．

・Bernard-Soulier症候群（BSS）：血小板膜糖蛋白GP Ⅰb/Ⅸ/Ⅴ複合体はフォン・ウィルブランド因子（VWF）の受容体で，VWFを介した血管内皮下組織コラーゲンへの血小板粘着に重要な役割を演じている．BSSは常染色体劣性遺伝形式をとり，GP Ⅰb，Ⅸ，Ⅴの量的・質的異常が認められ，血小板粘着異常をきたす．

・血小板無力症：血小板膜糖蛋白GP Ⅱb/Ⅲa複合体は，巨核球/血小板系に特異的に発現しているインテグリン（αⅡbβ3）であり，フィブリノゲンやVWFの受容体として血小板凝集に必須の膜糖蛋白である．血小板無力症は，このGP Ⅱb/Ⅲa複合体の量的・質的異常症であり，血小板凝集が障害される．

検査所見・診断

BSSでは血小板数はやや減少していることが多いが正常のこともある．末梢血塗抹標本における巨大血小板の出現が特徴的である．血小板凝集能検査では，ADP凝集，コラーゲン凝集は正常であるが，リストセチン凝集は欠如する（表9）．

血小板無力症では，血小板数・形態ともに正常である．血小板凝集能検査では，ADP凝集，コラーゲン凝集が欠如する．その一方，リストセチン凝集は保たれ，BSSと対照的である（表9）．いずれにしても確定診断は専門家に委ねるのがよい．

治療

特別な治療法はなく，出血症状のコントロールには血小板輸血が最も確実である．しかし，頻回の血小板輸血の結果生ずる血小板輸血不応状態を極力避けるためにも，安易な血小板輸血は避けるべきである．

2. 後天性血小板機能低下症

後天性に血小板機能が低下する原因は多岐にわたっているが（表8），一般的には，先天性血小板機能異常症に比べると出血症状の程度は軽いことが多い．ただ，他の止血異常，外傷・手術などが加わると重大な出血となりうる．

臨床検査としては，血小板凝集能検査で評価することになるが，先天性血小板機能検査のような特徴的な所見はない．

H 先天性凝固異常

血液凝固因子のほぼすべてに先天性の欠乏症ないし異常症が存在し，通常，出血症状を呈する(表10)．ただしキニン生成系の因子である第XII因子，プレカリクレイン，高分子キニノゲンの異常では，出血傾向を認めない(表10)．先天性血液凝固異常症には，各凝固因子の量的な欠如ないし低下である欠乏症と，各凝固因子蛋白の抗原量は保たれるが，活性が低下する質的な機能異常症とがある．これら先天性血液凝固異常症の中で，臨床的に最も重要なものは血友病である．

1. 血友病

概念・病態

血友病とは，血液凝固第VIII因子活性(血友病A)または第IX因子活性(血友病B)が先天的に欠乏しているため，出血傾向を呈する疾患である．第VIII因子はトロンビンにより活性化され，活性型第IX因子の補助因子として第X因子の活性化に関与する．活性化第X因子は，プロトロンビンのトロンビンへの変換という重要な役割を担うので，血友病では凝固反応の進行が妨げられ，重大な二次止血の異常を認める．典型的血友病A，血友病Bともに，著しい出血症状を認める．血友病の発生頻度は，男児出生1万人あたり1～2人程度と推定されており，その中で血友病Aの頻度はBの約5倍とされている．

検査所見・診断

凝固スクリーニング検査では，内因系凝固を反映する活性化部分トロンボプラスチン時間(APTT)が延長するが，外因系を反映するプロトロンビン時間(PT)は正常である．これを確認した後，第VIII・IX因子活性を測定する．血友病Aでは前者，血友病Bでは後者が，それぞれ著しく低下する．血友病A，Bともに凝固因子活性から重症度分類される．つまり，1％以下が重症，1～5％が中等症，5％以上が軽症である．現在は，遺伝子診断も可能となっているが，専門の施設で行うことが望ましい．

治療

血友病Aに対しては第VIII因子製剤による補充療法，血友病Bに対しては第IX因子製剤による補充療法を行う．補充療法の反復により，10～25％の患者では第VIIIあるいはIX因子活性を特異的に失活させるインヒビター(同種抗体)が発生する．インヒビターが発生すると，治療に難渋することが多く，バイパス製剤とよばれる活性型第VII因子製剤や活性化プロトロンビン複合体製剤の投与が必要となる．

表10 先天性凝固異常

因子(慣用名)	対応する先天性凝固異常	遺伝形式	出血症状
I(フィブリノゲン)	無フィブリノゲン血症	常染色体劣性	＋
II(プロトロンビン)	低プロトロンビン血症	常染色体劣性	＋
III(組織因子)			
IV(カルシウムイオン)			
V	V因子欠乏症	常染色体劣性	＋
VII	VII因子欠乏症	常染色体劣性	＋
VIII	血友病A	伴性劣性	＋
IX	血友病B	伴性劣性	＋
X	X因子欠乏症	常染色体劣性	＋
XI	XI因子欠乏症	常染色体劣性	±
XII	XII因子欠乏症	常染色体劣性	−
XIII(フィブリン安定化因子)	XIII因子欠乏症	常染色体劣性	＋
プレカリクレイン	Fletcher因子	常染色体劣性	−
高分子キニノゲン	Fitzgerald因子	常染色体劣性	−

2. フォン・ウィルブランド(von Willebrand)病(VWD)

概念・病態

VWDは，血漿に存在する粘着蛋白VWFの異常により，血小板粘着異常を呈する疾患である．したがって，VWDは，先天性凝固異常症に分類されることもあるが，(一部の病型を除き)血小板自体に異常がないものの，血小板機能が正常に発揮できない外因性血小板機能異低下がその病態の本体である．先天性の出血性疾患の中では比較的頻度の高いものである．

VWFは，一次止血機構の初期相において，血小板膜糖蛋白GP Ⅰb/V/Ⅸ複合体に結合し，血小板を血管損傷部位に粘着させる機能をもつ．したがってVWDの出血症状は基本的には血小板機能異常と同様，皮膚・粘膜出血を主徴とする．ただし，VWFは，血中では凝固第Ⅷ因子のキャリアー蛋白としても働くので，VWFが極度に低下する重症VWD患者では，血友病A類似の二次止血の異常，つまり関節内・筋肉内出血などの深部出血を認める．

その意味ではVWDは複合異常の出血性疾患といってよい．

検査所見・診断

血小板凝集能検査では，リストセチン惹起血小板凝集の低下・欠如が特徴的である．ADP，コラーゲンなどで惹起した凝集は正常である(表9)．したがって，血小板自体の異常であるBSSとの鑑別が必要となる．血漿VWFの異常であるVWDのリストセチン凝集異常は，正常ヒト血漿(またはVWF)の添加で補正されるが，血小板の異常であるBSSの場合は，血漿成分の添加では補正されない．また，BSSでは巨大血小板の出現が特徴的であるが，VWDでは血小板形態は正常である．

本症は1〜3型に分類されるが(表11)，1型VWDではVWF抗原量が種々の程度に低下(通常50％以下)しており，この低下に比例してVWF活性も低下する．2型VWDは変異型であり，VWF抗原量(正常〜低下)に比してVWF活性が著しく低下している．3型VWDはVWF抗

表11 VWDの分類

1型
- VWF抗原(VWF：Ag)が減少
- リストセチンコファクター活性(VWF：Rco)低下
- リストセチン凝集能(RIPA)低下
- 第Ⅷ因子活性(Ⅷ：C)低下
- マルチマーパターン正常
- 常染色体優性遺伝

2型
- VWFの質的異常
- VWF：Agが正常ないし低下
- 2N型を除きVWF：RCo/VWF：Agは0.7未満(正常0.72〜1.26)に低下
- 常染色体優性遺伝(ただし2N型は劣性遺伝)

3型
- VWF：Agが欠損
- VWF：RCo欠如
- RIPA欠如
- マルチマー欠損
- Ⅷ：C著減
- 常染色体劣性遺伝

原が完全に欠如する重症型であり，VWFをキャリアとする凝固第Ⅷ因子活性も極度に低下する．

治療

VWFを含有する第Ⅷ因子製剤を投与する．1型VWDでは，酢酸デスモプレシンも用いられる．

I 後天性凝固異常

多くの後天性要因で血液凝固異常が起こりうるが，代表的なものとして，凝固因子の消費亢進(播種性血管内凝固など)，凝固因子の産生低下(ビタミンK欠乏症，重症肝障害など)，凝固因子に対する抗体の出現(凝固因子インヒビター)がある．先天性血液凝固異常症が単一の凝固因子活性の低下によるものが大部分であるのに対し，後天性凝固異常症の場合は，凝固因子インヒビターを除き，複数の凝固因子活性の低下を認める場合が多い．さらには播種性血管内凝固，重症肝障害などでは，凝固系以外の血小板，線溶にも異常を認める場合が多く，複合異常といえるが，便宜上ここで記述する．

1. 播種性血管内凝固 (disseminated intravascular coagulation ; DIC)

概念・病態

種々の基礎疾患を有する患者において，組織因子の発現により全身性に凝固系の活性化が起こる病態であり，凝固因子・血小板の消費による出血症状と微小血栓形成に伴う虚血性臓器障害をきたす症候群である．基礎疾患には，常位胎盤早期剝離・羊水塞栓症などの産科的疾患，急性白血病（特に急性前骨髄球性白血病）を主とする造血器腫瘍，固形腫瘍（特にムチン産生性腺癌），重症感染症（特に敗血症），重症肝疾患（特に劇症肝炎）などさまざまなものがある．

検査所見・診断

臨床症状だけでなく，検査所見においても，基礎疾患の異常にDICの異常が加わり，複雑なものとなる．本症の診断に際しては，長らく1988年に改訂された旧厚生省DIC診断基準（表12）が中心的に用いられてきた．血小板数，フィブリノゲン，FDPなどのいわゆるグローバルテストを中心とし，スコア化して診断を行うこの基準はたいへん有用なものであった．しかしその後，DICの病態解明・臨床知見の集積・解析が飛躍的に進んだことに伴い，旧厚生省DIC診断基準の問題点も指摘されだしている．たとえば，SIRSを伴うDICではフィブリノゲンが高値となり，診断基準上，偽陰性となりうる点，血小板数も同様に高値になることがあり，絶対値の評価だけでは偽陰性となりうる点などである．DICが新たに全身性の凝固・炎症反応の異常ととらえられるようになり，特に感染症に伴うDICを中心とした救急領域からのニーズにより，急性期DIC診断基準が提唱された（表13）．

治療

基礎疾患に対する治療が基本である．しかし実際には基礎疾患がすぐに改善しない場合，治療が困難な場合もあり，ヘパリン製剤を中心とした抗

表12 旧厚生省DIC診断基準

	造血器腫瘍	非造血器腫瘍
基礎疾患	1点	1点
出血症状		1点
臓器症状	1点	1点
血清FDP値 (μg/mL)	40≦ : 3点	
	20≦, <40 : 2点	
	10≦, <20 : 1点	
	<10 : 0点	
血小板数 (万/μL)	5≦ : 3点	
	8≦, >5 : 2点	
	12≦, >8 : 1点	
	>12 : 0点	
フィブリノゲン (mg/dL)	100≦ : 2点	
	150≦, >100 : 1点	
	>150 : 0点	
プロトロンビン時間比（正常対照値で割った値）	1.67≦ : 2点	
	1.25≦, <1.67 : 1点	
	<1.25 : 0点	
DIC判定	4点以上	7点以上

表13 急性期DIC診断基準（点数部分のみ）

	SIRS	血小板 (万/μL)	PT比	FDP (μg/mL)
0	0〜2	≧12	<1.2	<10
1	≧3	≧8, <12 あるいは24時間以内に30%以上の減少	≧1.2	≧10, <25
2	―	―	―	―
3		<8 あるいは24時間以内に50%以上の減少		≧25

DIC : 4点以上
注意：
1) 血小板数減少はスコア算定の前後いずれの24時間以内でも可能．
2) PT比は，各施設においてPT比1.2に相当する秒数の延長または活性値の低下を使用してもよい．
3) FDPの代替としてDダイマーを使用してよい．各施設の測定キットにより換算表を使用する．

凝固療法が行われることが多い．また，血小板や凝固因子の減少が著しい場合は，濃厚血小板や新鮮凍結血漿などの補充療法の併用も必要である．

2. ビタミンK欠乏症

　ビタミンKは，プロトロンビン，第Ⅶ・Ⅸ・Ⅹ因子などの凝固因子とプロテインC，プロテインSという凝固制御因子の肝での生合成の最終段階で作用するγ-カルボキシラーゼの補因子である．ビタミンKが欠乏すると，肝で合成されるこれら因子はγ-カルボキシグルタミン酸(Gla)残基を欠き，カルシウムイオンとの結合能力をもたない不完全な分子として循環する．これらはPIVKA (protein induced by vitamin K absence or antagonist)とよばれる．

　ビタミンK欠乏をきたす原因は多くあり，年齢によって異なる．母乳中にビタミンK含有量が少ないこと，腸内細菌叢の未発達であることを原因とする新生児出血性疾患がよく知られている．さらには，経口摂取不良，胆道系の閉塞，薬剤(ワルファリン)なども代表的要因である．PT，APTTが延長し，PIVKA-Ⅱが増加する．治療はビタミンKの静注が有効である．

3. 凝固因子インヒビター(循環抗凝固因子)

概念・病態

　凝固因子インヒビターはある特定の凝固因子に対する抗体(多くはIgG)であり，個々の凝固因子の活性を阻害して凝固反応の進行を妨げ，出血傾向をもたらす．凝固因子インヒビターは，種々の疾患に伴って発生するが，自己免疫性疾患・免疫異常，悪性腫瘍，ウイルス感染がその代表である．また，基礎疾患がなくても加齢に伴い発生することもある．また女性の場合，妊娠に関連して発生することがある．第Ⅷ因子に対する抗体の発生頻度が最も高い(後天性血友病)．突然，重篤な出血症状が出現する場合が多い．

検査所見・診断

　他に凝固異常の原因となるものがなく，単一凝固因子の欠損が考えられる場合には，凝固因子インヒビターの発生が疑われる．第Ⅷ因子インヒビター(後天性血友病)の場合，APTT延長，PT正常，(血小板数正常)であり，これを確認した後，第Ⅷ因子定量を行う．通常，著減している．また，APTTを用いた交差混合試験を行い，凝固因子インヒビターパターン(上に凸のカーブ)であることを確認する．産生低下型の凝固異常では，正常血漿により容易に補正されるが，凝固因子インヒビターが存在する場合は，これが正常血漿にも作用するので，補正されにくい．

治療

　経過観察により自然消退することもあるが，基本的には，免疫抑制療法により凝固因子インヒビター(抗体)の産生を抑制する．急性期(発症時)の治療には難渋する場合が多い．当該因子の補充療法(第Ⅷ因子インヒビターの場合は第Ⅷ因子製剤)を行っても，なかなか凝固データが改善されず，出血もコントロールできないことが多い．第Ⅷ因子インヒビター(後天性血友病)の場合は，血友病のインヒビター(同種抗体)発生時と同様の対処を必要とする場合も多い．

4. 重症肝障害

　凝固因子のほとんどは肝臓で産生されるので，重症の肝実質障害では，通常，各凝固因子の活性は低下し，凝固能が低下する．診断は，生化学検査における重症の肝機能障害とPTを中心とする凝固検査の異常による．

J 線溶亢進

　フィブリン血栓の溶解を担う線溶系が亢進した状態をいい，高度の場合には出血傾向をきたす．出血症状としては，いったん止血したかにみえても，しばらくしてじわじわと出血してくる(後出血)ことが特徴で，採血部位や手術創からの異常

出血などとして観察される．

　一次線溶と二次線溶に分類でき，日常診療では後者が多い．凝固活性化に対する生体の反応として線溶活性化がみられるものでDICがその代表である．一次線溶亢進をきたす先天性疾患として，α_2プラスミンインヒビター(PI)欠乏症およびプラスミノゲンアクチベータインヒビタ-1欠乏症が知られているが，ともにきわめて稀である．後天的にもプラスミノゲンアクチベータが多く含まれている臓器(前立腺など)の手術や外傷に際して一次線溶亢進が起こる．

参考文献
以下の文献はやや専門的であるが，本領域に興味がある場合には勧められる．
1) 浅野茂隆，池田康夫，内山　卓(監修)：三輪　血液病学　第3版，文光堂，2006
   ※本書の出血性疾患(1624-1758ページ)には，出血性疾患の診療が詳述されている
2) 日本内科学会雑誌98巻7号「特集：出血性疾患」，2009
   ※出血性疾患の基礎から臨床まで，広く俯瞰できる

第18章 血栓性疾患の検査結果の評価・解釈

学習のポイント

1. 生理的止血と病的血栓形成は表裏一体の反応であるが，これに関連する臨床検査は異なる部分が多い．
2. 血栓症は，血流が速い状態下における血栓症である動脈血栓症と，血流が遅い状態下における血栓症である静脈血栓症に大別することができるが，この両者は，同じ血栓症でも，発症要因が異なっており，診断も治療も異なる．
3. 血栓症，特に静脈系血栓症のリスク評価において，血栓性素因の評価は重要である．
4. わが国で重要な先天性血栓性素因は，アンチトロンビン，プロテインC，プロテインSなどの生理的凝固制御因子の欠損症であり，診断は各因子の活性・抗原量の評価による．
5. 後天性血栓性素因としては抗リン脂質抗体症候群が特に重要である．本症は，抗リン脂質抗体という特殊な自己抗体が出現することにより血栓傾向となる病態である．

本章を理解するためのキーワード

❶ アテローム血栓症
脳梗塞，心筋梗塞，閉塞性動脈硬化症などは，発症部位により異なった病名がついているが，動脈硬化を基盤とした血栓によって血管が詰まるという発症経過において共通であり，現在は全身性の血管性疾患としてアテローム血栓症と総称されている．

❷ 静脈血栓塞栓症（venous thromboembolism；VTE）
深部静脈血栓症（DVT）は，大腿静脈・膝窩静脈など体の深部にある，特に下肢の静脈に血栓が生じる病態である．ここでできた血栓が肺に飛んだものが肺血栓塞栓症（PE）であり，死亡リスクが高い重篤な疾患である．肺血栓塞栓症の主な原因は深部静脈血栓症であり，この両者を静脈血栓塞栓症（VTE）と総称する．

❸ VTEとD-ダイマー
Dダイマーは，これが正常ならVTEは否定的であり，VTEの除外診断に有用である．実地医療におけるVTE診断においては，D-ダイマー測定によるスクリーニングが簡便性，コスト，患者負担という面から重要である．

❹ プロテインS欠損症
わが国では，プロテインS欠損症の頻度は100人に1人くらいときわめて多いが，これはⅡ型の欠損症であるプロテインS徳島が多く存在するためである．VTEにおける欠損症の頻度は一般人における頻度よりさらに高いことから，本症はDVTの危険因子としてきわめて重要と考えられる．

❺ 抗リン脂質抗体
抗リン脂質抗体には抗カルジオリピン抗体，抗β_2-GPI抗体，ループスアンチコアグラントなどがあるが，これらの抗体を有し，臨床的に動・静脈血栓症，妊娠合併症などをみる場合に，診断基準に従って，抗リン脂質抗体症候群と診断される．

A はじめに

「総論　第4章　血栓形成機構」において記述したように，生理的止血と病的血栓形成は表裏一体の反応である．従来，血栓形成関連の診療，さら

表1 動脈血栓と静脈血栓の比較

	動脈血栓	静脈血栓
血流との関連*	速い→シアストレス（ずり応力）で血小板が活性化されやすい	遅い（うっ滞）→凝固系の活性化が惹起されやすい
典型例	アテローム血栓症（脳梗塞，心筋梗塞，閉塞性動脈硬化症など）	静脈血栓塞栓症（深部静脈血栓症/肺塞栓）
治療薬	抗血小板薬が主	抗凝固薬が主

*血流障害，つまり血流の停滞やうっ滞は，静脈系により当てはまる．心房細動の場合も左心房や左心耳の血流うっ滞が発生し，血栓塞栓症の原因となるが，この場合は動脈血栓症となる．

には臨床検査は出血性疾患に重きを置いたものであったが，これに関しては前章で記述した．一方，生活習慣の欧米化などにつれ，わが国においても，以前は少ないとされていた血栓性疾患が増加していることが大きな問題となっている．当然ながら血栓症の臨床検査も重要になるわけであるが，これは出血性疾患の検査と共通する部分もあるが，むしろ異なる部分が多い．

血栓症は，血流が速い状態下における血栓症である動脈血栓症と，血流が遅い状態下における血栓症である静脈血栓症に大別することができる（表1）．動脈血栓症としては，動脈硬化を基盤とするいわゆるアテローム血栓症，具体的には脳梗塞，心筋梗塞，閉塞性動脈硬化症などが重要である．一方，深部静脈血栓症（deep vein thrombosis；DVT）は，大腿静脈・膝窩静脈など体の深部にあり，特に下肢の静脈に血栓が生じる病態である．ここでできた血栓が肺に飛んだものが肺血栓塞栓症（pulmonary embolism；PE）であり，死亡リスクが高い重篤な疾患である．肺血栓塞栓症の主な原因は深部静脈血栓症であり，この両者を総称したものが静脈血栓塞栓症（venous thromboembolism；VTE）であるが，本症はロングフライト血栓症（以前のエコノミークラス症候群）の本態であること，地震の際に避難生活を送る人たちの中に発症が相次いだこと，院内での発症予防がリスクマネジメント上の重大な問題となっていることなどの理由により，社会的にも大変注目されている．この両者は同じ血栓症でも，発症要因が異なっており，診断も治療も異なる．

B 血栓症の検査

血栓症の診断に重要な検査は，発症部位（臓器）の画像診断と臓器障害のマーカーである．血栓形成関連検査は補助的な位置づけであり，特に動脈血栓症ではこれが当てはまる．たとえば心筋梗塞においては，心電図，各種心筋マーカー，超音波検査・冠動脈造影などの画像検査が診断に重要である．VTEにおいても確定診断には画像検査が重要であり，従来は肺血流シンチグラム，最近は，造影CT検査が重視されている．一方，液性マーカーとして，凝固・線溶系分子マーカーの有用性が認識されており，特にDダイマーはこれが正常ならVTEは否定的であり，除外診断に有用である．急性PEでは一刻も早い治療が必要であり，速やかに診断をつけなければならない．特に実地医療におけるVTE診断においては，D-ダイマー測定によるスクリーニングが簡便性，コスト，患者負担という面からも重要と思われる．

C 血栓性素因の認識の重要性

VTE予防ガイドラインなどで示されているように，血栓症特に静脈血栓塞栓症の付加的な危険因子の中で，血栓性素因は強いリスクとして重要な評価項目になっている（表2）．血栓性素因には，先天性血栓性素因と後天性血栓性素因があり，以下，個別に記述する．

表2 VTE予防ガイドラインにおける付加的な危険因子の強度

危険因子の強度	危険因子
弱い	肥満
	エストロゲン治療
	下肢静脈瘤
中等度	高齢
	長期臥床
	うっ血性心不全
	呼吸不全
	悪性疾患
	中心静脈カテーテル留置
	癌化学療法
	重症感染症
強い	静脈血栓塞栓症の既往
	先天性血栓性素因
	抗リン脂質抗体症候群
	下肢麻痺
	下肢ギプス包帯固定

〔肺血栓塞栓症/深部静脈血栓症（静脈血栓塞栓症）予防ガイドライン作成委員会：肺血栓塞栓症/深部静脈血栓症（静脈血栓塞栓症）予防ガイドライン. Medical Front Int., 2004 より〕

表3 主な先天性血栓性素因

アンチトロンビン欠損症[1]
プロテインC欠損症[1]
プロテインS欠損症[1]
プラスミノゲン異常症
異常フィブリノゲン血症
APCレジスタンス(FV Leiden)[2]
プロトロンビンG20210A[2]
トロンボモジュリン欠損症
先天性ホモシステイン尿症
TFPI欠損症
ヘパリンコファクターⅡ欠損症

[1]わが国において特に重要なもの.
[2]日本人には認めない.

D 先天性血栓性素因

主な先天性血栓性素因を表3に示すが，これらは主に生理的凝固制御因子の欠損症であり，特に静脈系血栓症に関連する．VTEの既往歴・家族歴に特記所見がある場合に常に念頭に置く．若年性に静脈血栓症を発症した場合，下大静脈，腸間膜静脈，脳矢状静脈洞など比較的稀な部位で血栓症を発症した場合，家系内で血栓症が多発したり，比較的若年者で血栓性疾患の発症を認める場合に注意が必要である．このような病歴情報に関しても，検査室で的確に把握できることが理想である．

先天性血栓性素因の存在を臨床検査で確定することは，VTE患者の適切な治療や再発予防を考えるうえで大変重要である．代表的なものを以下に解説する．なお治療に関しては，先天性血栓性素因に発症した血栓症も，急性期の治療は，通常の血栓症に準じて行う．血栓症の二次予防がきわめて重要であり，基本的には静脈血栓症の再発予防として経口抗凝固薬であるワルファリンが用いられる．

1. アンチトロンビン(AT)欠損症

病態・概念

アンチトロンビンは肝臓で産生され，血中で凝固反応を制御する生理的セリンプロテアーゼインヒビター(セルピン)である．トロンビン(活性化第Ⅱ因子)，活性化第Ⅹ因子(第Ⅹa因子)などの凝固因子と結合し，これを不活性化する．アンチトロンビンには，トロンビン，第Ⅹa因子などと結

サイドメモ：アンチトロンビンとヘパリン

アンチトロンビンは生理的凝固制御因子として，トロンビンや活性第Ⅹ因子(F Xa)などと複合体を形成してこれらの因子を失活させ，凝固反応を制御しているが，ヘパリン類はアンチトロンビンのこの作用を飛躍的に高める．アンチトロンビンは，ヘパリン非存在下ではトロンビンやF Xaなどとゆっくり結合して阻害するが，未分画ヘパリン存在下ではその立体構造が変化し，トロンビンやF Xaなどと速やかに結合・複合体形成してその阻害作用が著しく加速される．アンチトロンビンのトロンビンに対する阻害作用の速度は，ヘパリン存在下で約1,000倍，F Xaに対する阻害速度はヘパリン存在下で約300倍に促進される．未分画ヘパリンを酵素や化学的処理で低分子化した低分子ヘパリンの存在下ではF Xaへの阻害作用が著しく速くなるが，トロンビンへの阻害作用は比較的弱い．ダナパロイドの主成分であるヘパラン硫酸存在下ではF Xaへの阻害作用がさらに強くなる．未分画ヘパリン，低分子ヘパリン，ダナパロイドはすべて，臨床の場で治療薬として使用されており，この特性は知っておきたい．

合する部位と，ヘパリンと結合する部位とがある．ヘパリン存在下では，アンチトロンビンの立体構造が変化してトロンビン，FXaなどと速やかに複合体を形成して，その阻害作用が著しく強くなる（サイドメモ参照）．

アンチトロンビンの欠損により凝固優位の状態がもたらされ，通常では血栓症発症に至らないような軽微な誘因により血栓症が発症する．Ⅰ型アンチトロンビン欠損症は抗原量および活性の両者が減少する．Ⅱ型欠損症では抗原量は正常であるが活性に異常を認める．Ⅱ型欠損症はさらにプロテアーゼとの反応の異常，ヘパリン結合能の異常，多面的な異常に細分類される．本異常は，通常ヘテロ接合体（常染色体優性遺伝）として認められ，ホモ接合体は，基本的には致死的と考えられている．

検査所見・診断

血漿検体を用い，合成基質法による活性測定，免疫学的方法による抗原量測定を施行して，アンチトロンビンを評価する．本欠損症では，正常の約50％となる．Ⅰ型では抗原量・活性ともに低下する．Ⅱ型は分子異常症であり，抗原量は低下しないが活性のみが低下する．ただ現実には種々の疾患・病態でアンチトロンビン値は変動し，本検査結果からだけでははっきりと断定できない場合もある．

2. プロテインC(PC)欠損症

病態・概念

プロテインCは主として肝臓で合成され，アンチトロンビンとともに重要な生理的凝固制御因子である．L鎖のN末端側にはビタミンK依存性血漿蛋白に特徴的なγ-カルボキシグルタミン酸残基が存在し，細胞膜上でのプロテインC機能の発現に関与する．血管内皮細胞上のプロテインCレセプター(EPCR)に結合したプロテインCはトロンビン・トロンボモジュリン複合体により活性化されて活性化プロテインCとなり，プロテインSを補助因子として活性第Ⅴ因子や活性第Ⅷ因子を分解して失活させる．

プロテインC欠損症には，活性低下に比例してプロテインC抗原量が低下しているⅠ型（欠乏症）と，活性低下にもかかわらずプロテインC抗原量の正常なⅡ型（機能異常症）に分類されるが，Ⅰ型が多い．本異常は通常ヘテロ接合体（常染色体優性遺伝）として認められる．ホモ接合体はきわめて稀で，血中プロテインC活性は正常の1％程度に著しく低下し，新生児期に電撃性紫斑といわれる全身皮膚の激しい出血性壊死を起こすことが多い．

検査所見・診断

血漿検体を用い，凝固時間法・合成基質法による活性測定，免疫学的方法による抗原量測定を施行して，プロテインCを評価する．本欠損症では正常の30～60％程度となる．Ⅰ型では，抗原量・活性とも低下する．Ⅱ型は分子異常症で，活性のみ低下する．ただ，現実には，種々の疾患・病態でプロテインC値は変動し，はっきりと断定できない場合もある．

なお，プロテインCの血中半減期は約6時間と短く，同様に半減期が短い第Ⅶ因子も測定して，これをコントロールにするとより正確な評価ができる．

3. プロテインS(PS)欠損症

病態・概念

プロテインSも主として肝臓で合成されるが，血管内皮細胞，骨髄巨核球など他の細胞でも産生される．プロテインC同様，ビタミンK依存性因子であり，N末端にはγ-カルボキシグルタミン酸残基が存在する．活性化プロテインCの補助因子として作用し，活性第Ⅴ因子や活性第Ⅷ因子を分解して失活させる重要な凝固制御因子である．したがって，その欠乏は血栓傾向をもたらすことになる．

プロテインSは，血中でその約60％が補体系制御因子のC4b結合蛋白質と結合しており，残りの遊離型が生物学的活性を有する．よって，総プロテインS抗原量，遊離型プロテインS抗原量，活性化プロテインCの補助因子活性のいずれ

もが低下するⅠ型，抗原量は正常で活性化プロテインCの補助因子活性のみが低下するⅡ型（分子異常症），総プロテインS抗原量は正常であるが遊離型プロテインS抗原量のみが低下するⅢ型に分類される．わが国では，プロテインS欠損症の頻度は約100人に1人ときわめて多いが，これはⅡ型のプロテインS徳島が多く存在するためである．VTEにおける欠損症の頻度は一般人における頻度よりさらに高いことから，本欠損症はわが国のDVTの危険因子としてきわめて重要と考えられる．

検査所見・診断

血漿検体を用い，凝固時間法・合成基質法による活性測定，免疫学的方法による抗原量（総PS，遊離型PS，C4-BP複合型PS）測定を施行して，プロテインSを評価し，本欠損症を診断する．

本欠損症では正常の30〜60％程度となる．Ⅰ型では抗原量・活性とも低下する．Ⅱ型は分子異常症で，活性のみ低下する．ただ現実には種々の疾患，病態でプロテインS値は変動し，はっきりと断定できない場合もある．

表4　抗リン脂質抗体症候群 診断基準案

臨床所見
1. 血栓症
   画像診断，ドプラー検査または病理学的に確認されたもので，血管炎による閉塞を除く
2. 妊娠合併症
   a. 妊娠10週以降で，他に原因のない正常形態胎児の死亡，または
   b. 妊娠高血圧症候群，子癇または胎盤機能不全による妊娠34週以前の形態学的異常のない胎児の1回以上の早産，または，
   c. 妊娠10週以前の3回以上つづけての形態学的，内分泌学的および染色体異常のない流産

検査基準
1. 標準化されたELISA法によるIgGまたはIgM型抗カルジオリピン抗体（中等度以上の力価または健常人の99パーセンタイル以上）
2. IgGまたはIgM型抗β_2-グリコプロテインⅠ抗体陽性（健常人の99パーセンタイル以上）
3. 国際血栓止血学会のループスアンチコアグラントガイドラインに沿った測定法で，ループスアンチコアグラントが陽性

臨床所見の1項目以上が存在し，かつ検査項目のうち1項目以上が12週の間隔をあけて2回以上証明されるとき抗リン脂質抗体症候群と分類する．
〔Miyakis S, et al：International Consensus Statement on an Update of the Classification Criteria for Definite Antiphospholipid Syndrome（APS）. J Thromb Haemost 4：295-306, 2006 より〕

E 後天性血栓性素因

表2に示したように，種々の後天的要因で生体の血栓性は高まるが，いわゆる後天性血栓性素因としては抗リン脂質抗体症候群が特に重要である．

1. 抗リン脂質抗体症候群（antiphospholipid syndrome；APS）

病態・概念

APSは，抗リン脂質抗体という特殊な自己抗体が出現することにより血栓傾向となる後天性病態で，他に血栓症のリスクに乏しい患者に発症する動・静脈血栓症，繰り返す妊娠合併症を認める場合に疑うべき疾患である．

本症候群は，単独で発症する原発性APSと，全身性エリテマトーデスなど自己免疫疾患に併発する二次性APSに分類される．稀に，短期間に微小血管の多発性血栓を起こし，急速に多臓器不全を起こす生命予後の不良な劇症型APSがみられる．

検査所見・診断

表4を参照されたい．APSでは，動脈血栓症，静脈血栓症の両者を起こしうるが，これの診断に関しては，やはり，通常の血栓症と同様の画像検査が必要になる．

臨床検査としては，抗リン脂質抗体（抗カルジオリピン抗体，抗β_2-グリコプロテインⅠ抗体，ループスアンチコアグラント）のいずれか，もしくはどれかが陽性であることが重要である．梅毒反応の生物学的偽陽性やAPTTの延長を認めることがあり，この精査の過程でAPSの存在が疑われることがある．血小板数は低値を示すことが多いが，重症になることは少ない．

治療

抗リン脂質抗体の検出のみで，血栓症や妊娠合併症がない場合には，生活指導が中心であり，動脈硬化の危険因子の是正に努める．血栓症の急性期の治療は，通常の血栓症に準じて行う．本症では血栓症の二次予防が重要であり，基本的には，静脈血栓症には経口抗凝固薬であるワルファリン，動脈血栓症には抗血小板薬が用いられる．

参考文献

以下の文献はやや専門的であるが，本領域に興味がある場合には勧められる．

1) 臨床検査 53 巻 10 号「今月の主題：血栓症と臨床検査」，2009
   ※病的血栓症に関して，臨床検査を中心に記述されている
2) 臨床検査 55 巻 4 号「今月の主題：静脈血栓塞栓症と凝固制御因子プロテイン S」，2011
   ※わが国で最も頻度の高い先天性血栓性素因であるプロテイン S を切り口とした VTE 特集であり，この領域の深い知識が得られる

和文索引

あ

アイビー法 139
アウエル小体 91, 205
アゲラー法 141
アズール顆粒 21
——の減少 93
アテローム血栓症 37, 240
アルカローシスの傾向 13
アルダー・レイリー顆粒異常 91
アレルギー性紫斑病 228
アンチトロンビン 36, 168, 242
アンチトロンビン欠損症 112, 242
悪性貧血 188
悪性リンパ腫 219
洗い込み 51

い

インターロイキン 7, 8
インテグリン α_{IIb}/β_3→GP Ⅱb/Ⅲa 複合体 24
異型輸血 122
異型リンパ球 92, 207
異常フィブリノゲン血症 242
異常ヘモグロビン症 190
異常リンパ球 207
遺伝子 104
遺伝子再構成 27
遺伝性球状赤血球症 112, 120, 189
遺伝性出血性毛細血管拡張症 228
遺伝性楕円赤血球症 189
一次顆粒 6
一次止血 32, 35, 227
一次線溶 167

う

ウイントロープ法 50
ウエスターグレン法 133, 134
ウェッジ（引きガラス）法 69, 70
ウニ状赤血球 85
ウロビリン体 17

え

エステラーゼ染色 78
エステラーゼ二重染色 80
エチレンジアミン4酢酸 50
エバンス症候群 192

エリスロポエチン 8

お

オキシヘモグロビン法 46
大型血小板 93
温式AIHA 125
温式抗体 125
温式自己抗体 192

か

カバーガラススリップ（被いガラス）法 70
カボット環 87
カルシウム再加時間 158
ガラス毛細管 49
ガワーズ液 53
家族性ペルゲル・ヒュー核異常症 205
過分節（様）核好中球 92
過分葉好中球 206
顆粒球・赤芽球・マクロファージ・巨核球系前駆細胞 7, 21
顆粒球・マクロファージ前駆細胞 7, 21
顆粒リンパ球 20
開放小管系 24
外因系制御因子 36
活性化部分トロンボプラスチン時間 155, 156
鎌状赤血球（症） 85, 86, 190
肝炎後再生不良性貧血 183
桿状核球 90
桿状核好中球 19, 20, 22
寒冷凝集素 194
寒冷凝集素症 123, 125, 193
間接ビリルビン 17
間接法 58
幹細胞 7
環状鉄芽球 181
簡易視野縮小器 60

き

キレート剤 44
ギムザ染色 75
ギムザ分染法 105
奇形赤血球 85
基準血漿 151, 153

偽ペルゲル核異常 205
急性骨髄性白血病分化型 211
急性骨髄単球性白血病 211
急性混合白血病 101, 209
急性前骨髄球性白血病F 211
急性白血病 209, 211
——における細胞増殖 30
——のFAB分類 30
急性リンパ性白血病 211
球状赤血球 85
巨核芽球 25, 92
巨核球 92
巨核球数 67
巨核球前駆細胞 7
巨赤芽球 15, 16, 181
巨赤芽球性貧血 187
巨大顆粒 207
巨大血管腫 229
胸腺 11
凝固因子インヒビター 238
凝固因子活性 162
——測定の検量線 162
凝固因子定量 161
凝固機序 153
凝固時間 151
凝固時間法 171
凝固・線溶分子マーカー 152
凝固促進作用 35
凝集 24
凝集曲線 144
凝集反応・放出反応 35

く

クームス試験 123
クエン酸ナトリウム 44
クローン性 27
グルコース6リン酸脱水素酵素（G6PD）欠乏症 190
グンプレヒトの核影 92
駆血帯 41

け

ケモカイン 9
形質細胞 22, 23
計算板 51
蛍光 94
血液凝固カスケード 34
血液凝固反応 36

血液検査学→検査血液学　1
血液細胞の分化過程　8
血液塗抹標本作製　70
血液
　——の機能　3
　——の性状　2
　——の成分　2
血友病　226, 235
血友病A　112
血友病B　112
血管異常による出血性疾患　228
血管外溶血　17, 120
血管内溶血　120
血球　2
　——の産生部位　6
　——の分化　7
血球形態検査　69
血球計算板　51
血球計数　39
血球貪食症候群　220
血球貪食リンパ組織球症　220
血球分析値　39
血小板　23, 35
　——, 多機能性細胞としての　36
　——の異常　36
　——の開放小管系　6
　——の顆粒　6
　——の粘着　25
血小板活性化反応　34
血小板関連IgG　148, 230
血小板機能　6
血小板機能異常症　112
　——の診断フローチャート　138
血小板機能検査　136
血小板機能低下症　233
血小板凝集のメカニズム　25
血小板凝集能　141, 144, 226
血小板減少症　136, 229
血小板産生過程　25
血小板数偽低値　225, 230
血小板数算定　57
血小板第4因子　148
血小板停滞率　146
血小板粘着能　146
血小板放出能　147
血小板膜糖蛋白　230
血小板無力症　112, 136, 234
血小板由来増殖因子　24
血漿　2, 3
血漿鉄　115
血清　3
血清鉄　114
血栓形成機構　32
血栓症　32
血栓性血小板減少性紫斑病
　　　　　194, 226, 229, 232
　——の5徴　232

血栓性素因　38
血沈　133
血餅収縮能　140
血餅収縮能検査　140
検査血液学　1
原発性骨髄線維症　217
原発性マクログロブリン血症　223

こ

コラーゲンコートビーズ法・改良型
　　　　　146
コロニー刺激因子　7, 8
ゴルジ野　21
小型球状赤血球　85
小型血小板　93
口唇(有口)赤血球　85
交差混合試験　157
好塩基球　19, 20, 88, 90
好塩基球系細胞　22
好塩基球前駆細胞　7, 21
好塩基球増加症　202
好塩基性赤芽球　15, 16
好塩基性斑点　87
好酸球　19, 20, 88, 90
好酸球系細胞　22
好酸球減少症　204
好酸球数算定　62
好酸球前駆細胞　7, 21
好酸球増加症　202
好中球　18, 88
　——の核左方移動　200
好中球アルカリホスファターゼ　18
　——スコア　200
　——染色　77
好中球機能　6
好中球減少症　203
好中球数の生理的変動　57
好中球前駆細胞　7, 21
好中球増加症　200
行軍血色素尿症　86
抗凝固剤　3, 39, 44
抗グロブリン試験　123
抗血小板抗体　148
抗第VIII因子抗体　175
抗トロンビン剤　44
抗リン脂質抗体　240
抗リン脂質抗体症候群　229, 244
後骨髄球　22, 23
後天性血小板機能低下症　234
後天性白血球機能異常症　205
後天性免疫不全症　102
後天性免疫不全症候群　204, 229
高色素性　84
合成基質法　152, 163
国際血液検査標準化協議会(ICSH)
　　　　　62

国際標準比　151
骨髄　9
骨髄異形成症候群　218
骨髄芽球　21, 23
骨髄幹細胞→造血幹細胞　7
骨髄球　22, 23
骨髄系幹細胞　7
骨髄検査　66
骨髄腫　221
骨髄占拠性病変　185
骨髄穿刺　66
骨髄像, 健常成人の　67
骨髄増殖性腫瘍　216

さ

サイトカイン　7
サザンブロット法　108
サラセミア　112, 191
ザルツマン変法　146
砂糖水試験　129
再生不良性貧血　183
　——の診断基準　184
再生不良性貧血症候群　183
採血　40
採血後の処理　44
採血前の確認　40
採血部位　39, 40
細小管障害性溶血性貧血　86, 194
細胞表面マーカー検査　94
3血球系統　69
散乱光　94, 96
酸性化血清試験　130
酸素運搬　13
残留血漿　50

し

シアンメトヘモグロビン法　39, 45
シュフナー斑点　87
ショ糖溶血試験　129
ジョーダンの異常　91
止血機構　33
　——の破綻としての出血傾向　33
止血機序　153
止血スクリーニング検査　153
視算法　40, 50, 52, 56, 57, 59, 62
耳朶採血法　43
自己免疫性溶血性貧血　120, 123, 192
　——の診断基準　124
自己溶血試験　127
自動血球計数　63
　——の誤差要因　40
自動血球分析装置の誤差要因　66
自動赤沈測定装置　134
自動白血球分類　65

自動網赤血球計数のスキャッタグラム 65
蛇毒 172
腫瘍幹細胞 29
周期性好中球減少症 204
出血関連スクリーニング検査 225
出血傾向 32,33
出血時間 136,137
出血性疾患 33
出血性貧血 188
出血パターン 227
小球性貧血 196
小赤血球 84
症候性貧血 195
静脈血栓塞栓症 37,240,241
静脈採血法 41
食胞 19
真空採血管 41
真空採血管採血 41
真空採血システム 41
真性赤血球増加症 198,216
深部静脈血栓症 241
新生児溶血性疾患 122,194

す

髄外造血 11

せ

セロトニン放出能 147
セントラルパーラー(中央淡明) 85
正球性正色素性貧血 193
正球性貧血 196
正色素性 84
正常赤血球 84
正常赤血球形態 120
正常造血 30
正常プール血漿 151
正染性赤芽球 15,16
生理的止血機構 32
成人T細胞白血病/リンパ腫 214
赤芽球系前駆細胞 7
赤芽球癆 183,184
赤沈 133
赤白血病 211
赤脾髄 11
赤血球 11
── のエネルギー代謝 14
赤血球凝集 87
赤血球結合能 127
赤血球恒数 196
赤血球酵素異常症 122
赤血球指数 40,54
赤血球食塩水浸透圧抵抗試験 124
赤血球浸透圧脆弱性試験 124
赤血球数算定 52

赤血球増加症 198
赤血球大小不同症 84
赤血球直径の計測 55
赤血球沈降速度(赤沈,血沈) 133
赤血球破砕症候群 122,194
赤血球封入体 87
赤血球膜 120
── の構造 12
赤血球膜異常症 122
赤血球連銭形成 87
先天性凝固異常 235
先天性血液凝固異常症 112
先天性血小板機能異常症 145,234
先天性血栓性疾患 112
先天性血栓性素因 242
先天性赤血球膜異常症 189
先天性ホモシステイン尿症 242
先天性ミエロペルオキシダーゼ欠損症 205
先天性無巨核球性血小板減少症 229
先天性溶血性貧血 112
染色体 104
線溶機構 36
線溶検査 165
全身性エリテマトーデス 229
全能性幹細胞 7
前巨核球 92
前駆細胞 5,209
前骨髄球 22,23
前赤芽球 15,16
前方散乱光 97

そ

ソーティング 98
組織プラスミノゲンアクチベータ・プラスミノゲンアクチベータインヒビター複合体 178
走化因子 19
走化性→遊走能 19
相補的DNA 104
総鉄結合能 117
造血因子 5,7,8
造血幹細胞 5,7,209
造血器悪性腫瘍細胞抗原検査 98
造血器悪性腫瘍診断 99
造血器腫瘍 27
── の診断 110
── の治療効果の判定 111
造血微小環境 7
足蹠採血 43
側方散乱光 97
測定板によるヘマトクリット値の読み取り 48
続発性貧血 181,195

た

多染性 84
多染性赤芽球 15,16
多能性幹細胞 7
多発性骨髄腫 221
楕円赤血球 85,87
胎生期造血 5
退縮能 140
大球性貧血 196
大血管性溶血性貧血 194
大赤血球 84
第XIII因子 163
脱顆粒好中球 205
単球 20,88,90
単球減少症 204
単球/マクロファージ系細胞 22
単純性紫斑 228

ち

チェディアック・東症候群 91,205
チロシン法 160
中毒(性)顆粒 91,206
肘窩の皮静脈 41
注射器(シリンジ)採血 42
貯蔵鉄 5,115
超生体染色 40
直接塩基配列決定法 110
直接ビリルビン 17
直接法 57

て

デーレ小体 207
ディスポーザブル注射器 42
デオキシチミジン1リン酸(dTMP) 18
デューク法 138
低顆粒好中球 91
低色素性 84
定性RT-PCR法 107
定量RT-PCR法 108
鉄過剰症 118
鉄芽球性貧血 186
鉄結合能 5
鉄欠乏性貧血 117,185
鉄欠乏の進行 186
鉄染色 81
鉄代謝 114
鉄代謝機構 114
鉄の吸収形態 115
鉄の循環機構 116
伝染性単核球症 207

と

トラップドプラスマ 50
トロンビン・アンチトロンビン複合体 177
トロンビン時間 155,158
トロンビン時間法 159
トロンボテスト 160
トロンボポエチン 8,25,232
トロンボモジュリン欠損症 242
ドナート-ランドシュタイナー抗体 123,124
透過光法 142
糖蛋白質 24
橈骨欠損に伴う血小板減少症 229
同種抗体による溶血性貧血 194
同種免疫性血小板減少症 229
動脈血栓症 37
特異的エステラーゼ法 79
特発性血小板減少性紫斑病 225,226,229,230
　── の診断基準 231
特発性好中球減少症 204
(特発性)好酸球増加症候群 202
特発性門脈圧亢進症 195
朝長法 77
貪食 19
貪食ライソゾーム 19

な

なまけもの白血球症候群 205

に

ニュートン環 51
二次顆粒 6
二次止血 32,227
二次性赤血球増多症 198
二次性貧血 181,195
二次線溶 167
二相性 84

ね

粘着 24
粘着反応 35

は

ハインツ小体 61
ハウエル・ジョリー小体 87
バーキットリンパ腫の白血病型 211
バンチ症候群 195,229
パッペンハイマー小体 61,87
パルボウイルスB19感染 183
破砕赤血球 85,86,181
播種性血管内凝固 226,**237**
播種性血管内凝固症候群 194,229
肺血栓塞栓症 241
胚中心 10
白赤芽球症 11,185
白脾髄 10
薄層塗抹標本作製条件 69
白血病 209
白血病幹細胞 27
白血球 18
　── の産生 21
　── の人工的変性 91
白血球機能異常症 204
白血球減少症 202,203
白血球数算定 56
白血球接着分子欠乏症 205
白血球増加症 200
白血球粘着不全症 205
白血球分画 89,214
汎血球減少 181

ひ

ビタミンB_{12} 18
ビタミンK欠乏症 238
ビュルケル・チュルク式計算板 52,54
ビリルビン代謝 17
ピルビン酸キナーゼ(PK)欠乏症 190
肥満細胞 23
非特異的エステラーゼ法 79
非抱合型ビリルビン→間接ビリルビン 17
菲薄赤血球 85
脾機能亢進症 195
脾臓の構造 10
微小残存病変 98
表面マーカー検査 94
標的赤血球 85,86
標本観察最適場所 83
病的血栓形成 37
病的リンパ球 207
貧血 40,**182**
　──,炎症に伴う 118
　── の基準，ヘモグロビン濃度による 182
　── の分類 182
　── の分類,赤血球指数による 55

ふ

フィブリノゲン 24
フィブリノゲン/フィブリン分解産物 166
フィブリノゲン分解→一次線溶 167
フィブリノゲン量 159
フィブリン分解→二次線溶 167
フィラデルフィア(Ph)染色体 105
フェリチン 114
フォニオ法 58
フォワード法 50
フォン・ウィルブランド因子 24,164
フォン・ウィルブランド病(VWD) 226,236
フローサイトメーター 94
フローサイトメトリー 27,94
フローサイトメトリー方式 65
ブレッカー・クロンカイト法 57
ブレッカー法 59
プッシュボタン式マイクロピペット 51
プライス・ジョーンズ曲線 55,56
プラスミノゲン 165
プラスミノゲンアクチベータ 178
プラスミノゲン異常症 242
プラスミンインヒビター 173
プラスミン・プラスミンインヒビター複合体 178
プロテインC(PC) 170
プロテインC/トロンボモジュリン系 36
プロテインC欠損症 242,243
プロテインC欠乏症 113
プロテインS(PS) 172
プロテインS欠損症 240,242,243
プロテインS欠乏症 113
プロトロンビンG20210A 242
プロトロンビン時間 153,155
プロトロンビンフラグメント1+2 178
不安定ヘモグロビン症 191
不飽和鉄結合能 5,117
普通染色 72
副腎皮質ステロイド治療 228
複合凝固因子の検査 160
分葉核球 90
分葉核好中球 19,20,22
分裂赤血球 86

へ

ヘアリー細胞白血病 215
ヘパリン 242
ヘパリン起因性血小板減少症 229,230
ヘパリンコファクターⅡ欠損症 242
ヘプシジン 114,116
ヘマトクリット値 47
　── の測定 49
ヘモグロビン
　── のO_2解離曲線 13
　── の構造 12,13
　── の酸素解離曲線 5
　── の生合成 16

―― の分解　17
ヘモグロビン $\alpha_2\gamma_2$　6
ヘモグロビン異常症　122
ヘモグロビン鉄　115
ヘモグロビン尿　17
ヘモグロビン濃度　45
ヘモジデリン尿　17
ヘレム法　146
ベルナール-スーリエ症候群　136
ペルオキシダーゼ染色　75
ペルゲル核異常好中球　200
ペルゲル-ヒュー核異常　91
平均血小板容積　66
平均赤血球直径　55
平均赤血球ヘモグロビン濃度　54
平均赤血球ヘモグロビン量　54
平均赤血球容積　54

ほ

ホルダー　41
ホルマリン・クエン酸溶液　53
ボーア効果　5, 13
補正試験　157
抱合型ビリルビン→直接ビリルビン
　　　　　17
放出反応　25
発作性寒冷ヘモグロビン尿症
　　　　　125, 194
発作性夜間ヘモグロビン尿症(PNH)
　　　　　103, 121, 122, 191
―― の診断基準　130, 193
本態性血小板血症　216

ま

マイクロピペット　50
マクロファージ前駆細胞　7, 21
マラリア症　195
マルチプル針　41
末梢血液検査　45
末梢血血球　88
慢性骨髄性白血病　211
慢性骨髄単球性白血病　215
慢性肉芽腫症　204
慢性リンパ性白血病　212

み

ミエロペルオキシダーゼ　5, 18, 75
ミオグロビン　115
ミクロヘマトクリット法　40, 47, 50
ミラーディスクの区画　59

む

無顆粒球症　203
無顆粒好中球　205
無形成分　2

め

メイ・グリュンワルド・ギムザ二重染色　75
メトヘモグロビン血症　191
免疫学的血小板数算定法　59
免疫学的測定法　160, 165
免疫性溶血性貧血　122

も

毛細血管採血法　43
毛細血管抵抗試験　149
網赤血球　15, 16, 61
網赤血球数　181
網赤血球数算定　59

や

薬剤による免疫性溶血性貧血　194

ゆ

有核細胞数　67
有棘赤血球　85, 87
有形成分　2
有毛細胞白血病　215
遊走能　19

よ

幼若細胞　90
葉酸代謝　18
溶血　17, 120
溶血性尿毒症症候群　194, 229, 232

溶血性貧血　17, 188
―― の診断基準　121
――, 免疫学的要因による　193

ら

ライソゾーム　19
ライト・ギムザ二重染色　75
ライト染色　74
ラッセル小体　91
卵円形赤血球　85
卵黄嚢　6

り

リストセチンコファクター　164
リバース法　51
リンス法　51
リンパ球　20, 21, 89, 90
リンパ球減少症　204
リンパ系幹細胞　7
リンパ系細胞　22
リンパ節の構造　10
輪状核球　91
臨床・検査標準協会(CLSI)標準法
　　　　　62

る

ループスアンチコアグラント　174
ルシフェリン・ルシフェラーゼ法
　　　　　147
涙滴赤血球　85, 86
類洞　10
類白血病反応　202

れ

冷式　123
冷式 IgM 自己抗体　194
冷式抗体　125

ろ

ロマノフスキー染色(効果)　69, 73
ロングフライト血栓症　241
老人性紫斑　228

欧文索引

ギリシャ文字

β-トロンボグロブリン　24,148
β-thromboglobulin（β-TG）　148

A

abnormal lymphocytes　207
acanthocyte　87
acidified serum test　130
acquired immunodeficiency syndrome（AIDS）　102,204
activated partial thromboplastin time（APTT）　155,156
ADAMTS13　232
adhesion　24
adult T cell Leukemia/Lymphoma（ATLL）　214
Aggeler 法　141
aggregation　24,87
agranulocytosis　203
AIDS　102,204
AIHA　120,124,192
Alder-Relly 顆粒異常　91
ALL-L1　211
ALL-L3　211
Alport 症状　233
AML-M2　211
AML-M3　211
AML-M4　211
AML-M6　211
anemia of chronic diseases（disorders）（ACD）　181,195
anisocytosis　84
anti-phospholipid syndrome（APS）　244
anti-platelet antibodies　148
antithrombin（AT）　168
APC レジスタンス（FV Leiden）　242
aplastic anemia　183
APTT 試薬　156
ATP 放出能　147
atypical lymphocytes　207
Auer rods　205
Auer 小体　91
autoimmune hemolytic anemia（AIHA）　120,124,192

B

B 細胞　10
B 細胞性造血器悪性腫瘍の表面形質　102
B リンパ球の分化　100
band form　19,22
Banti 症候群　195,229
basophil　19
basophilia　202
basophilic erythroblast　15
basophilic stippling　87
Bernard-Soulier 症候群（BSS）　136,229,233,234
Bethesda 単位　176
Bethesda 法　176
bleeding time　137
Bohr 効果　5,13
bone marrow microenvironment　7
Born 法　142
Brecher 法　59
Brecher-Cronkite 法　57
burst-forming unit-erythroid（BFU-E）　7,15

C

C 反応性蛋白　135
Cabot ring　87
capillary resistance test　149
cascade waterfall sequence　153
cascade waterfall sequence 凝固機序　155
CD34 陽性細胞数算定　103
CD 番号　208
cDNA　104
central pallor　69,84
CFU-GEMM　21
Chédiak-Higashi 症候群　91,205
chemokines　9
chemotactic factors　19
chemotaxis　19
chronic granulomatous disease（CGD）　204
chronic lymphocytic leukemia（CLL）　212
chronic myelogenous leukemia（CML）　211
chronic myelomonocytic leukemia（CMML）　215

Clauss 法　159
clonality　27
clot retraction　140
coagulation factor assay　161
cold agglutinin disease　193
colony-forming unit-basophil（CFU-Ba）　7,21
colony-forming unit-eosinophil（CFU-Eo）　7,21
colony-forming unit-erythroid（CFU-E）　7,15
colony-forming unit-granulocyte（CFU-G）　7,21
colony-forming unit-granulocyte/erythroid/macrophage/megakaryocyte（CFU-GEMM）　7
colony-forming unit-granulocyte/macrophage（CFU-GM）　7,21
colony-forming unit-macrophage（CFU-M）　7,21
colony-forming unit-megakaryocyte（CFU-Meg）　7
colony-stimulating factor（CSF）　7
common lymphoid progenitor（CLP）　7
common myeloid progenitor（CMP）　7
complementary DNA　104
Coombs 試験　123
counting chamber　51
Cushing 症候群　228
cytokines　7

D

D-dimer　168
D-ダイマー　168,240
DAB（diaminobenzidine）法　76
deep vein thrombosis（DVT）　241
Diamond-Blackfan 貧血　183
differential leukocyte count　89
dimorphic　84
disseminated intravascular coagulation（DIC）　194,226,237
DNA 合成　18
Döhle body　207
Döhle 小体　91
Donath-Landsteiner（DL）抗体　123
Donath-Landsteiner 試験　124
Duke 法　138

E

EDTA(ethylenediamine tetra acetic acid)　50,92,93
EDTA 偽性血小板減少症　136
EDTA 血　44
Ehlers-Danlos 症候群　228
ELISA 法　165
elliptocyte　85,87
embden-meyerhof 経路　14
Eosin-5-maleimide(EMA)　127
eosinophil　19
eosinophilia　202
Epstein 症候群　233
erythrocyte　11
erythropoietin(EPO)　9
essential thrombocythemia(ET)　216
ethylene diamine tetra-acetic acid (EDTA)　50,92,93
Evans 症候群　192

F

FAB 分類　28
factor Ⅷ inhibitor(F Ⅷ inh)　175
faggot cell　90
familial Pelger-Huët anomaly　205
Fanconi 貧血　183
Fechtner 症候群　233
fibrinogen　159
fibrinogen and fibrin degradation products(FDP)　166
FISH(fluorescence in situ hybridization)法　106
flowcytometry(FCM)　94
Fonio 法　58
forward scatter(FS)　97
fragmentation　86
French-American-British classification　28

G

G-分染法　105
gating　94
germinal center　10
Giemsa 染色　75
Giemsa 分染法　105
glucose-6-phosphate dehydrogenase deficiency　190
glycoproteins(GP)　24
Gowers 液　53
GP Ⅰb/Ⅸ複合体　24
GP Ⅱb/Ⅲa 複合体　24
GP Ⅵ　24
Gumprecht の核影　92

H

hairy cell leukemia　215
Ham 試験　130
Hb Gower　6
HbF　6
HbS 症→鎌状赤血球症　190
Heinz body　61
Hellem Ⅱ法　146
hematocrit(Ht, Hct)　47
hematology　1
hematopoietic stem cell　7
hemoglobin(Hb)　12
hemoglobin concentration(Hb, Hgb)　45
hemolytic uremic syndrome(HUS)　194,232
hemophagocytic lymphohistiocytosis　220
hemophagocytic syndrome　220
heparin-induced thrombocytopenia (HIT)　230
hereditary elliptocytosis　189
hereditary spherocytosis(HS)　120,189
Howell-Jolly 小体　87
hyperchromia　84
hypereosinophilic syndrome(HES)　202
hypersegmented neutrophils　206
hypochromia　84

I

idiopathic thrombocytopenic purpura (ITP)　230
──の診断基準案　231
infectious mononucleosis　207
interleukin(IL)　7
International Normalized Ratio　151
iron deficiency anemia　185
Ivy 法　139

J

JAK2 蛋白　216
Jordan の異常　91

K

Kasabach-Merritt 症候群　229
Kostmann 症候群　204

L

laboratory hematology　1
lazy leukocyte syndrome　205
leukemoid reaction　202
leukoerythroblastic anemia　185
leukoerythroblastosis　11,185
Lowry 法　160
LSG 分類　28
lupus anticoagulant(LA)　174
lymphocyte　21
Lymphoma Study Group 分類　28
lysosome　19

M

M 蛋白　208
malignant lymphoma　219
Marfan 症候群　228
May-Grunwald-Giemsa 染色　75
May-Hegglin 異常(MHA)　229,233
mean corpuscular diameter(MCD)　55
mean corpuscular hemoglobin concentration(MCHC)　54
mean corpuscular hemoglobin(MCH)　54
mean corpuscular volume(MCV)　54
mean platelet volume(MPV)　66
megakaryoblast　25,92
megakaryocyte　92
megaloblast　15
metamyelocyte　22
microangiopathic hemolytic anemia　194
minimal residual disease(MRD)　98
mixed phenotype acute leukemia　101
monocyte　20
multiple myeloma　221
multipotent stem cell　7
myeloblast　21
myelocyte　22
myelodysplastic syndrome(MDS)　218
myeloperoxidase(MPO)　18,75
myeloproliferative neoplasms(MPN)　216
MYH9 異常症　229

N

neutropenia　203
neutrophil　18
neutrophil alkalinephosphatase (NAP)　18
neutrophil alkalinephosphatase (NAP)スコア　200
neutrophilia　200
nucleated cell count(NCC)　67

O

open canalicular system 24
orthochromasia 84
orthochromatophilic erythroblast 15
Osler 病 228
osmotic fragility test 124

P

Pappenheimer body 61
Pappenheimer 小体 87
paroxysmal cold hemoglobinuria 194
paroxysmal nocturnal hemoglobinuria (PNH) 103, 121, 191
PAS(periodic acid schiff)染色 80
pathological lymphocytes 207
PCR 法 107
Pelger-Huët 核異常 91
peroxidase(POD)染色 75
phagocytosis 19
phagolysosome 19
phagosome 19
PHA(phytohemagglutinin) 104
plasmin inhibitor(PI) 173
plasmin-plasmin inhibitor complex (PIC) 178
plasminogen(PLG) 165
platelet adhesion test 146
platelet aggregation 141
platelet factor 4(PF-4) 148
platelet-associated IgG(PAIgG) 148, 230
platelet-derived growth factor (PDGF) 24
PNH 183
PNH 型血球 192
polychromatophilic erythroblast 15
polychromia 84
polycythemia vera(PV) 216
primary macroglobulinemia 223
primary myelofibrosis(PMF) 217
Prise-Jones(P-J)曲線 55
proerythroblast 15
promegakaryocyte 92
promyelocyte 22
protein C(PC) 170
protein S(PS) 172
prothrombin fragment 1+2 178
prothrombin time(PT) 153, 155
pseudo-Pelger anomaly 205
PT-INR 151
pulmonary embolism(PE) 241
pure red cell aplasia(PRCA) 184
pyruvate kinase deficiency 190

R

recalcification time 158
red cell fragmentation syndrome 194
red pulp 11
reticulocyte 15
reverse transcription-polymerase chain reaction 法 107
rouleaux formation 87
Rumpel-Leede 法 149
Russell 小体 91

S

Sahli(Sahli-小宮)法 47
Salzman 変法 146
schizocyte 86
Schönlein-Henoch 紫斑病 228
Schüffner 斑点 87
SDS-アガロース電気泳動 165
Sebastian 症候群 233
secretion 25
segmented neutrophil 19, 22
sickle cell 86
sickle cell anemia 190
side scatter(SS) 97
sideroblastic anemia 186
sinusoid 10
SKY(spectral karyotyping)法 107
solible fibrin monomer complex 176
spherocyte 85
SRID 法 160
stab form neutrophil 19, 22
stem cell factor(SCF) 8
sucrose hemolysis test 129
sugar-water test 129

T

T 細胞 10
T 細胞性造血器悪性腫瘍の表面形質 102
T 細胞性大顆粒リンパ性白血病 215
T リンパ球の分化 100
T-cell large granular lymphocytic leukemia(T-LGL) 215
target cell 86
tear drop cell 86
TFPI 欠損症 242
thrombin antithrombin complex (TAT) 177
thrombin time(TT) 155, 158
thrombopoietin(TPO) 9, 25, 232
thrombotic thrombocytopenic purpura(TTP) 194, 232
tissue factor pathway inhibitor (TFPI) 36
tissue plasminogen activator・plasminogen activator inhibitor 1 complex (PAIC) 178
TMA(transcription-mediated amplification)法 108
totipotent stem cell 7
toxic granules 206
trapped plasma 50

V

venous thromboembolism(VTE) 240, 241
von Willebrand factor(VWF) 164
von Willebrand 因子 24
von Willebrand 病(VWD) 112, 226, 234, 236
VTE 240

W

Westergren 法 133, 134
white pulp 10
WHO 分類，造血器腫瘍の 28
WHO 分類第 4 版 29
Wintrobe 法 50
Wiscott-Aldrich 症候群 229
Wright-Giemsa 二重染色 75
Wright 染色 74

Y

yolk sac 6

臨床検査技師国家試験出題基準対照表

章	カリキュラム名	国試出題基準 大項目	『標準臨床検査学』シリーズ タイトル		章	カリキュラム名	国試出題基準 大項目	『標準臨床検査学』シリーズ タイトル	
Ⅰ章 臨床検査総論	検査総合管理学	1 臨床検査の意義	臨床検査医学総論		Ⅴ章 病理組織細胞学	人体の構造と機能/医学検査の基礎と疾病との関連	1 解剖学総論	基礎医学	
		2 検査管理の概念	検査機器総論・検査管理総論				2 病理学総論	病理学・病理検査学	
		3 検査部門の組織と業務					3 解剖学・病理学各論	基礎医学	病理学・病理検査学
		4 検査部門の管理と運営				形態検査学	1 病理組織標本作製法	病理学・病理検査学	
		5 検体の採取と保存					2 病理組織染色法		
		6 検査の受付と報告					3 電子顕微鏡標本作製法		
		7 精度管理					4 細胞学的検査法		
		8 検査情報					5 病理解剖(剖検)		
		9 検査情報の活用					6 病理業務の管理		
	生物化学分析検査学	1 尿検査	臨床検査総論		Ⅵ章 臨床血液学	人体の構造と機能/形態検査学/病因・生体防御検査学	1 血液の基礎	基礎医学	血液検査学
		2 脳脊髄液検査					2 血球		
		3 糞便検査					3 止血機構		
		4 喀痰検査					4 凝固・線溶系		
		5 その他の一般的検査					5 血球に関する検査	血液検査学	
	形態検査学	1 寄生虫学	微生物学・臨床微生物学・医動物学				6 形態に関する検査		
		2 寄生虫検査法					7 血小板,凝固,線溶系検査		
Ⅱ章 臨床検査医学総論	臨床病態学	1 総論	臨床医学総論	臨床検査医学総論			8 赤血球系疾患の検査結果の評価		
		2 循環器疾患	臨床医学総論				9 白血球系疾患の検査結果の評価		
		3 呼吸器疾患					10 造血器腫瘍系の検査結果の評価		
		4 消化器疾患					11 血栓止血検査結果の評価		
		5 肝・胆・膵疾患					12 染色体の基礎	遺伝子検査学	血液検査学
		6 感染症					13 染色体の検査法		
		7 血液・造血器疾患					14 染色体異常		
		8 内分泌疾患			Ⅶ章 臨床微生物学	医学検査の基礎と疾病との関連	1 分類	微生物学・臨床微生物学・医動物学	
		9 腎・尿路・男性生殖器疾患					2 形態,構造及び性状		
		10 女性生殖器疾患					3 染色法		
		11 神経・運動器疾患					4 発育と培養		
		12 アレルギー性疾患・膠原病・免疫病					5 遺伝と変異		
		13 代謝・栄養障害					6 滅菌と消毒		
		14 感覚器疾患					7 化学療法		
		15 中毒					8 感染と発症		
		16 染色体・遺伝子異常症				病因・生体防御検査学	1 細菌		
		17 皮膚及び胸壁の疾患					2 真菌		
		18 検査診断学総論	臨床検査医学総論				3 ウイルス		
		19 循環器疾患の検査					4 プリオン		
		20 呼吸器疾患の検査					5 検査法		
		21 消化器疾患の検査					6 微生物検査結果の評価		
		22 肝・胆・膵疾患の検査			Ⅷ章 臨床免疫学	病因・生体防御検査学	1 生体防御の仕組み	免疫検査学	
		23 感染症の検査					2 抗原抗体反応による分析法		
		24 血液・造血器疾患の検査					3 免疫と疾患の関わり		
		25 内分泌疾患の検査					4 免疫検査の基礎知識と技術		
		26 腎・尿路疾患の検査					5 免疫機能検査		
		27 体液・電解質・酸・塩基平衡の検査					6 輸血と免疫血清検査		
		28 神経・運動器疾患の検査					7 輸血の安全管理		
		29 アレルギー性疾患・膠原病・免疫病の検査					8 移植の免疫検査		
		30 代謝・栄養異常の検査					9 妊娠・分娩の免疫検査		
		31 感覚器疾患の検査			Ⅸ章 公衆衛生学	保健医療福祉と医学検査	1 医学概論	臨床医学総論	
		32 有毒物中毒の検査					2 公衆衛生の意義		
		33 染色体・遺伝子異常症の検査	遺伝子検査学				3 人口統計と健康水準		
		34 悪性腫瘍の検査	臨床検査医学総論	遺伝子検査学			4 疫学		
Ⅲ章 臨床生理学	人体の構造と機能/生理機能検査学	1 臨床生理検査の特色	生理検査学・画像検査学				5 環境と健康		
		2 循環器系の基礎					6 健康の保持増進		
		3 心電図検査					7 衛生行政		
		4 心音図検査					8 国際保健		
		5 脈管疾患検査					9 関係法規		
		6 呼吸器系検査の基礎			Ⅹ章 医用工学概論	医療工学及び情報科学	1 臨床検査と生体物性		
		7 呼吸機能検査					2 電気・電子工学の基礎		
		8 神経系検査の基礎					3 医用電子回路		
		9 脳波検査					4 生体情報の収集		
		10 筋電図検査					5 電気的安全対策		
		11 超音波検査の基礎					6 情報科学の基礎		
		12 心臓超音波					7 ハードウェア		
		13 腹部超音波					8 ソフトウェア		
		14 その他の超音波検査					9 コンピュータネットワーク		
		15 磁気共鳴画像検査〈MRI〉					10 情報処理システム		
		16 その他の臨床生理検査					11 医療情報システム		
Ⅳ章 臨床化学	人体の構造と機能/生物化学的分析検査学	1 生命のメカニズム	基礎医学	臨床化学		検査総合管理学	1 検査機器学総説	検査機器総論・検査管理総論	
		2 生物化学分析の基礎	臨床化学				2 共通機械器具の原理・構造		
		3 生物化学分析の原理と方法							
		4 無機質	基礎医学	臨床化学					
		5 糖質							
		6 脂質							
		7 蛋白質							
		8 生体エネルギー							
		9 非蛋白質性窒素							
		10 生体色素							
		11 酵素							
		12 薬物・毒物							
		13 微量金属(元素)							
		14 ホルモン							
		15 ビタミン							
		16 機能検査							
		17 遺伝子	遺伝子検査学						
		18 放射性同位元素	臨床医学総論						

※平成23年版

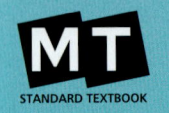

MT STANDARD TEXTBOOK

標準臨床検査学

ラインナップ 全12巻

シリーズ監修　矢冨　裕　横田浩充

臨床医学総論
臨床医学総論　放射性同位元素検査技術学　医用工学概論
情報科学・医療情報学　公衆衛生学
編集　小山高俊・戸塚　実

臨床検査医学総論
編集　矢冨　裕

基礎医学―人体の構造と機能
編集　岩屋良則

臨床検査総論
編集　伊藤機一・松尾収二

検査機器総論・検査管理総論
編集　横田浩充・大久保滋夫

臨床化学
編集　前川真人

免疫検査学
編集　折笠道昭

血液検査学
編集　矢冨　裕・通山　薫

遺伝子検査学
編集　宮地勇人・横田浩充

微生物学・臨床微生物学・医動物学
編集　一山　智・田中美智男

病理学・病理検査学
編集　仁木利郎・福嶋敬宜

生理検査学・画像検査学
編集　谷口信行